U0879157

医学影像学疑难病例精粹

主　编　杜湘珂　朱绍同

副主编　周　诚　刘剑羽　王霄英

北京大学医学出版社

图书在版编目（CIP）数据

医学影像学疑难病例精粹/杜湘珂，朱绍同　主编．—北京：北京大学医学出版社，2007.6

ISBN 978-7-81116-149-6

Ⅰ.医…　Ⅱ.①杜…②朱…　Ⅲ.影像诊断　Ⅳ.R445

中国版本图书馆 CIP 数据核字（2007）第 047410 号

医学影像学疑难病例精粹

主　　编：杜湘珂　朱绍同
出版发行：北京大学医学出版社（电话：010-82802230）
地　　址：（100083）北京市海淀区学院路 38 号　北京大学医学部院内
网　　址：http：//www.pumpress.com.cn
E - mail：booksale@bjmu.edu.cn
印　　刷：北京佳信达艺术印刷有限公司
经　　销：新华书店
责任编辑：暴海燕　**责任校对：**杜　悦　**责任印制：**郭桂兰
开　　本：889mm×1194mm　1/32　**印张：**15　**字数：**445 千字
版　　次：2007 年 7 月第 1 版　2007 年 7 月第 1 次印刷　**印数：**1-4000 册
书　　号：ISBN 978-7-81116-149-6
定　　价：39.90 元
版权所有，违者必究
（凡属质量问题请与本社发行部联系退换）

编者 （按姓氏拼音排序）

陈　尘　程　瑾　杜湘珂　郭雪梅
何淑蓉　洪　楠　姜　蕾　朗　宁
李飞宇　李桂萍　李惠章　李　威
李政良　刘甫庚　刘惠君　刘剑羽
吕德勇　裴新龙　邱建星　沈丹华
王　化　王　蕊　王霄英　武　靖
谢振彬　许玉峰　杨正汉　曾祥柱
张春燕　张　旻　张　森　周　诚
朱绍同　邹明珠

主编助理　程　瑾　刘　涛

前　言

本书收集了百例北京大学附属医院和教学医院的疑难少见病例，汇编成册。每一个病例都是一个很好的教案，包括简短的病史、影像表现和分析、诊断和鉴别诊断的思路和依据、疾病的概述及要点提示。要点提示是全书精华所在，是作者临床经验的总结。本书特意增加了几张鉴别诊断列表，如将 10 种中枢神经系统疑难少见疾病的影像特征归纳入表，循证入病，意在举一反三，开阔读者视野。本书体例上有别于一般教科书的系统罗列，是以一个病例为基础，辐射一类病例，这是 21 世纪在 RSNA 新出现的一种“Case-based overview of radiology”学习方法，有助于记忆。

临床医学基本属于经验医学的范畴，每一个病例的诊治过程，都是医学工作者对医学科学不断探索的实践过程，透射着经诊医师们的“敬业、一丝不苟和执著”。本书中一例“肺实变、结节、空洞”的病例，影像医师通过反复分析，提出“Wegener 肉芽肿”的诊断，并提示临床医师为患者进行血清“ANCA”检查，但该患者生前两次 ANCA 均未查出阳性结果，直至患者去世后，第 3 次检验结果回报才得到阳性结论，并通过尸检证实了 Wegener 肉芽肿的诊断。在医疗环境如此艰苦的今天，这种“一丝不苟”、这种“敬业和执著”，感人至深，乃我辈之骄傲。

本书所收集病例的绝大部分诊断经病理证实，其余少数为确凿有据的临床诊断。因本书出自多位医师之手，有些认识不尽统一，某些病理依据及分类尚待斟酌：如 2002 年 WHO 的骨与软组织肿瘤分类，已将神经源性肿瘤全部归于神经鞘瘤，不再有神经纤维瘤等亚型存在，但本书内容尚有前一版本分类的斧痕，本着求同存异的原则，未再做统一修正。本书还有许多值得推敲之处，错误及疏漏在所难免，如果能引起同行们批评指正，让学术园地百家争鸣，是我们所期盼的。

杜湘珂

2007 年 2 月

目　录

一 中枢

病例1 Joubert综合征

▶ 病史

女，4岁。智力运动发育落后，步态不稳，不会说话，卧坐位不能自行站立，间断出现双眼发直及喘息样呼吸。出生时有吸入性肺炎史。无类似疾病家族史。查体：双足六趾畸形。四肢肌张力低，肌力Ⅴ$^-$级，双膝反射亢进。

▶ 影像学表现

MRI表现 小脑蚓部发育不良，两侧小脑半球间可见裂缝，脑干发育异常，脚间窝增深，小脑上脚延长并增厚，通过峡部的轴位像表现为“臼齿征”（图1）。四脑室上部扩大，呈蝙蝠翼状（图2）。矢状位像见小脑上脚与脑干近于垂直（图3）。大脑未见异常。

▶ 最终诊断

Joubert综合征

▶ 概述

Joubert综合征（Joubert Syndrome）由Joubert等人于1969年首先报道，是一种较为罕见的发育畸形，属于常染色体隐性遗传疾病。典型神经病理学改变为小脑蚓部发育不良或不发育，齿状核、脑桥基底部及延髓的神经核团也可发育不良，锥体交叉几乎完全缺如。患儿年龄很小即可出现临床症状，表现为肌张力减低，共济失调，运动及智力发育落后，呼吸异常（以发作性呼吸急促间有呼吸暂停为特征，新生儿时期尤为常见）及眼球运动异常（典型表现为部分至完全性眼球运动不能）。MRI为Joubert综合征首选的神经影像学检查方法，能清楚显示后颅窝畸形及相关的幕上畸形。特征性表现为

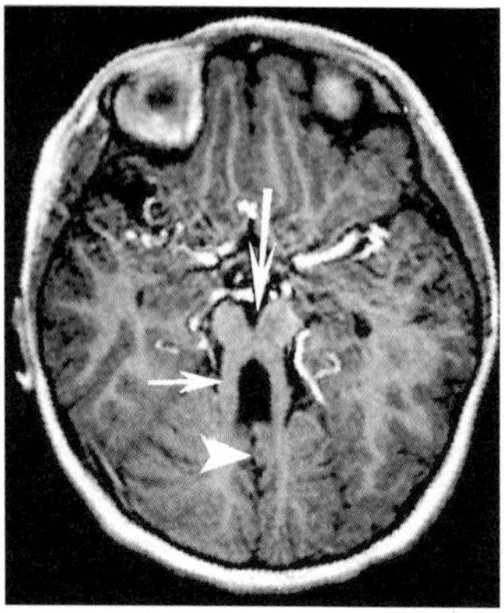

图1　通过峡部的三维时间飞跃法快速扰相梯度回波序列(3D TOF FSPGR)重建轴位T1像：小脑蚓部缺如，两侧小脑半球间可见裂缝（白箭），脚间窝增深（白箭），小脑上脚延长并增厚（白箭），表现为“臼齿征”。

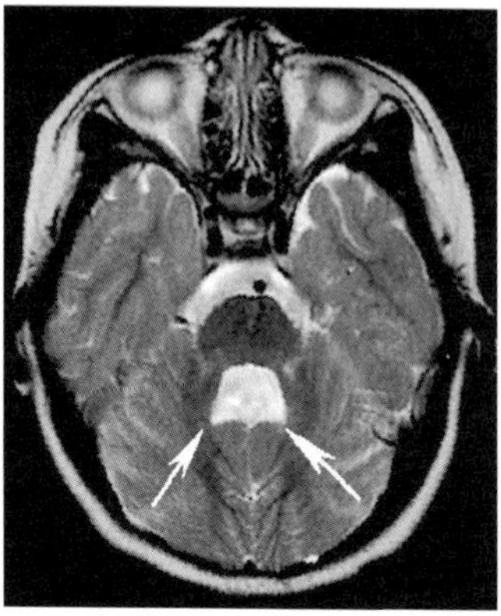

图2　头颅MRI轴位T2WI：四脑室上部扩大，呈蝙蝠翼状(白箭)。

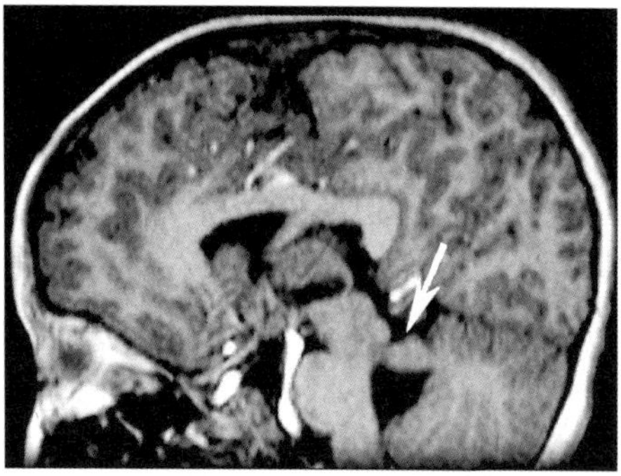

图3　头颅MRI 3D TOF FSPGR重建矢状位T1像：小脑上脚增粗，与脑干近于垂直（白箭）。

小脑蚓部部分或完全缺如，脑干发育异常。小脑蚓部完全缺如者，两侧小脑半球于中线处并列，但并不融合；小脑蚓部部分存在者，其中间可见裂缝。由于蚓部发育不良，四脑室中部呈三角形而上部则呈蝙蝠翼状。峡部(脑桥中脑结合部）变薄、延长，从而导致脚间窝增深，小脑上脚延长并增厚，与脑干近于垂直。增深的脚间窝、增厚延长的小脑上脚和发育不良的小脑蚓部在通过峡部的轴位像上类似一个臼齿，称为臼齿征。相关的幕上异常有大脑皮质发育不良、灰质异位、枕部脑膜脑膨出、胼胝体发育异常等，均非常少见。

颅外病变有脉络膜或视网膜组织缺损、视网膜营养不良、面部畸形、骶部皮毛窦、多指（趾）畸形、脊柱侧弯、先心病、先天性肝纤维化及多囊肾等，亦属少见情况。

发病率 罕见，文献报道约为1:100000。

▶ 要点提示

Joubert综合征在MRI上所显示的小脑发育不良，四脑室上部扩大，尤其是脑干与延长增厚的小脑上脚共同构成了“臼齿征”，为典型征象。

▶ 参考文献

1. Joubert M, Eisenring JJ, Robb JP, et al. Familial agenesis of the cerebellar vermis. A syndrome of episodic hyperpnea, abnormal eye movements, ataxia, and retardation. Neurology, 1969, 19: 813-825.
2. Maria BL, Boltshauser E, Palmer SC, et al. Clinical features and revised diagnostic criteria in Joubert syndrome. J Child Neurol, 1999, 14: 583-590.
3. Quisling RG, Barkovich AJ, Maria BL. Magnetic resonance imaging features and classification of central nervous system malformations in Joubert syndrome.J Child Neurol, 1999, 14: 628-635.
4. Parisi MA, Dobyns WB. Human malformations of the midbrain and hindbrain: review and proposed classification scheme. Mol Genet Metab, 2003, 80: 36-53.

（北京大学第一医院）

病例2　半侧巨脑回畸形

▶ 病史

女，5岁，“间断抽搐3年6个月，发现右侧肢体瘫痪近3年”入院。神志清，精神反应可，心、肺、腹检查未见异常，右侧偏瘫，右上下肢肌张力高，浅反射对称引出，膝腱反射对称引出，右侧病理征可疑阳性。

▶ 影像学表现

CT表现　外院CT示中线右偏，左额叶低密度灶及钙化灶，左侧脑室扩张。

MRI表现　示双侧脑实质结构不对称，左侧脑结构较右侧偏大，脑沟明显变浅。脑回增宽，左侧半卵圆中心可见大片长T1长T2信号，左侧脑室后角及三角区明显扩张，左侧脑室前角显示不清，脑干及小脑未见异常，胼胝体压部小（图1~4）。

▶ 诊断与鉴别诊断

半侧巨脑回畸形　左侧额、颞、顶、枕脑回明显宽大、脑沟不明显，侧裂变浅增宽。皮层明显增厚，脑灰白质界面光滑，半卵圆中心的白质带明显变薄，脑室系统扩大，伴有胼胝体发育不良。

脑萎缩　影像表现为脑沟增宽，脑室扩大，脑室周围白质稀疏。

早产儿　影像表现为脑沟发育不全，外侧裂宽，脑皮质表面光滑，部分脑室轻度增大。

▶ 最终诊断

巨脑回畸形

▶ 概述

巨脑回和无脑回畸形（pachygyria and agyria）与多数微小脑回

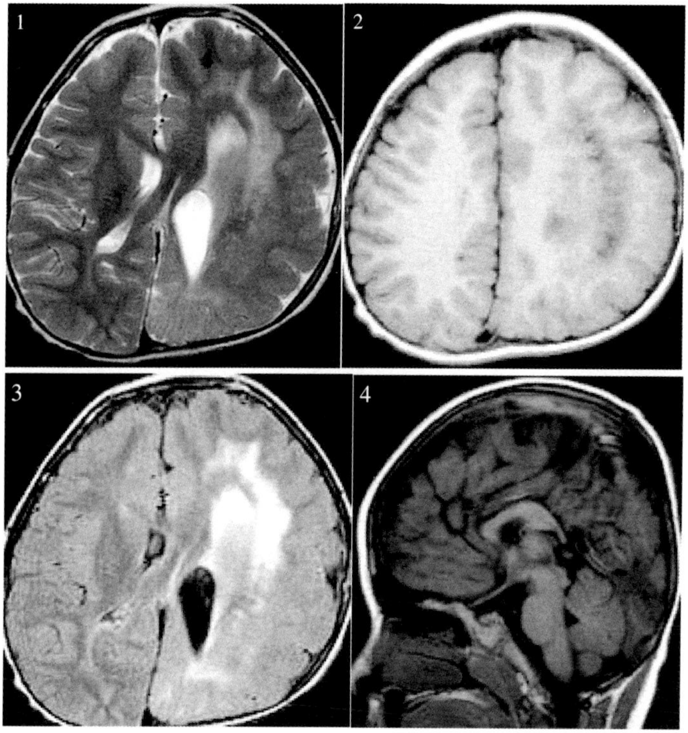

图1~3 头颅MRI（依次为轴位T2WI、T1WI、T2 Flair）：左侧宽大巨脑回，脑白质内异常信号及扩张的左侧脑室后角。
图4 头颅MRI矢状位T1WI：发育不良的胼胝体。

畸形、灰质异位以及脑裂畸形同属神经元移行异常性病变。这些病变大多发生于妊娠的6~15周，此时期为成神经细胞从侧脑室室管膜下的生发基质向脑表面迁徙以形成标准的6层结构的脑皮层阶段。移行过程形成两个高潮，第一高潮见于7~11周，此期初步形成新皮层板雏形。第二高潮见于11~16周，神经元在该期基本到达皮层中所应居的部位。此阶段如某些病理因素干扰了神经元的移行，就会出现相应的移行异常的病理改变。病理因素干扰的时间和程度不同，所出现的移行异常病变亦各异。引起巨脑回和无脑回畸形的病理干扰大多见于妊娠11~16周，亦即第二个移行高潮期。按照严格的定义，无脑回畸形为完全缺失脑回的光滑脑，而巨脑回畸形为过少、过宽而扁平的脑回。实际上，二者属程度不同的同一类神经元移行病变，故有人将巨脑回畸形称为无脑回畸形的特殊类型。

无脑回畸形可分为3型：Ⅰ型具有小头畸形和/或面部形态异常，其发生与某些遗传性因素有关，常见的面部形态异常包括高额、小颌、低耳、鼻桥、宽眼距、前额后倾等；Ⅱ型通常缺乏上述特征性的面部异常表现，但常有由脑积水引起的大头畸形，以及视网膜发育不良，先天性肌营养不良和后颅窝异常，如Dandy-Walker囊肿和枕部脑膨出；Ⅲ型为遗传性孤立性无脑回畸形。在上述3种类型中，以孤立性无脑回畸形预后最好，生存时间最长。无脑回畸形常累及全脑皮层，而巨脑回畸形可为对称性双侧大脑半球广泛受累，也可为非对称性的局限性病理改变。在神经元移行病变中，病理干扰因素出现的时间越早，出现对称受累的几率越高。大体病理改变上，无脑回畸形表现为大脑表面光滑，无脑回或几乎无脑回，而巨脑回畸形则可见被浅小的脑沟所分开的扁平而宽大的脑回，两者可以混同存在，即在大范围的无脑回基础上同时合并有巨脑回，或二者的范围大致相等。广泛受累者，脑的轮廓常呈哑铃形或“8”字形，这是因为脑岛盖部发育差，脑岛暴露，且大脑中动脉沿浅短的侧裂沟表面走行并压迫脑表面所致。中动脉的侧裂段常邻近颅骨内板，侧裂三角常不存在。大脑皮层异常增厚，皮层下白质变薄。由于缺少白质指状突起，故灰白质界面异常光滑。屏状核和最外囊常缺乏，但豆状核相对正常。组织学上虽皮层异常增厚，但细胞的层数减少，大多仅为4层结构。由于白质发育不良，继发性脑室轻度扩大常常可见。中线结构胼胝体的发育时期与神经元的移行时间有重叠，因此巨脑回和无脑回畸形也常伴胼胝体发育不良。在神经元移行异常病变中，多种类型的病变常混合出现，而以某一种为其主要表现。故巨脑回畸形常合并其它神经元移行异常，其中合并灰质异位可达50%。

发病率 少见。

年龄分布 大多形成于妊娠11~16周。

好发部位 巨脑回畸形常见于大脑半球的额、颞、顶叶，多为双侧，可对称或非对称性，也可为单侧病变。

治疗 无有效治疗手段，可对症治疗、康复治疗。

预后 差，可表现为智力低下，四肢瘫痪，癫痫发作。

▶ 要点提示

鉴别诊断主要包括脑萎缩和早产儿，脑萎缩应有脑沟增宽，而本病没有，但巨脑回畸形典型者，合并其它畸形也可出现脑沟或脑裂的增宽，不过其髓质变薄，无脑灰质变薄。早产儿有明确病史，胎龄小于32~34周。

▶ 参考文献

1. 王文新，袁芳，王冬云，等.巨脑回畸形CT表现（附7例分析）.中国医学影像技术，2000，16：446-447.
2. 许云，刘文，陈宁，等.巨脑回畸形的影像学诊断.临床神经病学，2003，16：181-182.
3. 肖家和，刘畅，魏懿.巨脑回和无脑回畸形的CT、MRI诊断.生物医学工程学杂志，2003，20：291-294.
4. 蔡春泉，王继忠，杨宏.巨脑回畸形的临床及影像诊断.包头医学院学报，2004，20：306-307.
5. Aicardi J. The agyria-pachygyria complex：a spectrum of cortical malformations. Brain Dev，1991 13：1-8.

（北京大学第一医院）

病例3 Leigh病

▶ 病史

女，1岁10个月。发育迟缓，行走障碍。无明确遗传病家族史。查体：肌张力低，共济失调。血乳酸水平升高（3.4mmol/L）。影像所见：双侧大脑半球形态可，双侧壳核、中脑、脑桥可见对称性长T1、长T2异常信号，脑室形态正常，未见脑沟增宽。小脑未见异常。

▶ 影像学表现

MRI表现 典型表现为两侧壳核对称性低密度区（或长T1长T2异常信号），无增强。继之为尾状核，此外，也可累及丘脑及苍白球、下丘脑、中脑（特别是大脑脚盖）、室前白质及半卵圆中心及皮层灰质。个别报告可有丘脑及胼胝体压部增强。晚期可见幕上、下结构萎缩及脑室扩大（图1~4）。

▶ 诊断与鉴别诊断

Leigh综合征 出生后6个月至2岁内发病。典型症状为喂食困难。丘脑、基底节、中脑、脑桥、延髓和脊髓双侧对称性异常。

Wilson´s病 发病年龄一般在6岁以后。临床有KF环及铜蓝蛋白、血铜及尿铜水平升高。

维生素B1缺乏症 婴幼儿发病，VB1治疗效果好。

中毒性疾病(霉变甘蔗中毒、CO中毒等) 有明确病史。

▶ 最终诊断

镜下所见 脑组织多发性对称性脑干、基底节灰质核团的局灶变性坏死，神经元丢失，伴毛细血管增生、扩张，黑质均受累，乳头体不受累。肌肉组织见到肌膜下线粒体堆积及线粒体形态改变。

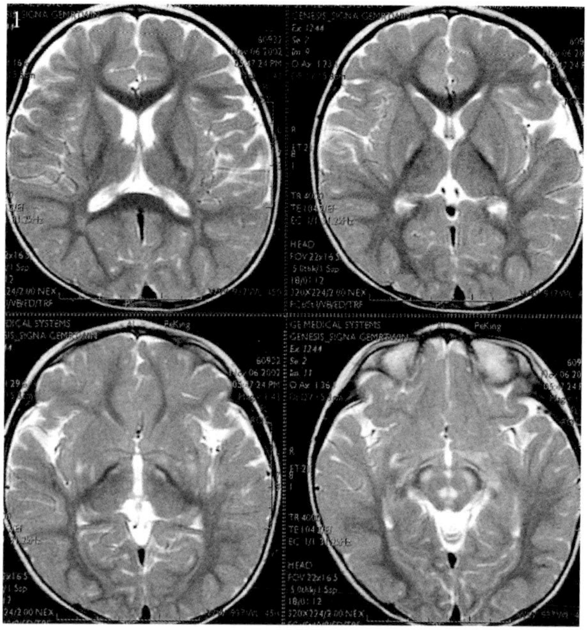

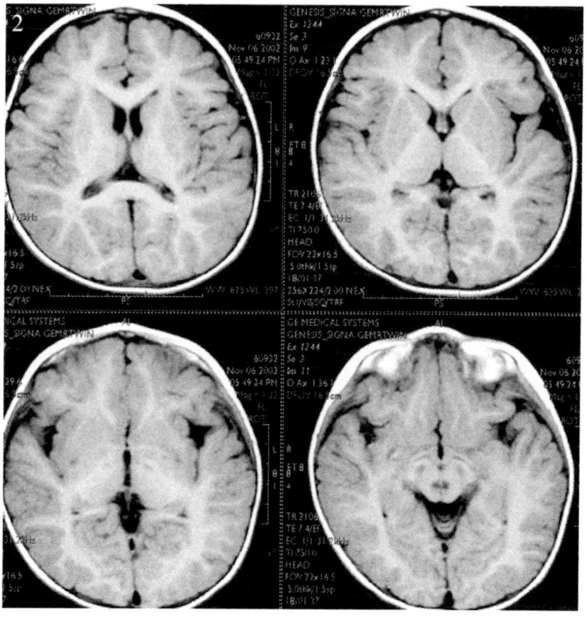

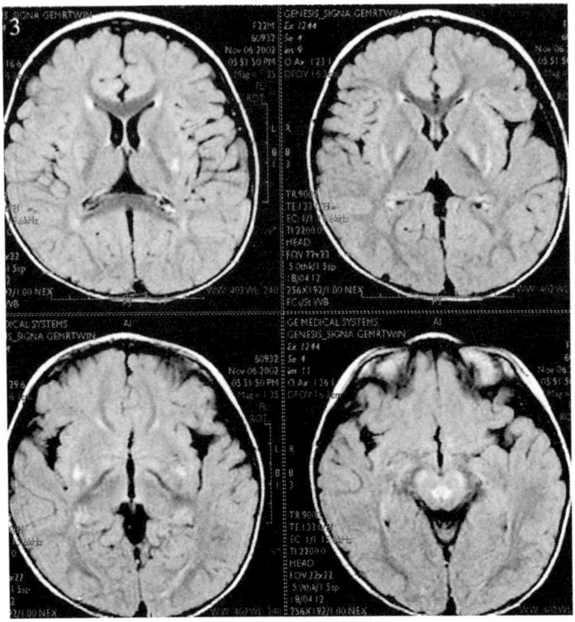

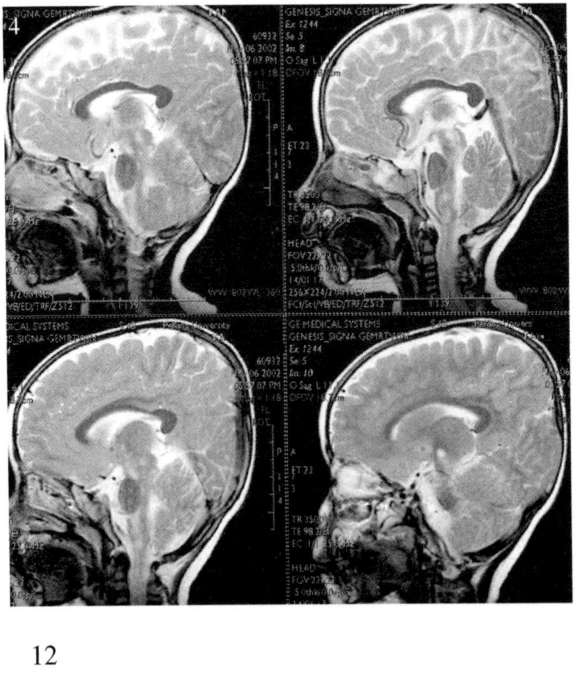

图1～4　头颅MRI平扫（图1为轴位T2WI、图2为轴位T1WI、图3为轴位T2Flair、图4为矢状位T2WI）：两侧壳核对称性长T1长T2异常信号，同时累及尾状核、丘脑及苍白球、下丘脑、中脑（特别是大脑脚盖）、室前白质及半卵圆中心及皮层灰质。

分子遗传学 线粒体DNA检测发现已知相关位点的点突变。

典型临床表现 神经影像学检查见到以壳核为著的双基底节和（或）脑干对称性长T1长T2病变，血和（或）脑脊液乳酸水平升高可诊断。

病理诊断 亚急性坏死性脑脊髓病（Leigh病）。

▶ 概述

Leigh病（亚急性坏死性脑脊髓病），病因不明、家族性或散发性线粒体脑肌病，部分为母系遗传，部分为常染色体隐性遗传。

年龄分布 于出生后6个月至2岁内发病。

好发部位 脑损害分布表现为丘脑、基底节、中脑、脑桥、延髓和脊髓双侧对称性海绵状改变伴髓鞘脱失、胶质和血管增生，周围神经可有脱髓鞘性改变。

治疗 无有效治疗。

预后 一般发病后2~3年因球麻痹而出现吞咽和呼吸困难加重而死亡。

▶ 要点提示

Leigh病好发于6个月~3岁婴幼儿，MRI的典型表现为双侧对称性累及基底节、丘脑，尤其是壳核、苍白球、中脑（大脑脚）及导水管周围的灰质，也可累及尾状核、脑桥、延髓、小脑等。在T1WI上呈低信号，在T2WI上呈高信号，在FLAIR上显示尤佳。从本例的MRI图片上，也可见到双侧基底节、双侧大脑脚及导水管周围有T1低信号、T2高信号的典型病灶，可提示本病的诊断。本病肌肉活检除电镜下可见线粒体增多外无其它异常。血和脑脊液乳酸水平几乎均增高。

▶ 参考文献

1. 左克扬，刘斯润，宋元宗，等. Leigh综合征的影像诊断（附二例报告）.中国优生与遗传杂志，2005，13：140-141.
2. 周胜利，蔡永亮. Leigh病一家系二例.中华放射学杂志，2005，39：1109-1110.
3. 袁云，陈清棠，戚豫，等. Leigh综合征的病理和基因 (附4例报告) .中国神经精神疾病杂志，2001，27：421–423.

4. Latchaw RE, Kucharczyk J, Moseley ME. Imaging of the Nervous System. St. Louis：Mosby，2005.

（北京大学第一医院）

病例4 中枢神经系统暗色丝孢霉病

▶ 病史

男，4岁。头痛3个月伴呕吐，双下肢乏力9天伴尿潴留。查体：T36.5℃，双下肢力弱，肌力Ⅲ级，肌张力减弱，双侧腹壁反射减弱，双侧膝腱反射减弱，右侧明显。双侧巴宾斯基征（±）。脑脊液检查未见异常。

▶ 影像学表现

CT表现 双侧顶枕叶、双侧尾状核头及左侧额叶多发大小不等、形态不规则的斑块状钙化灶，位于左侧顶枕叶者较大，周边可见轻度水肿带，双侧脑室轻度受压，中线结构略向右移（图a）。

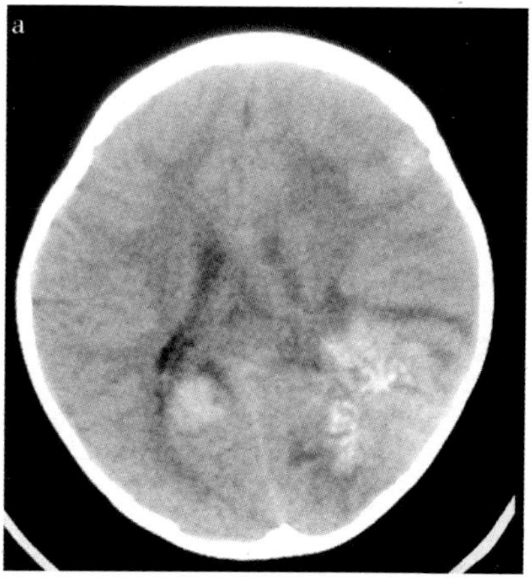

图a 头颅CT平扫：双侧顶枕叶及左侧额叶可见大小不等、形态不规则的斑块状钙化灶，左侧顶枕叶者较大，周边可见轻度水肿带，左侧脑室轻度受压，中线结构略向右移。

MRI表现 颅脑MRI显示病灶较CT更多，T1WI上呈等信号，T2WI上呈低、等及略高混杂信号，梯度回波T2*WI上呈等信号，周围可见轻度水肿区。增强扫描显示病灶呈不规则环状及斑块状明显强化，脑膜及室管膜亦可见弥漫线状强化。脊柱MRI显示约胸7椎体水平髓内长卵圆形等T1短T2信号结节影，增强后呈均匀明显强化，其上下方脊髓内可见空洞（图b~f）所示。

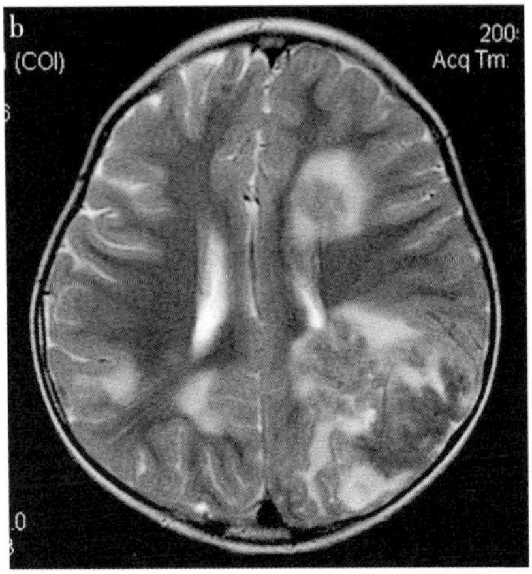

图b　头颅MRI轴位T2WI：双侧顶枕叶及左侧额叶可见多发大小不等的病灶，以低、等信号为主，位于左侧顶枕叶者较大，周边可见轻度水肿带，左侧脑室轻度受压，中线结构略向右移。

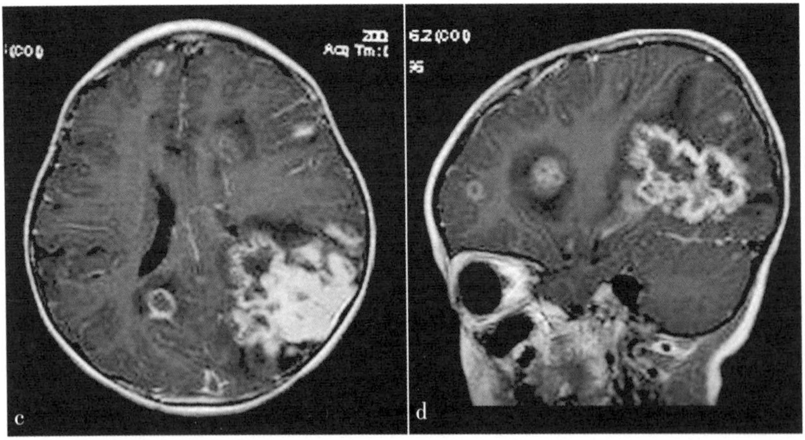

图c～d　头颅MRI T1WI增强扫描（依次为轴位、矢状位）：病灶呈不规则环状及斑块状明显强化，脑膜及室管膜亦可见弥漫线状强化。

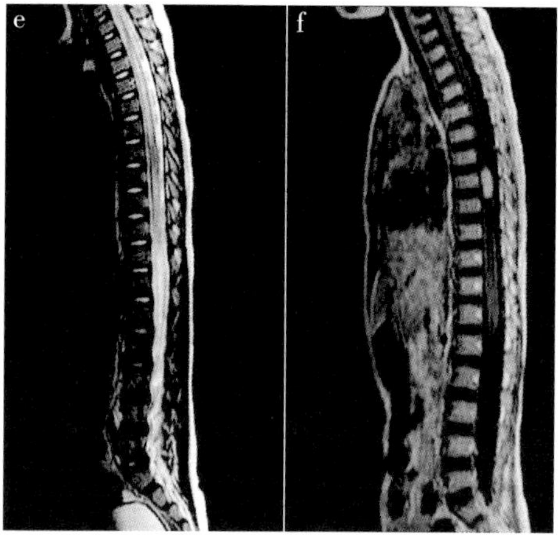

图e 脊柱MRI矢状位T2WI：胸7椎体水平髓内可见低信号结节影，其上下方脊髓内可见空洞。
图f 脊柱MRI矢状位T1WI增强扫描：髓内结节均匀明显强化。

▶ 诊断与鉴别诊断

中枢神经系统特殊病原体感染 多为脑膜炎、脑脓肿、脑肉芽肿、脑动脉瘤、脊髓蛛网膜炎等，影像学表现无特异性，确诊需结合临床和病原学检查。

急性播散性脑脊髓炎 多见于儿童和青壮年，急性起病，发病前1个月内常有感染或疫苗接种史。病变多位于皮层下白质，也可累及深部脑白质、灰质和脊神经根。MRI上表现为弥漫长T1长T2信号影，增强后偶见散在、斑片样轻度强化。病变区内有出血时，可见散在、多发短T1异常信号影。

原始神经外胚层肿瘤 常见于儿童，可侵犯软脑膜，并沿脑脊液种植播散。

转移瘤 多见于老年人，好发于皮髓质交界处。

▶ 最终诊断

镜下所见 行钻孔开颅活检，取左侧顶枕皮层病灶组织送检。病理为变性坏死肉芽肿性炎，其中见暗绿黄色粗大的菌丝和芽孢，考虑为有色霉菌感染性病变。真菌培养为外瓶霉阳性。

病理诊断 中枢神经系统暗色丝孢霉病。

▶ 概述

暗色丝孢霉病（phaeohyphomycosis，PHM）指的是一大组暗色条件致病性真菌引起的皮肤、皮下组织和系统性感染。PHM与着色芽生菌病（chromoblastomycosis，CBM）同属于着色真菌病（chromomycosis，CM）。1911年Pedroso首次报道CM后，1973年Ajello等根据病原学、临床表现将CM分为PHM及CBM两个病种，至今已得到认可。暗色孢科真菌为一类条件致病菌，生长在潮湿的土壤、木材、麦秆及杂草中。PHM由枝孢霉（cladosporium）、外瓶霉（cladosporium）、瓶霉（phialophora）、交链孢霉（alternaria）等引起，文献报道导致中枢神经系统感染者多为斑（氏）枝孢霉（cladosporium trichoides）及裴德罗索着色霉（hormodendrum pedrosi）。组织病理为棕色分隔的菌丝。临床表现主要分为两种类型，其中一类为皮下组织暗色丝孢霉病，常为单一的皮下或肌肉的脓肿，有时为皮下囊肿。另一类为系统性暗色丝孢霉病，为霉菌血行播散，引起多脏器系统性感染，可播散于全身各处，包括骨、脑、肺、肝、脾、肾等，主要是脑部感染。最常见部位首先是皮肤粘膜，可先有外伤史及皮损处的暗红色小丘疹、小结节，后形成肉芽肿损害。

发病率 罕见，国内外个案报道均很少，多为系统性PHM，但多脏器感染少见，多数病例仅有中枢神经系统损害，可能与此类真菌对神经系统有特殊亲和力有关，其中斑（氏）枝孢霉动物实验已证实具有亲脑性。不少病例见于应用皮质激素、免疫抑制剂、接受器官移植及合并奴卡菌病（nocardiosis）患者，故此病的发生可能与机体免疫力降低有关。

诊断 本病脑脊液细胞数正常或仅轻度增高，真菌培养阳性率低，多无致病菌生长，故诊断较困难，常需手术探查或尸检确诊。组织病理可见棕色分隔的菌丝。脓液或病损培养最常见为斑（氏）枝孢霉生长，其次为裴德罗索着色霉。

治疗 较困难，应采取手术切除及应用抗真菌药物联合治疗。手术切除适用于病灶单一、局限的病例，同时应用两性霉素B、氟康唑、五氟胞嘧啶治疗。

预后 取决于早期诊断、及时有效的治疗及机体免疫力水平。多数预后不良。

▶ 要点提示

PHM颅内感染，文献上个案报道很少，主要为颅内肿块改变，且同一病变在不同时期可有不同的形态改变。如本例，CT所见为多发钙化灶。MRI增强后，呈多发囊状、环状强化灶，可符合肿瘤的改变，且脊髓内尚见一T1WI低信号区，并明显强化。

▶ 参考文献

1. 谢卉，王柠，林红，等.中枢神经系统着色真菌病（附一例报告）.中国神经免疫学和神经病学杂志，2000，7：192-194.
2. Aldape KD，Fox HS，Roberts JP，et al.Cladosporium trichoides cerebral phaeohyphomycosis in a liver transplant recipient. Report of a case. Am J Clin Pathol，1991，95：499-502.
3. 李联忠，戴建平，赵斌.颅脑MRI诊断与鉴别诊断.北京：人民卫生出版社，2005. 328-330.

（北京大学第一医院）

病例5 白塞病

▶ 病史

男，42岁。因间断性右侧肢体乏力7个月，加重十天入院。十余年前无明显诱因双眼先后出现畏光、结膜充血，诊断为视网膜血管炎。经激光和激素治疗，症状反复，视力进行性下降，9个月前双眼失明。7个月前突发右侧肢体乏力，言语笨拙，进行性加重入院。追问病史发现该患者有反复口腔及下阴部溃疡二十余年。WBC：11.8×10^9/L；脑脊液IgG增加。

▶ 影像学表现

MRI表现 入院后MRI检查显示右侧基底节区条形短T1等T2信号，增强后有强化，病灶周围环绕片状长T1长T2信号，右侧侧脑室略受压。左基底节区及脑干见多发点片状长T1长T2信号灶（图1~3）。激素治疗3个月后MRI复查，右侧基底节区病灶明显缩小，但两侧基底节区及脑干仍残留点状长T1长T2信号（图4）。

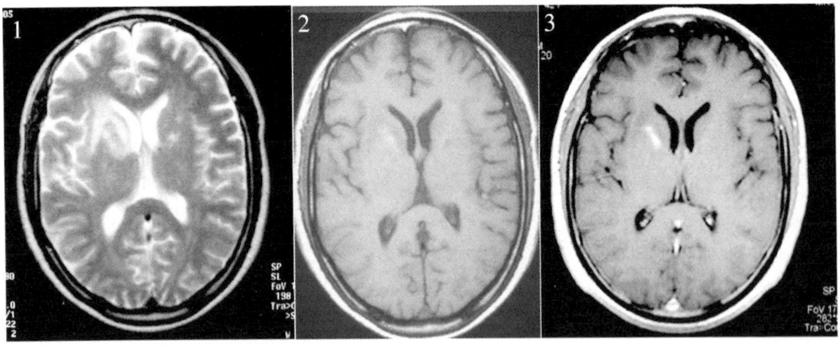

图1～3 头颅MRI（图1为T2WI、图2为T1WI、图3为T1WI增强）：右侧基底节区条形短T1等T2信号，增强后有强化，病灶周围环绕片状长T1长T2信号，右侧侧脑室略受压。左基底节区及脑干见多发点片状长T1长T2信号灶。

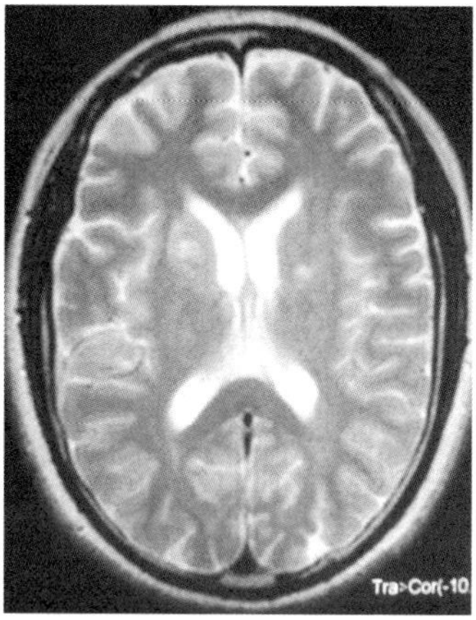

图4 头颅MRI T2WI：激素治疗3个月后MRI复查，右侧基底节区病灶明显缩小，但两侧基底节区及脑干仍残留点状长T1长T2信号。

▶ 诊断与鉴别诊断

多发硬化 脑内病灶以白质受累为主，也可累及灰质，好发部位依次为：侧脑室旁、半卵圆中心、胼胝体、脑桥、中脑、内囊、桥臂、皮层下脑白质、延髓、小脑、丘脑和基底节。病灶可单发或多发，单发病灶者约占12%。多呈斑片状，少数可表现为大片状，类似肿瘤样改变。急性病灶呈圆形或类圆形，T1WI呈低或中等程度低信号，病灶边界清晰，仔细分辨似有略高或等信号边与周围正常脑组织分开。T2WI病灶可分为两部分，中央呈卵圆形或圆形高信号，有膨胀感，周围呈环形或片状中等程度高信号，类似“晕环”。增强扫描病灶周围有环形或弓形强化。慢性病灶表现为不规则条状、斑片状，有收缩感，T1WI呈等或轻微至中等程度低信号，T2WI呈高信号，病灶有时边界欠清。活动期病灶有强化，边界不清，呈淡薄片状。

白塞氏病 以脑干病灶为主，可位于脑桥、中脑、小脑、基底节区、脑白质。典型MRI表现为T2高信号，T1正常或低信号。增强扫描大病灶可出现强化或占位效应，提示存在有活动性病灶，局部炎症破坏了血脑屏障而导致强化。确定诊断需结合临床及化验指标。

▶ 最终诊断

神经白塞病。

▶ 概述

白塞病（behcet's disease，BD）是1937年由Behcet首先完整报告本病。本病是一种原因不明，以小血管炎为病理基础的慢性进行性多系统疾病，其中以口腔溃疡、生殖器溃疡、皮肤及眼部损害常见，关节、心血管、神经系统、消化道、肺、肾及附睾均可受累。约30%~40%的患者累及神经系统，称为神经白塞病。病理改变是侵犯中小血管为主的全层血管炎、纤维素样坏死、管腔狭窄和闭塞以及血管周围炎导致的血管周围炎性细胞浸润、软化坏死、脱髓鞘及胶质增生。静脉系统受累是其主要特征。MRI是观察神经白塞病脑损害最敏感方法。在神经系统出现症状约1个月内MRI可见异常，如果检查延迟，典型表现可消失。因此一次MRI检查正常不能除外本病。Alkawi将神经白塞病按其头颅MRI表现分为三个阶段：①急性期：常发生于大脑中心结构、大脑脚及桥基底部散在的T2 高信号；②恢复期：T2 高信号缩小，但脑干及皮质下白质T2 高信号持续存在，偶可发现小血肿T1、T2 低信号；③慢性期：后颅窝结构萎缩，信号变低，可能是由于铁质的沉积。

▶ 要点提示

本病罕见，单从影像学诊断甚为困难，由于临床表现特异，必须与临床密切结合。结合MRI表现，才能尽可能地减少误诊。本病需与多发硬化及红斑狼疮鉴别。多发硬化主要表现为脑室壁周围的病灶，而红斑狼疮则是皮质下病灶占优势。

▶ 参考文献

1. 于春水，李坤成，段云云，等. 182例多发性硬化临床与MRI分析.中国医学影像技术，2005，21：684-687.
2. Filippi M. Non-conventional MR techniques to monitor the evolution of multiple

sclerosis. Neurol Sci. 2001，22：195–200.

3. 程敬君，朱克.神经白塞病的磁共振表现一例报告.中华神经科杂志，1996，29：282.

（北京大学第三医院）

病例6 幕上原始神经外胚层肿瘤

▶ 病史

女，1.5岁。左侧肢体肌力弱半月。查体：左侧上下肢肌力弱，上肢肌力Ⅲ级，下肢肌力Ⅳ级。

▶ 影像学表现

CT表现 右额叶一类圆形囊实性肿块，可见厚环状钙化。增强后，肿块实性部分轻度强化（图a~b）。

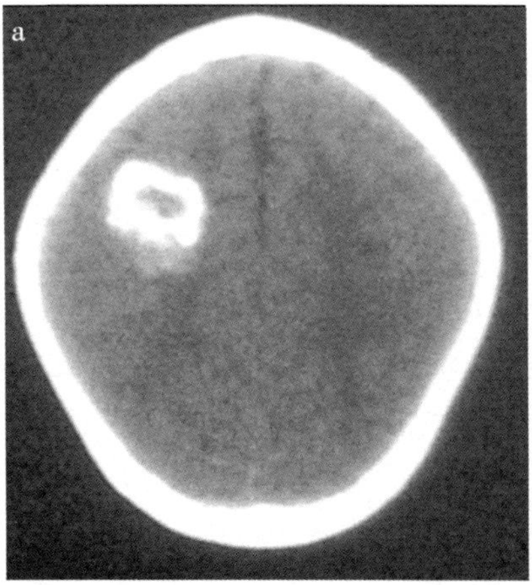

图a 头颅CT平扫：右额叶可见一类圆形囊实性肿块，可见厚环状钙化。

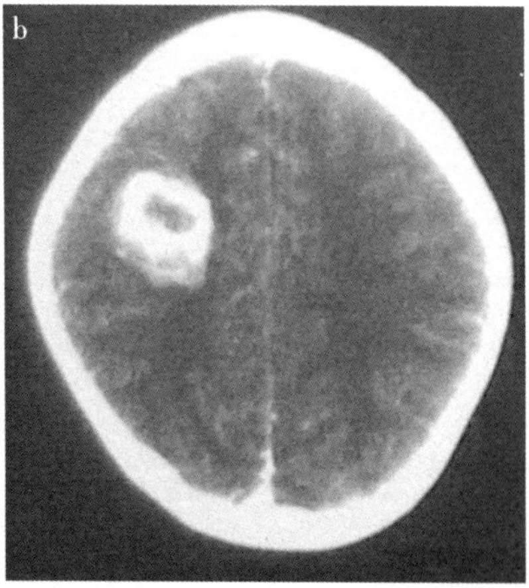

图b 头颅CT增强扫描：肿块实性部分轻度强化。

MRI表现 肿块实性部分呈等T1等T2信号，其前下部可见长T1长T2信号囊变区。肿块边界清楚，周围未见水肿。DWI上显示肿块实性部分呈较高信号（图c~f）。

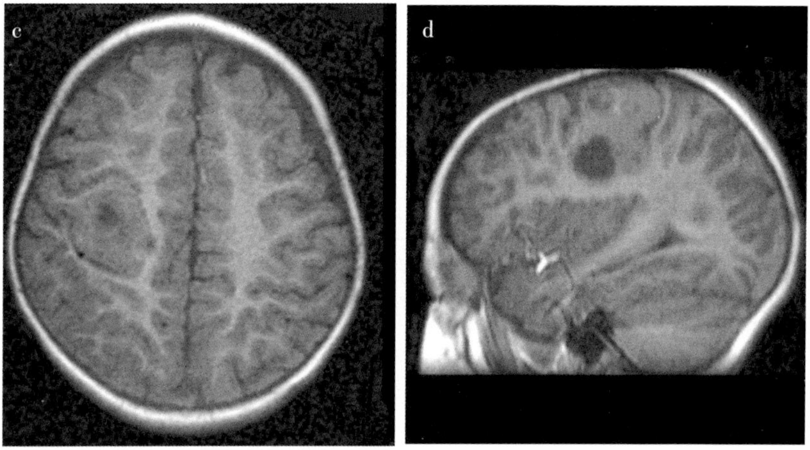

图c～d 头颅MRI T1WI（图c为轴位、图d矢状位）：肿块呈等信号，其前下部可见囊变区。

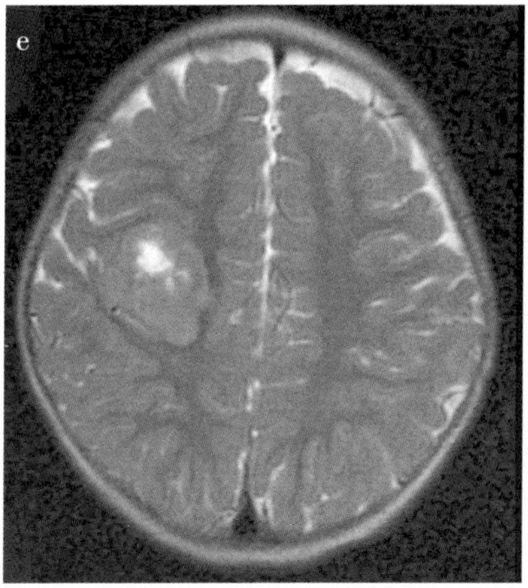

图e 头颅MRI轴位T2WI：（与图c同一层面）肿块呈等信号，中心囊变区呈高信号。肿块边界清楚，周围未见水肿。

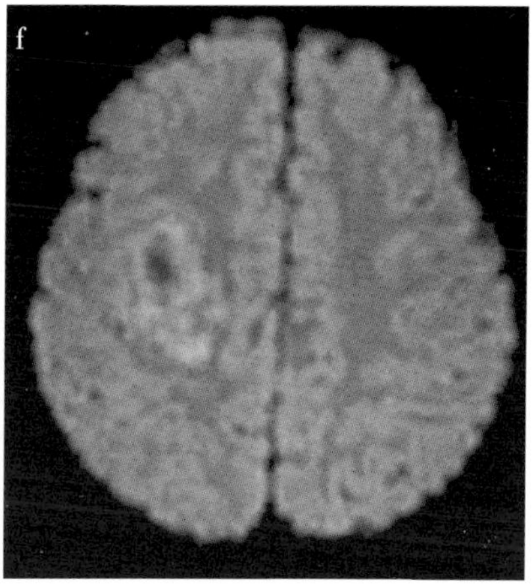

图f 头颅MRI轴位DWI：（与图c同一层面）肿块实性部分呈较高信号。

▶ 诊断与鉴别诊断

原始神经外胚层肿瘤 CT主要表现为密度较一致的低密度影，部分表现为密度不均，可伴有高密度钙化影，可有囊性变。MRI上肿块呈不均匀较长T1、等或长T2信号，内部常有囊变和坏死区，可有出血和钙化。肿块边界较清楚，有一定的占位效应，瘤周水肿轻微。增强扫描肿瘤有明显的不均匀强化。有文献报道本瘤在DWI上呈明显高信号，可能与肿瘤的细胞密度高，细胞外间隙小，肿瘤细胞的核浆比较大，造成水分子扩散受限所致。

淋巴瘤　单发或多发局灶性团块，易发生在中线区，呈长T1、等或稍长T2脑膜瘤样信号，囊变、钙化少见，强化显著，有沿血管和血管周围间隙播散的倾向。

转移瘤　易发生在灰白质交界区，常多发，病灶较大时易发生囊变和出血，根据病史和MR表现不难鉴别。

幕上室管膜瘤　发生位置更接近于侧脑室。大的囊变常见，瘤结节明显异常对比增强。

间变型星形细胞瘤与多形性胶质母细胞瘤　为不均一长T1、长T2信号，以囊变坏死和出血为特征，边界不清，血管源性水肿明显，多中心生长，呈不规则花瓣状明显强化。

少支胶质细胞瘤　好发于成人，形态不规则，强化多不明显。瘤内钙化以多个斑块或粗条状为多。

▶ 最终诊断

术中所见　术中见肿块血运中等，可见颗粒样钙化及淡黄色液体。

病理诊断　原始神经外胚层肿瘤（PNET）。

▶ 概述

1973年Hart和Earle首先将一组发生于儿童大脑的未分化小细胞肿瘤命名为原始神经外胚层肿瘤（primitive neuroectodermal tumors，PNETs）。1985年Rorke等将此观点引入WHO儿童脑肿瘤修改意见中，将包括小脑髓母细胞瘤（medulloblastoma，MB）在内的中枢神经系统小细胞肿瘤均列于PNETs名下。新的WHO（2000）分类将其归于神经上皮组织的胚胎性肿瘤，组织学分级为4级，生物学行为高度恶性。中枢性PNET来源于原始神经管胚基细胞，具有向神经元、神经胶质和间叶方向分化的潜能。

年龄、性别分布 在各年龄均可出现，多见于儿童，男性多于女性。

好发部位 颅内PNET多发生于大脑半球和小脑蚓部，伴有室管膜分化特征的PNET见于脑室内。

治疗 该肿瘤对放射线敏感，主要治疗措施包括手术切除、放疗和化疗。

预后 预后不良，多在发病后2年内死亡。

▶ 参考文献

1. 张庆慧，苏晓萍，梁思泰，等.中枢性原始神经外胚层肿瘤的临床病理分析.中华病理学杂志，1998，27：282-285.
2. 张俊，郑建明，马大烈，等.中枢性原始神经外胚层肿瘤16例临床病理分析.肿瘤学杂志，2003，9：334-336.
3. 刘梅丽，崔世民，秦进喜，等.幕上及椎管内原始神经外胚层肿瘤的MRI诊断.中华放射学杂志，2004，38：149-152.
4. 石浩军，孔祥泉，徐海波，等.成人颅内原始神经外胚层肿瘤的MRI表现和病理对照.中华放射学杂志，2004，38：152-155.

（北京大学第一医院）

病例7 脑内原发性淋巴瘤

▶ 病史

男，73岁。头晕1月余，神志不清1天。1个多月前自觉头晕，起立行走时加重，平卧减轻，行走时向右倾斜。予川芎、刺五加治疗后症状仍进行性加重。3天前出现头部位置改变时眩晕，不敢睁眼，并有小便失禁，予以脱水治疗。1天前出现神志不清、谵妄。经脱水、补钠治疗后神志恢复。既往史：高血压10余年，4年前脑梗死。查体：T36.4℃，BP150/90mmHg。神清，双眼球同步运动好，无眼震及复视，双瞳孔等大等圆，对光反射灵敏。左侧鼻唇沟浅，皱眉鼓腮可，伸舌左偏。闭目难立右倾。病理反射未引出。双眼左侧同向偏盲。

▶ 影像学表现

CT表现 右顶枕叶类圆形略高密度占位，边缘较清，周围可见较明显水肿区。增强后病灶呈中度团块状强化，内可见强化血管影。双侧基底节区可见陈旧腔隙性脑梗死（图a~b）。

MRI表现 右顶枕叶占位，T1WI呈等信号，T2WI呈等、高混杂信号，累及胼胝体压部，右侧脑室三角区略受压，周围可见轻度水肿。脑干亦可见长T2信号影。增强后，病灶均匀明显强化，可见脑回样强化。DWI上病灶呈高信号（图c~h）。

▶ 诊断与鉴别诊断

原发性淋巴瘤 CT平扫时肿瘤多为稍高密度，也可表现为等密度，密度较均匀，形态为圆形、椭圆形或不规则形，边缘多较清楚或呈浸润性生长使边界不清，病灶囊变、坏死、钙化和出血相对少见。肿瘤可单发，亦可多发，大小不等。病灶占位征象一般较轻，灶周

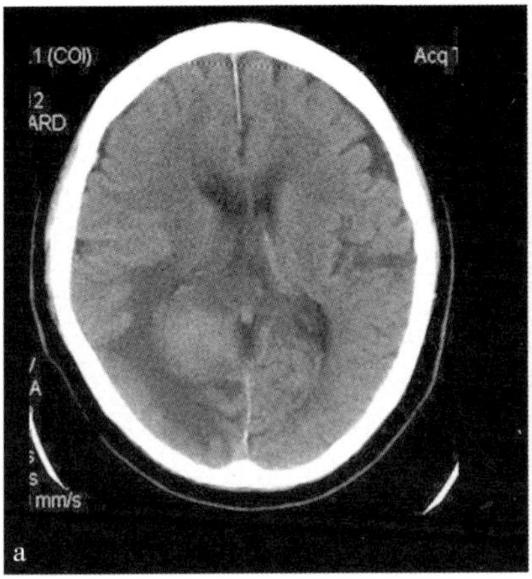

图a 头颅CT平扫：右顶枕叶类圆形略高密度占位，边缘较清，周围可见较明显水肿区。右侧脑室略受压。

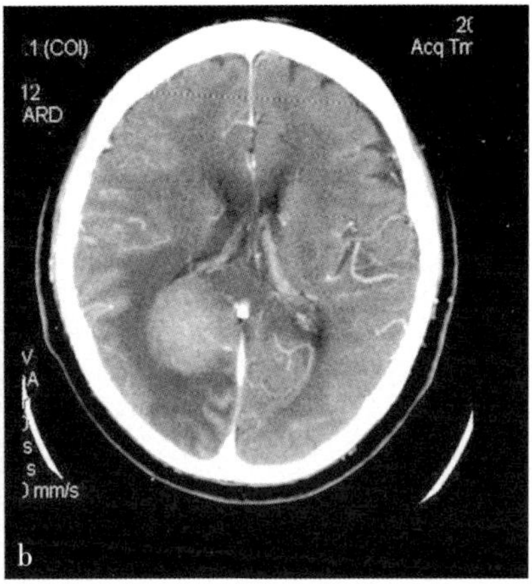

图b 头颅CT增强扫描：（与图a同一层面）病灶中度强化，内可见强化血管影。胼胝体压部受累。

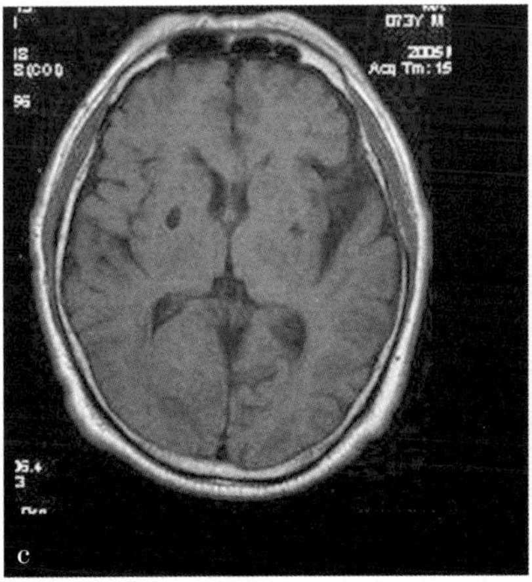

图c 头颅MRI轴位T1WI：病灶呈等信号，周围见轻度水肿区。右侧脑室三角区略受压。双侧基底节区见腔隙性脑梗死。

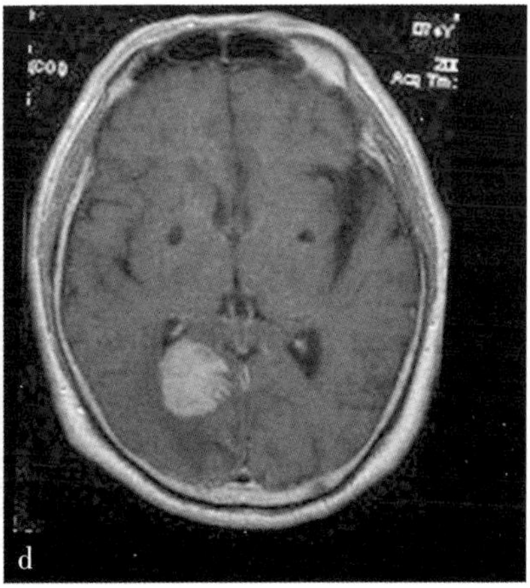

图d 头颅MRI轴位T1WI增强扫描：（与图c同一层面）病灶均匀明显强化，可见脑回样强化。

水肿为轻至中度。少数肿瘤可沿室管膜播散，表现为脑室壁多发稍高密度病灶。继发于AIDS及其它原因免疫功能缺陷的淋巴瘤患者，常有中心坏死，CT表现多呈低密度病灶。增强后病灶大多呈均匀强

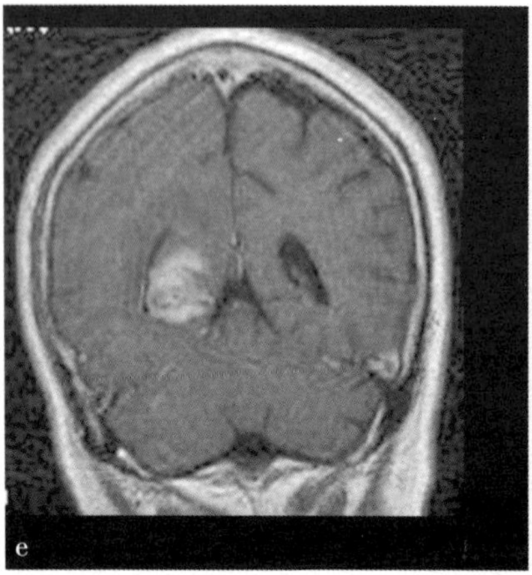

图e 头颅MRI冠状位T1WI增强扫描：病灶强化明显，沿脑回浸润。右侧脑室受压。

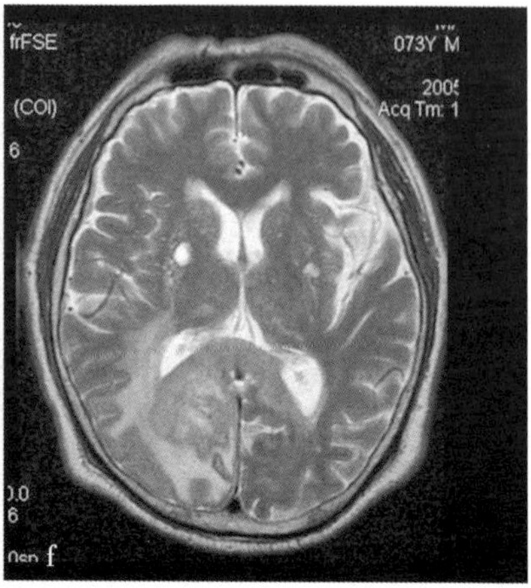

图f 头颅MRI轴位T2WI：病灶呈等、高混杂信号，累及胼胝体压部。

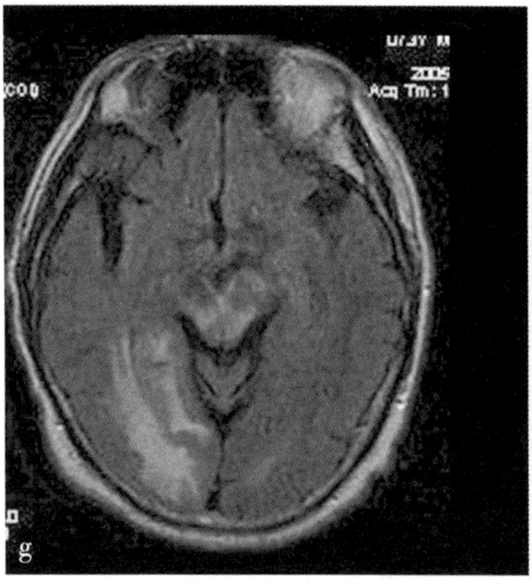

图g 头颅MRI轴位T2 Flair像：脑干可见高信号影。

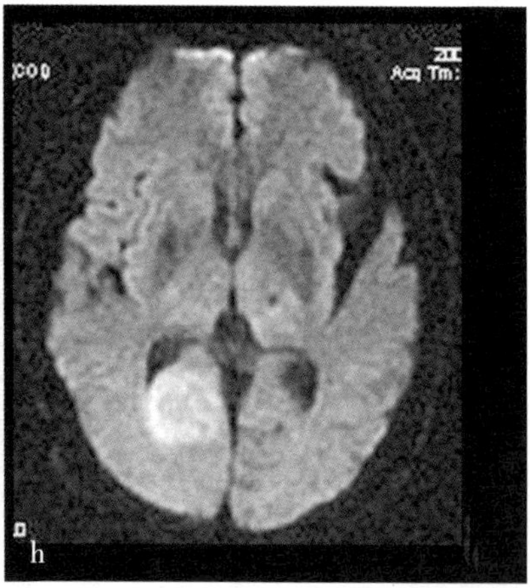

图h 头颅MRI轴位DWI：（与图c同一层面）病灶呈高信号。

化，但偶有病灶形态不规则，边缘模糊不清，强化不均匀。伴发AIDS患者其病灶内可见低密度周围的环状强化。MRI上病灶主要表现为T1WI低信号、T2WI高信号，也可T1WI和T2WI均为等信号，病灶的边界可清楚或不清楚。增强后病灶均匀或不均匀强化。文献报道在免疫机能正常人群中多呈明显团块状或“握拳”样强化，而在免疫缺陷人群则以环状强化多见。由于淋巴瘤细胞排列较密集，核浆比例高，细胞间质含水量相对较少，又有较多的纤维成分，限制了水分子的扩散，DWI上多呈高信号。

继发性淋巴瘤 为全身淋巴瘤的颅内转移，其影像学征象与原发相似，但继发性淋巴瘤以软脑膜浸润为突出特征。

转移瘤 一般有原发病史。好发于皮髓质交界处，占位效应和水肿程度常较明显。

间变型星形细胞瘤 表现为不规则浸润性病变，易囊变坏死，水肿较明显。增强扫描常为不均匀或环状强化。

脑膜瘤 与硬脑膜关系密切，可有钙化。

感染性病变 典型炎性病变鉴别并不难，而不典型病变则鉴别困难，需进行短期诊断性抗感染治疗。

▶ 最终诊断

术中所见 肿瘤边界不清，供血丰富，红褐色，质较韧。

免疫组化 LCA+++，CD20+++。

病理诊断 非霍奇金淋巴瘤，弥漫大B细胞型。

▶ 概述

颅内原发性淋巴瘤（lymphoma），关于其起源众说不一，现多认为起源于脑内血管周围多分化潜能的间叶细胞。典型的原发性淋巴瘤是小病灶性淋巴细胞聚集于血管周围，大多数为B细胞型淋巴瘤，T细胞型淋巴瘤极少发生。

发病率 较少见，占颅内原发肿瘤的0.5%~1.5%。一般认为均属非霍奇金淋巴瘤，霍奇金病极其罕见。近年来由于艾滋病（AIDS）及服用免疫抑制剂患者的增多，淋巴瘤的发生率逐年增加。

年龄、性别分布 原发性淋巴瘤发病在无免疫系统缺陷的人群时，好发于40~70岁，平均发病年龄为40岁左右，而有机体免疫抑制和艾滋病患者的发病年龄高峰在30~40岁，发病率男性高于女性。

好发部位 好发于近中线部位，多见于额叶、颞叶、基底节区及丘脑，也可发生于室周白质和胼胝体、顶叶、三角区、鞍区、小脑半球及脑干，病灶较大时可侵及多个脑叶。多发病灶约占20%~40%，病灶可沿室管膜种植。

治疗 脑内原发性淋巴瘤的恶性程度高，对放射线很敏感，放疗后，大多数病灶几乎完全消退，但大都在一年内复发。

预后 较差，平均生存时间在诊断后为13.5个月。

▶ 要点提示

中枢原发淋巴瘤好发于60~70岁，男多于女。AIDS合并淋巴瘤患者平均年龄为39岁。好发于脑室周围，灰白质结合部、基底节，常侵犯胼胝体，额叶、颞叶、枕叶、丘脑。少数在鞍区，小脑及脑干。常单发，多发占20%~40%。可沿室管膜种植。CT平扫呈高/等密度，密度大多均匀。出血、坏死、囊变及钙化均少见。免疫抑制者出血、坏死多见。增强扫描常见中等程度的均匀强化，环状强化在免疫正常者罕见。MRI T1WI上呈等信号，T2WI上呈等或高信号，也可低信号。在FLAIR上呈高信号。Gd增强后，免疫正常者呈均匀的明显强化。DWI因弥散受限，可呈高信号，ADC图可呈低信号。本病例，CT、MRI平扫、增强、FLAIR、DWI均符合以上描述的原发性中枢神经淋巴瘤的诊断要点，比较典型。

▶ 参考文献

1. 杨天和，林建中，王月琴，等.颅内原发恶性淋巴瘤的MRI诊断（附12例报告）.实用放射学杂志，2004，20：972-975.
2. 陈长青，陈晨，陈常勇，等.原发性脑内恶性淋巴瘤的CT、MRI诊断.临床放射学杂志，2004，23：283-286.
3. Latchaw RE，Kucharczyk J，Moseley ME. Imaging of the Nervous System. St. Louis：Mosby，2005.

（北京大学第一医院）

病例8　中枢神经细胞瘤

▶ 病史

女，18岁。头痛、双眼视物模糊半年。专科检查：双侧视神经乳头水肿。

▶ 影像学表现

CT表现　双侧脑室体部、额角及三脑室不规则等密度肿块，肿块突入大脑大静脉池，内可见多发小囊变区，并可见散在点状钙化，双侧脑室扩大（图a~b）。

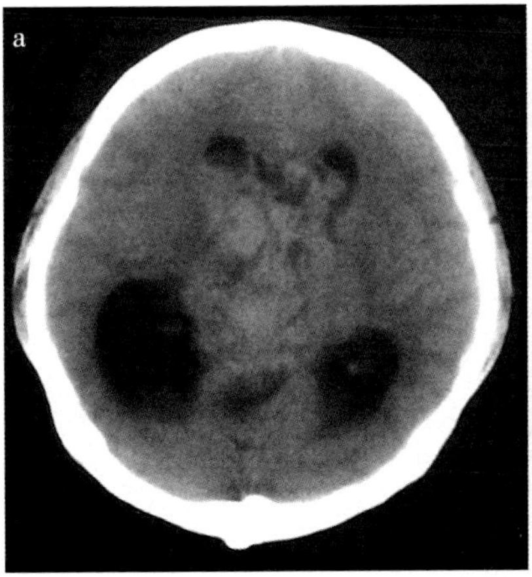

图a　头颅CT平扫：双侧脑室体部及额角不规则等密度肿块，内可见多发小囊变区。双侧脑室扩大。

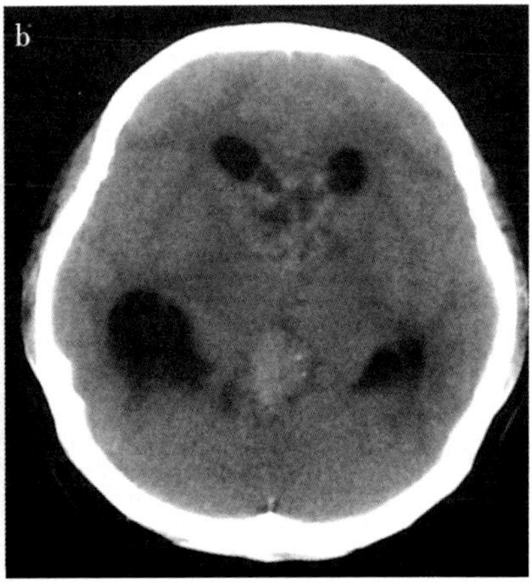

图b　头颅CT平扫：（图a下方层面）肿块突入大脑大静脉池，内可见散点状钙化。

MRI表现　T1WI示病灶呈低、等及略高混杂信号，可见多个囊变区，增强扫描病灶呈轻至中度强化，内可见点、条状血管样强化影（图c~d）。

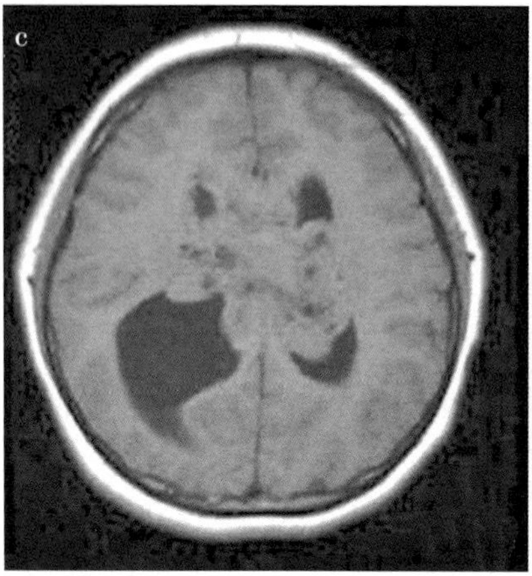

图c 头颅MRI轴位T1WI：病灶呈低、等及略高混杂信号，可见多个囊变区。

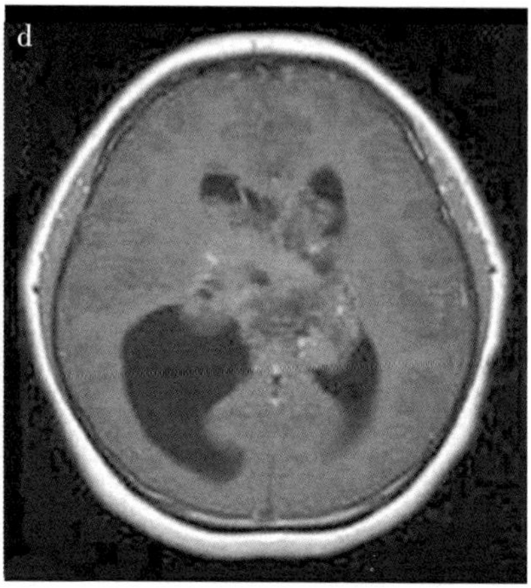

图d 头颅MRI轴位T1WI增强扫描：（与图c同一层面）病灶呈轻至中度强化，内可见点、条状血管样强化影。

▶ 诊断与鉴别诊断

中枢神经细胞瘤 CT表现为类圆形或不规则形肿块，边界清楚，等密度或略高混杂密度，部分有囊性变。半数以上瘤体内可见钙化，钙化多为丛状、粗钝或圆形、不规则形等。增强后肿瘤多呈轻至中度不均匀强化。病变常累及Monro孔，致梗阻性脑积水而使双侧或单侧侧脑室扩大。MRI可以更好地显示肿瘤的范围。肿瘤实质部分在T1WI及T2WI上信号均与脑皮质信号相等或稍高，瘤内有囊腔、钙化及血管流空现象。少数有瘤内出血。罕见瘤周水肿。增强扫描可见轻至中度不均匀强化。有报道认为，位于脑室内的信号不一以及匍行性流空是中枢神经细胞瘤的特征性MRI表现。

室管膜瘤 多发生于四脑室和侧脑室三角区，10~15岁和40~50岁为两个高峰年龄，但仍以儿童为好发。可伴室管膜下浸润，囊变机会较多，可钙化和出血。大多数有不均匀明显强化。影像学上脑室内室管膜瘤有向室旁脑实质内生长的倾向。

脉络丛乳头状瘤 多发生于侧脑室三角区，小儿多见。增强扫描肿瘤呈明显均匀强化，同时常合并交通性脑积水。

少支胶质细胞瘤 多发生于脑实质内，发生在脑室内少见，肿瘤形态不规则，瘤内钙化以多个团块或粗条状为多，肿瘤多为轻至中度强化。

纤维状细胞星形细胞瘤 一般发生于儿童和年轻成人，多位于第三脑室和第四脑室附近。大约有一半位于视交叉和下丘脑，脑室内和室管膜下是第二常见部位。可以发生钙化，增强多不均匀，一些病变在大囊中有一个小的强化壁结节。脑室内星形细胞瘤也可以发生钙化，但是20%的病例出现肿瘤周围的水肿。

室膜管下巨细胞星形细胞瘤 也可发生于侧脑室，多见于20岁以下青少年，且与结节性硬化有关，可见室管膜下、侧脑室周围多发结节及钙化。

脑室内脑膜瘤 几乎都发生于侧脑室三角区，罕见发生于侧脑室额角。

▶ 最终诊断

术中所见 肿瘤与胼胝体及侧脑室壁粘连，肿瘤组织呈灰红色，质脆，血运丰富，易出血。病理为中枢神经细胞瘤，WHO Ⅰ~Ⅱ级。

免疫组化 NSE++，Syn+，GFAP-，LCA-，CD99-，NF-。

病理诊断 中枢神经细胞瘤。

▶ 概述

中枢神经细胞瘤（central neurocytoma，CNC）是一种少见的中枢神经系统良性肿瘤，1982年Hassoun首先报道并命名。1993年WHO在中枢神经系统肿瘤分类中，将CNC确定为独立的一种肿瘤，归类于神经元和混合性神经元~神经胶质的肿瘤中。一般认为其来源于侧脑室壁的室管膜下生殖基质，或来源于透明隔和穹隆的灰质核的神经元，在病理情况下分裂间变。

发病率 少见，占全部原发脑肿瘤的0.1%~0.5%。

年龄、性别分布 好发于青壮年，平均发病年龄为20~30岁，男性稍多于女性。

好发部位 主要见于侧脑室体部，好发于透明隔和Monro孔区，可突入三脑室，也可累及胼胝体、穹隆、尾状核头和丘脑。

治疗 手术治疗。

预后 生物学行为较良性，预后良好。

▶ 要点提示

中枢神经细胞瘤好发于侧脑室，常附于透明隔，可伸入第三脑室（15%），3%只累及第三脑室。常阻塞室间孔而引起脑积水。好发于年轻成人，平均25~30岁。CT呈实及囊实性肿块，等或稍高密度，常多发小囊变区的低密度，50%有钙化。增强后呈不均匀中度强化。T1WI大多呈等信号，其内可有多发小囊状低信号。T2WI等或稍高信号，其内可见多发小囊变的高信号区。增强后可见明显的不均匀强化。结合本例的a~d四张图所示：无论发病部位、阻塞室间孔引起脑积水，尤其其形态表现均符合上述主要点。例如病灶内的多发小囊状病灶，在CT及MRI上显示典型的多发“小泡状改变”，均有助于本病的诊断。

▶ 参考文献

1. 洪楠，王屹，孙燕萍，等.脑室内中枢神经细胞瘤的影像学表现及文献综述.中国医学影像技术，2002，18：195-196.
2. 罗柏宁，张波，孙庚喜，等.中枢神经细胞瘤的临床病理及影像学表现.中国临床医学影像杂志，2004，15：661-663.
3. 张金安，唐新华，苗宝娟.中枢神经细胞瘤的影像诊断与鉴别诊断.中国医学影像技术，2004，20：1542-1544.
4. Latchaw RE，Kucharczyk J，Moseley ME. Imaging of the Nervous System. St. Louis：Mosby，2005.

（北京大学第一医院）

病例9 侵袭性脑膜瘤

▶ 病史

女，60岁。5年前偶然发现左颞部肿物，大小约3cm×3cm，厚约1.0cm，界清，质硬，表面光滑，局部无压痛和红肿，未予治疗。2年前，该肿物明显增大，使患者容貌发生改变，患者无发热，局部未闻及杂音，当地CT诊为“左颞颅骨外板增生”，未予治疗。3月前，患者出现阵发性头痛，左眼突出；当地CT和MRI示左侧颞骨、额骨及蝶骨内外板骨质增生，邻近脑组织受压，中线结构显著向右侧移位。

▶ 影像学表现

CT表现 肿瘤邻近颅骨骨质增厚，密度增高，板障消失，部分板障内可见局灶性边界清楚低密度；肿瘤周围脑沟变浅或消失，侧脑室受压变窄，中线结构移位，局部头皮软组织明显隆起 (图1)。

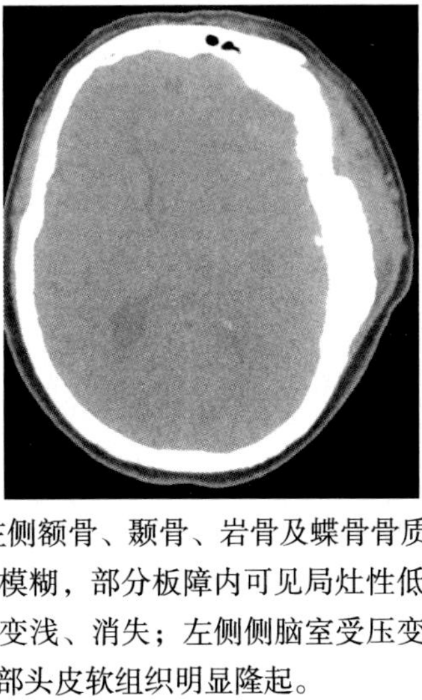

图1 头颅CT：左侧额骨、颞骨、岩骨及蝶骨骨质增厚，密度增高，板障消失、模糊，部分板障内可见局灶性低密度影，边界清楚；左侧脑沟变浅、消失；左侧侧脑室受压变窄，中线结构明显右移，左颞部头皮软组织明显隆起。

MRI表现 肿瘤邻近颅骨骨质增厚，毛糙，T1WI及T2WI上均呈不均匀低信号；局部皮下软组织可出现不规则异常信号，T1WI及T2WI上均为等信号；异常颅板下可出现形态不规则异常信号，T1WI为低信号，T2WI为高信号，肿物以宽基底紧贴于硬脑膜，与脑组织的界面呈波浪状，增强扫描呈不均匀明显强化，并可见脑膜尾征，邻近脑组织及脑室受压。

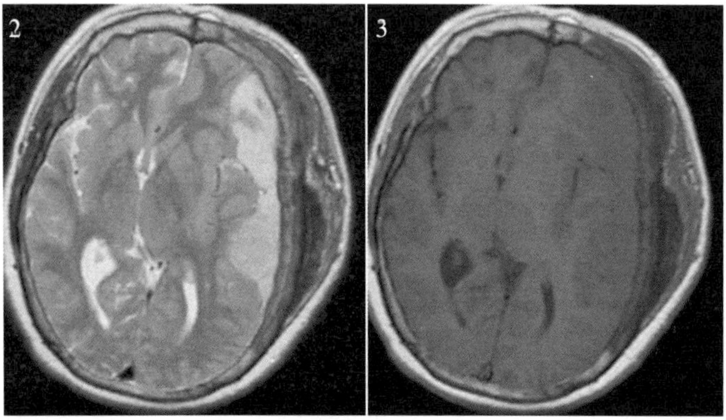

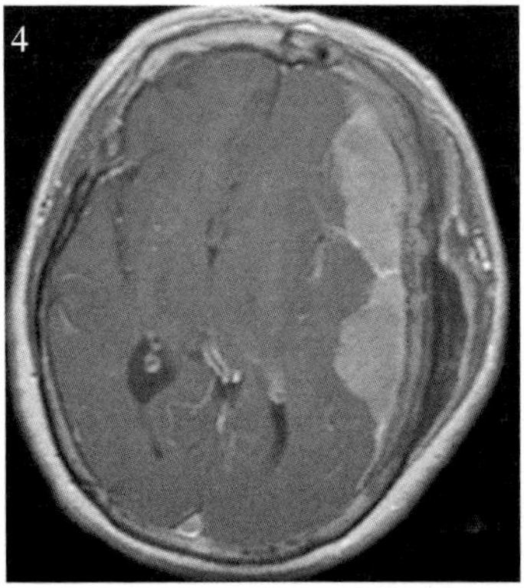

图2～4 头颅MRI：左额颞顶骨及蝶骨骨质不均匀显著增厚，边缘毛糙，T1WI及T2WI上均呈不均匀低信号；异常颅板处的皮下软组织内可见形态不规则的大范围异常信号，T1WI及T2WI上均呈等信号；异常颅板下可见形态不规则异常信号，T1WI呈低信号，T2WI呈高信号，该肿物以宽基底紧贴于硬脑膜，与脑组织的界面呈波浪状，增强扫描呈不均匀明显强化，且边界清楚，并可见脑膜尾征，部分左侧大脑中动脉被肿物包埋，邻近脑组织及脑室受压移位。

▶ 诊断与鉴别诊断

脑膜瘤 大多数脑膜瘤以宽基底附着于硬脑膜，边界清楚，MR典型表现为T1WI呈等或略低信号，T2WI呈等或轻度高信号。肿块可侵犯邻近的颅骨，甚至穿透颅板至皮下组织，影像学表现为颅板骨质破坏、增生和硬化及皮下软组织肿块影。

颅骨转移瘤 转移瘤常为多发，且多有原发肿瘤史。影像学常呈多发穿凿样或鼠咬状骨质破坏；单纯的成骨性转移病灶较少见，有时局部也可见软组织肿块。此外单发的颅骨转移瘤瘤周水肿较明显。

骨纤维异常增殖症 硬化型多见于颅底骨和面部。受累区骨密度均匀增高，骨质增厚；混合型多见于颅盖骨，骨板可厚达6~7cm，病变范围可较广泛，异常颅板内外通常没有软组织块影。

颅骨血管瘤 生长缓慢，很少恶变。影像学表现为在被肿瘤破坏的透光区内自中央向四周放射的骨间隔。一般不侵犯脑膜及脑组织。

▶ 最终诊断

镜下所见 肿瘤细胞呈短梭形，排列成小巢状，在脂肪、纤维结缔组织和横纹肌组织中浸润性生长（HE，中倍视野）（图5）。肿瘤细胞排列成特征性的漩涡状结构，中心可见合体细胞（HE，高倍视野）（图6）。

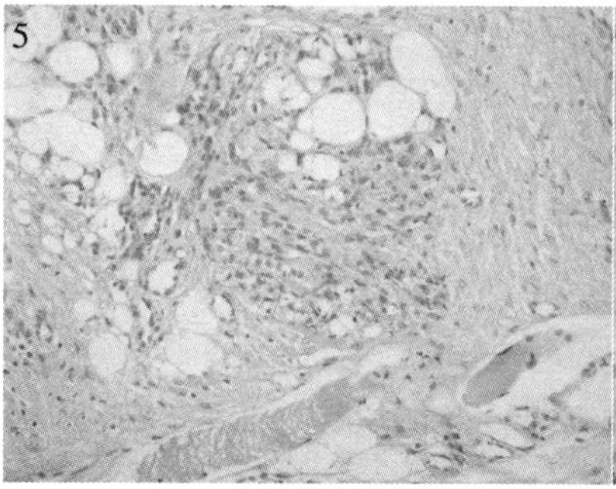

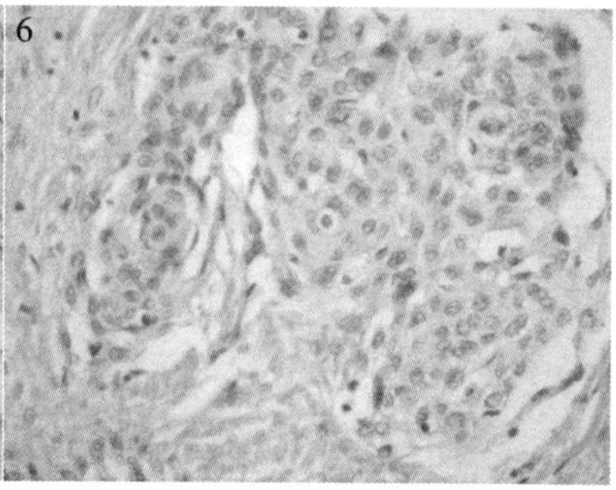

图5～6 镜下：肿瘤细胞呈短梭形，排列成小巢状，在脂肪、纤维结缔组织和横纹肌组织中浸润性生长（HE，中倍视野）（图5）。肿瘤细胞排列成特征性的漩涡状结构，中心可见合体细胞（HE，高倍视野）（图6）。

病理诊断 侵袭性脑膜瘤。

▶ 概述

脑膜瘤（meningioma）多为良性；恶性脑膜瘤及侵袭性脑膜瘤

少见，恶性者常侵犯脑实质，并可发生远距离转移。侵袭性脑膜瘤因呈浸润性生长，病变范围较广；手术不易完全切除，具有较高的复发率。但肿瘤生长缓慢，瘤组织呈良性脑膜瘤的组织学特征，即细胞异形性小，瘤巨细胞少见或偶见，未见或仅偶见核分裂，无病理性核分裂；出血、坏死或囊变很少见。侵袭性脑膜瘤与恶性脑膜瘤的组织学改变与生物学行为有一定程度的相似性，但其组织学特征、临床特征及预后又有所差异，因此在临床诊断中有时难以区别。

发病率 少见，文献报道在各型脑膜瘤中，侵袭性脑膜瘤占1.54%，恶性脑膜瘤占7.71%。

年龄、性别分布 女性好发，男女比例为0.5:1，发病年龄为15~62岁(平均39岁)。

好发部位 以额顶颞叶部位为主，右侧多见。

治疗 手术治疗。

预后 因手术不易完全切除，复发率较高。

▶ 要点提示

肿瘤广泛累及颅骨、颅内及颅外软组织，同侧脑组织仅有受压移位而无明确侵犯。肿瘤究竟是来源于颅骨还是脑膜，诊断较困难。但患者颅内肿块的形态、MRI信号和增强表现以及脑膜尾征都有助于作出脑膜瘤的诊断，颅骨及颅外侵犯则提示恶性或侵袭性脑膜瘤的可能。

▶ 参考文献

1. 张尚福，孟红，桂英香，等.恶性脑膜瘤与浸润性脑膜瘤的诊断探讨.华西医科大学学报，1996，27：192-195.

2. 李坤成，张念察，编著.比较神经影像学.北京：科学技术文献出版社，2002.

(北京医院)

病例10　视神经胶质瘤

▶ 病史

女，9岁。无明显诱因出现进行性视力下降3年，近3个月来出现言语不利，右手活动不便，走路不稳。发病以来无头痛、头晕，无恶心、呕吐症状。查体：神清、言语不利，为不全性运动性失语。双侧瞳孔等大等圆，光反射灵敏。左眼视力0.2，右眼视力0.2，眼球各方向运动自如。伸舌居中，肌张力正常，右侧上下肢共济欠协调，双侧病理反射未引出。

▶ 影像学表现

MRI表现　双侧视神经对称性梭状增宽，视交叉明显增宽。双侧颞叶、基底节区可见类圆形长T1、长T2异常信号灶，信号不均匀且两病灶信号强度不一致，左侧病灶较右侧更接近于囊性信号，两病灶周围均可见片状稍长T1、稍长T2水肿信号；右侧病灶最大截面约4cm×3cm，其周缘可见多条血管流空信号。左侧病灶最大截面约2.7cm×2.5cm。增强扫描可见右侧病灶明显不均匀强化，中央区域强化不明显，左侧病灶未见明显强化征象，中线结构略左偏（图1~2）。

▶ 诊断与鉴别诊断

双侧视神经胶质瘤颅内浸润　多见于儿童，双侧视神经梭形或管形增粗迂曲，软组织肿瘤边界清晰，T1WI与脑实质相比呈低信号，T2WI呈高信号。增强扫描呈轻度至明显强化。视神经管扩大，周围骨质光滑，病灶沿视路累及视交叉、视束及视放射所在的脑组织。

视神经脑膜瘤　为原发于视神经鞘的脑膜细胞，多见于成人，钙化多见；MRI上示肿瘤于T1WI和T2WI上均呈等信号，强化明显，而位于中间的视神经不强化而在轴位上呈较为特征的“双轨征”，冠状位

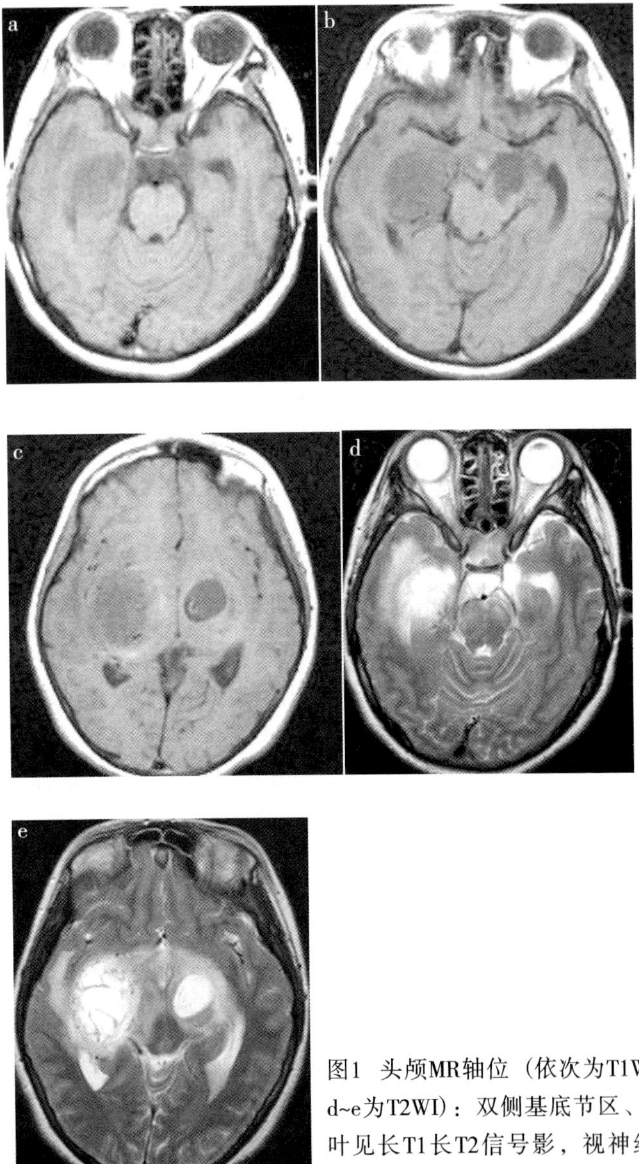

图1 头颅MR轴位（依次为T1WI、d~e为T2WI）：双侧基底节区、颞叶见长T1长T2信号影，视神经、视交叉增粗。

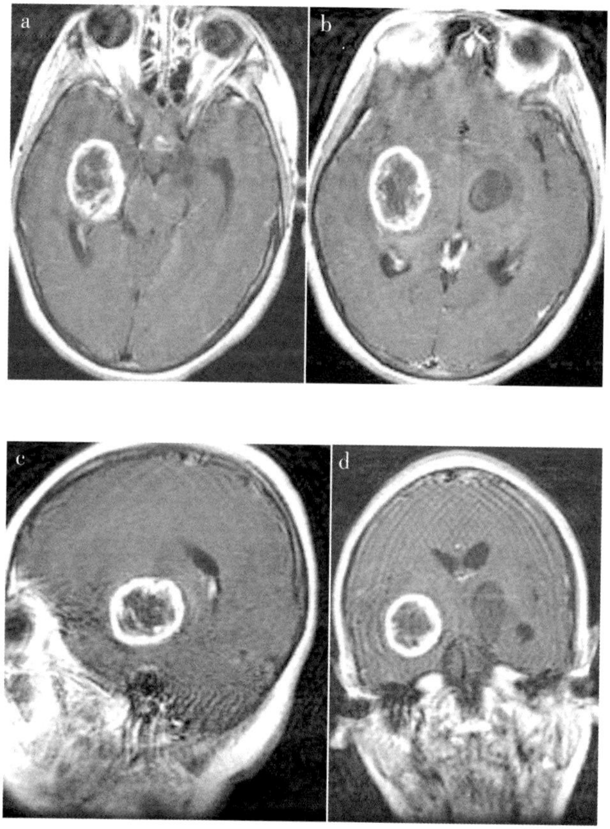

图2 头颅MR增强扫描（依次为轴位、矢状位及冠状位）：右侧病灶周边明显强化，左侧病灶强化不明显病灶周边明显强化。

呈“袖管征”；病灶累及视神经管内视神经可致视神经管骨质增生硬化。

视神经炎 多表现为视神经增粗，但不如肿瘤明显，且临床变化较快。

海绵状血管瘤 为眶内最常见的良性肿瘤，常发生于视神经的外上方或下方，增强扫描可见特征性的渐进性强化。

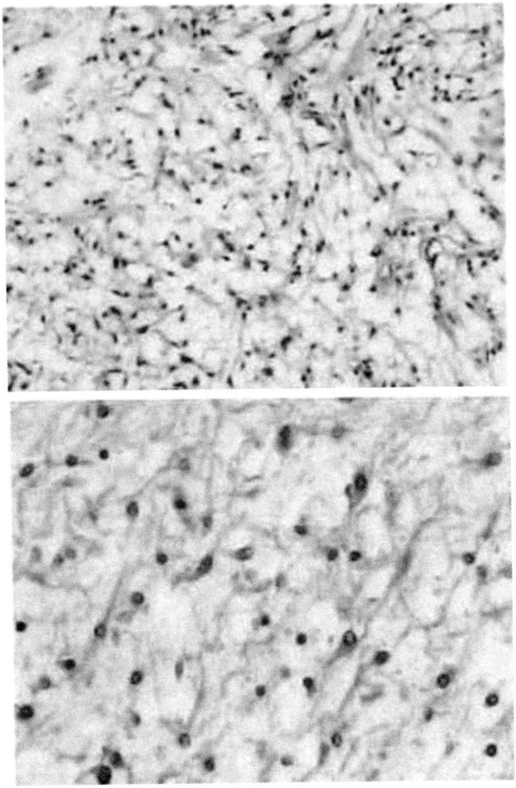

图3 镜下：（右岛叶）星形胶质细胞瘤I–II级，局灶可见出血及小钙化灶。

▶ 最终诊断

术中所见 术中仅切除右侧肿瘤，肿瘤5.5cm×5.0cm×5.0cm大小，起源于视交叉，位于岛叶下方，占据脑桥腹外侧累及海马，向颞角生长，侧裂池受压上移。瘤体质软、血供丰富、部分囊性变，与周围脑结构边界不清。

病理诊断 星形胶质细胞瘤I–II级（图3）。

▶ 概述

视神经胶质瘤（optic glioma）起源于视神经内神经胶质。主要表现为视力损害早且严重，其它还有视野缺损、眼震、突眼、视乳头水肿，头痛等，累及下丘脑可出现内分泌失调症状，向颅内浸润可出现颅内高压的症状。

发病率 较为罕见，约占颅内肿瘤的2%~5%。

年龄、性别分布 好发年龄多在20岁以下，男女发病比例约为12:21。

好发部位 可发生于视路的任何部位，但多见于前部视路。多起自视神经孔，向眶内和颅内生长。

治疗 手术治疗。

预后 有文献报道认为，90%为低级别的星形胶质细胞瘤，5%为高级别的星形胶质细胞瘤，2%为其它肿瘤。低级别肿瘤生长缓慢，多属于良性或低度恶性肿瘤。高级别肿瘤生长迅速，多见于中年人，侵犯范围广泛，恶性程度较高。

▶ 要点提示

本病罕见，存在两个较为典型的征象：其一为双侧视神经及视交叉明显增粗。其二为双侧脑岛及底节区肿瘤，增强效应明显不一致。

▶ 参考文献

1. 周蓉先，潘宇澄，邹明舜，等.视神经胶质瘤的CT与MRI表现.临床放射学杂志，2003，22：831-834.
2. 王振常，鲜军舫，张云亭，等.视神经肿瘤的CT、MRI 诊断.中华放射学杂志，2004，38：53-57.
3. 李东豪.视神经和视神经胶质瘤.国外医学眼科学分册，1996，20：107-110.
4. 程华怡.视神经胶质瘤.国外医学神经病学神经外科学分册，2000，27：233-235.

（北京大学人民医院）

病例11 多发性胶质母细胞瘤

▶ 病史

男，62岁，左下肢行走障碍伴思维异常、头痛10余天。

▶ 影像学表现

CT表现 右颞顶叶可见一类圆形等密度影，其内可见小结节状更高密度影，周围白质可见手指样水肿，中线结构轻度左偏，右侧侧脑室受压变扁（图1）。

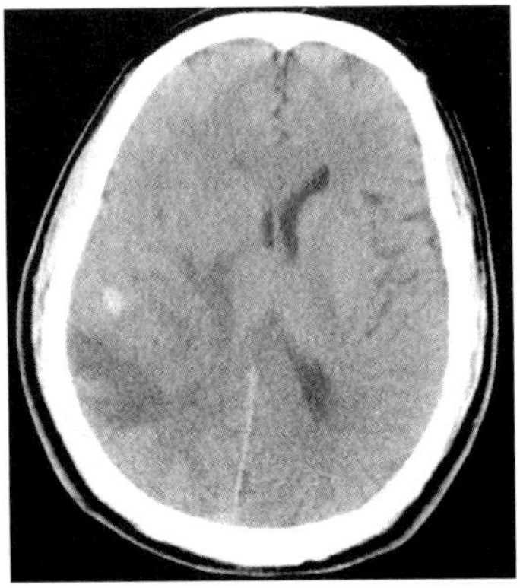

图1 头颅CT轴位：右侧顶颞叶等密度为主占位病变，周围指压状水肿。

MRI表现 右颞顶叶有一大小约2.9cm×4.5cm×3.6cm的不规则团块影，边界欠清晰，内部信号不均匀，呈等–短T1、稍长T2混杂信号，在FLAIR像上呈高低混杂信号，周围见指状更长T1信号影。在其后上方的右顶叶内另可见一1.7cm×1.8cm×1.6cm的不规则稍长T1稍长T2结节影，FLAIR上主要呈高信号，周围亦可见指状更长T1更长T2信号影。增强扫描后病变呈不规则环、格状或呈花圈状强化。右侧侧脑室受压变窄，邻近脑沟变窄，中线结构左移（图2~4）。

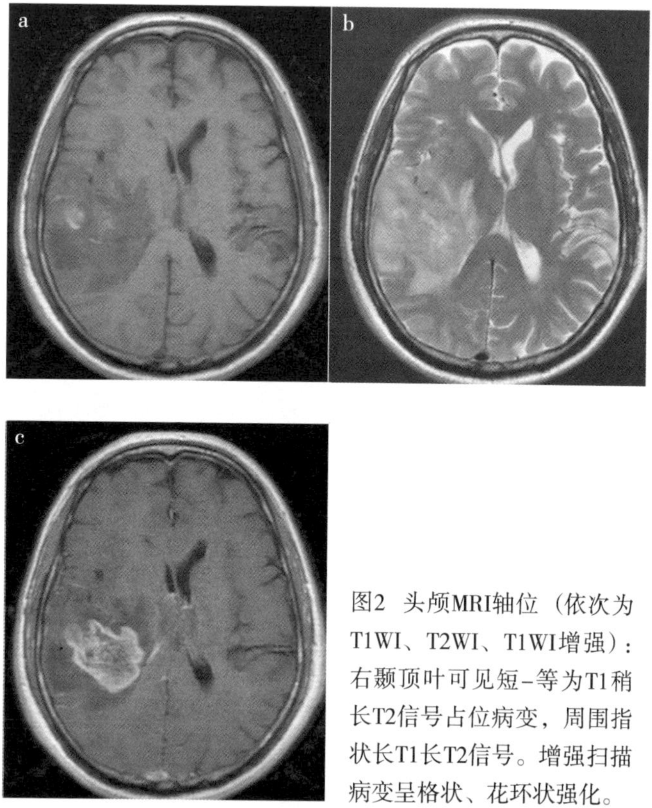

图2 头颅MRI轴位（依次为T1WI、T2WI、T1WI增强）：右颞顶叶可见短-等为T1稍长T2信号占位病变，周围指状长T1长T2信号。增强扫描病变呈格状、花环状强化。

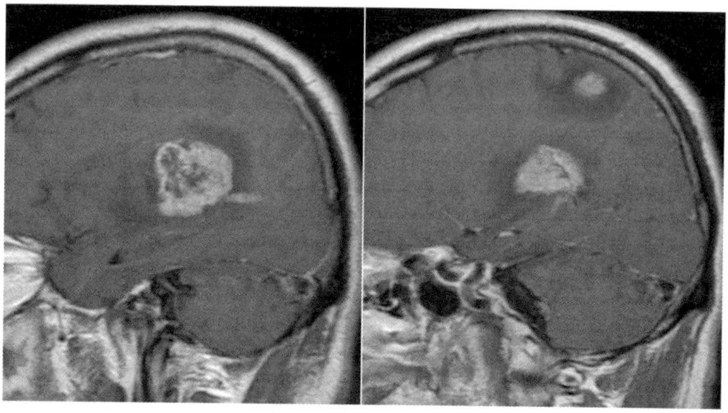

图3 头颅MRI矢状位（T1WI增强）：与图2所示病变及其上后方右顶叶的另一个病灶，两病灶强化方式一致。

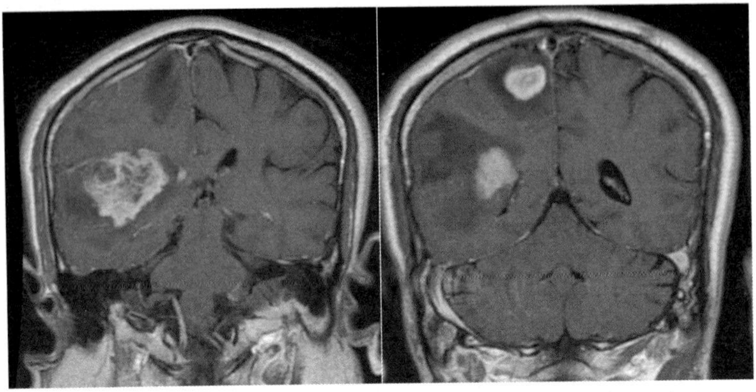

图4 头颅MRI冠状位（T1WI增强）：同时显示两个周边强化的病灶。

▶ 诊断与鉴别诊断

大脑多发占位病灶，内有出血，并有不规则环、格状（或称花圈状）强化，病灶周围明显指样水肿及占位效应，应考虑以下疾病的可能：1）多发性胶质母细胞瘤；2）多发性转移瘤；3）多发性淋巴瘤（见下表）。

常见颅内多发肿瘤鉴别诊断表

	多发胶质母细胞瘤	多发性转移瘤	多发原发淋巴瘤
年龄	40岁以后多见，高发45～70岁 (可以任何年龄)	40～70岁发病最多，平均57岁 (可以任何年龄)	40～70岁，平均40岁左右 免疫抑制及艾滋病者30～40岁
性别	男：女＝2：1	男：女＝3：1	男＞女
发病率	少见。只占颅内肿瘤0.5%～1%	常见。颅内转移瘤占成人癌瘤的20%～40%，其中50%～80%为多发性	较少见，但中枢神经系统的淋巴瘤有20%～40%为多发性
好发部位	胶质母细胞瘤发生在大脑半球白质，可累及皮质，很少发生在脑干、小脑、脊髓	80%发生于大脑半球，主要在动脉边界带，15%在小脑，3%在基底节，其它在脑干等处	原发淋巴瘤好发于额叶、颞叶、脑室周围白质、胼胝体、基底节、后颅凹，沿着脑室壁的室管膜蔓延、扩展是本病的一个特征

(续表)

	多发胶质母细胞瘤	多发性转移瘤	多发原发淋巴瘤
累及胼胝体	有时累及	相对较少累及	常好累及
病灶形态	常呈肿块或结节，>1cm者中心常坏死、出血。边缘不规则、不清楚多见(因浸润生长)	常呈结节或肿块，囊性少见，大者常有中心坏死或出血。边缘：较清楚多见	肿块、结节、跨越胼胝体者可呈条块状。坏死、出血少见。免疫受损及艾滋病可有出血、坏死。可以边界清楚、也可因浸润生长而边界不清
CT平扫	常低或等密度（出血区高密度），>1cm者密度常不均	常低或等密度（出血区高密度），大者密度常不均	常较高或等密度，且密度常均匀，与左侧二病有区别。免疫受损或艾滋病人可出血、坏死，密度可不均
CECT	常环强化，环壁可厚薄不均，有壁结节。或呈不规则多环、格或花圈状强化。其它强化形式少见	强化多样：①实性，②环强化，③不均匀强化	常呈中等或明显强化,且强化较均匀。不常见环强化(仅限免疫受损或艾滋病)。罕见无强化(应浸润生长)
MRI	T1WI：常低或等信号（出血时高信号）。T2WI及RLAIR常呈高信号。>1cm者，信号常不均	T1WI：常低或等信号（出血时高信号），T2WI及FLAIR上呈高信号。肿瘤大者信号常不均匀	在T1WI及T2WI上与皮质比，常呈等/低信号，比较特殊。FLAIR上呈高信号。信号常均匀，免疫受损及艾滋病者，信号可不均匀
MRI增强	似CT增强表现	同左	同左
瘤周水肿及占位	常见中、重度，少见轻度（有人认为中等水肿占位及不均匀强化，可提示本病诊断)	中、重度常见，少见轻度，有时小肿瘤可伴大水肿，但很小肿瘤也可无水肿	轻度、重度多见

(续表)

	多发胶质母细胞瘤	多发性转移瘤	多发原发淋巴瘤
播散方式	沿白质及血管周围间隙播散，室管膜/软脑膜播散，或经脑脊液种植，但罕见在神经系统外播散		可沿室管膜播散，在脑室壁形成结节灶。侵犯软脑膜及硬脑膜时，平扫不能发现，需增强扫描
原发灶	无	有	此表所指淋巴瘤是原发在中枢神经系统，非从他处转移而来

▶ 最终诊断

病理诊断 多中心胶质母细胞瘤（Ⅲ-Ⅳ级）。

▶ 概述

多发性胶质母细胞瘤（multiple glioblastomas）：胶质母细胞瘤属星形细胞瘤Ⅳ级，手术或（和）尸检发现两个以上胶质母细胞瘤，各肿瘤之间有正常脑组织相隔，称为多发性胶质母细胞瘤。多发性胶质母细胞瘤分多中心性和多灶性两种，前者指肉眼或镜下多个肿瘤之间不发生连接。后者指多个肿瘤之间有肉眼或镜下连接，实为播散。本肿瘤根据影像学表现及病理所见属多中心型。

▶ 要点提示

如遇到中老年患者，脑内有多发病灶，病变深在，中心有坏死或出血，密度及信号常不均匀，有环状强化，环壁厚薄不均，或有壁结节，伴明显的水肿及占位时，应想到有本肿瘤的可能。

▶ 参考文献

1. Lafitte E，Morel-Precetti S，Martin-Duvernuil N, et al：Multiple glioblastomas：

CT and MRI features. Eur Radiol，2001，11：131-136.
2. Latchaw RE，Kucharczyk J，Moseley ME：Imaging of the nervous system. Philadelphia，Elsevier Mosby，2005.

（北京大学人民医院）

病例12　Rathke囊肿

▶ 病史

男，67 岁，1 周前无明显诱因逐渐出现头痛，呈胀痛，阵发性，以额部为重。3 天前无明显诱因出现发热，多饮多尿，每日尿量约在 4000~5000ml，自觉头晕乏力，恶心呕吐 2 次，呕吐物为胃内容物。

▶ 影像学表现

CT表现　在蝶鞍内见有一类球形低密度，大的占位病变约18.6mm×13.7mm，密度较均匀，蝶鞍扩大（图1）。

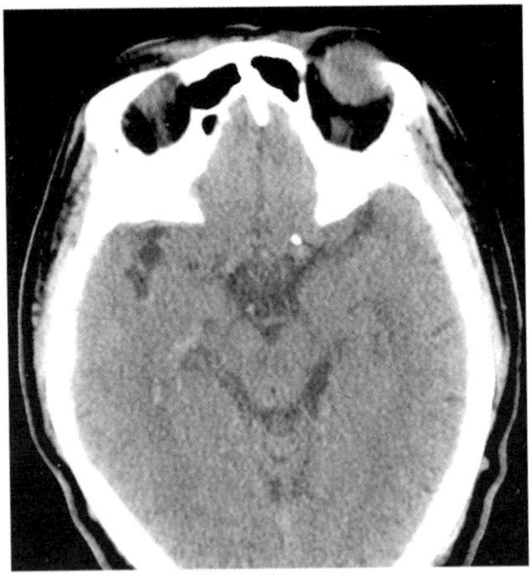

图 1　头颅 CT：蝶鞍内类球形低密度影。

MRI表现　冠状位（图2）：鞍内类球形占位病灶（20.8mm×18.7mm），呈长T1及长T2信号，边界清楚，病灶内左上方可见一类球形（4.3mm×5.5mm）壁结节，呈短T1及短T2信号。矢状位：见此球形病灶约22.9mm×16.4mm大小，其内的壁结节约8.9mm×7mm。增强后冠

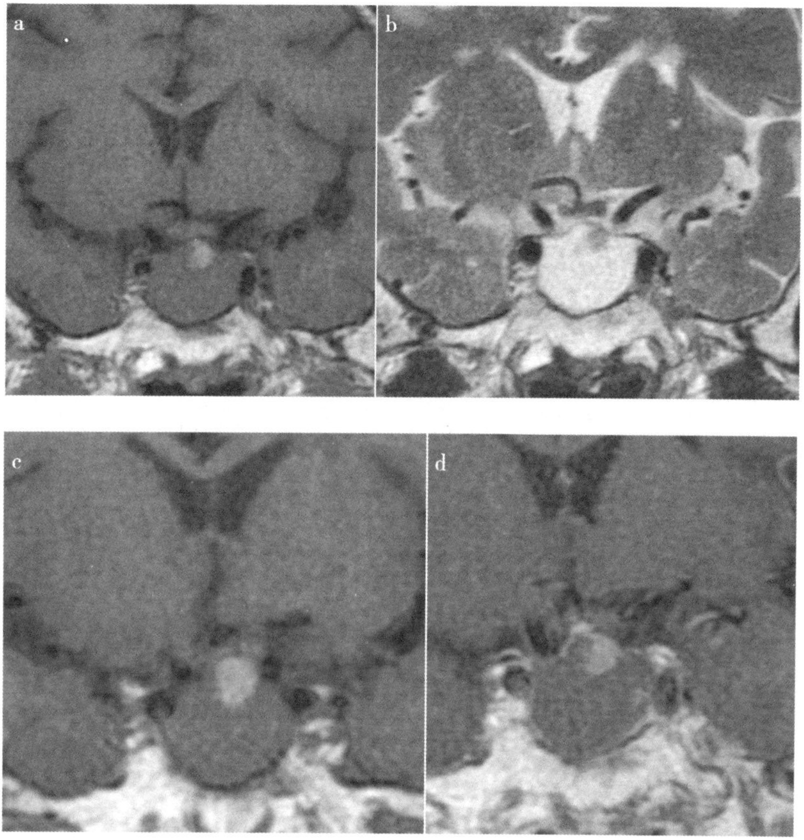

图2 头颅MRI冠状位（依次为T1WI、T2WI、T1WI、T1WI增强）：可见鞍内类球形占位及其内壁结节。

状及矢状位此类球形病灶及壁结节内部均无增强，但它们的边缘均有增强（图3）。

▶ 诊断与鉴别诊断

Rathke囊肿 CT表现为边界清楚的类圆或分叶状肿块，位于鞍内或向鞍上延伸，通常较小，根据Kucharczyk报道的7例为8~20mm大小。40%为鞍内型，60%向鞍上延伸。浆液性者可低密度，含蛋白高的病灶CT值可高、等或混杂密度，囊内罕见钙化密度。增强后，囊内容

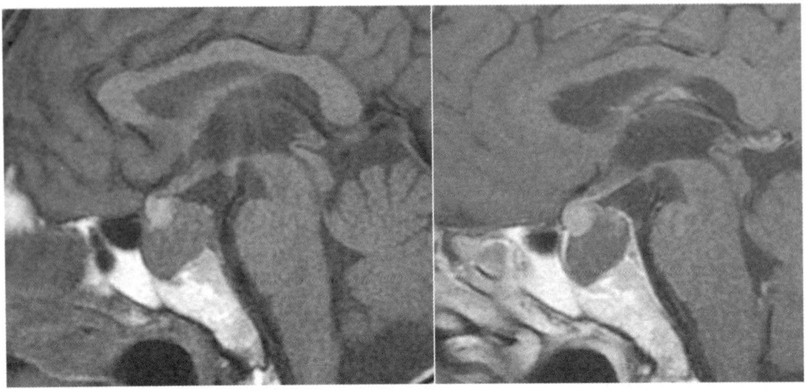

图3 头颅MRI矢状位（依次为T1WI、T1WI增强）：可见鞍内类球形占位及其内壁结节。

物不强化，囊壁可以强化或者不强化。MRI信号随囊内容物不同而不同（浆液性、粘液性、脱落细胞碎屑、胆固醇+/–）。30%~40%为脑脊液样信号。50%~60%T1高信号，T2等、高或低信号。5%~10%混杂信号。可出现液液平面，囊内可见到不强化的结节（例如本病例，为蜡样结节，是由脱落细胞碎屑粘连成团造成）。增强后，囊内容物不强化，囊壁可强化或不强化。

颅咽管瘤 与Rathke囊肿同为Rathke袋的残余，前者90%可有强化(实性部分或边缘)，后者囊内容物无强化，囊壁可有或无强化。前者钙化（包括囊内或边缘）常见，占90%，后者囊内罕有钙化，囊壁上少数可有钙化。

囊性垂体腺瘤 实性部分常有强化，囊壁也相对较厚或较不规则。

蛛网膜囊肿 病灶主要在垂体之上的鞍上，可向鞍内延伸，常可见到受压垂体。

▶ 最终诊断

手术病理 Rathke囊肿（垂体裂囊肿）（图4）。

▶ 概述

Rathke囊肿（Rathke's cleft cyst，RCC）是Rathke袋的胚胎残余。

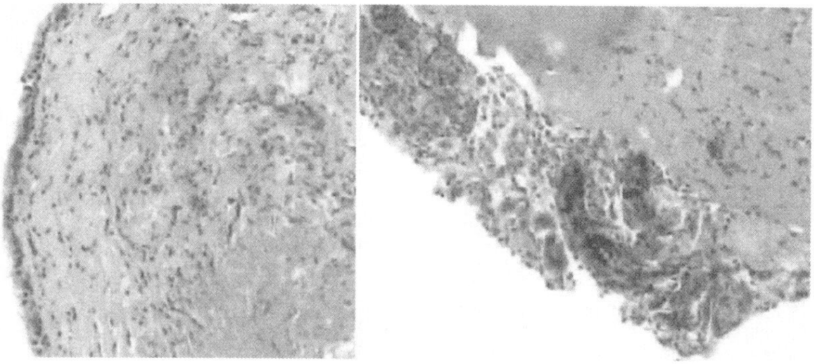

图4 镜下：（垂体窝）小块变性纤维性囊壁样组织，部分被覆单层柱状上皮，并可见少量腺垂体细胞成分。

胚胎期，消化管的颊泡发育成一憩室样结构，称Rathke袋，继而该袋向颅侧生长，形成颅咽管（后来退化消失）。其末端与神经管背侧的漏斗部（漏斗部增生形成神经垂体）连接。Rathke袋有前后两壁及其中央的裂隙共三部分。前壁增生形成垂体前叶及结节部，后壁形成中间部。中央的裂隙部，在正常情况下会自行闭合，若不闭合，持续膨胀，便形成Rathke囊肿。囊肿呈类圆形或分叶状，边界整齐，位于鞍区，可向鞍上延伸扩大。

病理 囊壁为单层纤毛立方、柱状或鳞状上皮，可见到杯状细胞。囊液成分多变，有浆液性、粘液性、脱落细胞碎屑，后者可粘连成团形成蜡样结节，+/−胆固醇裂片，囊内罕有钙化。免疫组化染色：细胞角蛋白阳性。

发生率 RCC尸检时常见，占11.3%，但大多无症状，故临床上很少见。

发病年龄、性别 好发于成人，但可发生在任何年龄。男:女=1:2。

临床症状 肿瘤长大后，压迫垂体腺及柄、视交叉或下视丘，便可引起垂体功能低下，视力障碍、头痛及尿崩症等。

治疗及预后 无症状者可保守治疗观察，有症状者可用抽吸术或手术切除，预后良好。

▶ 要点提示

如遇鞍内或向上延伸呈现的囊性病变，在T1WI上呈低或高信号，T2WI上呈高信号，囊内容物不强化（可有或无囊壁轻强化），囊内无钙化时，应想到有本病的可能。

▶ 参考文献

1. Latchaw RE，Kucharzyk J，Moseley ME：Imaging of the Nervous System，Elsevier Mosby，Philadelphia. 2005.
2. Sumida M，Uozumi T，Mukada K, et al：Rathke cleft cysts：correlation of enhanced MR and surgical finding.AJNR, 1994；15：525-532.
3. Byun WM, et al：MR imaging findings of Rathke´s cleft cysts：Significance of intracystic nodules. AJNR , 2000；21：485-488.

（北京大学人民医院）

病例13 胚胎发育不良性神经上皮瘤

▶ 病史

女，35岁，右上肢发作性抽搐6年。

▶ 影像学表现

CT表现 左顶叶皮质区可见类圆形低、等密度混杂病灶（图1、2），大小约2cm×2cm，其外缘相邻的颅内板凹入受压变形，病灶内可见小斑点状钙化影，无水肿及占位改变。

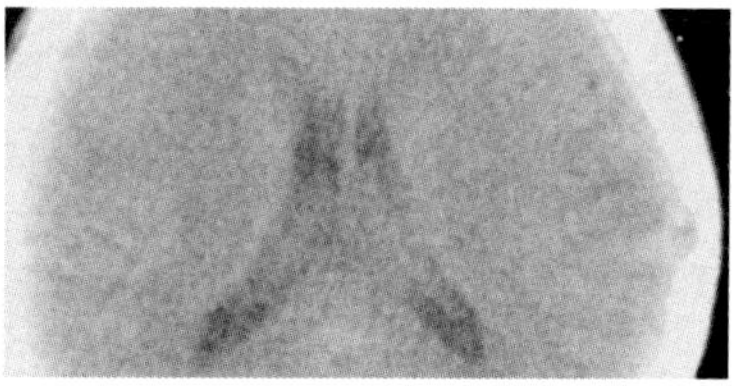

图 1 头颅 CT：左顶叶皮质区可见类圆形低、等密度混杂病灶，大小约2cm×2cm，其外缘相邻的颅内板凹入受压变形，病灶内可见小斑点状钙化影，无水肿及占位改变。

MRI表现 T1WI（图3、4、11、12）左顶叶颅骨内板下片状异常信号，病灶内见数条索条状等信号间隔，间隔之间有数个小斑条状不规则的低信号，呈囊腔或腔隙形。T2WI（图5、6）间隔呈等信号，间隔之间的不规则小囊腔隙，呈高信号。DWI（图7、8）病灶内部也呈等信号分隔状，分隔之间的不规则条索状小囊腔隙中呈低信号，此点有别于脑梗及炎症的高信号。T2 FLAIR（图9、10）上，病灶周壁及分隔呈高信号，期间的不规则小囊隙中呈低信号。

值得提出的是，在T1WI及FLAIR图上，有以下特点：1）病灶外缘呈光滑脑回状或分叶状鼓凸，突入相邻的颅内板及板障中，直达

2

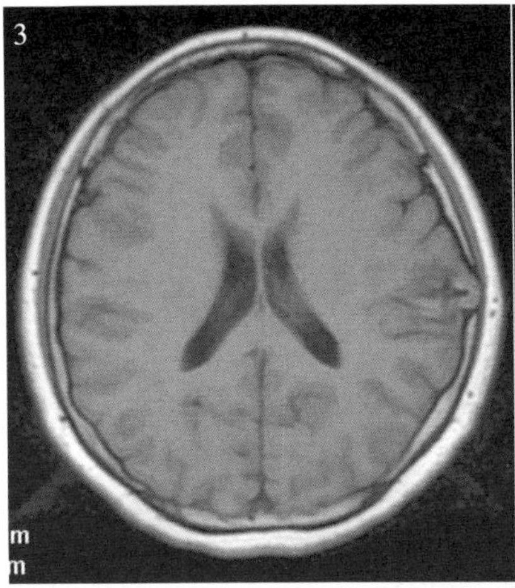
3

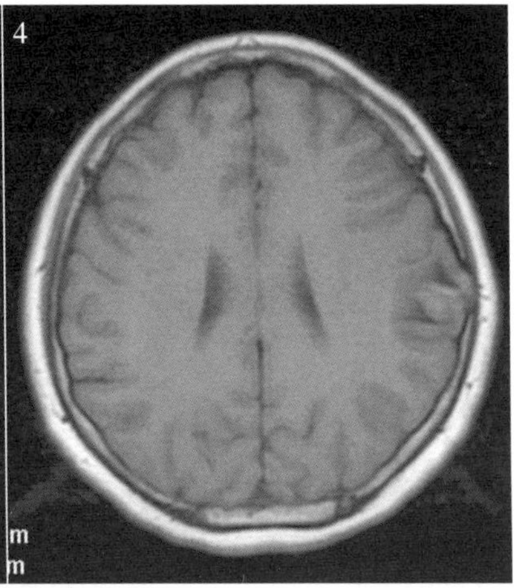
4

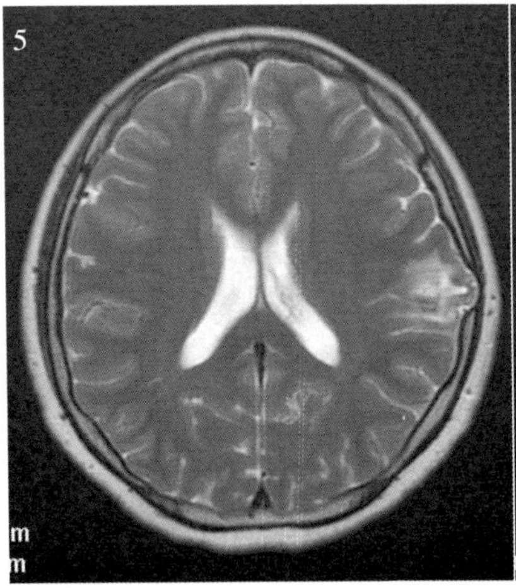
5

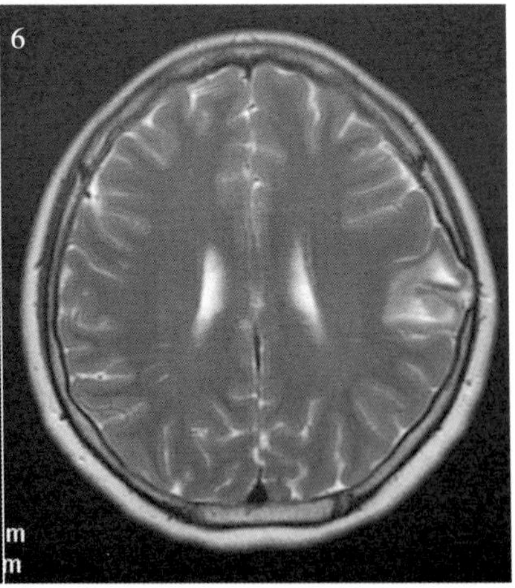
6

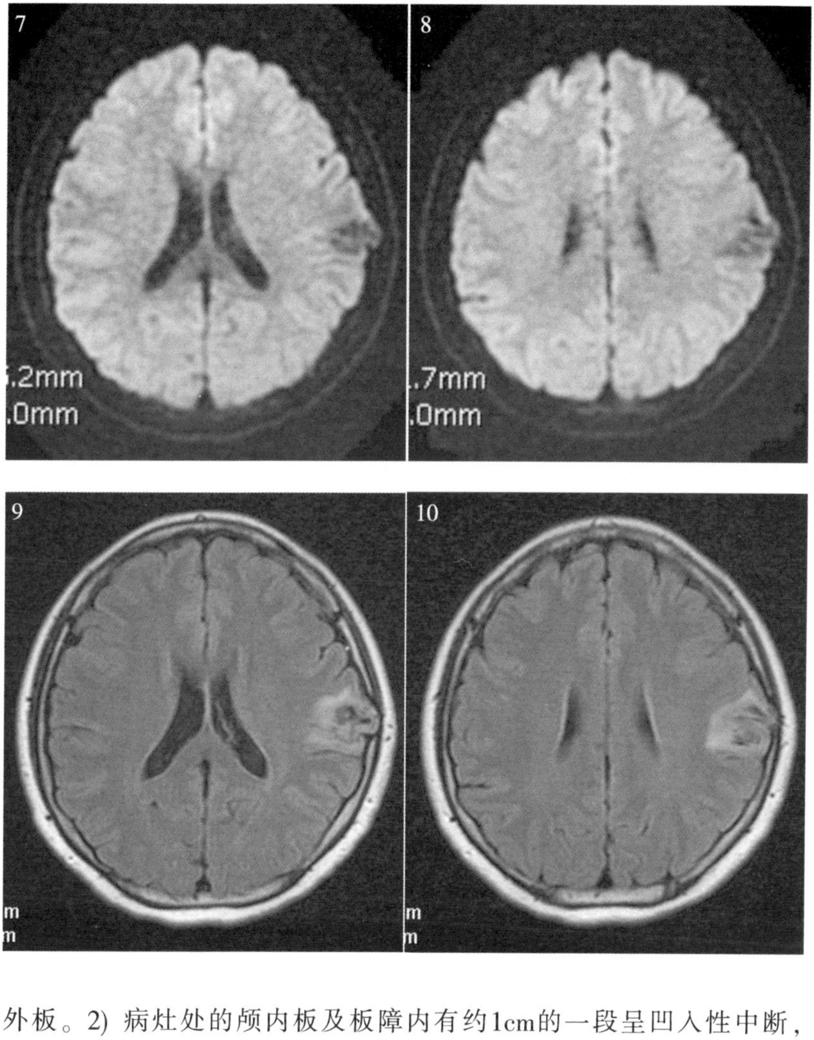

外板。2) 病灶处的颅内板及板障内有约1cm的一段呈凹入性中断，颇为典型。此两征象为本病的两个特征。

▶ 诊断及鉴别诊断

胚胎发育不良性神经上皮瘤 肿瘤好发生在大脑皮质，常呈类圆形或楔形（肿瘤以大脑表面为基底，尖端指向大脑深部）。常外缘鼓凸呈分叶状或呈脑回状或结节状，约占80%。由于生长缓慢，临近颅

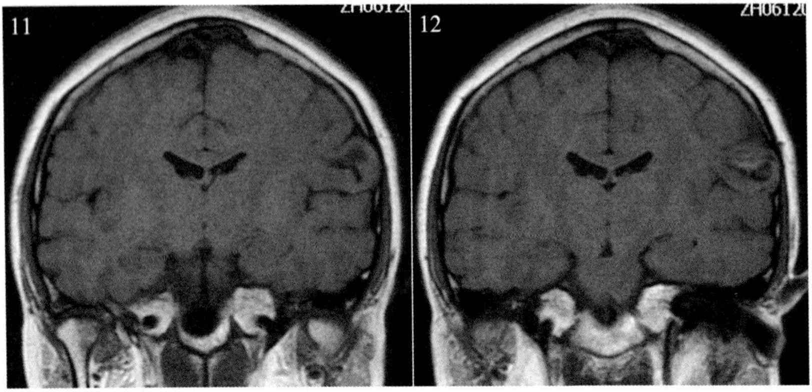

图 2~12　头颅 MRI：T1WI（图 3、4、11、12）左顶叶叶颅骨内板下片状异常信号，病灶内见数条索条状等信号间隔，间隔之间有数个小斑条状不规则的低信号，呈囊腔或腔隙形。T2WI（图 5~6）间隔呈等信号，间隔之间的不规则小囊腔隙，呈高信号。DWI（图 7~8）病灶内部也呈等信号分隔状，分隔之间的不规则条索状小囊腔隙中呈低信号，此点有别于脑梗及炎症的高信号。T2 FLAIR（图 9~10）上，病灶周壁及分隔呈高信号，期间的不规则小囊隙中呈低信号。

板常有受压，凹入，变薄性改变，约占60%，此两征象为本病特征。在CT上，病灶边界清楚，呈低或等密度，可有囊变（约占50%），或钙化（约占20%或更少）。大多数病变不强化，少数有轻度强化。MRI上病灶呈长T1、长T2信号，瘤内可有等信号的索条状分隔或囊变信号，少数囊内有等信号结节，1/3可有轻微或环形强化。病灶无占位及水肿。

低度星形细胞瘤　20~40岁的成人多见，肿瘤定位在白质，可有周围水肿。

神经节细胞胶质瘤　好发于颞叶的深部白质，常有囊变，钙化多见。肿瘤的实性成分明显强化。

少质胶质瘤　发病年龄较大，高峰年龄为30~50岁，钙化较多见，约占70%。肿瘤发生在白质，可侵蚀破坏邻近颅板，还可破入头颅皮下软组织，与胚胎发育不良性神经上皮瘤所致的颅板较整齐的压迫性缺损不同，且前者破坏颅板较少见，而后者约60%侵蚀破坏邻近颅板。

▶ 最终诊断

胚胎发育不良性神经上皮瘤，手术病理暂缺。

▶ 概述

胚胎发育不良性神经上皮瘤（dysembryoplastic neuroepithelial tumor，DNT）为发生在大脑皮质，可累及皮质下白质的肿瘤，由不同比例的少突胶质细胞样细胞、神经元及星形细胞组成。肿瘤内可有明显囊变，单个神经元漂浮在粘液基质上，多伴有肿瘤周围脑皮质发育不良。2000年WHO分级为Ⅰ级。临床症状为癫痫发作。

好发部位　大脑皮质、颞、额、顶、枕叶。极少数发生在其它部位，如小脑皮质、脑干。

好发年龄、性别　儿童及青年多见，发病年龄范围为3~52岁，男多于女。

▶ 要点提示

如遇发生在大脑皮质的肿块，其外缘鼓凸，呈分叶状或呈脑回状或结节状，相邻颅板有受压性骨质凹入变形或缺损，肿块内可有囊变、钙化，无占位及水肿，大多不增强或轻度增强时，提示本病可能。

▶ 参考文献

1. Fujisawa H，Marukawa K，Hasegawa M，et al：Genetic differences between neurocytoma and dysembryoplastic neuroepithelial tumor and oligodendroglial tumors，J Neurosurg，2002，97：1350–1355.
2. Kuroiwa T，Bergey GK，Rothman MI，et al：Radiologic appearance of the dysembryoplastic neuroepithelial tumor. Radiology，1995，197：233–238.
3. Latchaw RE，Kucharczk J，Mosely ME：Imaging of the nervous system，Elesvier Mosby，Phildelphia，2005.

(北京大学人民医院)

病例14 椎管内表皮样囊肿

▶ 病史

男，19岁。下腰部疼痛1年余，为隐痛，休息后缓解。近2个月疼痛加重，并伴左下肢放射性疼痛。大便有时难以自控，小便日间能自控，夜间有遗尿现象。1周前当地医院MR发现椎管内肿物。查体：L2、L3压痛（+），并放射至左下肢，左侧跟腱反射弱。

▶ 影像学表现

MRI表现 L2–L3水平椎管内可见长椭圆形短T1、稍长T2信号为主的混杂信号，边界清晰，大小约46mm×13mm×18mm，无强化。冠状位上与部分马尾相连，其余马尾被向周围推挤（图1）。

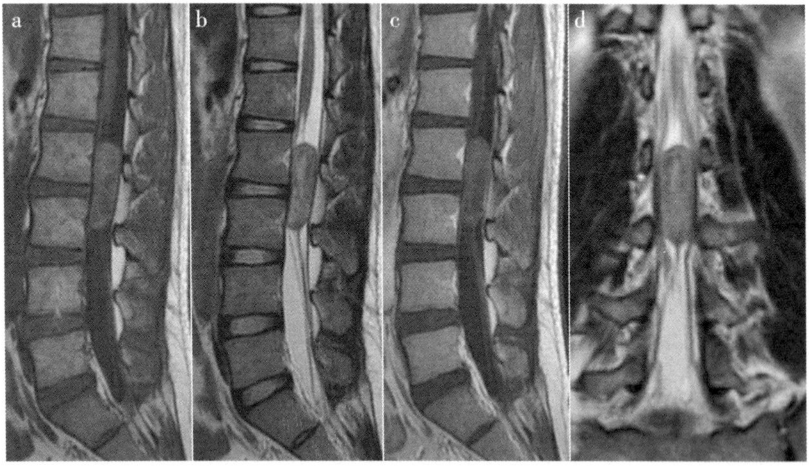

图1 腰椎MRI（依次为T1WI矢状位、T2WI矢状位、T1WI矢状位增强、T2WI冠状位）：L2–L3水平椎管内长椭圆短T1稍长T2信号病灶，无强化，马尾被病灶向周边推挤。

▶ 诊断与鉴别诊断

表皮样囊肿 肿瘤呈光滑的椭圆形，髓外的表皮样囊肿可以与脊髓、神经根发生粘连。囊肿壁由复层鳞状上皮构成，囊内含固态胆固醇及角化蛋白，绝大多数典型病例呈长T1，长T2的脑脊液样信号（因成分复杂，故信号可不均匀）；其中可见低信号的间隔。少数病例内含液态胆固醇和高蛋白物质而成不典型的短T1（如本例T1WI上呈高信号）及长T2信号。表皮样囊肿顺磁增强后不发生强化，这是与中枢神经系统实性肿瘤相鉴别的要点。

皮样囊肿 囊内覆盖有复层鳞状上皮外，其基底层含有较多的纤维组织及真皮层，内含皮肤的附属结构，如汗腺、皮脂腺、毛囊等。在T1WI上呈低-中等信号，也可呈高信号（脂肪信号）。T2WI上呈高信号（因所含成分更加复杂，信号也可不均匀）。增强后也不发生强化。

神经纤维鞘瘤 神经鞘瘤在T1WI上为低信号，T2WI上为高信号。因肿瘤可出血、囊变，故信号可不均匀，增强扫描后肿瘤强化，常呈不均匀强化，外围强化也是神经鞘瘤特征性表现，代表肿瘤中心囊变、出血等。

神经纤维瘤 肿瘤在T1WI上表现为等-稍高信号或稍低信号。在T2WI上表现为高信号，而且信号可不均匀，高信号的区域代表粘液样的组织或囊变区，其内低信号区域代表胶原和纤维组织。多数外周神经纤维瘤，纤维组织分布在中央、粘液样变的成分位于外周，从而在T2WI上出现特有的中央低信号、外周高信号的靶征表现。肿瘤有强化，呈多样性。

▶ 最终诊断

术中所见 手术中可见硬膜囊内椭圆形肿块，界清，表面光滑，与神经根粘连，终丝无法分离。

病理诊断 椎管内表皮样囊肿（图2）。

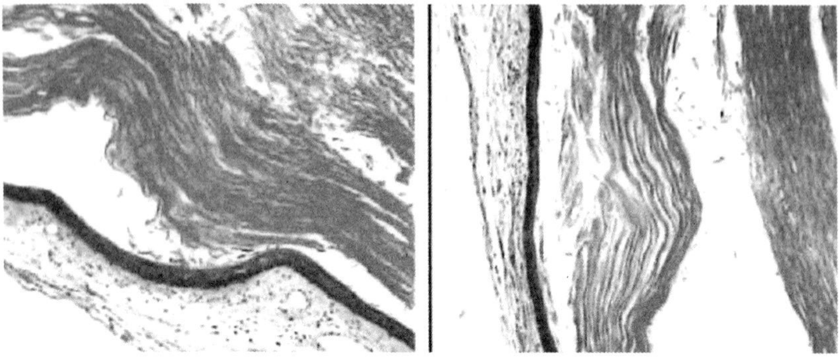

图2 镜下：L2、L3椎管表皮样囊肿。

▶ 概述

表皮样囊肿（epidemoid cyst）是中枢神经系统的良性肿瘤。多因胚胎期第3~5周神经管闭合异常导致易位的外胚层组织发育所引起。表皮样囊肿生长缓慢，质地柔软，故患者多发病缓慢，病程较长，临床症状及体征无明显特异性，主要临床症状为与其它椎管内肿瘤相似的疼痛、运动障碍以及膀胱和直肠功能障碍。

发病率 脊柱（表）皮样囊肿占中枢神经系统（表）皮样囊肿的15%，髓内发生占40%，髓外占60%。

年龄、性别分布 好发于青少年，男多于女。

好发部位 椎管内表皮样囊肿多位于胸髓以下节段，以腰骶段最常见，其次为胸段，颈段最少。多数位于髓外硬膜下，位于脊髓内者少见。

治疗 手术治疗。

▶ 要点提示

表皮样囊肿在MRI上，绝大部分典型病例呈脑脊液样长T1、长T2信号。但少数不典型病例，在T1WI上可以呈短T1信号，本例就属于不典型病例。

▶ 参考文献

1. 苏贺先，于振国，张少军，等.中枢神经系统表皮样囊肿20例CT与MRI诊断.蚌埠医学院学报，2005，30：27–28.
2. 蔡志胜，周忠洁，严志汉，等.椎管内表皮样囊肿的MRI表现.放射学实践，2006，21：27–29.
3. Latchaw RE，Kucharczyk J，Moseley ME. Imaging of the nervous system. St. Louis：Mosby，2005.

（北京大学人民医院）

表 1 10 种中枢神经系统少见疾病的影像学特征要点

病名	特征	图例	其它要点	鉴别诊断
1. 小脑发育不良性神经节细胞瘤	小脑半球的良性、实性肿瘤，呈长 T1、长 T2 信号（信号可不匀）。在肿瘤上面，沿小脑沟回走行，尚可见有等 T1、等 T2 信号构成的条纹，被称为虎皮斑纹征（Tiger Striated Sign）颇为特征。本瘤无周围水肿，不增强，偶有钙化	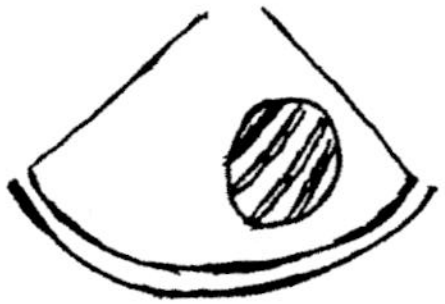 轴位图 肿瘤上的虎皮斑纹征	本病又名 Lhermitte Duclos 病，高峰年龄 10~30 岁（范围 1~74 岁 四脑室受压时，可引起脑积水。本病可与 Cowden 病（粘膜神经瘤及乳癌）伴发	小脑囊状实性肿瘤有星形细胞瘤，髓母细胞瘤及血管母细胞瘤等，均无虎皮斑纹征表现
2. 胚胎发育不良性神经上皮瘤（Dysembry-oplasia Neu-roepithelial Tumor）	大脑皮层/皮层下肿瘤，边缘多呈分叶状（亦称脑 回状或泡泡状）约占 80%，邻近颅板有受压、凹入及变薄性塑形改变，占 60%。此两种异常为本病特征 在 CT 上，肿瘤呈低密度，约 50%有囊变，20%有钙化，80%不增强 在 MRI 上，呈长 T1 长 T2 信号。1/3 可有轻微或环形强化，无周围水肿，无占位效应	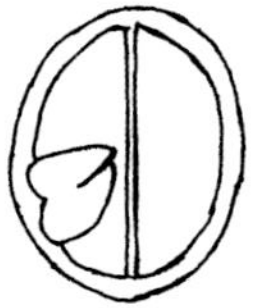 轴位图 肿瘤边缘呈分叶状，相邻颅板有受压凹入呈扇贝形，此两点为本病特征	WHO 分类为 I 级肿瘤，可发生在任何年龄，但大多数见于儿童及年轻人	星形细胞瘤：常累及白质，灰质相对保留，可有周围水肿 神经节胶质瘤：好发颞叶的深部白质，常有囊变、钙化，强化明显 上述两个肿瘤均缺少颅骨受压性塑形改变 少枝胶质瘤：高峰年龄 30~50 岁，钙化常见，达 50%~80%，且常呈粗大斑块或弧形。虽然可有颅骨的侵蚀破坏或使其膨胀，但相对少见得多

（续表）

病名	特征	图例	其它要点	鉴别诊断
3. 渗透性髓鞘溶解(Osmotic Myelinolysis)	本病50%发生在脑桥，其余发生在脑桥外。发生在脑桥者，为对称性病变，几乎总发生在脑桥中央部分，不累及脑桥的外周区是本病特点。在轴位上，病灶常呈三角形或类圆形，大小可不等，但两侧对称。在冠状位上，呈蝙蝠形。病灶呈长T1长T2信号，少有增强，急性期可增强。在DWI上呈中等或高信号	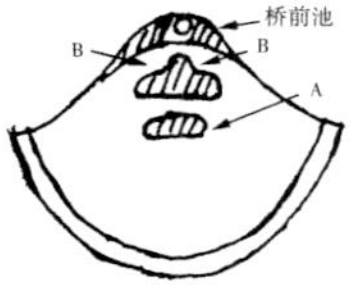 脑桥渗透性髓鞘溶解的轴位T2WI示意图 特征是（A）对称性的脱髓鞘病灶总在脑桥中部；（B）总不累及脑桥双侧的外周部分	本病常见于长期饮酒、营养不良或电解质紊乱者，尤其易发生在低钠血症患者，且血钠在短期内得到快速纠正情况下发生的脑桥脱髓鞘病变	脑桥脑梗死：常同时累及脑桥中央及外周部分。病灶经常两侧不对称。可有斑片状强化 脑桥胶质瘤：常使脑桥增大、变形。桥前池狭窄及闭塞。四脑室受压。可有出血、囊变或钙化
4. 苍白球黑质色素变性(Hallervorden-Spatz disease)	病变早期双侧苍白球内因铁质沉积，在T2WI上呈低信号，接着发生胶质增生时，又发生高信号病变，但其周围仍保留有低信号病变同时存在，构成状如老虎的一双眼睛（Eye of the Tiger）征象，为本病的一个特征	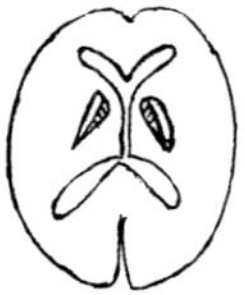 轴位示意图 双侧苍白球外侧部分在T2WI上呈低信号，为铁质	本病为遗传性疾病，除苍白球内有铁质沉积外，黑质中也同样有铁质沉积，在T2WI上也呈高信号。本病的实验室检查及CT均无特征性，应选择MRI作检查，如能显示虎眼征，更可提示	特发性帕金森病为非遗传性疾病，多见于中老年人

（续表）

病名	特征	图例	其它要点	鉴别诊断
		沉积。双侧苍白球内侧部分在 T2WI 呈高信号为胶质增生。双侧病灶构成状如一对虎眼征，为本病的一个特征	为本病。 本病在 MRI 上，在侧脑室周围的白质中有长 T1 及 T2 信号的脱髓改变，可伴有弥漫性萎缩。 本病临床特点是发生在儿童及青年，可有肢体强直、步态失调、智力障碍、痴呆、发育障碍、震颤及手足徐动症样改变	
5. 血色病（hemachromatosis）	遗传性血色病时，肠道吸收铁增多，沉积在肝、胰、心脏及垂体前叶中。如沉积在垂体前叶内时，在 T1WI 及 T2WI 上均呈很低或无信号，颇为特征	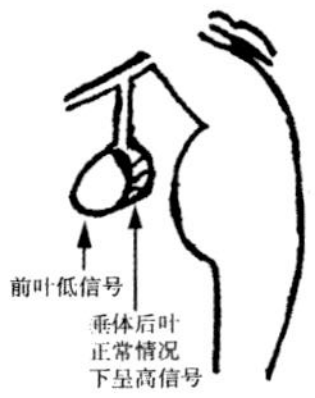 中矢状位 垂体前叶内很低信号提示为本病	有垂体功能低下。肝、胰及心脏内有同样的 MRI 改变	本瘤在 MRI 的所有序列上均呈低或无信号，颇为特征，不含与其它疾病混淆

（续表）

病名	特征	图例	其它要点	鉴别诊断
6. 肝性脑病（Hepatic Encephalopathy）	慢性肝衰时，基底节、垂体前叶、顶盖、上丘脑桥、红核及黑质：（1）T1WI 上呈高信号双侧对称，信号均匀。（2）T2WI 上，并无相应信号异常。（3）CT 上也无密度异常，均为本病特征	 T1WI 轴位 双侧基底节呈高信号 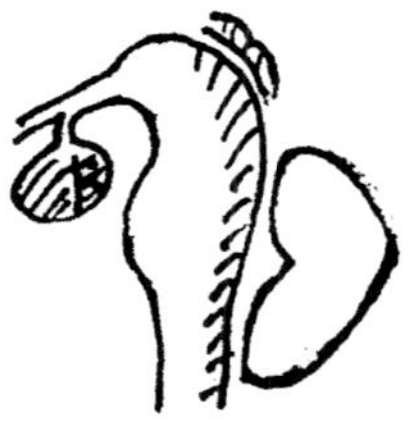 T1WI 中矢状位 垂体前叶及脑干背侧均呈高信号为本病特征	95%锰经肝内胆管排泄，慢性肝衰时，锰排泄障碍，沉积在基底节、垂体前叶、脑干等处，导致在 T1WI 上呈高信号。除肝衰外，锰中毒及依赖长期胃肠外供给营养，锰含量增高时，也可发生同样的脑病	在 T1WI 呈高信号，需要鉴别的病变为血肿（非急性）、脂肪瘤及黑色素瘤。后三者在 T2WI 也有明显信号异常，而且在 CT 上均有明显密度异常，为血肿之高密度，脂肪瘤的低密度及黑色素的低或混密度，与本病在 T2WI 或 CT 上均无信号或无密度异常不同，不难鉴别

（续表）

病名	特征	图例	其它要点	鉴别诊断
7.韦尼克脑病（Wernicke´s Encephalopathy）	常见酒精中毒或长期厌食呕吐等导致 $VitB_1$ 缺乏，引发代谢性脑病。急性期脑血管扩张，轴索损伤，星形细胞肿胀，使乳头体、丘脑、下丘脑、脑干、导水管周围灰质，甚至累及大脑；在 T2WI 上，上边所有结构均可呈高信号，尤其在轴位上，在中脑脚间池的前方，有一对小圆形乳头状体呈典型高信号，增强后也呈高信号，颇具特征性。6~12 月后，病变进入恢复期，上述病变高信号均降低或消失。晚期，双侧乳头体发生萎缩变小，甚至消失，也是一个特征。还可伴发弥漫性脑萎缩	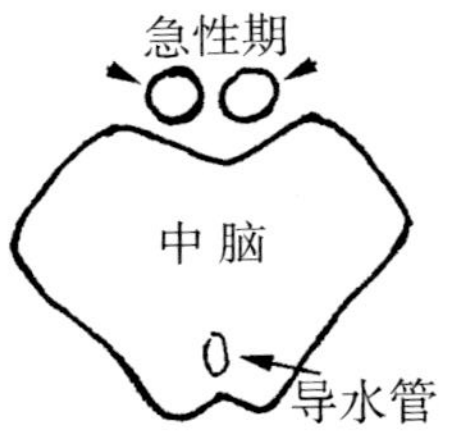 在 T2WI 及 T1WI+C 上，双侧乳头体（↑）均呈特征性高信号 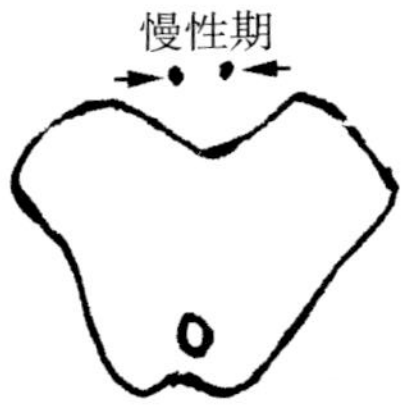 双侧乳头体萎缩变小，甚至消失	好发 31~70 岁，平均 42.9 岁。临床上有（1）眼肌麻痹；（2）神经异常及痴呆；（3）共济失调，三组症状	阿尔茨海默病也有痴呆及脑萎缩，但无双乳头体。急性期，在 T2WI 上呈高信号；慢性期，双乳头体及发生萎缩的征象

（续表）

病名	特征	图例	其它要点	鉴别诊断
8. 肝豆状核变性（Wilson´s disease）	本病使基底节、丘脑、脑干及齿状核在T2WI上呈高信号，若病变发生在中脑，虽然在T2WI上也呈高信号，但可不累及中脑内部的深部核团，如双侧红核可不呈高信号，仍保持较低信号，状似熊猫的一对眼睛，而其周围组织呈高信号，构成酷似熊猫头脸（Panda head）征象	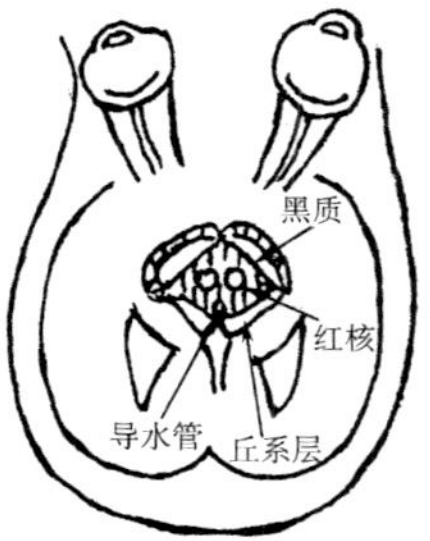 中脑中的深部核团为红核、黑质、丘系层，在T2WI上，仍保持较低信号，其余中脑组织均呈高信号，酷似熊猫头脸	本病为遗传性铜代谢障碍的多系统疾病，可累及脑、肝（肝硬化）、角膜（色素环）及肾等组织 MRI上主为双侧豆状核、丘脑、齿状核及脑干，在T1WI上呈低信号，T2WI呈高信号，但在中脑病变，可不累及深部核团，如红核等仍保持较低信号。因此可构成“熊猫头脸”征象 实验室检查：血清总铜量降低，尿铜量增加	一氧化碳中毒、霉变甘蔗中毒及其它一些中毒性疾病及缺氧性脑病也可造成双基底节信号异常，但上述病变均有相当明确病史。实验室检查血清及尿中无铜代谢异常的表现

（续表）

病名	特征	图例	其它要点	鉴别诊断
9. 粘多糖病Ⅰ(Hurler)型及Ⅱ(Hunter)型	为粘多糖物质代谢紊乱而沉积在脑血管的周围间隙中，使其呈不等程度的扩张，有的可扩大，如囊状改变，在MRI上，被称为筛状（Cribriform）征象，颇具诊断本病的特征性 它可自大脑表面呈放射状，伸达脑室边缘，并可累及胼胝体及基底节	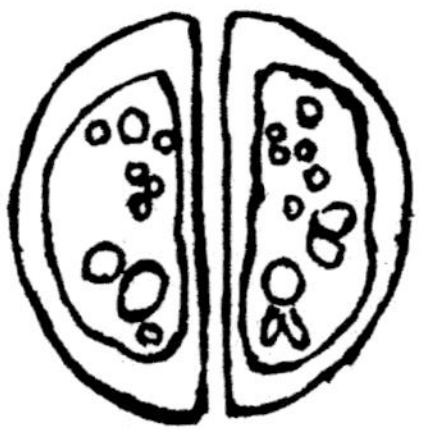 粘多糖病Ⅰ型 轴位Flair示意图 双侧大脑半球内有多数血管周围间隙扩大，有的呈小囊状，被称为筛状征，为本病的一个特征，其信号与脑脊液相同	本病在中枢神经系统的MRI改变除上述血管周围间隙扩大，可呈特征性的筛孔状外，还有另一个重要改变，即弥漫性脑白质病，常在半卵圆中心，呈长T1、长T2信号，但后者也可见于其它疾病，故无特征性。还可伴有进行性脑萎缩及巨颅症等 尿液检查：Hurler病中，硫酸皮肤素及硫酸肝素增高 Hunter病中，硫酸皮肤素增高 此二病在骨骼上也有典型的骨发育不全改变 因此本病经过临床影像及化验检查可以确诊	本病如经过临床、影像及化验检查，可以确诊，不需与其它疾病鉴别

（续表）

病名	特征	图例	其它要点	鉴别诊断
10.乔勃脱综合征（Joubert Syndrome）	本病为罕见的小脑、脑干发育不良，四脑室中部呈三角形，上部呈蝙蝠翼状扩大，其桥脑中脑结合部的峡部变薄延长，导致脚间窝增深，与小脑上脚延长并增厚，在轴位像上，构成类似一个“臼齿”征象，对诊断本病具有特征性	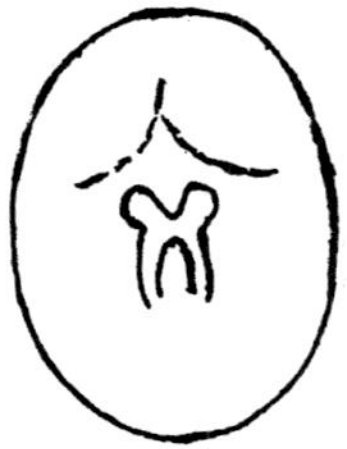 轴位 T1WI 示意图 峡部变薄延长，脚间窝增深，小脑上脚延长并增厚，所构成“臼齿”征	本病有大脑皮质发育不良、灰质异位、枕部脑膜脑膨出、胼胝体发育不良等。颅外病变有脉络膜或视网膜组织缺损、骶部皮毛窦、多指（趾）畸形、脊柱侧弯、先心病、先天性纤维化及多囊肾等。本病临床特点是发生在婴幼儿晚期疾病，可有明显肌张力减低，共济失调，晃动及智力障碍	橄榄脑桥小脑萎缩（OPCA）为中年成人疾病，常见于17~30岁，与 Joubert Syndrome 发生在婴幼儿期不同。况且，迄今对 OPCA 的 MRI 诊断上也未见有出现“臼齿”征的报道

二 颈胸

病例15 鳃裂囊肿

▶ 病史

女，30岁。主诉咽部异物感伴疼痛3个月余，逐渐加重。自3个月前开始出现右侧咽部异物感，吞咽稍受影响，无疼痛感；近来症状加重，并出现疼痛感。体检见咽峡部右侧有一圆柱形肿物，质软，下端游离，根部位于软腭鼻咽面，表面光滑。两侧扁桃腺不大，咽粘膜无充血水肿；会厌，声带光滑。临床以咽部囊肿可能性大收住入院。

▶ 影像学表现

CT表现 平扫在口咽水平见双侧咽旁间隙不对称，右侧咽旁间隙到口咽部可见一软组织肿块，CT值30Hu，向咽腔突出，其内侧部分可见较大斑块状钙化影。肿物边界清楚，周围组织结构清晰（图1~4）。

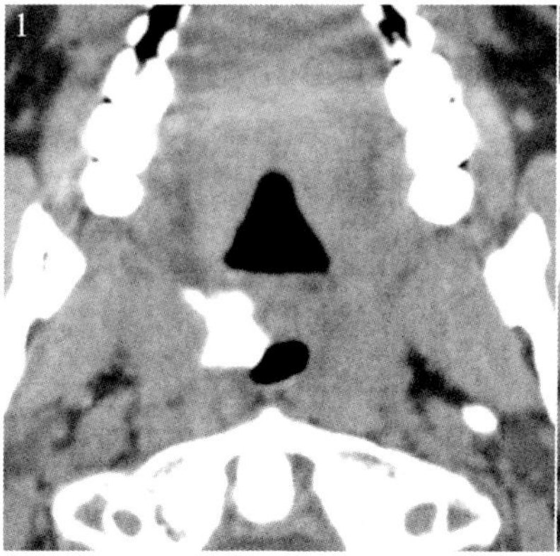

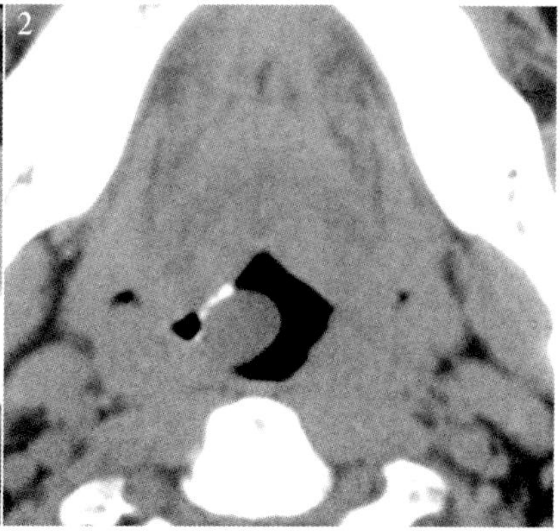

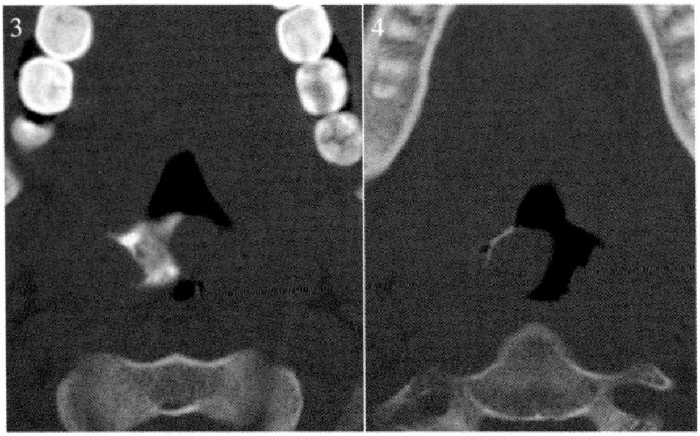

图1~4　颈部CT平扫：平扫在口咽水平见双侧咽旁间隙不对称，右侧咽旁间隙到口咽部可见一软组织肿块，CT值30Hu，向咽腔突出，其内侧部分可见较大斑块状钙化影。肿物边界清楚，周围组织结构清晰。

▶ 诊断与鉴别诊断

脂肪瘤　脂肪瘤在CT、MRI上有典型的脂肪密度和信号表现特点，易于鉴别。

血管瘤　常具有混合成分，可发生在颈部的任何部位，增强扫描强化明显，尤其是延迟扫描。

鳃裂囊肿　是颈部常见的囊性肿块，不同类型位置有异，典型的鳃裂囊肿在婴儿期就存在，有时有粘液经瘘口流出时才被发现。

▶ 最终诊断

术中所见　手术见口咽部一带蒂囊性肿物，表面光滑，与扁桃体上极相连。

镜下所见　囊肿壁内侧衬覆鳞状上皮，上皮下为增生的淋巴组织（HE，中倍视野）（图5）。

病理诊断　鳃裂囊肿。

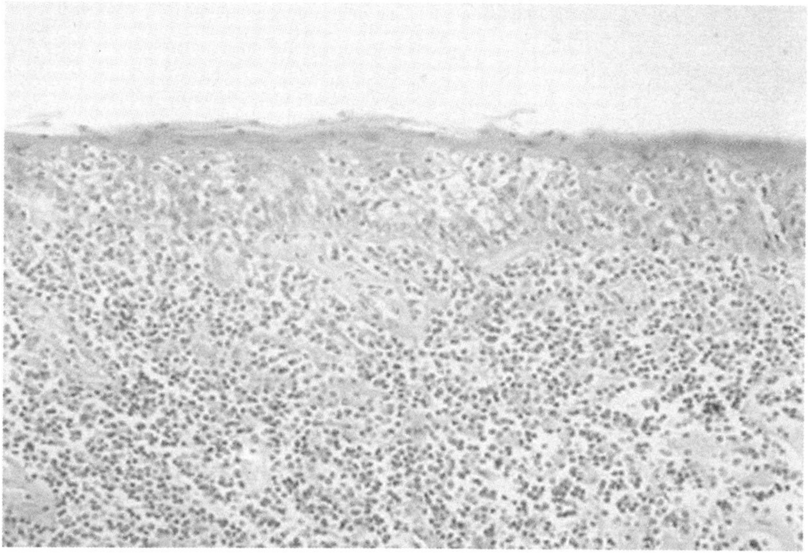

图5 镜下（HE，中倍视野）：囊肿壁内侧衬覆鳞状上皮，上皮下为增生的淋巴组织。

▶ 概述

鳃裂囊肿（branchial cyst）是一良性、先天性病变，易发生感染，出现占位效应，临床可分四型。第一鳃裂囊肿可发生在外耳道，还可发生在腮腺，颌下腺部位，有时鉴别诊断困难；第二鳃裂囊肿最多见，占鳃裂囊肿发病率的95%以上，多位于胸锁乳突肌前上方，少数可位于颈内颈外动脉之间，可伸入到腭扁桃内，须与咽旁肿物鉴别诊断；第三，第四鳃裂囊肿罕见。鳃裂囊肿具有占位效应，可使用CT，MRI检查。其中MRI是检查咽旁病变的首选检查方法。影像学检查的目的是区分病变起源的部位是咽旁间隙还是腮腺深叶；MRI上间隙内脂肪信号的完整性有助于病变的定位诊断。

发病率 比较常见。

年龄、性别分布 多在20~40岁时发现，本病发病没有种族和性别差异。

治疗 手术切除。手术合并症包括术后复发、瘘道形成、颅神经损伤。

预后 手术彻底切除，预后良好。有报道手术后复发率3%~20%。

▶ 要点提示

第二鳃裂囊肿，占鳃裂囊肿的95%以上。分布范围较广，可内自扁桃体陷窝，外到胸锁乳突肌之间。典型且多见者为光滑、薄壁的囊肿。CT上均匀低密度。T1WI上低信号，T2WI上高信号。少数合并感染，则囊壁增厚，内容物密度增高。本例病灶内侧较大钙化斑块，文献上尚不多见。病灶CT值30Hu，也稍偏高，可能与术后镜下所见囊肿内覆鳞状上皮，上皮下为增生的淋巴组织有关。根据病变的发病部位，结合影像学特征有助于确立诊断。

▶ 参考文献

1. Benson MT，Dalen K，Mancuso AA，et al. Congenital anomalies of the branchial apparatus：embryology and pathologic anatomy. Radiographics，1992，12：943-960.
2. Brown RL，Azizkhan RG. Pediatric head and neck lesions. Pediatr Clin North Am，1998，45：889-905.
3. Chandler JR，Mitchell B. Branchial cleft cysts，sinuses，and fistulas. Otolaryngol Clin North Am，1981，14：175-186.
4. Hamilton WJ，Mossman HW. Alimentary and respiratory systems. In：Human Embryology. 4th ed. London，UK：MacMillan Press；1972：291-376.
5. Mukherji SK，Fatterpekar G，Castillo M，et al. Imaging of congenital anomalies of the branchial apparatus. Neuroimaging Clin N Am，2000，10：75-93.
6. Som PM，Sacher M，Stollman AL，et al. Common tumors of the parapharyngeal space：refined imaging diagnosis. Radiology，1988，169：81-85.
7. Sigal R. Infrahyoid neck. Radiol Clin North Am，1998，36：781-799.

（北京医院）

病例16　鼻腔恶性淋巴瘤

▶ 病史

男，58岁。鼻塞，流涕，有回吸性涕血三月余，偶有鼻出血，后期出现高热，最高温度达39度。曾在当地医院诊断为“肥厚性鼻炎”行内窥镜切除治疗，术后鼻塞症状稍有缓解，但仍发热。

▶ 影像学表现

CT表现　鼻窦CT平扫示左侧鼻腔，鼻咽部和上颌窦腔内软组织肿块影，形态不规则，密度均匀，堵塞左侧咽隐窝和咽鼓管开口，鼻咽腔被推压，明显向右侧移位。肿块向外生长侵及咽旁，左侧咽旁间隙明显变窄。左侧上颌窦内、外侧壁有轻度骨质缺损破坏（图1~3）。

▶ 诊断与鉴别诊断

鼻咽癌　好发于咽隐窝和鼻咽侧壁，肿块较局限，多向咽旁间隙侵犯，易侵犯深部软组织。

鼻息肉　好发于鼻腔中鼻道，轮廓较规则，病变较局限，一般无骨质破坏。

淋巴瘤　可发生于鼻腔，鼻咽部，副鼻窦等部位，可单侧或双侧发病，可部分或完全堵塞鼻腔和副鼻窦开口，形成鼻窦炎；肿物形态不规则。早期多无骨转移破坏，病变进展中可有鼻甲及鼻中隔的软骨变形或破坏。大肿瘤向鼻腔外扩展时，可引起周围骨质的吸收或破坏。

▶ 最终诊断

镜下所见　间质内可见异形淋巴细胞的浸润，细胞核染色质深，核形不规则（HE，高倍视野）（图4）。

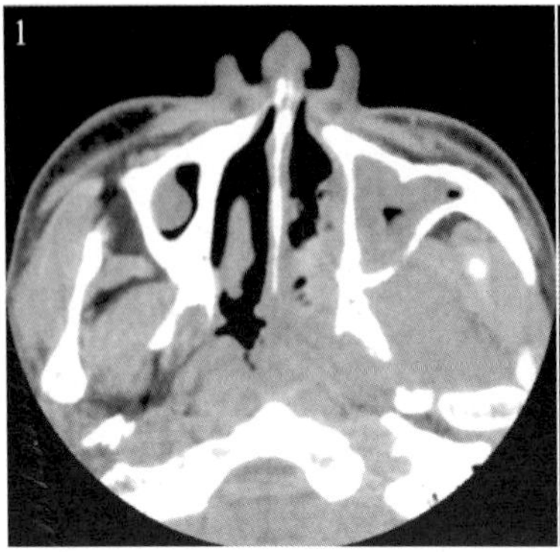

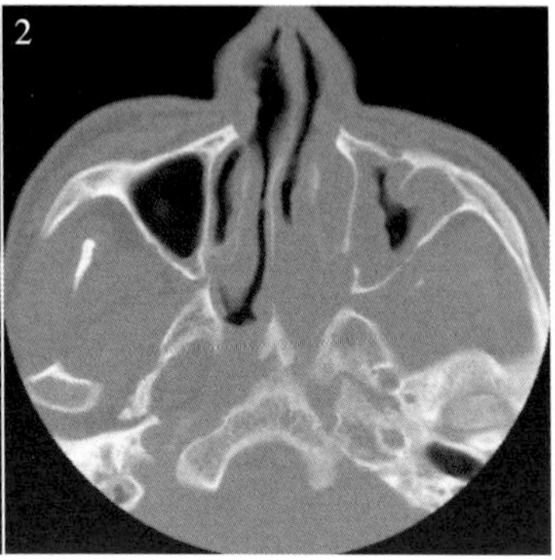

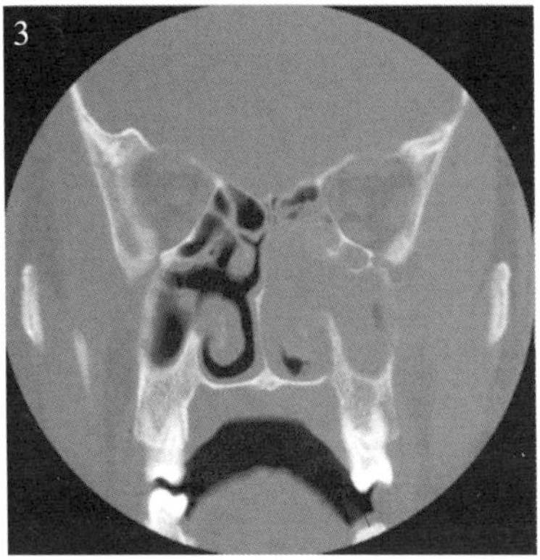

图 1~3 鼻窦 CT：左侧鼻腔，鼻咽部和上颌窦腔内软组织肿块影，形态不规则，密度均匀，堵塞左侧咽隐窝和咽鼓管开口，鼻咽腔被推压，明显向右侧移位。肿块向外生长侵及咽旁，左侧咽旁间隙明显变窄。左侧上颌窦内、外侧壁有轻度骨质缺损破坏。

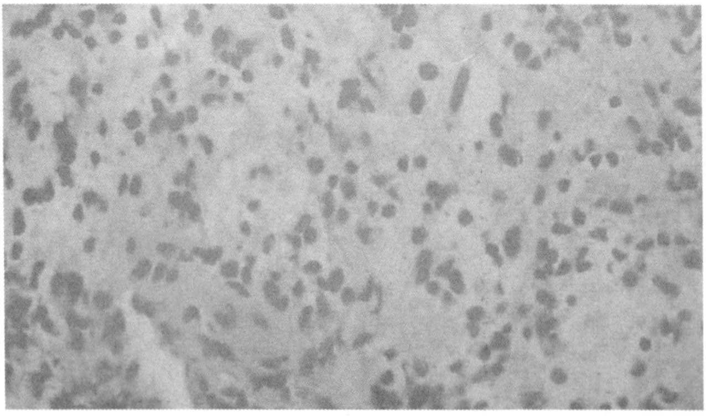

图 4 镜下（HE，高倍视野）：间质内可见异形淋巴细胞的浸润，细胞核染色质深，核形不规则。

免疫组化 CD45RO (+++)，CD3 (小细胞++)，CD20 (反映小细胞+)，CD79a (反映小细胞+)，CK1/3 (-)，Syn (-)，NSE (-)。

病理诊断 经鼻腔病理活检诊断为非霍奇金恶性淋巴瘤（NK/T细胞型)，中度侵袭性。

▶ 概述

鼻腔非霍奇金淋巴瘤（nasal non-Hodgkin lymphoma）为弥漫型淋巴瘤，大部分来源于T淋巴细胞及NK细胞，恶性程度高，患者临床主要表现为鼻塞、脓涕及血涕，其它比较常见的症状还有头痛、发热等。临床表现缺乏特异性是鼻腔鼻窦恶性淋巴瘤的重要特点之一。鼻腔检查可见软组织肿块，表现粉红色，可有表浅溃疡。CT检查是鼻腔淋巴瘤的常规检查方法，表现为不规则软组织肿块，密度较均匀，可部分或完全堵塞鼻腔和副鼻窦开口，早期多无骨质破坏。进展期可有鼻甲、鼻中隔的软骨变形或破坏。大肿瘤破出鼻腔时可有骨质吸收或破坏。

在发病早期，患者主要被误诊为慢性鼻炎、慢性鼻窦炎及鼻中隔偏曲等，有的患者还因此接受手术等治疗；在鼻腔肿物出现后，患者又往往被误诊为其它鼻腔肿瘤。鼻腔鼻窦恶性淋巴瘤的病灶比较广泛，除鼻腔鼻窦外，同时还常常累及鼻咽部、口腔等部位。病理活检是诊断鼻腔鼻窦恶性淋巴瘤的重要手段，组织病理学及免疫组织化学检查有利于确诊本病并可确定其肿瘤细胞的来源。

发病率 少见，有报道占全部恶性淋巴瘤的2%~8%左右。

年龄、性别分布 各种年龄都可发病，好发于青壮年男性，平均发病年龄38岁。

好发部位 好发于一侧鼻腔，鼻咽或副鼻窦。

治疗 鼻腔鼻窦恶性淋巴瘤对放疗敏感，有报道认为放疗联合化疗治疗本病疗效较好。

预后 鼻腔NHL恶性程度高，病情进展迅速，预后差，有报道5年生存率为20%~56%。鼻型NK/T细胞淋巴瘤为侵袭性淋巴瘤，临床过程凶险，常出现淋巴结及脏器侵犯，预后极差。

▶ 要点提示

鼻腔恶性淋巴瘤应与鼻腔的乳头状瘤、鳞癌、Wegener肉芽肿、纤维血管瘤及鼻息肉相鉴别。现将鉴别诊断列于表2，以供参考。

▶ 参考文献

1. King AD, Lei KI, Ahuja AT, et al: MR imaging of nasal T-cell/natural killer cell lymphoma. Am J Roentgenol, 2000, 174: 209-211.
2. 唐光健，王仪生. 鼻腔非霍奇金淋巴瘤的CT诊断.中华放射学杂志，2002，45：214-216.

（北京医院）

病例17 鼻腔乳头状瘤

▶ 病史

女，54岁。主诉左侧鼻堵1年余，伴有流涕。1年前开始出现左侧鼻堵，呈持续性，伴有白色粘涕，同时有两侧耳鸣，左侧嗅觉减退等。无鼻出血，头痛等症状。服用药物治疗效果不明显（具体药物不详），症状逐渐加重来就诊。

专科检查见左侧鼻腔中后部充满菜花样肿物，灰白色，质韧，触之不易出血。肿物向后延伸至鼻咽部，压迫双侧咽鼓管开口；肿物经后鼻孔伸入右侧后鼻孔。

▶ 影像学检查

CT表现 鼻窦轴位平扫见左侧鼻腔内充满软组织肿物，堵塞鼻道，与鼻甲分界不清；肿物向后生长至后鼻孔和鼻咽部。左侧筛窦、蝶窦内充满软组织密度影。邻近骨质结构完整，未见明确骨质破坏(图1~3)。

▶ 诊断与鉴别诊断

乳头状瘤 肿瘤小时，位于中鼻道，较大肿块导致鼻腔变形，鼻甲、鼻中隔吸收、变薄、移位或骨质吸收。可侵入或阻塞同侧鼻窦（如上颌窦、筛窦），也可向后扩展入鼻咽部。单侧发病多见。

鼻息肉 一般有变态反应及感染史，病变多为双侧，无性别差异，多为青年或中年发病。

鼻腔淋巴瘤 无特殊临床表现，易误诊为其它疾病。肿瘤位于鼻腔和鼻窦者，多表现为鼻塞，鼻出血及流涕等。检查肿瘤多为单发，少数为多发，肿物也可表现为弥漫性粘膜增厚。

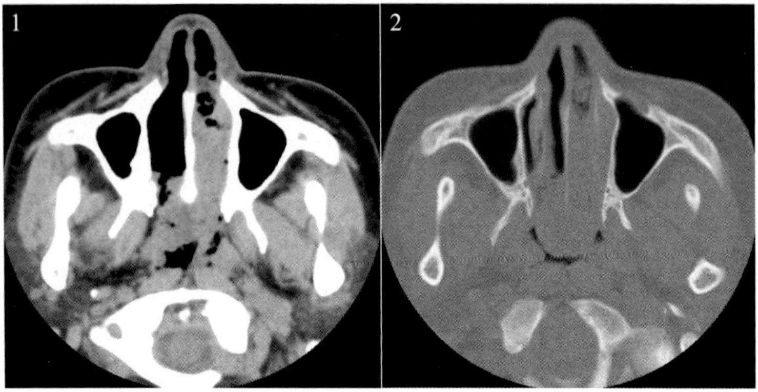

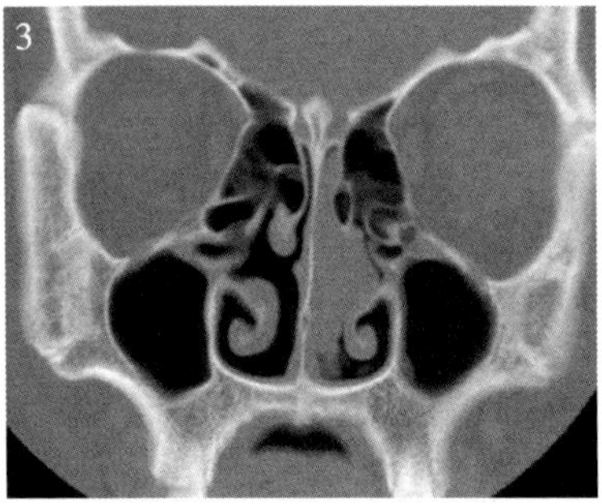

图1~3 鼻窦平扫：左侧鼻腔内充满软组织肿物，堵塞鼻道，与鼻甲分界不清；肿物向后生长至后鼻孔和鼻咽部。左侧筛窦、蝶窦内充满软组织密度影。邻近骨质结构完整，未见明确骨质破坏。

▶ 最终诊断

术中所见 左侧鼻腔内充满菜花样肿物，质较韧，肿物根蒂位于鼻中隔后部，鼻中隔骨质无侵及。部分肿物突入左侧后组筛窦和蝶窦，肿物向后经后鼻孔坠至鼻咽部。

镜下所见(HE,中倍视野) 鳞状上皮显著增生，呈乳头状，粘膜下可见炎症细胞的浸润（图4）。

病理诊断 （左侧鼻腔）鳞状上皮乳头状瘤。

▶ 概述

乳头状瘤（papilloma）为常见的鼻腔和鼻窦良性肿瘤，按照发生的部位，被覆上皮的性质和生长发展的形式。多为一侧患病，患

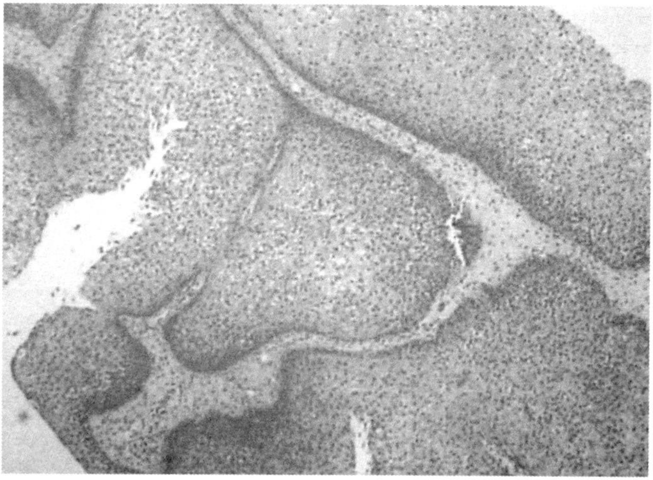

图 4 镜下（HE，中倍视野）：鳞状上皮显著增生，呈乳头状，粘膜下可见炎症细胞的浸润。

者可表现为鼻塞及鼻内肿块，可伴有流涕，有时带血。本病未发生恶变者一般无明显的骨壁骨质破坏，因其外观酷似鼻息肉，容易误诊。术后易复发，多次复发或老年病人有恶变可能。CT等影像检查对本病无特征性诊断价值，但有助于确定病变部位，了解病变范围及骨质破坏情况。

年龄、性别分布 多发生于中年，男性较多。

好发部位 位于中鼻道的软组织肿块。

预后 术后易复发及恶变，手术切除不彻底是术后复发的根本因素。

▶ 要点提示

鼻腔乳头状瘤应与鼻腔的淋巴瘤、鳞癌、Wegener肉芽肿、纤维血管瘤及鼻息肉鉴别。在本书鼻腔淋巴瘤病例之下，列有此等疾病的鉴别诊断表，请参阅。

▶ 参考文献

1. Dammann F，Pereira P，Laniado M，et al：Inverted papilloma of the nasal cavity and the paranasal sinuses：using CT for primary diagnosis and follow-up. AJR Am

J Roentgenol, 1999, 172: 543-548.

2. Ojiri H, Ujita M, Tada S, et al: Potentially distinctive features of sinonasal inverted papilloma on MR imaging. AJR Am J Roentgenol, 2000, 175: 465-468.

(北京医院)

病例18　鼻咽部恶性黑色素瘤

▶ 病史

女，79岁。左侧鼻腔流脓涕1个月。一个月前无明显诱因左侧鼻腔间断流出大量脓涕，涕较粘稠呈胶冻状，伴有恶臭，未予重视。脓涕量增多，鼻腔通气不畅，睡眠时鼾声较平时明显加重。患者无发热、咳嗽及咳痰，无涕中带血或鼻出血，无头痛、恶心、呕吐。查体：左颈部胸锁乳突肌中1/3区可触及一直径约2cm肿大淋巴结，质地中等，活动度好，余未见异常。鼻内窥镜示：双侧鼻粘膜色暗红，鼻中隔居中，双侧下、中鼻甲稍萎缩，双侧后鼻孔被多个暗红色肿物完全堵塞，肿物表面尚光滑，触之易出血，肿物前方总鼻道内可见脓涕，尤以左侧明显。核素：鼻咽部异常代谢增高灶。

▶ 影像学表现

CT表现　鼻咽部后壁及左侧见软组织团块影，大小约3cm×5cm，形态不规则，边界不清，密度不均，CT值约为51.1Hu，鼻咽腔变小，左侧咽旁间隙近乎消失，翼突骨质侵蚀破坏，肿块向下达口咽水平。增强扫描见肿块不均匀强化，CT值最高达98.2Hu。部分层面见肿块包绕颈部血管。左颈部见多个肿大淋巴结（图1~3）。双肺近胸膜处散在多发大小不一结节影，密度不均，其内见点片状略高密度影。结节边缘尚光整。纵隔内见多个肿大淋巴结（图4）。

▶ 诊断与鉴别诊断

鼻咽癌　好发于中老年男性，肿块在CT平扫上与肌组织呈相同密度，一般无囊变或钙化。肿瘤呈浸润性生长，与周围正常组织分界不清。增强扫描肿瘤轻度强化（CT值20~30Hu）。可破坏蝶骨体、蝶骨大翼、枕骨斜坡等邻近骨质。通过血行可转移至肺、肝等。

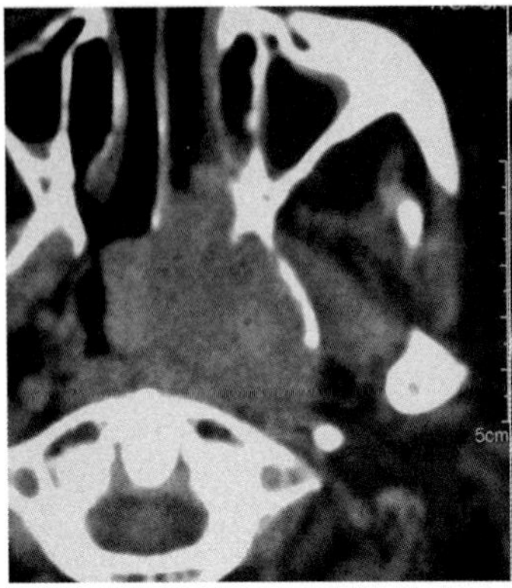

图 1 鼻咽部 CT：鼻咽部顶后壁及左侧见软组织团块影，大小约 3cm × 5cm，形态不规则，边界不清，密度不均，CT 值约为 51.1Hu，鼻咽腔变小，左侧咽旁间隙近乎消失。

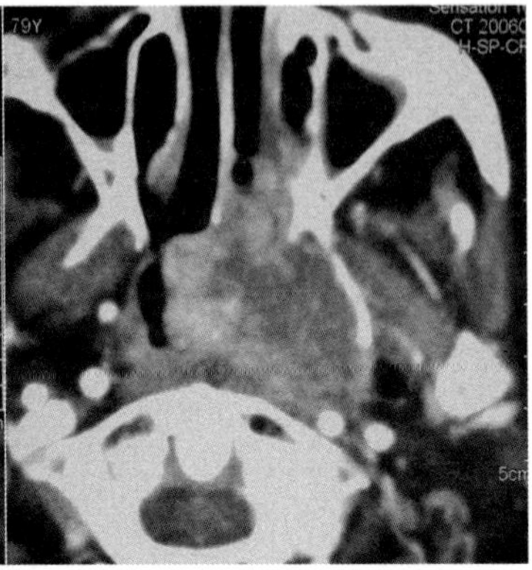

图 2 鼻咽部 CT 增强：增强扫描见肿块不均匀强化，CT 值约为 98.2Hu。部分层面见肿块包绕颈部血管。

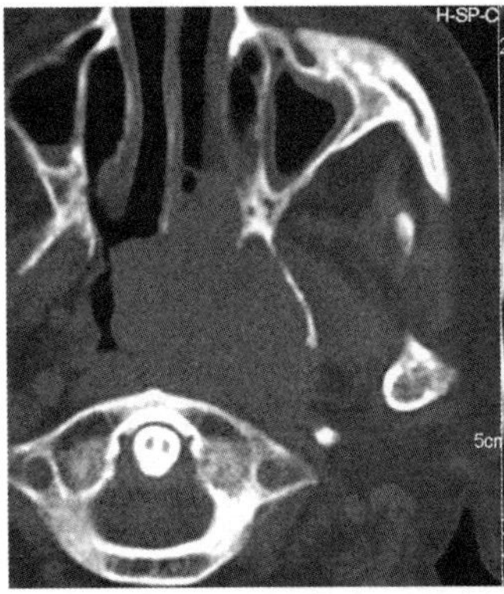

图 3 鼻咽部 CT 骨窗：左侧翼突骨质侵蚀破坏

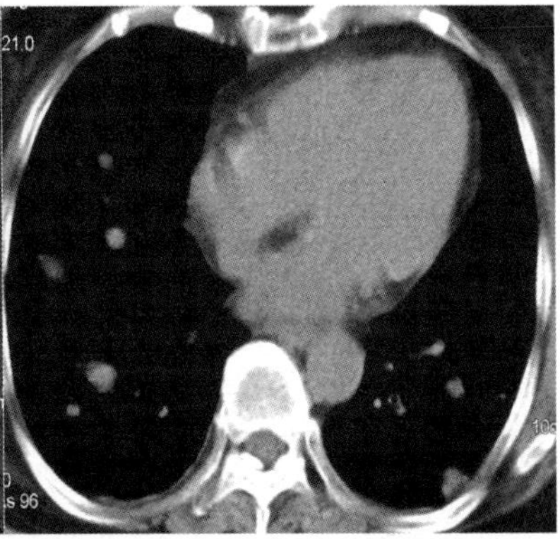

图 4 胸部 CT：双肺近胸膜处散在多发大小不一结节影，密度不均，其内见点片状略高密度影。结节边缘尚光整。

脊索瘤 以20~40岁多见，CT平扫中后颅底中线，鞍底、斜坡、岩尖有大片骨破坏，伴有不均匀密度的软组织肿块，软组织肿块内有散在的钙化区，肿块边界模糊，增强后瘤体有轻至中度不均匀强化。

远处转移罕见。

淋巴瘤 瘤体呈轻度强化，相邻骨质可破坏，影像学无特异性。

▶ 最终诊断

术中所见 鼻内镜下见鼻咽部被黑色肿物占据，触之较脆，鼻咽部结构完全破坏。取下部分黑色肿物，冰冻送病理。

镜下所见 免疫组化：HMB45（+），S-100（+），CK混（-），CD20（-），CD3（-），CD56（-）。

病理诊断 （鼻咽部）恶性黑色素瘤。

▶ 概述

黑色素瘤（melanoma）一般由黑色素细胞或色素痣恶变而来。肿瘤外观呈黑色或紫红色，这是由于瘤体内黑色素含量不等造成的。较大的黑色素瘤内可有坏死、囊变。并可发生转移。MRI上肿瘤呈短T1、短T2信号，具有特征性。

发病率 鼻咽部恶性黑色素瘤罕见。

年龄、性别分布 40~60岁中老年人。

好发部位 恶性黑色素瘤可发生于皮肤、口腔、消化道、生殖系统的粘膜、眼球的睫状体、虹膜、脉络膜以及脑脉络膜等处。原发灶多见于皮肤，鼻咽部罕见。

治疗 治疗方法首选手术治疗，其次免疫治疗。对放射性治疗及化疗均不敏感。

预后 易复发或容易转移。

▶ 要点提示

鼻咽部可发生原发黑色素瘤，但罕见。其CT所见与鼻咽癌不易鉴别。但在MRI上，前者一般含有顺磁性黑色素，在T1WI上呈特征性高信号，在T2WI上呈较低信号。而鼻咽癌在T1WI上呈低或等信号，在T2WI上呈较高信号。二者明显不同，容易鉴别。

▶ 参考文献

1. 耿光红，管恩静，侯和梅，等.鼻咽部巨大黑色素瘤1例.耳鼻咽喉-头颈外科，2001，8：213.

（北京大学第三医院）

表 2　鼻腔肿瘤及肿瘤样病变的诊断及鉴别诊断

病名	性质	好发年龄	性别	主要部位	影像表现			其它
					一般表现	骨质破坏情况	CT 及 MRI 表现	
鼻腔乳头状瘤	良性	>50 岁，儿童、青少年少见	男:女=4:1	90% 为位于中鼻道的肿块	单侧性多见。肿瘤小时位于中鼻道，常伴上颌窦口阻塞。较大肿块导致鼻腔变形，可侵入或阻塞同侧鼻窦（上颌窦或筛窦）。或侵犯邻近结构，或向后扩展至鼻咽部	病灶大者，常使骨骼膨胀、压迫吸收及变形。少数可有吸收性骨质破坏	CT 平扫：中等密度，肿瘤表面呈分叶状（19/29 例），可提示为内翻乳头状瘤。CECT：均匀中等增强。T1WI 呈等或稍高信号。T2WI：高信号。GD 后，中等增强。在 T1WI 或增强的 T1WI 上，肿瘤呈脑回状，内有高信号槽纹者（8/10 例），提示为内翻乳头状瘤。如瘤灶内出现坏死，强烈提示有癌瘤同时存在的可能	1) 蕈菌型（50%）来自鼻中隔。2) 内翻型（47%）来自鼻腔外壁，有局部复发倾向，约 10%可同时存在癌瘤或者在治疗后发生。3) 圆柱细胞型（3%），临床与影像学表现与内翻型相似

（续表）

病名	性质	好发年龄	性别	主要部位	影像表现			其它
					一般表现	骨质破坏情况	CT 及 MRI 表现	
淋巴瘤	恶性	31~78 岁，平均 45.9 岁	男>女	单或双侧鼻腔	常呈软组织肿块，发生于鼻腔前部淋巴瘤可有鼻背侧皮肤肿胀，常无骨质破坏。鼻腔淋巴瘤可向鼻咽部、口咽部及鼻窦内伸展蔓延。鼻腔淋巴瘤可继发上颌窦及筛窦炎症	鼻腔淋巴瘤早期无骨质破坏，病变进展中，可推压或破坏鼻甲及鼻中隔的软骨。大肿瘤可向鼻腔外扩展（如硬腭、鼻窦、眼眶等）引起骨质吸收或破坏，后者相对少见	CT 平扫，常呈较均匀低密度(因出血、坏死均较少见)。T1WI 上呈中信号，T2WI 中至高信号，也可低信号。CECT 及 GD 后，常呈均匀中度增强，如有出血、坏死信号可不均匀	鼻腔淋巴瘤在中国及日本的发生率高于欧美。多为 NHL 型。可伴或不伴颈部或全身淋巴结病变
鳞癌	恶性	40~60 岁	男>女	30% 在鼻腔，大部在上颌窦，10% 在筛窦，额窦及蝶窦较少见	鼻腔内软组织肿块，可致鼻道、鼻腔狭窄。早期可无骨质破坏。中晚期几乎多有骨质破坏及软组织肿块	鳞癌患者中晚期有软组织肿块，几乎多有邻近骨骼明显骨质破坏；与一部分淋巴瘤有软组织肿块，可无骨质破坏不同	CT 平扫：呈软组织肿块，如有出血、坏死时，其内密度可不均匀。CECT：中度强化。T1WI 低至中信号，T2WI 稍高信号。GD 后中等增强。如有出血、坏死，信号不均匀，增强也不均匀	

(续表)

病名	性质	好发年龄	性别	主要部位	影像表现			其它
					一般表现	骨质破坏情况	CT 及 MRI 表现	
Wegener 肉芽肿	恶性	30~60 岁多见。任何年龄	男>女	鼻腔及鼻窦，肺脏，肾脏	单发或双侧，常双侧鼻腔及鼻窦（上颌窦>筛窦>额窦>蝶窦）内粘膜不规则增厚及软组织肿块形成，常伴有肺脏及肾脏病变	鼻腔早期主为粘膜不规则增厚及溃疡，伴有硬皮形成。病变进展，形成软组织肿块及骨质破坏。本病也可有广泛骨质破坏，不伴有大的软组织肿块出现，二者表现不相称	CT 扫描：鼻腔粘膜不规则增厚或软组织密度结节及肿块。T1WI 呈中信号。T2WI 高信号	1) ANCA（抗中性粒细胞胞浆抗体）90%（+）。2) 血清肌酐浓度升高提示肾脏有 Wegener 肉芽肿存在。均有助于本病确诊
青少年纤维血管瘤	良性	青少年（8~55）平均 15 岁	男性为主，占 98.9%	后鼻腔顶部及鼻咽部	为自后鼻腔顶部及鼻咽腔前部，具有局部侵袭性生长的富血管软组织肿块，密度均匀，边缘清楚，有沿裂孔蔓延的特点，89%入翼腭窝，61%入蝶窦，43%上颌窦，35%筛窦，10%经眶上裂至颅中窝	肿瘤长大可推压周围组织及骨骼，使受压变形，骨质破坏可有可无，多为骨质吸收性破坏。同侧鼻腔及翼腭窝可扩大，上颌窦后壁向前突入，可伴骨质破坏，以吸收性骨质破坏较为多见	CT 平扫：软组织肿块呈等密度（40~50）。CECT 后高度强化，可>100Hu，T1WI 呈中信号，T2WI 高信号。可有散在流空的无信号，呈胡椒面样。GD 后高度强化	如男性，青少年在后鼻腔顶部及鼻咽部出现富血管软组织肿块，CECT 后，高度强化>100Hu，应高度考虑为本病

(续表)

病名	性质	好发年龄	性别	主要部位	影像表现			其它
					一般表现	骨质破坏情况	CT及MRI表现	
鼻息肉	良性	任何年龄	无差别	鼻腔及鼻窦	单侧少，双侧多见。为鼻粘膜炎性肿胀及膨胀形成息肉或息肉状肿块，可单发或多发，病变常同时累及鼻窦（如上颌窦等）。病原：过敏性或感染性	鼻腔内息肉常同时累及上颌窦。大者可有周围骨质轻度吸收改变。大息肉或多发病变可使鼻骨变形，及鼻窦窦腔扩大，骨壁变薄，可伴吸收性骨质破坏，上颌窦开口扩大	鼻息肉以水肿型多见。CT平扫：低密度20Hu±，CECT无强化，可有周边强化。T1低信号，T2WI高信号。GD后所见同CECT。如为出血型或坏死型息肉，则密度及信号均不均匀，出血者常呈高信号	所谓“上颌窦后鼻孔息肉”为起自上颌窦息肉，经窦口向鼻腔内脱出，或经后鼻孔进入鼻咽部。表现为上颌窦、鼻腔及后鼻孔有连续的均匀性病灶，可伴上颌窦口扩大或伴有骨质吸收性改变

病例19 异位甲状腺癌

▶ 病史

男，59岁。发现颈部肿物16年余，逐渐增大。

▶ 影像学表现

CT表现 右颈外侧部颈动脉鞘内见一最大截面约2.9cm×3.9cm的肿物，病灶内见多个散在的钙化点，增强后病灶周边明显强化，CT值约143Hu，中央CT值约64Hu。颈部未见明确肿大的淋巴结。骨质无破坏（图1）。

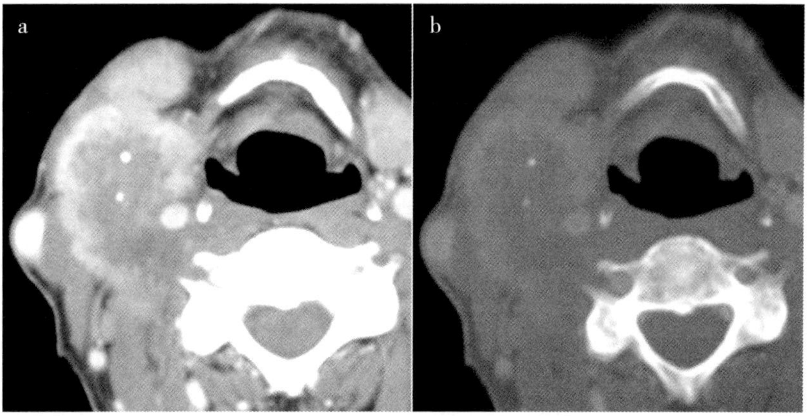

图1 颈部CT增强（a为软组织窗、b为骨窗）：右侧颈动脉鞘内一2.9cm × 3.9cm的肿物，病灶内见2个钙化点，增强后病灶周边明显CT值约143Hu，中央CT值约64Hu。

▶ 诊断与鉴别诊断

颈部神经源性肿瘤 主要有神经鞘瘤和神经纤维瘤，常见于颈动脉鞘区域。神经鞘瘤平扫表现为软组织密度肿块影，较大的病灶常见其内不规则低密度区及囊变区，增强后强化较明显。颈动脉及分支显示清楚，常移位，颈内外动脉分叉也可扩大，但不及颈动脉体瘤明显。

颈动脉体瘤 发自颈动脉体化学感受器的肿瘤，少见，绝大多数位于颈动脉分叉处，平扫表现为软组织密度肿块，轮廓较清，无钙化。增强后明显强化，常接近动脉血管的密度，肿瘤很大时常不均匀增强，常使颈内外动脉分叉处角度增大。

淋巴源性肿瘤 绝大多数为恶性，转移性多于原发性。多为多发淋巴结肿大，甚至融合。

异位甲状腺肿瘤 本例病灶内可见钙化点，这是提示甲状腺来源肿瘤的重要征象。

▶ 最后诊断

大体病理 灰红色肿物一个，4cm×3cm×2.5cm，表面无完整包膜，切面灰白色灰褐色，质硬。

镜下所见 滤泡穿插于致密的纤维结缔组织之间，滤泡大小不一，形态不规则；细胞呈矮立方形，胞核呈空泡状（HE，中倍视野）。右颌下甲状腺滤泡型乳头状腺癌，高-中分化，肿瘤侵犯横纹肌、颌下腺及神经，间质有纤维组织增生、玻璃样变（图2）。

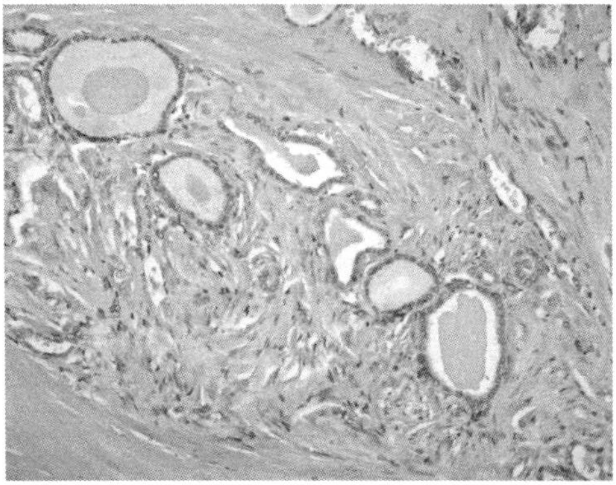

图2 镜下（HE，中倍视野）：滤泡穿插于致密的纤维结缔组织之间，滤泡大小不一，形态不规则；细胞呈矮立方形，胞核呈空泡状。

免疫组化 TTF-1 (+)，TG (-)，P53 (-)，Ki-6T (-)，PCNA (+-++)，波形蛋白（Vimentin） (+/-)。

病理诊断 甲状腺滤泡型乳头状腺癌。异位甲状腺癌。

▶ 概述

异位甲状腺癌（ectopic thyroid carcinoma）是较少见的特殊类型的甲状腺癌。甲状腺始基在出生前应下降并定位于甲状软骨下与第6气管软骨环之间，逐渐生长发育成为正常甲状腺。异位甲状腺属于甲状腺胚胎发育异常或错构的甲状腺组织发育而成，在下降的过程中受阻，甲状腺就不能在正常位置发育，可滞留于舌盲孔与甲状腺峡部之间。幼年期多不引起注意，多见于性成熟期、月经初期、妊娠、哺乳期甲状腺代偿增大的情况下出现。异位甲状腺分为迷走甲状腺和甲状旁甲状腺，在正常部位甲状腺缺如者称迷走甲状腺；正常部位有甲状腺，另外部位还有甲状腺组织者，称甲状旁甲状腺或额外甲状腺。异位甲状腺肿瘤为甲状腺源性的，具有甲状腺肿瘤的病理特征。甲状腺癌可为滤泡细胞癌，乳头状癌或未分化癌。

发病率 约占甲状腺癌发病率的0.3%~0.5%。

年龄、性别分布 成年人，男性好发。

好发部位 多位于中线部位，最常见舌根部，约占90%，其次为舌根上、下、前及上纵隔等，但限于颈动脉鞘内侧，极少位于颈动脉鞘外侧。

治疗 对于异位甲状腺癌的治疗，目前尚无一个标准方案，有文献显示，手术切除仍是异位甲状腺癌的治疗的首选方案。要根据肿物的性质、部位及大小来制订治疗方案，恶性需要扩大切除术，必要时行颈廓清术，术后辅以放疗和化疗，术后注意随访。由于大部分异位甲状腺癌的发现均为早期，仅行肿块的局部切除加局部的放射治疗就可达到理想的治疗效果。因此，盲目地追求根治性手术，造成不必要的副损伤，这是值得注意的。尤其是对在正常位置无甲状腺的患者，异位甲状腺可成为患者甲状腺激素的唯一来源，所以在做异位甲状腺切除之前先检查正常位置有无甲状腺，否则会造成严重甲状腺功能低下。

预后 早期手术治疗预后良。

▶ 要点提示

颈部异位甲状腺癌罕见，文献很少报道，本例CT表现类似右侧颈动脉鞘的病灶，内有两个小圆形钙化点。颈动脉鞘中常见的病变，如神经源性肿瘤、颈动脉体瘤、淋巴瘤及转移淋巴结，罕见有小圆形钙化点出现。而甲状腺的乳头状囊腺癌中却常能见到有增强的壁结节及多发的小钙化点或斑。但术前也尚难以想到此病灶是位于异位部位的甲状腺。通过此病例，以后如遇到同样情况，应将异位甲状腺癌也列入鉴别诊断的范围内。

▶ 参考文献

1. 王巍毅，肖旭平，李云秋. 异位甲状腺癌误诊临床分析. 中华现代耳鼻喉杂志，2005，2：362-364.
2. 李明信，马建青，王少鹏. 异位甲状腺癌一例. 中国实用外科学杂志，2002，22：105.

（北京医院）

病例20 肺淋巴管肌瘤病

▶ 病史

女，44岁。无明显诱因间断咳嗽7年、偶有白痰，多次在当地医院诊为“支气管炎，慢性阻塞性肺气肿”，抗炎有一定的效果。3年前加重，伴活动后气促，胸闷、憋气、呼吸困难。既往反复出现自发性气胸2次（左、右侧各1次），此次因再发气胸，为进一步诊治收入我院。

入院检查：

肺功能：一秒用力呼气容积占预计值的百分比（FEV1%pred）为27%，一秒用力呼气容积占用力肺活量的百分比（FEV1/FVC）为43%，肺总量占预计值的百分比（TLC%pred）为112%，残气容积占预计值的百分比（RV% pred）为234%，残气容积占肺总量的百分比（RV/TLC）为71%，一氧化碳弥散量占预计值的百分比（DLCOpred%）为38%。

动脉血气：pH 7.41 PaO_2 70.2mmHg $PaCO_2$ 39.9mmHg SaO_2 94.3%。

▶ 影像学表现

CT表现 双肺纹理稀疏，均匀分布大小不等的薄壁囊腔，呈蜂窝状，右侧纵隔旁可见2cm×4cm大小肺大泡形成（图1）。

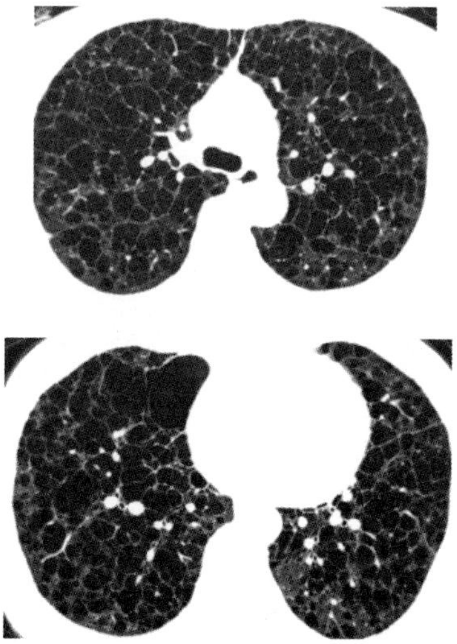

图1 胸部CT：双肺弥漫分布薄壁囊腔，可见肺大泡形成。

▶ 诊断与鉴别诊断

肺淋巴管肌瘤病 高分辨CT示两肺散在、弥散均匀分布薄壁囊腔，直径数毫米至数厘米大小，80%小于1cm，壁均匀增厚。囊腔之间可见正常肺组织影，小叶中央动脉位于囊腔的边缘，无肺间质纤维化和结节影。其它可伴有气胸、胸水、扩张的胸导管、心包积液、淋巴结肿大等。本病例HRCT呈两肺散在分布的薄壁囊腔，囊腔间有少量正常肺组织。

肺气肿 早期的小叶中心型肺气肿在HRCT上可呈多发的小圆形低密度区，但无明显囊壁，且分布不均，在多数囊样低密度区中央有残留的小叶中心结构。另外，虽然肺大泡可有壁，但多位于肺边缘。

组织细胞病X 表现为多发性含气囊样结构，合并散在肺内小结节状影，囊状影形态多变，常呈多边几何形状或其它怪异形态。病变主要位于两肺中上部，很少累及下肺野特别是肋膈角区。无乳糜胸水。

囊状支气管扩张 支气管扩张的空腔多位于下叶，尤以左下叶多见，沿支气管分布。在HRCT上支气管局部呈囊状或柱状扩张，壁增厚，且外围囊状影少见。同时可见扩张呈轨道状的支气管或扩展迂曲的分支气管状影，合并感染时囊状阴影内可见液气平面。

肺间质纤维化（蜂窝肺） 呈广泛蜂窝状影，其囊性气腔直径1.0~2.5mm，形状不规则，多呈灶性分布，壁厚伴有不规则小叶间隔增厚，以肺外周及胸膜下较多。纤维化致肺支架结构变形，肺容积缩小，支扩等。

结节性硬化 在影像上与肺淋巴管肌瘤病十分相似，病理上都有淋巴管平滑肌增生。两者肺部表现与临床表现十分相似，但结节性硬化男女均可发生，常家族性发病，常染色体遗传，侵犯几乎所有器官系统等，可合并癫痫、智力障碍、皮脂腺囊肿，故提示两者是不同疾病。

▶ 最终诊断

大体所见 经胸腔镜肺组织活检：见肺组织表面多发囊性结节样，0.2~0.5cm大小；

镜下所见 示肺泡腔显著扩张，肺间质内可见大量异常增生的平滑肌样细胞，并围绕小血管、淋巴管和细支气管生长（图2a）。

免疫组化 平滑肌肌动蛋白（smooth muscle actin，SMA）阳性，人类黑色素瘤单克隆抗体（HMB-45）阳性，部分细胞孕激素受体阳性（图2b）。

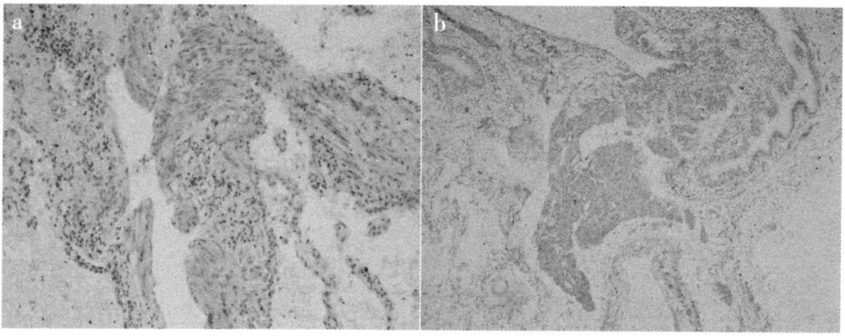

图2 镜下（a为HE染色、b为免疫组化染色）：肺间质及支气管、细支气管、静脉、淋巴管周围围绕着增生的平滑肌束，呈袖套样结构，并向邻近的肺泡腔及肺泡壁延伸。免疫组织化学染色：增生的平滑肌细胞SMA、HMB45及PR阳性。

病理诊断 淋巴管平滑肌瘤病。

▶ 概述

淋巴管平滑肌瘤病（lymphangioleiomyomatosis，LAM）是一种主要见于生育期妇女的罕见疾病，患者往往因呼吸困难、反复自发性气胸等就诊。它是以肺组织中淋巴管、血管甚或细小支气管管壁的平滑肌细胞和其它部位的平滑肌细胞呈不典型非瘤样增生为特征，肺部表现为弥漫性囊状改变。尽管对本病的研究和认识不断深入，迄今临床仍不能有效医治，因此它仍然是一种致命性疾病。

发病率 居报道在英国，法国和美国的患病率在百万分之一左右，而实际患病率可能更高。亚洲地区也时有病例报告，但患病率不详。

年龄、性别分布 仅见于女性患者，多为30~45岁育龄妇女。

好发部位 淋巴管肌瘤病最常累及肺脏，其次纵隔和后腹膜，偶尔可侵及下肢淋巴管、肾和输尿管等。15%合并血管平滑肌瘤，无遗传特性。需与结节性硬化相鉴别。

治疗 激素替代疗法（黄体酮肌肉注射），肺移植。

预后 本病预后较差，一般多死于呼吸衰竭。

▶ 要点提示

淋巴管平滑肌瘤病为不成熟平滑肌细胞异常增生所致。仅见于生育期妇女。肺内成多囊性破坏。常伴乳糜胸。15%伴有肾脏血管平滑肌脂肪瘤。肺内改变与结节性硬化所见相似。囊肿呈圆形，与朗格汉斯细胞组织细胞增生症均为肺内多发囊性疾病。但后者除肺内圆形气囊外，尚有不规则形，且后者主要分布在中上肺野。而前者呈全肺弥漫分布，肋膈角区也不避免。LCH肺内有肺内明显结节而本病仅偶能见到。

▶ 参考文献

1. Webb WR，Higgins CB. Thoracic Imaging. Philadelphia：Lippincott Williams and Wilkins，2005.

（北京大学人民医院）

病例21 肺泡蛋白沉积症

▶ 病史

男，46岁。2年前无明显诱因出现咳嗽、少量黄痰、少量血丝，伴胸闷及胸骨后疼痛。当地医院胸片示双下肺感染，抗炎治疗后好转。后复发，当地医院胸片示轻度间质纤维化。今又复发。工作经常接触铁粉，6岁时曾患肺结核。

▶ 影像学表现

CT表现 两肺见弥漫性斑片状毛玻璃状密度影，HRCT见小叶间隔明显增厚，部分形成网状改变，以右中下肺为重。气管及主要支气管通畅，两侧肺门及纵隔未见明确肿大淋巴结影（图1）。

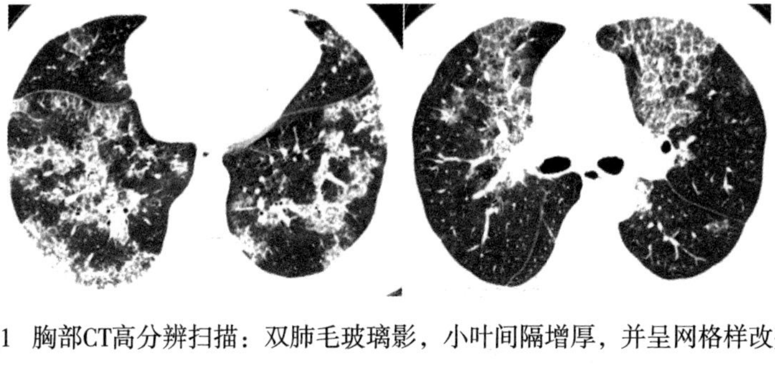

图1 胸部CT高分辨扫描：双肺毛玻璃影，小叶间隔增厚，并呈网格样改变。

▶ 诊断与鉴别诊断

肺泡蛋白沉积症 X线胸片可见双肺野片状或毛玻璃状密度增高影，边缘不清，其内有弥漫分布的小结节影，病灶及其邻近肺组织内可见广泛的代偿性小网状肺气肿，肺门影增大模糊。CT检查表现为大片不规则地图样阴影，其内密度不均，可累及两肺多个肺叶和肺段，常因胸膜阻挡而分界清楚，且胸膜基本不受累。HRCT见两肺斑片状阴影，边缘清晰、锐利，病灶与周围正常肺组织形成鲜明的对照，形成一种“地图状”及“铺路石状”影像，小叶间隔形态自然，病灶内少有纤维化及支气管气象。

弥漫性细支气管肺泡癌 细支气管肺泡癌系起自于呼吸性细支气管及肺泡上皮的肿瘤。其结节密度多较非肿瘤腺泡结节高，分布可不均匀。往往早期始于肺的一部分，尔后逐渐蔓延至全肺。CT表现为两肺、一侧肺或某一叶多发病灶，大小不一，呈弥漫结节、团块状或片状影。其内有“含气细支气管征”或“空泡征”，病变周边有“胸膜皱缩征”。可合并有肺门和纵隔淋巴结增大，此征象与肺泡蛋白沉着症明显不同，是重要的鉴别征象。另外，细支气管肺泡癌病程相对较短，患者进行性消瘦，预后不好。

肺泡性肺水肿 是由于液体从毛细血管渗透至肺实质所造成的，常见于心源性肺水肿和肾性肺水肿。肺泡性肺水肿在影像学上表现为两肺中内带对称分布的大片状阴影，肺门区密度较高，形如蝶翼称为“蝶翼症”。与肺泡蛋白沉着症极为相似，但病变变化较快，双侧胸腔常有少量积液，病因治疗后病灶容易在短期内吸收。

卡氏肺囊虫肺炎 早期影像可表现正常，随病情进展，大部分病人可见肺门周围和双侧中下肺野间质性或磨玻璃样浸润，可快速进展累及全肺。在CT片上，典型表现都为磨玻璃样阴影从肺门区伸向周围肺野，有时病灶呈局限分布，可见1至数毫米的薄壁空洞。以17~40岁年龄段最多，可慢性咳嗽及短期发热，呼吸短促和发绀，实验室检查呈阳性，除全身淋巴结肿大外，还可有肝脾肿大。

弥漫性肺炎 大多起病较急，又有畏寒发热，实验室检查呈阳性，影像学表现与本病相似，抗炎治疗有明显好转，病灶一般在2周左右吸收。

SARS SARS的影像学表现缺乏特征性改变，早期可表现为局限性的磨玻璃影、小斑片状或网状阴影；随后迅速发展成结节影、大斑片影或大片气腔实变影，此时大部病例经治疗可自行吸收；少数病例进一步发展成肺水肿并继发成人呼吸窘迫综合征，此时死亡率较高。但SARS肺炎因其特殊的流行病史、临床表现和实验室检查等而不难鉴别。

▶ 最终诊断

免疫组化 PAS染色（+）（图2）。
肺泡灌洗液 巨噬58.0%，淋巴40.5%，分叶核细胞10%。

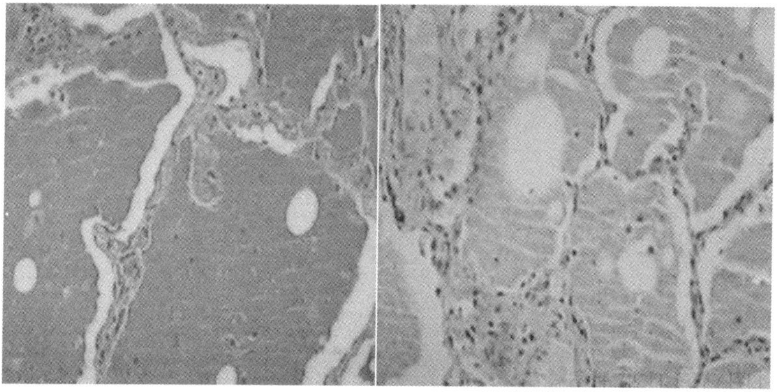

图2 镜下：PAS染色（+）。

病理诊断 肺泡蛋白沉积症。

▶ 概述

肺泡蛋白沉积症（pulmonary alveolar proteinosis，PAP）是一种病因不明的罕见疾病，病理特点是肺泡内充满主要含磷脂的过碘酸-Schiff (PAS) 染色呈阳性蛋白样物质，与肺表面活性物质的产生与清除异常有关。

发病率、年龄、性别分布 可发生于任何年龄，多数在20~50岁之间，男女发病率之比为2~3:1。

好发部位 双肺弥漫分布。

治疗 全肺灌洗。

预后 预后良好。

▶ 要点提示

本病的典型影像表现为双肺（对称或非对称）斑片状或地图状

分布的毛玻璃样影（因肺包内充有蛋白样物质），其内有光滑增厚的小叶间隔，将含有毛玻璃样样物质的小气腔或肺小叶分隔包围成无数网格影。状如铺路石（马赛克）样的多数细小分隔。如见到此征象，应高度考虑有本病的可能。本病除毛玻璃样影外，也可有肺事变，但较少见。应鉴别的疾病有：1）肺水肿（肺包内含有液体），速来速去，经治疗可在数天内消失，与本病的慢性病程不同。2）肺炎：一般按叶、段分布，本病也可有少数呈肺事变改变，但不按叶段分布，也无明显急性感染症状，可以鉴别。

▶ 参考文献

1. Webb WR，Higgins CB. Thoracic Imaging. Philadelphia，Lippincott Williams and Wilkins，2005.

（北京大学人民医院）

病例22 朗格汉斯细胞组织细胞增生症

▶ 病史

男，38岁，1月前无明显诱因出现左侧肋缘处疼痛，为钝痛，向后背放射；发作呈阵发性，无明显规律，自述与咳嗽或活动无明显相关性，夜间明显；蹲位或卧位时自述疼痛可稍好转。无发热，无咳嗽咳痰，无胸闷憋气，无气短；化验：WBC 10.3×10^9，NEU% 71.5%，LYM% 25%。PLT253×10^9。

▶ 影像学表现

X线表现 双肺纹理紊乱增多，呈网格样改变。右肺中野见片状高密度影（图1）。

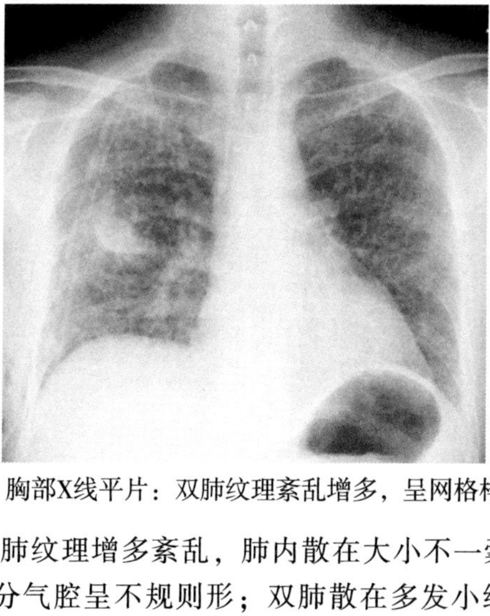

图1 胸部X线平片：双肺纹理紊乱增多，呈网格样改变。

CT表现 双肺纹理增多紊乱，肺内散在大小不一囊状气腔，部分囊壁较厚，部分气腔呈不规则形；双肺散在多发小结节，伴毛玻璃样改变，壁厚薄不一，气管及大支气管通畅，主动脉弓旁、心包上隐窝及左颈动脉鞘区可见气体密度影，心外形未见异常，纵隔内散在小淋巴结，右侧胸膜增厚（图2）。

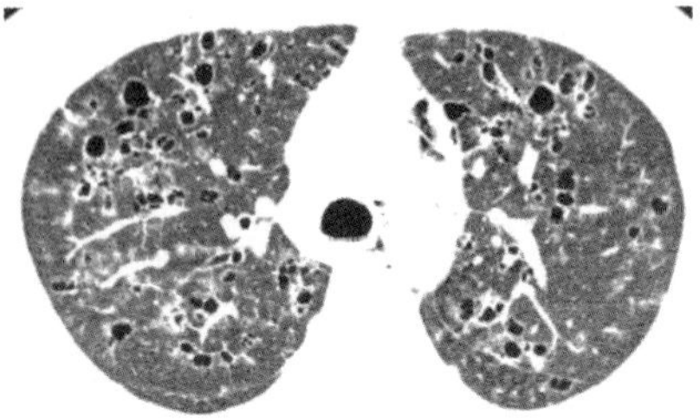

图2 胸部CT：双肺多发厚壁囊腔并小结节影，纵隔气肿。

▶ 诊断与鉴别诊断

朗格汉斯细胞组织细胞增生症 最佳提示点为吸烟者肺部HRCT检查出现结节状及囊状改变，在平片上也可见到网状、结节状及囊状影。但远不如HRCT敏感。胸部X光检查提示双肺上或中叶网结状腔隙样改变。

▶ 最终诊断

术中所见 右上中叶不规则囊泡样充气，直径0.5~1cm，手指触诊及多发囊泡感，上叶为著，未及明确结节。

镜下所见 （右肺）Langerhans细胞组织细胞增生症，免疫组化：S100（+），CDla（+），KP-1散在（+）（图3）。

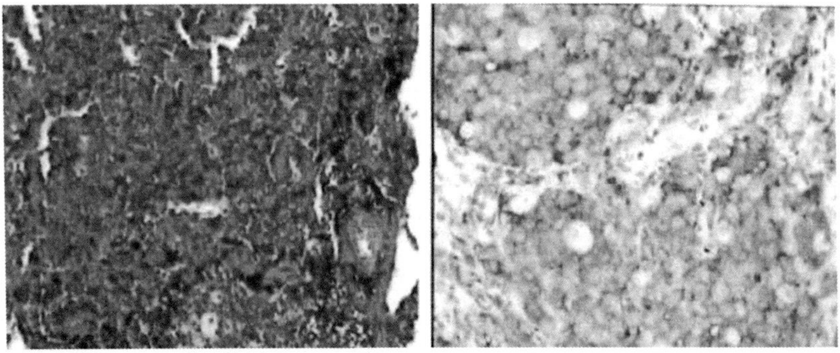

图3 镜下：（右肺）Langerhans细胞组织细胞增生症，免疫组化：S100（+），CDla（+），KP-1散在（+）。

病理诊断 朗格汉斯细胞组织细胞增生症。

▶ 概述

朗格汉斯细胞组织细胞增生症（Langerhans cell hysterocytosis，LCH）是以Langerhans 细胞（LC）异常增生为特点的一组比较少见的，原因不明的网状内皮系统疾病。皮疹发生率约为24%，通常表现为躯干和头皮发际的局限性浸润性结节和斑块、泛发性脂溢性皮炎样皮疹，也可表现为肛周溃疡或外阴损害。颅骨损害多见于颞顶骨，呈单发或多发溶骨性破坏，无硬化及骨膜反应，易形成局限性软组织肿胀或肿块，还可累及椎骨、肋骨、肩胛骨等。LCH 并发尿崩症的发生率大约为9.5%~50%。其中枢损害还可引起垂体前叶激素如生长激素、卵泡刺激素、黄体生成素、促甲状腺激素和促肾上腺皮质激素缺乏。以胃肠道受累为主要表现的LCH较为少见，通常表现为腹泻、腹痛、蛋白丢失性肠病和便血，有时出现严重腹泻和难治性低蛋白血症。LCH累及肝脏时可表现为孤立的肿块样或囊肿样损害，也可表现为硬化性胆管炎，严重病例可出现急性肝功能衰竭。LCH还可累及甲状腺，特别是多系统受累时，通常表现为甲状腺结节状或分叶状肿大，内部可发生囊肿或钙化。肺部LCH多见于青壮年人（平均30岁），常见症状为咳嗽、气短，20%以上出现气胸，病灶早期在肺内出现LCH细胞形成的结节。典型的沿支气管周围分布，造成肺组织破坏。病变晚期，结节（即肉芽肿）被纤维化及多发囊腔所替代。结节常较小，<5mm者在HRCT上才能见到。少数可以>1cm。结节数目不等，可很少或数不清。边缘可不规则。病变成双侧性，主要分布在中、上叶，相对不侵犯肋膈角区。肺容量正常或增大。也可有网状或蜂窝状改变，但少见。肺内病变开始是小叶中心性结节形成，接着结节绕支气管使远端阻塞形成气囊。先成为厚壁气囊，后来变成薄壁囊肿。结节病灶可自行消退，也可被囊肿所替代。但囊肿一旦形成，便持续存在。本病可伴发肺门及纵隔淋巴结肿大。

发病率 不明确，美国小儿人群发病率超过1/20万人口。丹麦小儿人群发病率和美国相似。

年龄、性别分布 LCH是多发于儿童的少见病，本病亦可见于出生新生儿——先天性LCH，直至80岁以上的成人。肺部LCH多见于成人，平均32岁，表现为间质性肺炎。也可见于幼儿，多表现为自发性气胸。多数报告LCH较多见于男孩，男:女为1.2:1。

好发部位 常累及皮肤粘膜伴发热或淋巴结肿大。

治疗 LCH的治疗尚无统一意见，治疗方法有化疗、放射治疗、外科手术或几种方法的联合应用。

预后 研究表明，单系统受累的LCH患者生存率较高，而多系统受累的患者死亡率较高，特别是出现器官功能障碍的患者。器官功能障碍和血液系统受累对临床估计LCH患者的预后具有重要意义。

备注 对一组肺LCH进行随访观察，平均生存期为12.5年，15%患者死于呼吸衰竭。6%的患者伴有血液系统肿瘤，如白血病、淋巴瘤等，说明了LCH和恶性疾病有明显的相关性。

▶ 要点提示

LCH有40%侵犯肺脏，90%见于成人及吸烟者。早期形成LCH肉芽肿即肺内结节，晚期形成囊肿。囊肿圆形，或不规则形。由于结节及气囊的壁及周围可以有间隔增厚，在平片上可呈网状影。上、中叶最明显，相对不侵犯肋膈角区的肺组织。20%以上出现气胸。可伴肺门或纵隔淋巴结肿大。

▶ 参考文献

1. 鞠海兵，沈菲菲，舒子正，等. 朗格汉斯细胞组织细胞增生症——附1例报告及文献复习.罕少疾病杂志，2002，9：25-27.

2. Webb WR，Higgins CB. Thoracic Imaging. Philadelphia：Lippincott Williams and Wilkins，2005.

（北京大学人民医院）

病例23 隐球菌肺炎

▶ 病史

女，58岁。查体CT发现右上叶胸膜下微结节，复查CT（两次，每次间隔一个月）结节显著增大。患者无发热、盗汗、咳嗽、咳痰、咯血、胸痛等症状，临床检查无特殊体征。患者糖尿病16年，有结核病史。血常规：正常范围。血沉：22cm/h，TB-Ab：（-），结核菌素试验（PPD）：48h 0.5cm×0.4cm；72h 0.5cm×0.6cm，红晕，无结节、水疱、溃疡。

▶ 影像学表现

CT表现 第一次CT右上叶尖段胸膜下两个类圆形结节，直径约0.8cm和0.4cm，周围伴磨玻璃影（图1）。第二次CT（间隔一个月）右上叶尖段类圆形结节，直径1.5cm×2.1cm，密度不均，见小空泡征，边缘不光滑，可见小毛刺和胸膜凹陷征（图2），以上所见酷似肺癌，但周围伴片状磨玻璃影，即“晕征”，此征象常见于肺内真菌感染。

两次CT之间应用抗结核并抗炎治疗一个月。

核素表现 两次PET检查（间隔一个月）：右上叶胸膜下病灶代谢活性增高，SUV分别为2.94、3.57；右肺门代谢活性增高。

▶ 诊断与鉴别诊断

隐球菌肺炎 最常见的肺部表现为结节或肿块状病灶，病灶常为单发，少数呈多发。结节周围“晕征”的病理基础是出血或出血性梗死形成环绕在结节灶周围的红色环。部分病例可表现为多发性结节影。此外，亦有部分病例表现为炎症浸润改变，X线表现为片状渗出阴影，此时应注意与肺炎、肺结核相鉴别。

肺癌 多见分叶、毛刺、血管聚集、胸膜凹陷等征象，空泡征与支

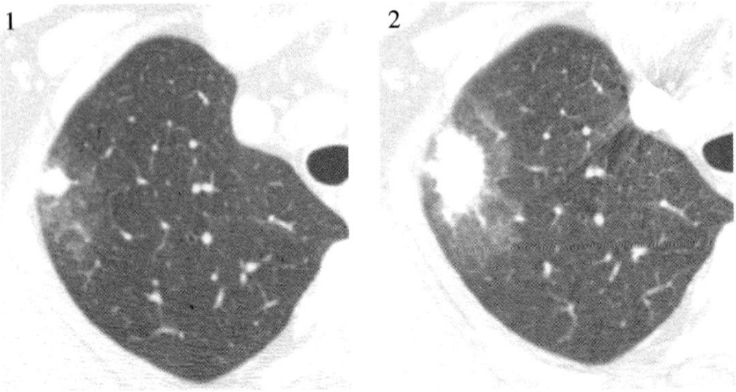

图1～2 胸部CT：第一次CT(图1)右上叶尖段胸膜下两个类圆形结节，直径约0.8cm和0.4cm，周围伴磨玻璃影。第二次CT(图2)(间隔一个月)右上叶尖段类圆形结节，直径1.5cm×2.1cm，密度不均，见小空泡征，边缘不光滑，可见小毛刺和胸膜凹陷征。

气管充气征亦较常见。

肺结核 肺结核有“三多”“三少”的特征，即结核的多灶性，多态性，多钙化，少肿块，少堆聚，少增强。大多数病例病灶周围有卫星灶。

▶ 最终诊断

术中所见 病变于右上叶尖后段，偏前；大小约4cm；表面脏层胸膜皱缩；肿块质韧，中等偏硬，边界不清；探查肺门处有数个直径1cm大小的淋巴结。

镜下所见 肺泡腔内可见吞噬了大量隐球菌的多核巨细胞，菌体呈小泡状，荚膜呈红色。

病理诊断 右上肺炎性假瘤，隐球菌肺炎伴机化性肺炎。

▶ 概述

原发性肺部隐球菌肺病（cryptococcosis）是由新型隐球菌感染引起的一种亚急性或慢性肺部真菌病，新型隐球菌属酵母菌，广泛存在于土壤和鸽粪以及寄生于人呼吸道内，其入侵机体的途径以呼吸道最常见。该菌主要侵犯中枢神经系统、皮肤和肺，单独侵犯肺部

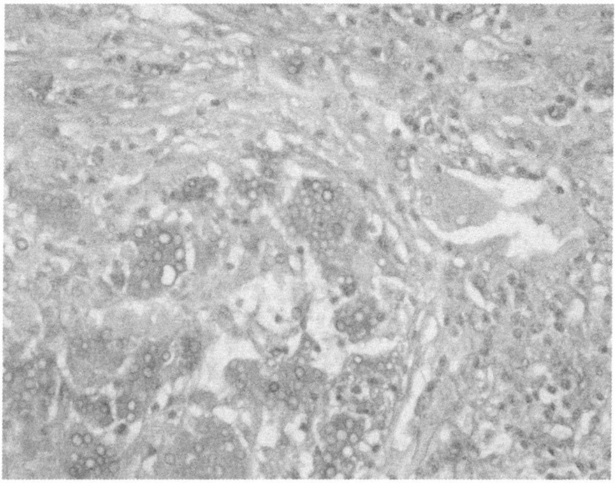

图3 镜下（PAS，高倍视野）：肺泡腔内可见吞噬了大量隐球菌的多核巨细胞，菌体呈小泡状，荚膜呈红色。

者称为原发性肺部隐球菌肺炎，约占新型隐球菌感染的20%。隐球菌为条件性致病菌，故该病发生率不高，以往国内报道不多，但近年来有增多趋势，长期应用免疫抑制剂、抗生素、糖皮质激素、细胞毒药物以及慢性病患者如糖尿病、晚期肿瘤、艾滋病等易感染该病。

本病基本病理改变是巨细胞肉芽肿，主要沿支气管周围分布，形状不规则，灰白色半透明，质地坚韧，早期常表现为胶样外观，晚期则为肉芽肿病灶或纤维结缔组织病灶，但不形成钙化。病灶内可有坏死及小空洞形成，病灶内有较多的单核细胞、浆细胞以及淋巴细胞等炎细胞浸润，肉芽肿主要由巨噬细胞、类上皮细胞和淋巴细胞等构成。各期病变组织内可找见隐球菌病原体，主要见于巨细胞胞浆内，为确诊的主要依据。

发病率 少见。

年龄、性别分布 本病可发生于20~80岁，40~60岁多见。男性多于女性。

好发部位 病变分布以下肺为主，大多数表现为孤立性结节状阴影，结节大小不等，形态不规则，部分可有厚壁空洞，大多数位于肺外带及胸膜下。

治疗 对于内科治疗效果不佳的患者，可考虑手术治疗，手术治疗具有疗效好、治疗彻底、疗程短、不易复发等优点。

预后 预后方面，与隐球菌性脑膜炎相比较，原发性肺部隐球菌肺炎由于对治疗反应好，往往预后佳，特别是免疫功能正常的原发性肺部隐球菌肺炎患者一般预后良好。

▶ 要点提示

肺隐球菌病的影像学表现缺乏特异性，肺内常有一个或多个(多位于胸膜下）结节，需与肺癌等鉴别。本病例从多方位观察病灶呈类球形，在某些方位上表现为片状，周围有晕征（出血或出血性梗死)。有时可似结核，但常无空洞，罕有钙化。本病少见的肺实变(肺炎）与其它肺炎常不能鉴别。罕见的播散性病变表现为粟粒样或网状，与粟粒性结核、病毒或其它感染的形态都可能相似，均须结合临床全面诊断。

▶ 参考文献

1. 钟小宁.原发性肺部隐球菌肺炎临床诊治.中国实用内科杂志，2003，23：333-334.
2. 许嘉. HRCT的“晕征”：在各种肺部疾病中的表现与病理的关系.国外医学临床放射学分册，2001，24：106-107.
3. Webb WR，Higgins CB. Thoracic Imaging. Philadelphia：Lippincott Williams and Wilkins，2005.

（北京医院）

病例24 肺吸虫病

▶ 病史

男，56岁。间断少量咯血2周。初为轻微咳嗽，后咳铁锈色痰，痰内少量小血块。无发热、盗汗、咳脓痰。否认结核病史。查体：两肺清，未闻及干湿啰音。多次血常规白细胞在正常范围，血嗜酸性细胞升高，绝对值1056个/mm^3。痰找结核菌3次均为阴性；PPD(–)。痰找癌细胞（–)。痰病理见较多嗜酸性粒细胞、白细胞，并可见Charcot–Leyden结晶，有时可见增生的小支气管上皮细胞。血培养为正常菌群。多次查大便虫卵阴性。

▶ 影像学表现

CT表现　两下肺轻度支气管扩张，右肺下叶后基底段类结节状改变，大小1.8cm×1.4cm，周围纤维索条影伸向纵隔，考虑良性病变，不除外肺癌（图1~4)。

PET表现　右下肺1.5 cm^2大小放射性摄取略增高病灶，良性可能性大。

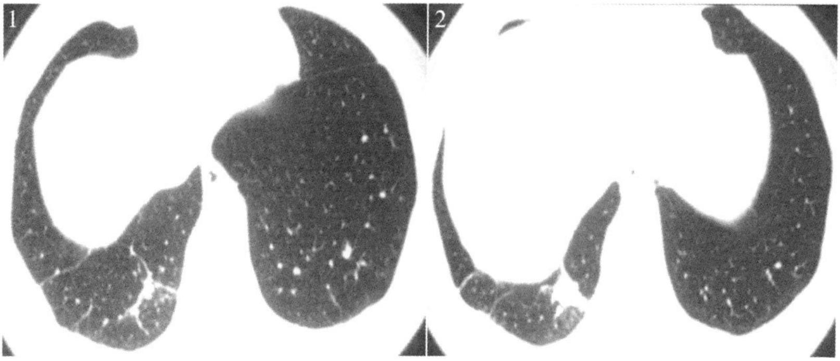

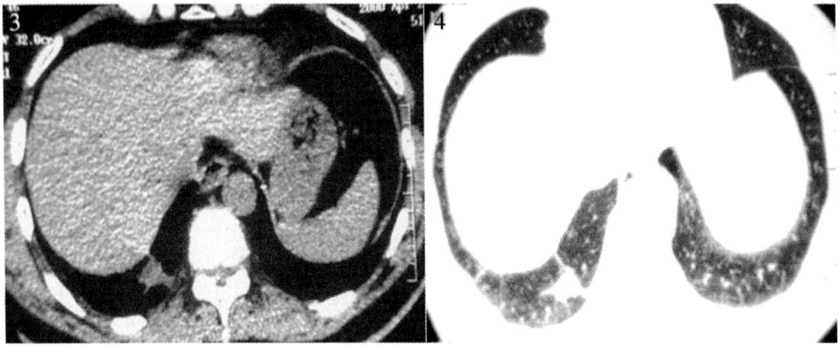

图1～4 胸部CT：两下肺轻度支气管扩张，右肺下叶后基底段类结节状改变，大小1.8cm×1.4cm，周围纤维索条影伸向纵隔。

▶ 诊断与鉴别诊断

中老年男性患者，肺内发现结节，又有咳嗽、咯血病史，尽管CT影像上病变周围有长纤维索条影与胸膜相连，仍不能完全除外肺癌；同时即使是良性病变，但内科治疗临床症状得不到缓解，故最终采取手术切除。

鉴别诊断 表现为孤立性肺内结节的本病须与肺脓肿、肺癌鉴别。影像上见到典型的肥皂泡样囊实性集合体，外围可见线状影很有帮助；应仔细追问患者有无生吃海鲜史非常关键。

▶ 最终诊断

术中所见 术中见3cm×2.5cm实性肿块，肿块有韧性，表面胸膜皱缩，肿块边缘清，周围有散在小结节，考虑良性病变。

镜下所见 肺内窦道形成，中心为大量坏死物，窦道壁可见肉芽组织形成及多核巨细胞反应，周围肺组织内有多量炎细胞浸润（HE，中倍视野）（图5）。窦道腔内可见两枚肺吸虫虫卵及多量嗜酸性粒细胞（HE，高倍视野）（图6）。

病理诊断 肺吸虫病，伴有支气管扩张及局灶性机化性肺炎。

追问病史，患者曾经食用过醉蟹。术后进行吡喹酮治疗，痊愈。

5

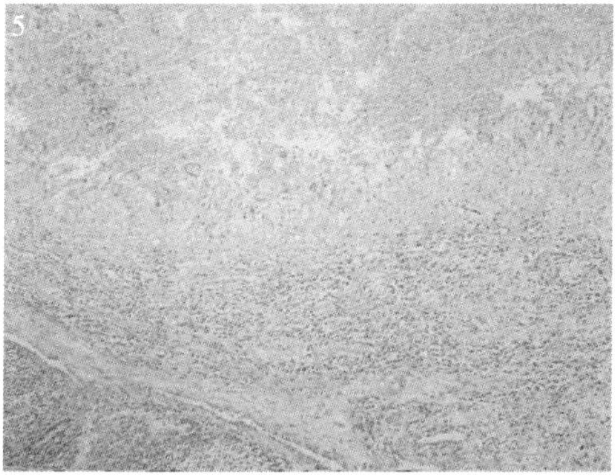

6

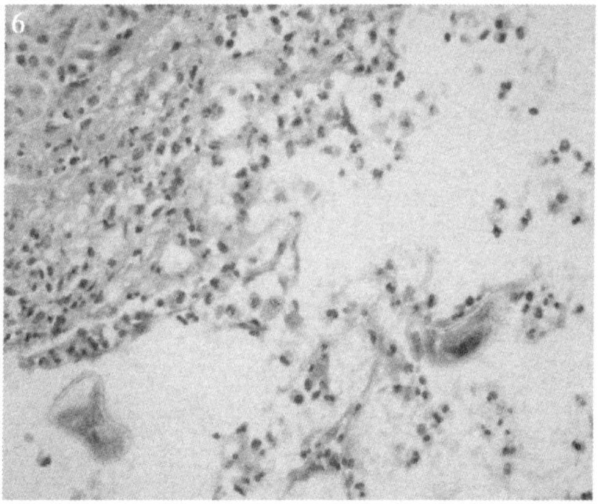

图5~6 镜下（图5为HE中倍视野、图6为HE高倍视野）：肺内窦道形成，中心为大量坏死物，窦道壁可见肉芽组织形成及多核巨细胞反应，周围肺组织内有多量炎细胞浸润（图5）。窦道腔内可见两枚肺吸虫虫卵及多量嗜酸性粒细胞（图6）。

▶ 概述

肺吸虫病（paragonimiasis）是一种由肺吸虫早期幼虫在肺内迁徙随后环绕成虫形成包囊肿的寄生虫病。人体感染途径为：肺吸虫囊蚴→载体（蟹或龙虾）→经口入消化道→穿过小肠粘膜→腹膜腔→在3~8周内穿过膈肌和胸膜进入肺。

人体感染方式：生吃或食用半生不熟的被肺吸虫后囊蚴感染的蟹或龙虾。

发病率 疫区从10.36%~23.45%不等。

年龄、性别分布 不同年龄均可发病，儿童感染率更高；性别无差异。

好发部位 肺及胸膜最常见，肠道、肝、表皮及中枢神经系统少见。

治疗 吡喹酮治疗。

预后 大多数病变使用吡喹酮治疗后吸收；少数病变不愈者需手术。

备注 肺吸虫病是一种地方病，主要在东亚或东南亚，与饮食习惯有关。在北美洲和欧洲多为印度移民和中国移民。

临床症状 咳嗽（63.4%），血丝痰（60.5%），呼吸困难（38%），胸痛（38%），也可以无症状。

▶ 影像学表现

大部分病人都有异常改变（83%），病变部位是随机的。补丁状或段叶分布的气腔实变影（52%），囊腔直径5~30mm；薄壁环状影（23%）；典型改变为肥皂泡样囊实性集合体，外围可见线状影，厚2~4mm，长2~7cm；还可出现胸水；局灶性实变影和线状影的大小和位置可随时间而改变。结节状影（25%）。胸膜病变（61%）：其中胸腔积液（37%），液气胸（17%），胸膜肥厚（7%）。含有气腔的实变影，边缘模糊，周围可见支气管扩张（43%）及不同于肺支气管血管束走行的线状影，该线状影从病变一直连向胸膜。有时可出现钙化。

肺吸虫病是一种以包囊蚴形式通过中间宿主进入人体从而感染人体的疾病。囊蚴从宿主逃脱→穿过小肠粘膜→进入腹膜腔→在3~8周内穿过膈肌和胸膜进入肺→在肺内成熟为肺吸虫。胸腔积液和液气胸是包囊蚴穿过膈肌和胸膜的结果。边缘模糊且含有气腔的实变影为肺吸虫在肺内迁徙并形成感染所致。不同于肺支气管血管束走行的线状影是肺吸虫在肺内迁徙的轨迹，此为特征性影像表现。成熟的肺吸虫进入肺小动静脉形成栓塞→导致局部肺梗死。成熟的肺吸虫堵塞小气道→肺实变及肺不张。

▶ 要点提示

右肺下叶类结节影，周围可见长索条影；病人血嗜酸性细胞升高，追问病史患者曾经食用过醉蟹。肺吸虫及周围残余炎症形成结节。肺吸虫病人出现胸水的概率为3%~48%，因此，无法解释的两侧胸水或液气胸要想到此病的可能，特别是在地方病区域。根据病史+嗜酸性细胞增高+肺吸虫抗体阳性（92%）即可作出临床诊断，确诊依靠肺活检。

▶ 参考文献

1. 彭文伟.现代感染性疾病与传染病学.北京：科学出版社，2000. 1586–1597.
2. 陈兴保.现代寄生虫病学.北京：人民军医出版社，2002. 610–623.
3. 陈惠恩，姜泰俊，杨健勤，等.华支睾吸虫病的CT诊断 (附139例报告) .中华放射学杂志，1995，29：620–623.
4. 梁长虹，胡景钤，关月欢，等.肝吸虫所致胆道改变的CT表现.中华放射学杂志，1995，29：172–174.

（北京医院）

病例25　Wegner肉芽肿

▶ 病史

女，59岁。因咳嗽、发热、咳脓痰40余天入院。40余天前拔牙后头痛，40℃高热，咳黄脓痰，红霉素治疗不佳，当时胸片无异常。查体：急性病容，皮肤、巩膜无黄染，耳道有脓性分泌物，左耳音低；两肺未闻及干、湿啰音；心率110/分，律齐，未闻及心脏杂音；肝脾未扪及。既往有慢性中耳炎史，头部X线片有左上颌窦炎。

血常规：白细胞（11~21.3）$\times10^9$/L，其中中性72%~90.1%，淋巴7.36%~22.1%，单核0.84%~4.6%，酸性0.04%~3.6%；红细胞（11~21.3）$\times10^{12}$/L，血色素正常。

血生化：ALT 3~51U/l，ALB 1.93~2.61g/dl，ALP 147~239U/l，GGT 74~158U/l，CRE（肌酐）0.97~5.62mg/dl，GLU 73~183mg/dl，BUN 10.7~78.5mg/dl，CK 6~33U/l，AST 10~61U/l，LDH 337~1066U/l，HBDH 124~400U/l。

其它：结核抗体（–），PPD（–），血CEA：2.9，血CA125：37.89，血沉139~160mm/h，ANCA二次（–），军团菌抗体（–）。

尿常规：红细胞 0–1，1–2，3–8，75–80/HP；蛋白微量，30mg/L，pH5.10，6.0；比重<1.005。

血培养（–），痰培养真菌：热带念珠菌，克柔念珠菌；细菌：大肠杆菌。

痰涂片：抗酸杆菌（–）；BAL液培养（–）。

鼻粘膜活检：有坏死、溃疡、炎症细胞浸润，未见血管炎和肉芽肿。

纤支镜检查：支气管内有大量脓苔，培养（–），抗酸杆菌（–）。

▶ 影像学表现

X线表现　1999年6月2日胸片示右心膈角处三角形致密影，左中野1.5cm×2cm致密影，边缘不清（图1）。6月9日胸片示右下阴影增大，左中野阴影也稍大，下方出现1cm结节（图2）。7月5日胸片示右下阴影进一步稍增大，内有不规则透亮区（图3a、3b）。8月2日胸片示右下阴影密度减低，左中病灶明显吸收（图4）。

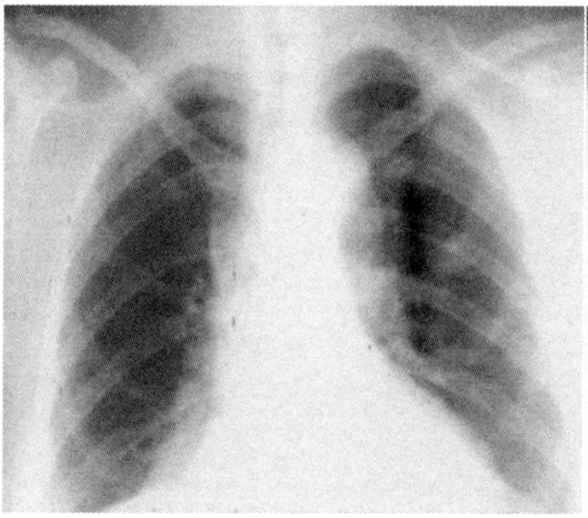

图1　胸部X线平片：1999年6月2日胸片示右心膈角处三角形致密影，左中野1.5cm×2cm致密影，边缘不清。

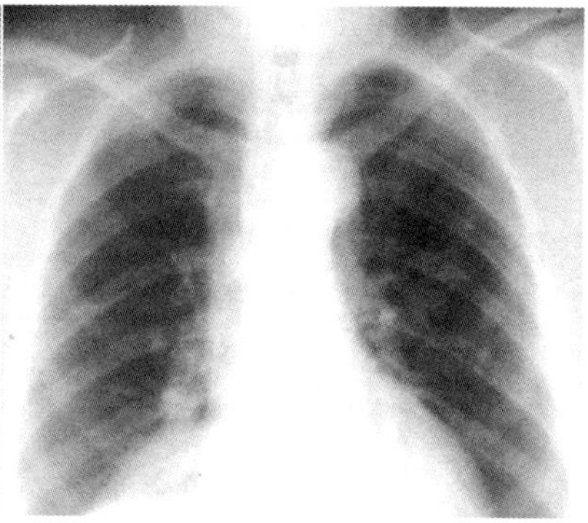

图2　胸部X线平片：6月9日胸片示右下阴影增大，左中野阴影也稍大，下方出现1cm结节。

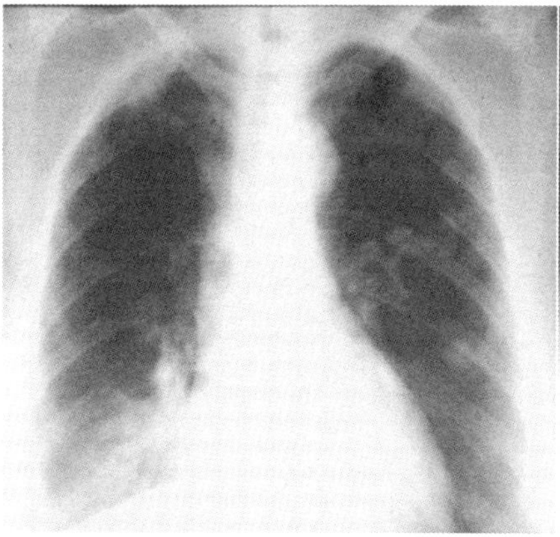

图3　胸部X线平片：7月5日胸片示右下阴影进一步稍增大，内有不规则透亮区。

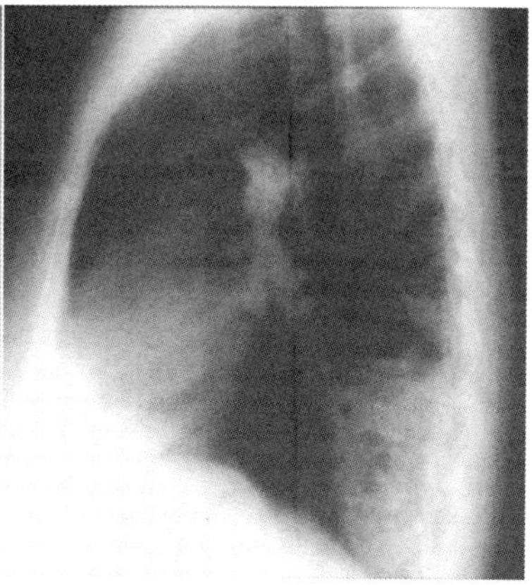

图4　胸部X线平片：8月2日胸片示右下阴影密度减低，左中病灶明显吸收。

CT表现 1999年6月11日CT示左上叶3cm×2cm结节，边缘清楚（图5a）；右下叶背段0.5cm结节，边清（图5b）；右下叶后基底段大片致密影，边缘清楚，内有支气管充气征；左下叶后基底段结节，边缘清楚（图5c）。7月7日CT示左上叶病灶增大，并有不规则空洞；两下叶结节、右下大片病灶内也出现空洞（图6）。7月27日CT左上叶病灶有吸收（图7a）；右下叶病灶也有吸收，但空洞更大（图7b、7c）。

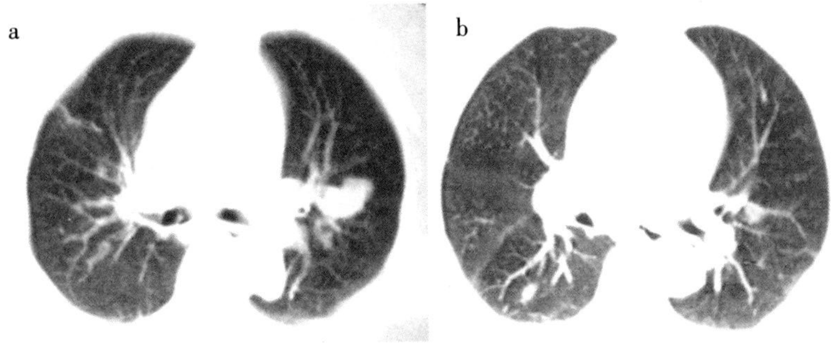

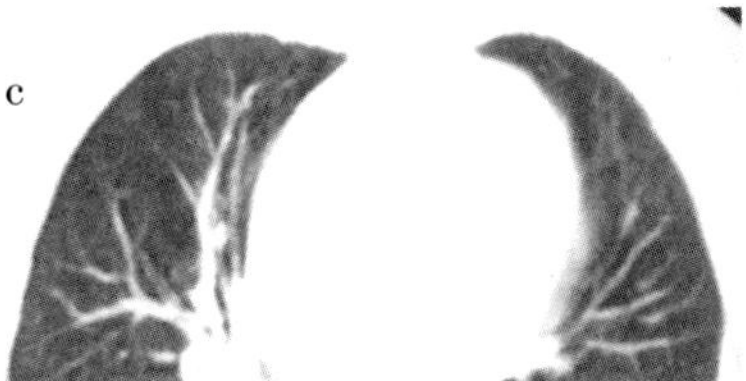

图5 胸部CT：图5a：1999年6月11日CT示左上叶3cm×2cm结节，边缘清楚；图5b：右下叶背段0.5cm结节，边清；图5c：右下叶后基底段大片致密影，边缘清楚，内有支气管充气征；左下叶后基底段结节，边缘清楚。

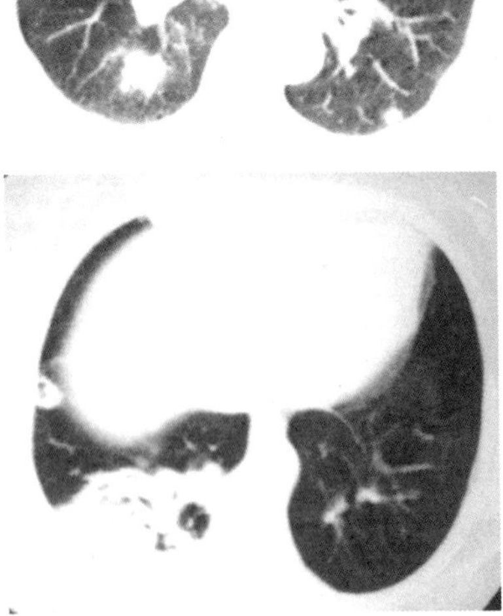

图6 胸部CT：7月7日CT示左上叶病灶增大，并有不规则空洞；两下叶结节、右下大片病灶内也出现空洞。

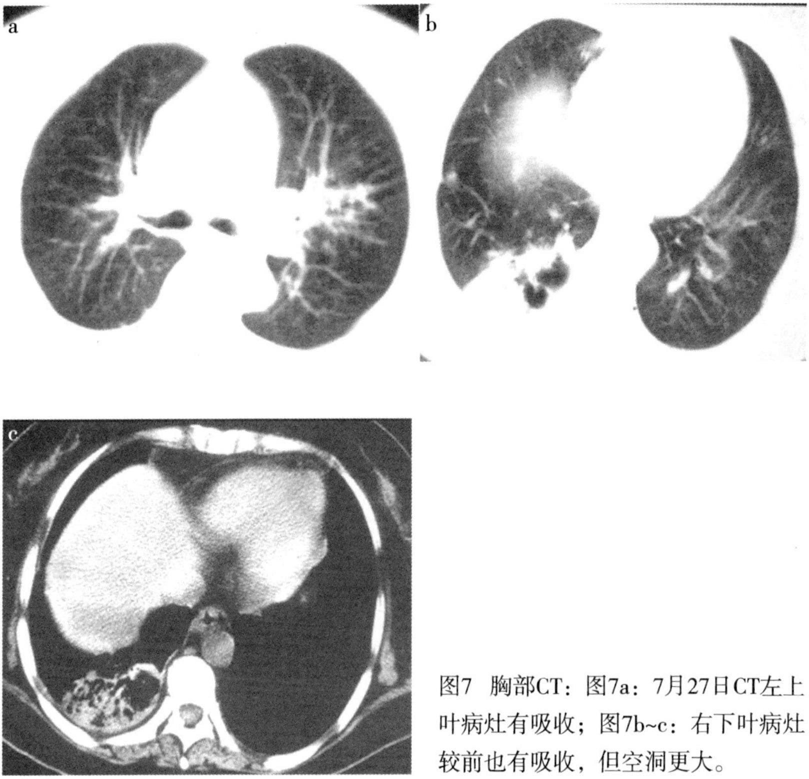

图7 胸部CT：图7a：7月27日CT左上叶病灶有吸收；图7b~c：右下叶病灶较前也有吸收，但空洞更大。

因胸片和CT上肺部有阴影，入院后按炎症治疗，考虑过葡萄球菌、军团菌、真菌等感染。先后用过克林霉素、泰能、万古霉素+丁胺卡那、大扶康、红霉素效果不佳。

住院一月余，病情加重，咳嗽吐脓痰和血，肾功能逐渐衰竭，尿量200~400ml/d，第42天开始使用环磷酰胺治疗，第45天时突然鼻出血伴大口咯血，抢救无效死亡。

▶ 诊断与鉴别诊断

本病常需和镜下多血管炎、嗜酸细胞增多性血管炎及肺肾出血综合征鉴别。

镜下多血管炎（MPA） 表现为伴有坏死性肾小球肾炎的非肉芽肿性

全身性小血管炎，1/3出现弥漫性肺出血，表现为大片气腔实变；15%有胸水；6%有肺水肿；15%~45%cANCA（+），45%~60%为pANCA (+)。

嗜酸细胞增多性血管炎(过敏性血管炎和肉芽肿病，Churg–Strauss综合征) 哮喘和鼻炎病人中的嗜酸性细胞增多和全身性血管炎。病理上有坏死性血管炎、组织为嗜酸件细胞浸润和血管外肉芽肿形成。可累及多种器官，70%的病人侵犯上呼吸道和肺。1990年美国风湿病学会制订的6项诊断标准：哮喘、嗜酸性细胞在白细胞分类计数中大于10%、神经病、游走性或一过性肺致密影、副鼻窦异常和在活检中血管外嗜酸性细胞增多；如至少4项阳性时即可诊断本病。60%~75%pANCA (+)，cANCA很少（+）。26%~77%的胸片可见一过性、斑片状、非段性分布的实变，也可见小结节或弥漫性网影。30%病例可发生胸水，偶可见肺门淋巴结增大。在HRCT上最常见的是周围或随机分布的气腔实变和磨玻璃影、结节，60%分布在肺周围部，40%随机分布；也可见到小叶间隔增厚或小叶内线增粗，以下肺部为多见。其它表现有支气管壁增厚或扩张、巨结节、纵隔淋巴结肿大、胸水和心包积液。

肺肾出血综合征（Goodpasture syn） 以肺出血为主的WG要和本病鉴别，后者无肺、肾以外的表现，抗肾小球基底膜抗体 (+)，ANCA (–)。两肺可见从肺门向外发散的弥漫性结节状阴影，可融合成片，阴影消失较快，反复出血时将形成含铁血黄素沉着。

▶ 最终诊断

本病生前诊断：

1. 肺化脓症：一般细菌感染，真菌感染，军团菌感染？
2. 左上颌窦炎；
3. 化脓性中耳炎；
4. Wegener肉芽肿？
5. II型糖尿病。

尸检所见 心、脾、肺、双肾可见广泛的坏死性中小血管炎（包括动、静脉、细动脉和毛细血管），导致管腔狭窄、组织坏死，以肺部最明显。

镜下所见 坏死病灶周围出现栅栏状排列的肉芽肿样细胞反应。

免疫组化 对标本作了PAS和抗酸染色均为（—），除外了真菌和结核感染。

病理结果 死后接到第三次ANCA报告为cANCA1：40（+）；第二天作了尸体解剖。Wegener肉芽肿。

▶ 概述

韦氏肉芽肿（Wegener′s granuloma，WG）为原因不明的综合征—上、下呼吸道病变，肾小球肾炎和坏死性肉芽肿性血管炎。1931年Klinger首先报告，1936年Wegener详细描述其病理改变；1985年Van Would发现WG者血浆中存在ANCA（抗中性粒细胞胞浆抗体）。

肺血管炎是一组非感染性、全身性、坏死性血管病变。包括大、中、小血管炎。大血管炎：巨细胞血管炎，Takayasu动脉炎；中等大小血管炎：结节性多动脉炎，Kawasaki病；小血管炎：分为两类，（1）ANCA阳性者：镜下多血管炎，Wegener肉芽肿（WG）和Churg-Strauss综合征；（2）免疫复合体血管炎：其中常见的有Behcet病和Goodpasture综合征。

ANCA（抗中性粒细胞胞浆抗体）分为cANCA（胞浆型）和pANCA（核周型）两种，由两种最重要的抗原酶—蛋白酶-3和髓过氧化物酶分别形成cANCA和pANCA。其中镜下多血管炎：15%~45%cANCA（+），45%~60%pANCA（+）；WG：85%cANCA（+），10%pANCA（+）；Churg-Strauss综合征10%cANCA（+），60%~75%pANCA（+）。

WG的胸片表现：最常见表现为两肺散在的结节、肿块至各种大小的边缘模糊的实变，可形成空洞；结节、肿块多为多发，常少于10个，偶多不可数，1/3~1/5为单发；直径1~10cm，多为2~4cm；边缘模糊或清楚；中、下肺野较多；不管有无治疗，结节可在数月内吸收。30%发生局灶性肺实变，单发或多发，从不均匀的小斑片到均匀的段或叶实变；40%的结节和实变发生空洞，单腔或多腔，壁常厚和不规则，但可逐渐变薄，腔内可有液平；8%可见两肺弥漫性实变；2%可见肺门或纵隔淋巴肿；5%~55%有胸水。

WG的CT（HRCT）表现：结节最多见，多为多发，可小至2~3mm，形态不整，可有毛刺，大于2cm者常有空洞，厚壁不规则，晚期变薄而光滑。复查中结节增大少见（2.5%）。实变常见，多以胸膜为基底，可呈驼峰或楔状，有或无空气支气管征。40%有支气管血管束增粗，伴有轻度支扩和支气管管壁增厚。16%~23%有气管狭窄，多位于声门下，女性多见；50%为单发症状，病变呈长3~4cm的软组织影，边缘光滑或不规则（MRI上T1为中等信号，T2为高信号）。18%有远端气管和叶支气管狭窄，可引起肺不张或实变。

年龄、性别分布　从20个月婴儿至75岁老人均可发病，以30~50岁成人多见；性别差异不明显。

好发部位　分为全身型或局限型，前者伴局灶性坏死性肾炎及全身多器官病变，后者仅局限于呼吸道和肺。

治疗　环磷酰胺化疗。

预后　用环磷酰胺治疗后大部分小于3cm的结节和半数以上的实变消失，不留痕迹；肿块则留有疤痕。

▶ 要点提示

本例在拔牙后出现高热，胸片肺内有阴影，开始考虑肺部感染是合理的，但经多种广谱抗生素积极、正规治疗后无效，应考虑诊断是否正确，结合病人有耳道流脓，鼓膜穿孔，肺内有多个结节、大片实变，出现空洞时应及时考虑WG的诊断，多送检ANCA。

影像学检查有一定作用，病变多为两侧性，结节或大、小的实变，常有空洞或支气管充气征，病变改变较快；HRCT上如有导向结节或空洞的小血管较有特征性。本例的胸片和CT表现是符合WG的影像学改变的。

通过此病例，我们学习了Webb (2005) 对韦氏肉芽肿（小血管、血管炎）的诊断，有助于今后对此病的诊断。归纳如下：

多系统病变：几乎所有患者有上呼吸道侵犯，90%累及肺，80%有肾小球肾炎。好发于30~60岁。

C-ANCA90%（+），75%有胸片异常，多发结节和肿胀，肺实变常伴出血，气管及支气管侵犯。

▶ 参考文献

1. Frazier AA, Rosado-de-Christenson ML, Galvin JR, et al. Pulmonary angiitis and granulomatosis: radiologic-pathologic correlation. Radiographics, 1998, 18: 687-710.
2. Kuhlman JE, Hruban RH, Fishman EK. Wegener granulomatosis: CT features of parenchymal lung disease. J Comput Assist Tomogr, 1991, 15: 948-952.
3. Maskell GF, Lockwood CM, Flower CD. Computed tomography of the lung in Wegener's granulomatosis. Clin Radiol, 1993, 48: 377-380.
4. Attali P, Begum R, Ban Romdhane H, et al. Pulmonary Wegener's granulomatosis: changes at follow-up CT. Eur Radiol, 1998, 8: 1009-1113.
5. arrelly C, Foster DR. Atypical presentation of Wegener's granulomatosis. Br J Radiol, 1980, 53: 721-722.
6. Park KJ, Bergin CJ, Harrell J. MR findings of tracheal involvement in Wegener's granulomatosis. AJR Am J Roentgenol, 1998, 171: 524-525.
7. Masi AT, Hunder GG, Lie JT, et al. The American College of Rheumatology 1990 criteria for the classification of Churg-Strauss syndrome (allergic granulomatosis and angiitis). Arthritis Rheum, 1990, 33: 1094-1100.
8. Buschman DL, Waldron JA Jr, King TE Jr. Churg-Strauss pulmonary vasculitis. High-resolution computed tomography scanning and pathologic findings. Am Rev Respir Dis, 1990, 142: 458-461.

(北京医院)

病例26 结 节 病

▶ 病史

女，59岁。因有干咳、左胸不适一个月入院。曾照胸片见左中肺野有阴影，抗炎后有缩小，但随后又增大。无其它症状。查体未见异常。血、尿、便常规正常。痰培养（-）。

▶ 影像学表现

X线表现 2000年5月11日胸片左中肺野3.5cm×1.5cm致密影，部分边缘模糊，左心缘第二弓膨隆（图1）。6月12日胸片左肺病灶稍小，2.5cm×1.5cm（图2）。7月7日胸片左肺病灶又增大如前（图3）。7月31日胸片左肺病灶更致密（图4）。

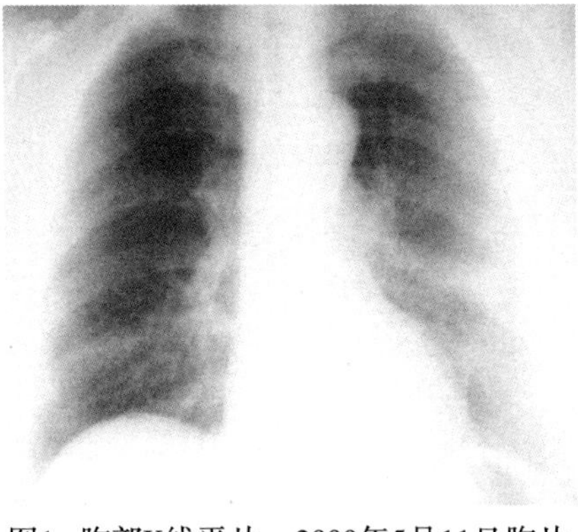

图1 胸部X线平片：2000年5月11日胸片左中肺野3.5cm × 1.5cm致密影，部分边缘模糊，左心缘第二弓膨隆。

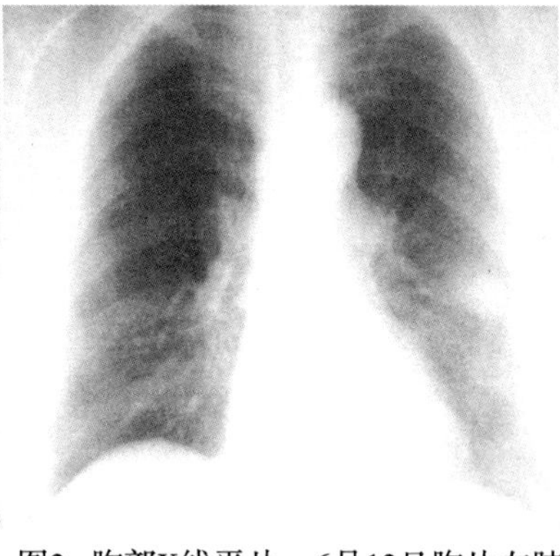

图2 胸部X线平片：6月12日胸片左肺病灶稍小，2.5cm × 1.5cm（）。

CT表现 2000年5月17日CT示左舌叶3cm×2.5cm肿物，部分边缘不清，有粗索条和胸膜相连，平扫CT值65Hu，增强后为108Hu，纵隔内无肿大淋巴结（图5、6）。

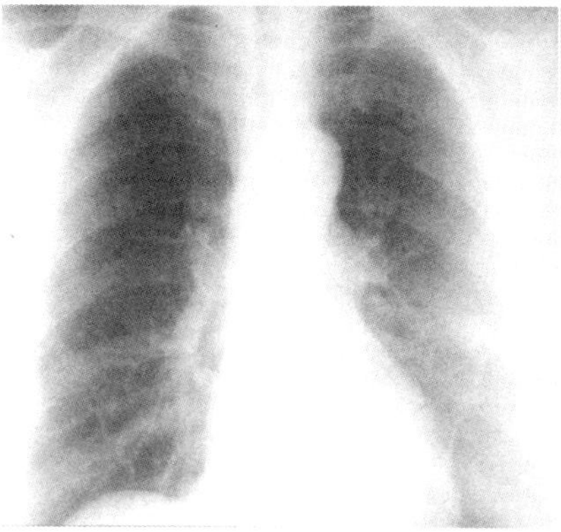

图3　胸部X线平片：7月7日胸片左肺病灶又增大如前。

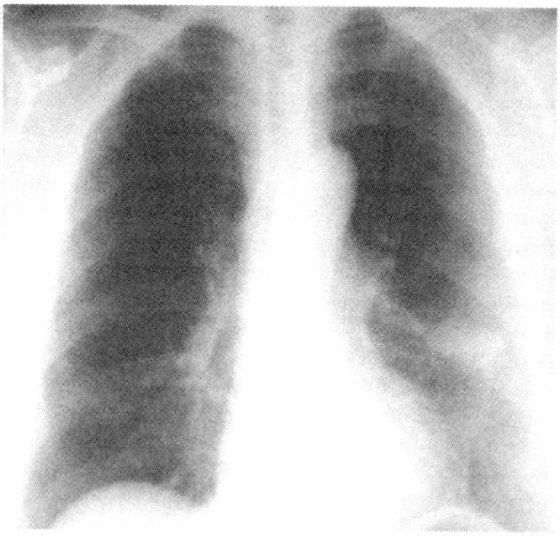

图4　胸部X线平片：7月31日胸片左肺病灶更致密。

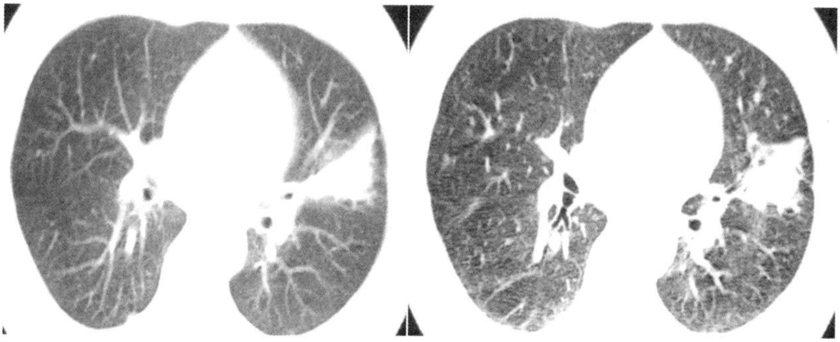

图5~6　胸部CT：2000年5月17日CT示左舌叶3cm×2.5cm肿物，部分边缘不清，有粗索条和胸膜相连，平扫CT值65Hu，增强后为108Hu，纵隔内无肿大淋巴结。

▶ 诊断与鉴别诊断

表现为孤立性肺结节（SPN）的本病容易误诊为肿瘤。在影像上很难鉴别，确诊常需要随访、肺穿刺活检甚至开胸活检。

▶ 病例分析

因胸片和CT上肺部有阴影，入院后按炎症治疗，抗炎后有缩小，但后又增大。由于抗炎治疗效果不佳，故怀疑肿瘤遂行手术切除。

▶ 最终诊断

术中所见 胸腔内未见粘连和积水，左舌叶表面胸膜皱缩，可扪及4cm×3cm×1cm肿物，部分质硬，作楔形切除。剖开肿物见内有淡黄色粘稠分泌物。冰冻病理报告为：良性病变，可能为肺结核。

镜下所见 送检肺组织内可见多数结节性肉芽肿性病变。结节大小较一致，由类上皮、多核巨细胞构成，周围有少量淋巴细胞浸润，结节基本无坏死，抗酸染色未找到阳性杆菌（图7）。

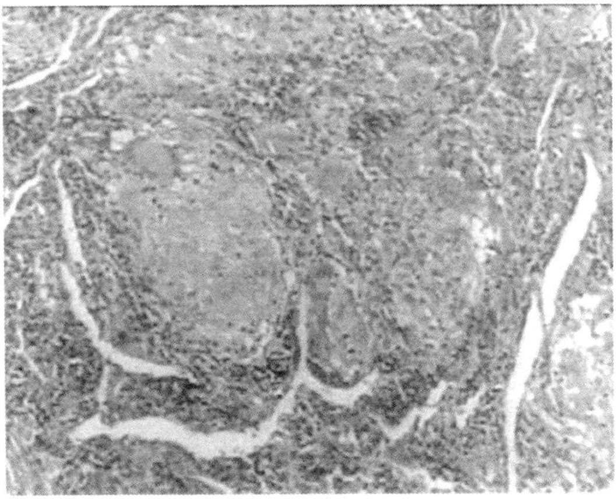

图7 镜下：肺组织内可见多数结节性肉芽肿，结节大小较一致，由类上皮、多核巨细胞构成，周围有少量淋巴细胞浸润，结节基本无坏死，抗酸染色未找到阳性杆菌。

病理诊断 肺慢性肉芽肿性炎伴慢性支气管炎，符合结节病。

▶ 概述

结节病（sarcoidosis）是原因不明的累及多系统的非干酪性肉芽肿疾病；95%~100%都有肺部改变，20%~25%发生肺功能改变，呼吸衰竭是最常见的死因。

发病率 不典型结节病占全部结节病的25%~30%。

年龄、性别分布 从20个月婴儿至75岁老人均可发病，以30~50岁成人多见；性别差异不明显。

好发部位 分为全身型或局限型，前者伴局灶性坏死性肾炎及全身多器官病变，后者仅局限于呼吸道和肺。

分期 0期——胸片清晰（5%~15%），I期——仅有淋巴结增大（45%~60%），II期——淋巴结增大和肺实质阴影（30%~40%），III期——仅有肺实质阴影（10%~15%）。

▶ 影像表现

胸部结节病的典型胸片表现：两侧对称的肺门和气管旁淋巴结肿大（I期）；肺门增大+肺内的网和结节影（II期）；广泛肺纤维化（III期）；60%~70%病人出现典型表现，0期者作支镜检查，60%都有肉芽肿。

胸部结节病的典型CT（HRCT）表现：1.结节，2mm~1cm，多为2~3mm，多分布在胸膜下、支气管血管束旁和小叶间隔内（90%~100%）；2.多发融合块影，内可见支气管充气征（37.5%）；3.磨玻璃影，多呈斑片状（16%~60%）；4.肺纤维化，小叶间隔增厚（30%~50%），肺变形；5.肺门或/和纵隔淋巴结肿大（78.1%）。

胸部结节的不典型表现：25%胸片表现不典型；年龄>50岁者中不典型表现者为59%；胸水、局限性胸膜增厚、孤立性肺结节、空洞形成、一侧性肺和/或纵隔淋巴结肿大、支气管阻塞和肺动脉高压。

病理 肺内出现多发性非干酪性的以上皮样细胞、朗格汉斯巨细胞为主，并有淋巴细胞浸润的肉芽肿，常很小，仅在镜下显示，可融合成几毫米肉眼可见的结节。慢性病例中结节中心发生纤维变及玻璃样变，以后形成纤维组织。肺门及纵隔淋巴结因同样病理改变而增大。

治疗 激素治疗

预后 大多数病变可自动吸收或使用激素治疗后吸收；少数病变可进展为纤维化。

▶ 要点提示

本例特点：年龄>50岁，病灶位于左舌叶，部分边缘模糊，平扫

CT值较高（65.26Hu），增强后有明显增强（108.97Hu），抗炎过程中曾有缩小。

结节病中如本例仅表现为孤立性肺结节（SPN）者，文献报道887例切除的SPN中仅1例为结节病（Steele）；因此十分少见，在SPN的鉴别诊断中要包括结节病。

鉴别诊断：表现为SPN的本病容易误诊为肿瘤。在影像上很难鉴别，确诊常需要随访、肺穿刺活检甚至开胸活检。

结节病Ⅱ期有淋巴结肿大及肺实质阴影，Ⅲ期仅见肺实质阴影。本病例就诊时已是Ⅲ期病变。Webb描述晚期病变肺内可有大结节及肿块出现，边缘不整，其内有或无支气管通气征，可位于肺门周围或周围肺野，是由大量间质性肉芽肿形成；在放射学上，曾被称为“肺泡性结节病（Alveolar Sarcoid）”。在胸片及CT上可见到的大结节（1~4cm直径）占15%~25%，其内罕有空洞形成。

本病例在胸片及CT上，在肺中野有3.5cm×1.5cm肿块影，其内密度不均，边缘有些索条及很小的斑点影，很符合术后病理报告所见为多数结节性肉芽肿病变；也符合Webb的描述，是由大量间质性肉芽肿形成。

本例初次胸片及CT已是病变Ⅲ期，可见左肺中野有边缘不规则的类似肿块影，其周围肺野有些索条及很小斑点影，因这种情况很少见，因此，难免不熟悉，增加了术前诊断难度。

▶ 参考文献

1. 潘纪戍. CT与高分辨率CT在胸部结节病中的应用.中华放射学杂志. 2003，37：295-298.
2. 顾占军，潘纪戍，于经瀛.不典型胸部结节病的CT表现.中华放射学杂志，2003，37：303-306.
3. Zinck SE，Schwartz E，Berry GJ，et al. CT of noninfectious granulomatous lung disease. Radiol Clin North Am，2001，39：1189-1209.
4. Chiles C. Imaging features of thoracic sarcoidosis. Semin Roentgenol，2002，37：82-93.
5. 刘甫庚，潘纪戍，吴国庚，等，成人纵隔淋巴结结核的CT诊断. 中华放射学杂志，2001，35：655-658.

6. Cymbalista M, Waysberg A, Zacharias C, et al. CT demonstration of the 1996 AJCC -UICC regional lymph node classification for lung cancer staging. Radiographics, 1999, 19: 899-900.
7. 潘纪成，陈起航，王文超，等.胸部结节病的CT诊断.中华放射学杂志，1993，27：761-765
8. Hamper UM, Fishman EK, Khouri NF, et al. Typical and atypical CT manifestations of pulmonary sarcoidosis. J Comput Assist Tomogr. 1986, 10: 928-936.
9. Webb WR, Higgins CB. Thoracic Imaging. Philadelphia, Lippincott Williams and Wilkins, 2005.

（北京医院）

病例27 肺部良性转移性平滑肌瘤

▶ 病史

女，52岁。因受凉后出现流涕、鼻塞、阵发性咳嗽等症状就诊。在门诊胸透时发现两肺多个小结节而入院。查体未见异常，血液生化、免疫、肿瘤标记物测定均为阴性，行支气管镜、胃镜、结肠镜、核素骨显像及腹部超声检查均未见异常。追问病史，患者曾于4年前因子宫肌瘤行子宫全切术。12个月后复查CT，肺部结节的大小及形态均无变化。

▶ 影像学表现

CT表现 平扫及增强扫描示两肺多发性散在、随机分布的圆形微结节和小结节，大小约0.2~1cm，边界光滑清楚，密度均匀，CT值38Hu，增强后轻度均匀强化（图1~2）。

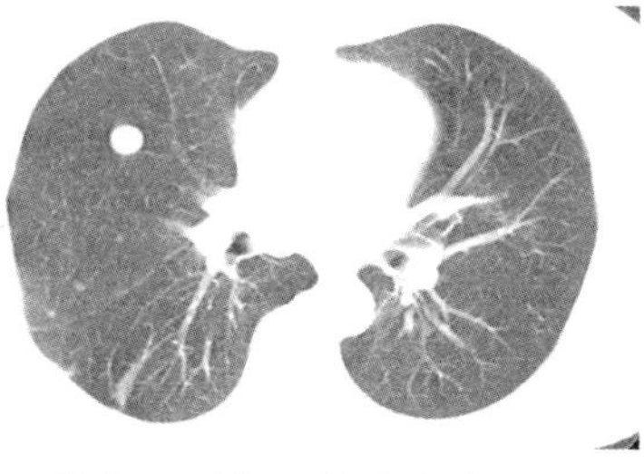

图1 胸部CT平扫：右肺中叶可见多个大小不等圆形结节，边缘光滑，密度均匀。

▶ 诊断与鉴别诊断

肺部血源性转移瘤 多有原发肿瘤病史，表现为双肺散在多发结节，以两下肺为多，形态多较光滑。

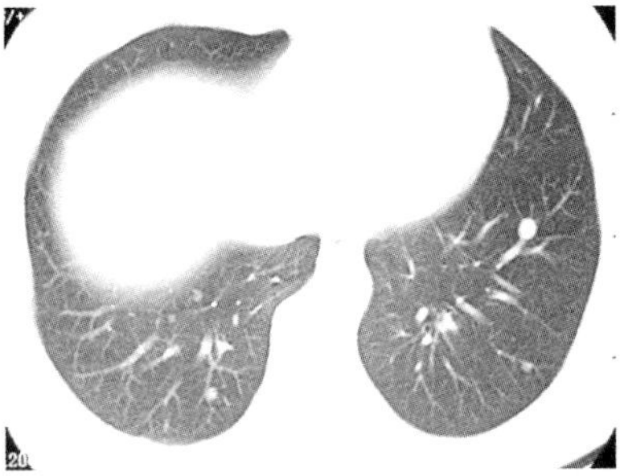

图2 胸部CT平扫：两肺下部仍可见多个大小不等的圆形结节。

▶ 最终诊断

镜下所见 胸腔镜取右肺下叶结节作病检，结合组织形态及免疫组化符合平滑肌瘤；细胞异型较轻，核分裂象偶见，低度恶性或交界性的平滑肌肿瘤的转移不能除外（图3~4）。

免疫组化 标本免疫组化结果为$Actin^{+++}$。SMA^{+++}，$Vimentin^{++}$，$AE1/AE_3^{-}$，$S\text{-}100^{-}$。

病理诊断 良性转移性平滑肌瘤。

▶ 概述

对于良性转移性平滑肌瘤（benign metastasizing leiomyoma）目前尚无明确定义。

病因 有关本病的发病机理尚不清楚，尽管子宫肌瘤多见，但肺转移却罕见，其转移机制可能是在作子宫切除时肿瘤通过静脉到达肺部，但不能解释少数在子宫切除前已有肺结节的病例。

发病率 罕见，由Steiner于1939年首次报告，截至2001年国外报告共82例。

年龄、性别分布 本病多见于有子宫肌瘤切除病史的女性。好发年龄不明确。肺部结节通常在子宫切除后3月至20年出现。

好发部位 最常见的转移部位为肺部，但也可转移至盆腔外淋巴结、腹膜、腹膜后间隙、静脉及心脏等远处部位。

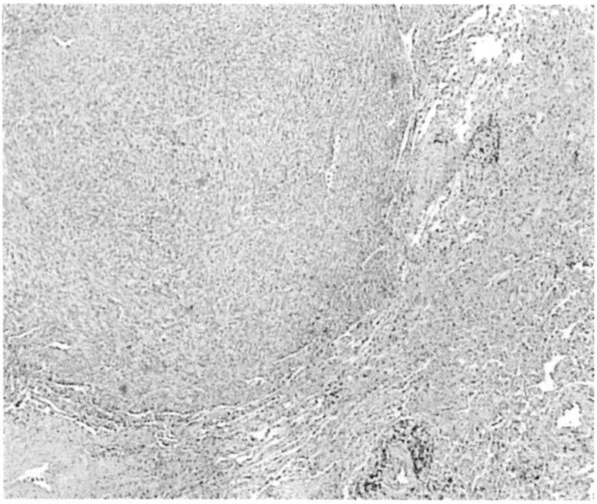

图3 镜下（HE×4）：肿瘤组织与肺组织分界较清，瘤周肺组织被挤压，部分肺泡腔闭塞。

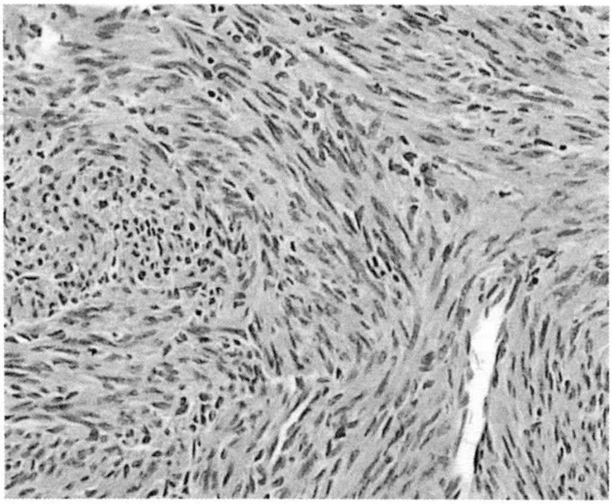

图4 镜下（HE×20）：瘤细胞聚集成束，细胞呈梭形，胞浆丰富，嗜酸，胞核呈棒状。

▶ 影像学表现

界限清楚的单发或多发肺结节，直径从几毫米至几厘米，其余肺部正常。少数病例结节呈粟粒状或出现空洞。结节多无钙化，在增强扫描时无明显强化。肺结节不累及支气管内膜和胸膜，也无纵隔或肺门淋巴结肿大。肺结节进展缓慢，有的甚至会在怀孕时自行消退。

▶ 病理学表现

结节由分化良好的、呈良性表现的平滑肌细胞组成，少数偶见核分裂象，如本例所示，关于命名学者们各执己见。有作者把他们归为低度恶性平滑肌肉瘤，但不侵犯血管；多数病理学家认为肺结节是形态学上呈良性的子宫肌瘤在肺内的转移灶；也有少数病理学家认为他们是原发于肺的平滑肌错构瘤。

治疗 治疗方法不统一。有作者在肺结节中发现了雌激素和孕酮受体，而认为该病可能与雌激素的刺激有关，提出了用激素控制合并外科或内科卵巢切除的治疗方法。

预后 临床病程隐匿缓慢发展，即使双肺病变广泛，通常也无症状，少数有发热或轻度干咳，在绝经后的女性中预后较好，病人常死于与本病无关的疾病，而在绝经前的女性中，病变可进展，曾有最后导致死亡的报告。

▶ 要点提示

子宫平滑肌瘤发生肺转移瘤，可单发或多发。生长缓慢，为良性。也可成为低度恶性平滑肌肉瘤。同样，骨巨细胞瘤也可有良性肺转移瘤。但大多在术后发生，少数与手术无关。因此以后遇到肺内转移瘤发生，应考虑上述可能性。

▶ 参考文献

1. Maredia R，Snyder BJ，Harvey LA，et al. Benign metastasizing leiomyoma in the lung. Radiographics，1998，18：779-782.
2. Abramson S，Gilkeson RC，Goldstein JD，et al. Benign metastasizing leiomyoma：clinical，imaging，and pathologic correlation. AJR Am J Roentgenol. 2001，176：1409-1413.
3. Lipton JH，Fong TC，Burgess KR. Miliary pattern as presentation of leiomyomatosis of the lung. Chest，1987，91：781-782.
4. Shin MS，Fulmer JD，Ho KJ. Unusual computed tomographic manifestations of benign metastasizing leiomyomas as cavitary nodular lesions or interstitial lung disease. Clin Imaging，1996，20：45-49.
5. Horstmann JP，Pietra GG，Harman JA，et al. Spontaneous regression of pulmonary leiomyomas during pregnancy. Cancer，1977，39：314-321.
6. Jautzke G，Muller-Ruchholtz E，Thalmann U. Immunohistological detection of

estrogen and progesterone receptors in multiple and well differentiated leiomyomatous lung tumors in women with uterine leiomyomas (so–called benign metastasizing leiomyomas). A report on 5 cases. Pathol Res Pract, 1996, 192: 215–223.
7. Abramson S, Gilkeson RC. Multiple pulmonary nodules in an asymptomatic patient. Chest, 1999, 116: 245–247.
8. Webb WR, Higgins CB. Thoracic Imaging. Philadelphia: Lippincott Williams and Wilkins, 2005.
9. Resnick D, Kransdorf MJ. Bone and joint imaging. 3rd ed. Philadelphia, Pa.: Elsevier Saunders, 2005.

(北京医院)

病例28　肺母细胞瘤

▶ 病史

男，35岁。一年来反复出现发热，体温最高38.7℃，伴咳嗽、咳痰、痰中带血，一年前胸片发现左肺球形阴影，入院前复查胸片，病灶明显增大。

▶ 影像学表现

X线表现　左下肺可见一较大的球形高密度影，边缘较光整（图1）。

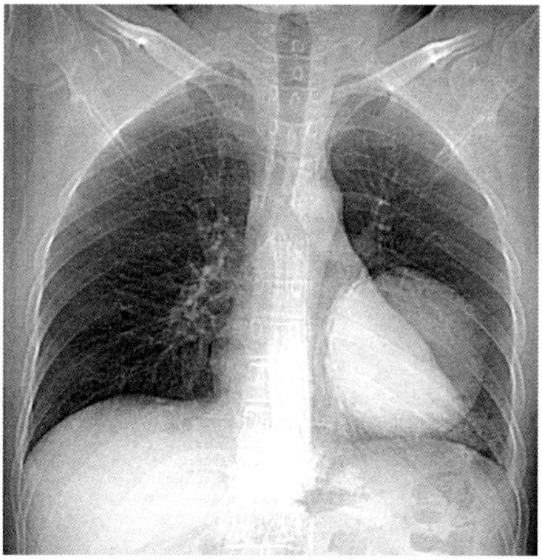

图1　胸部X线平片：左下肺可见球形高密度影。

CT表现　左下肺可见直径约9.5cm球形阴影，边缘光整，内密度不均，平扫CT值20~58Hu，增强后病变明显不均匀强化，CT值约28~80Hu（图2）。

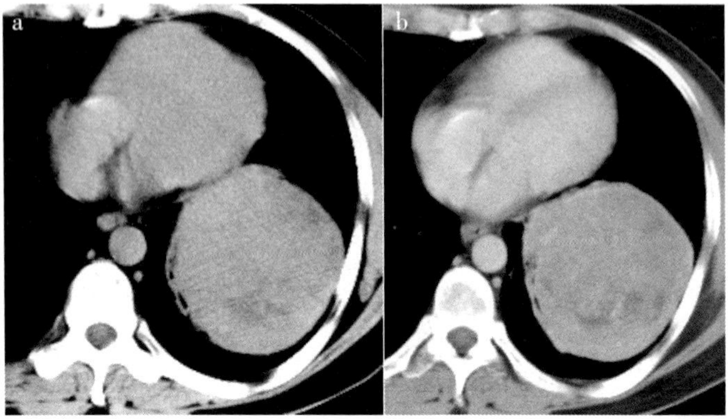

图2 胸部CT（a为平扫、b为增强）：左下肺球形高密度影，边界光整，内密度不均，可见强化。

▶ 诊断与鉴别诊断

肺母细胞瘤 肺内巨大实性肿块，边缘光整，无毛刺，肿块密度不均或均匀，可出血坏死，可形成空洞，可有钙化。

结核球 结核球直径一般在0.5~4cm，一般密度较高而均匀一致，边界清楚而光滑，常伴有钙化，球形病灶周边有环形或弧形钙化，特别是成层的钙化是结核的特征性表现。有时可呈厚壁空洞，邻近肺野有“卫星灶”。

球形肺炎 多数球形肺炎边界较模糊，表现渗出性病变的特征。在病变周围及其肺门方向可有轻度的血管纹理增强，直接引向肿块并与之相连接，表现为“局部充血征象”。肺炎吸收后，该征象消失。

周围型肺癌 多呈类圆形，肿块外缘呈多个弧形的凸起，形成分叶征象，且分叶较深，绝大多数的周围型肺癌边界较清楚，但有不同程度的毛糙，多呈细小的毛刺状阴影，即“毛刺征象”。肺癌可形成空洞，约1%的肺癌肿块内可有钙化，肿瘤逐步增长压迫或阻塞支气管腔时，可出现局限性肺气肿、肺膨胀不全、阻塞性肺炎、肺不张等表现。

炎性假瘤 病变呈圆形，轮廓清楚光滑，通常没有分叶征象，少数可有浅分叶，密度均匀，如为硬化性血管瘤可有斑点钙化影，不出现空洞。一般肿块邻近肺野清楚，无炎性病变，也无胸膜改变。

肺错构瘤 错构瘤边界清，瘤内脂肪与钙化呈灶样交替分布

▶ 最终诊断

病理诊断 肺母细胞瘤（图3）。

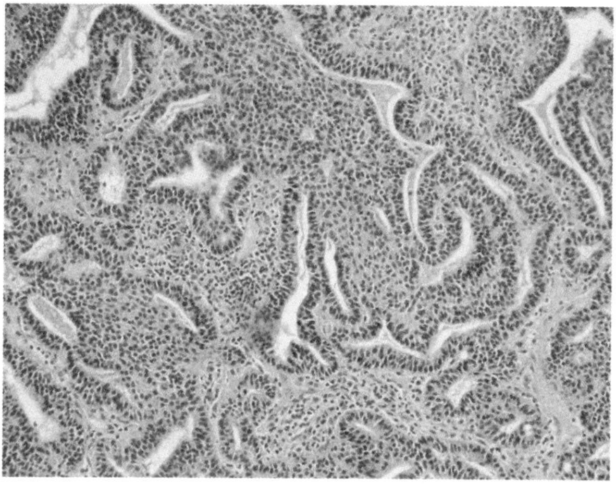

图3 镜下：在肉瘤样胚胎样表现的间质中出现类似于胎儿支气管（10～16周）的管状结构。

▶ 概述

肺母细胞瘤（pulmonary blastoma）的组织来源有人认为起源于肺间质，也有人认为来自胚胎的残余，在其特定的条件下，由于一些残余的原始多能性肺母细胞可向上皮和间质两个方向发育，故有人认为应当是癌肉瘤的1种特殊类型、1种亚型。此瘤起源于肺周边部位的幼稚组织，具有向上皮和间叶双向分化的潜能。世界卫生组织在划分肺部及胸膜肿瘤时，将此肿瘤定为分化较好的胚胎腺癌（well-differentiated fetal adenocarcinoma，WDFA）。肿瘤常为周围型，可压迫大支气管、单发，大小不等，少数也可为多发病灶，并可累及胸膜和纵隔。肺母细胞瘤的肿块影常为单发，生长缓慢，一般无明显症状，时有咳嗽、血痰、胸痛、发热等轻微症状，可有心包、胸膜及纵隔淋巴结的转移。

发病率 肺母细胞瘤占肺源发性肿瘤的0.25%~0.50%。

年龄、性别分布 文献报道可发生在任何年龄，成人多见，最大77岁，最小两个月，但近来报道儿童发病年龄在不断上升，30%为儿童。该瘤多发于40~50岁，无性别差异。

好发部位 肿瘤常为单发、周围型，左右侧肺无差异，偶可多发。肿瘤大小约2.5~26cm，可有中心空洞、钙化、胸腔积液。所谓肺胸膜母细胞瘤，小儿多见，肿瘤发生在已存在的囊性病变内，可伴有肺炎、脓胸、肺气肿、气胸。

治疗方法 一般以手术加放、化疗效果较好。

预后 其预后和年龄有关，年龄越大，预后越差，生存期最长可达19年，最短仅3个月。

▶ 要点提示

肺母细胞瘤是肺内孤立的球形病变，偶可多发，为实质性肿块，大小约2.5~26cm，密度均匀或不均匀，可形成空洞。边缘较光滑，无毛刺，可有浅小分叶，可呈渐行性增大。儿童肺内实质性肿块，特别是巨大肿块影，应考虑到本病的可能。肺内球形病灶经抗炎抗结核治疗无效，无典型周围性肺癌征象，又不像肺良性肿瘤时，要考虑到肺母细胞瘤的可能。肺内圆形肿块、特别是巨大肿块影，而无肺部阻塞性炎症，阻塞性不张征象，也要想到肺母细胞瘤的可能。

▶ 参考文献

1. 郭侗. X线诊断肺母细胞瘤三例.中华放射学杂志，2004，38：444-445.
2. 赵玉斌，张少华，张少君.成人型肺母细胞瘤1 例.中国误诊学杂志，2003，3：822.
3. 秦乃姗.肺母细胞瘤1 例.中国医学影像技术，2004，20：809.
4. 陈薇，刘怀军，高国栋，等.肺母细胞瘤的影像学诊断及鉴别诊断.河北医药，2003，25：436-437.
5. Webb WR，Higgins CB. Thoracic Imaging. Philadelphia，Lippincott Williams and Wilkins，2005.

（北京大学人民医院）

病例29 肺肉瘤样癌

▶ 病史

男，67岁。十余天前无明显诱因出现咳嗽，咳痰，痰中带血伴胸痛。无发热、盗汗等症状。胸片及胸部CT示左侧胸腔内占位，为进一步治疗而入院。既往：吸烟多年。

▶ 影像学表现

X线表现 左下叶背段巨大类圆形软组织肿块，密度均匀，边缘清楚光滑。肿块与左后侧胸膜相邻（图1）。

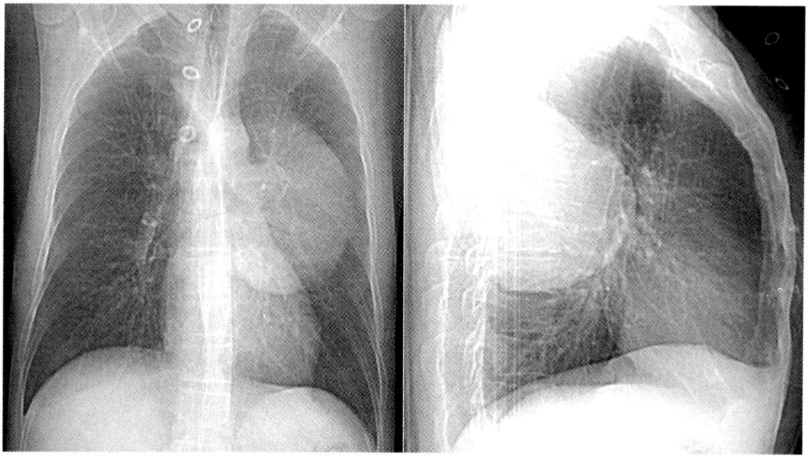

图1 胸部X线平片：左下叶背段巨大肿块，12cm×10cm大小，边缘清楚光滑。

CT表现 左下叶背段12cm×10cm×9cm大小类圆形软组织肿块，密度均匀，CT值分别为48Hu（图2），在注射造影剂30秒后，肿瘤迅速呈轻~中度不均匀强化，CT值55Hu（图3）；2分钟后肿瘤呈持续强化，CT值68Hu。肿块边缘及肿块内斑片状强化，其余的大部分呈略低密度，强化不明显，斑片状持续强化区似漂浮于不强化的瘤组织中(图4)。肿瘤与邻近胸膜粘连不能区分（图2~4)。

▶ 诊断与鉴别诊断

肺肉瘤样癌（LSC） 常见于肺周围部胸膜下，较大的实质性肿块，其边缘清楚，有或无分叶，密度均匀或不均匀，有时可有钙化及空

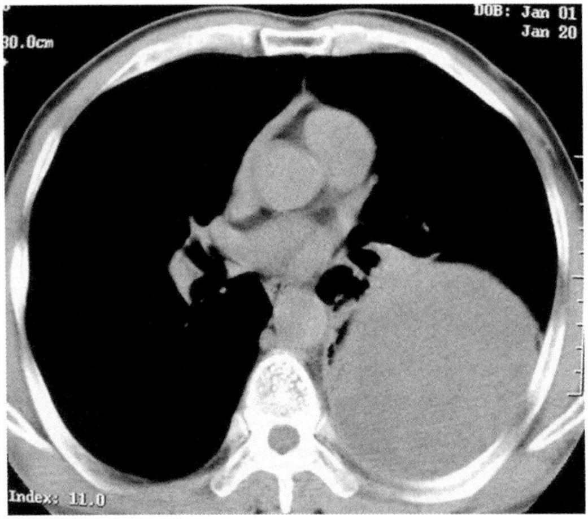

图2 胸部CT：CT值48Hu

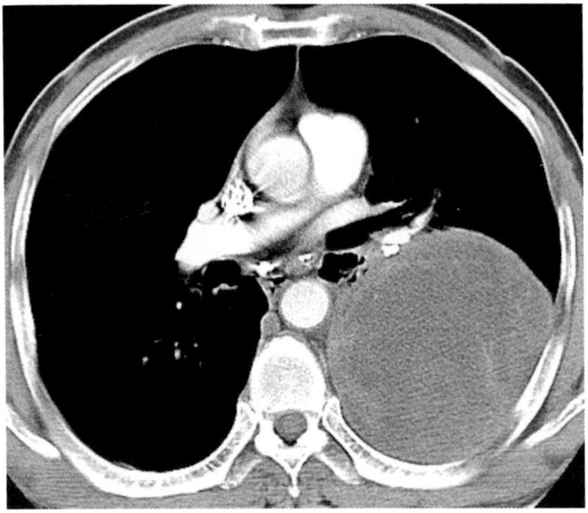

图3 胸部CT增强动脉期：CT值55Hu

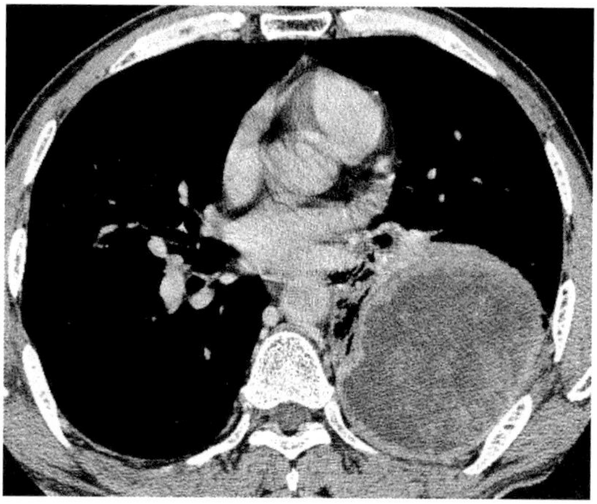

图4 胸部CT增强静脉期：左下肺巨大肿块，大小12cm × 10cm × 9cm。增强扫描2分钟后，肿块边缘及肿块内斑片状强化，CT值68Hu，其余的大部分呈略低密度，强化不明显，斑片状强化区似漂浮于不强化的瘤组织中。

洞，增强扫描肿块迅速呈轻~中度不均匀强化，肿块边缘及肿块内斑片状强化，其余的大部分呈略低密度，强化不明显，斑片状强化区似漂浮于不强化的瘤组织中，延迟扫描肿瘤呈持续强化。肿块与邻近胸膜关系密切或侵及胸膜及胸壁。局部淋巴结及远处脏器转移常见。

▶ 最终诊断

术中所见 可见肿瘤较大（12cm×10cm×9cm）、质硬，表面粗糙，部分区域呈分叶状。切面灰白灰黄灰褐色，呈多彩状，中央大片出血坏死，残余肿瘤呈“鱼肉”样变，部分区域呈胶冻样。与正常肺组织分界部分清楚，部分不清楚 (图5)，肿瘤边缘部分呈分叶，侵及胸膜。与CT所见相同。

镜下所见 见肿瘤上皮部分细胞排列成片、成巢浸润，细胞胞浆丰富，部分区域可见多少不等的梭形细胞和奇异的瘤巨细胞混杂或移行过渡，细胞异型性明显，核分裂象丰富（图6）。可见大片状坏死[HE×100]。

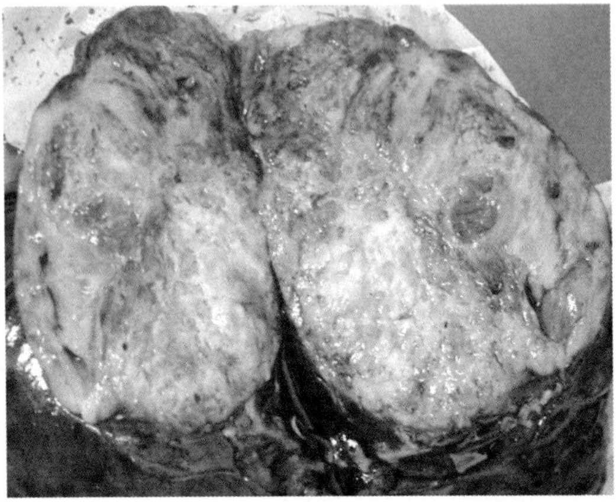

图5 大体病理：术后大体标本显示左下肺12cm×10cm×9cm大小肿物，表面粗糙，部分区域略呈分叶状，侵及周围胸膜。切面灰白灰黄灰褐色，呈多彩状，中央大片出血坏死，残余肿瘤呈“鱼肉”样变，部分区域胶冻样。

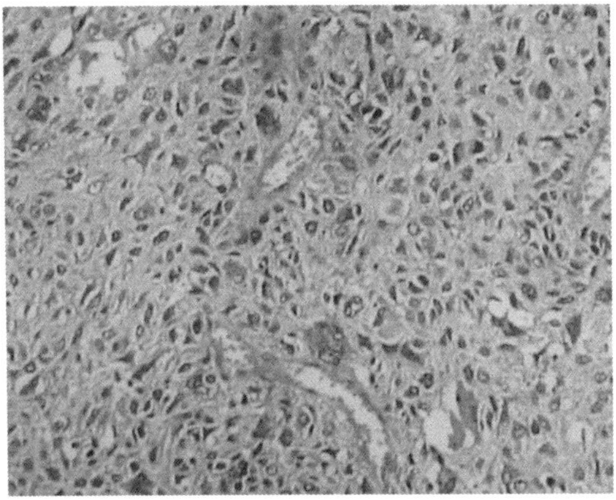

图6 镜下：镜下所见肿瘤上皮部分细胞排列成片，成等浸润，部分区域可见多少不等的梭形细胞和奇异的瘤巨细胞混杂或移行过渡，细胞异型性明显。

免疫组化 vimentin (++)，CK14 (+)，CK18 (+)。病理诊断：左下肺肉瘤样癌，部分区域腺、鳞癌分化。

病理诊断 左下肺肉瘤样癌，部分区域腺、鳞癌分化，肿瘤侵及胸膜。

▶ 概述

在世界卫生组织（WHO）新的肺部肿瘤分类中，肉瘤样癌（sarcomatoid carcinoma，SC）的定义是一组含有肉瘤或肉瘤样成分的分化不良的非小细胞癌。有关其来源及命名的争论由来已久，在其组织起源方面主要有3种观点：（1）肿瘤同时分别起源于上皮组织和间叶组织；（2）肿瘤可能是多潜能细胞向上皮和间质分别分化的结果；（3）上皮或间叶组织中的一种成分发生恶变，诱发了另一种成分的恶变。关于其命名曾多达119种，其中常用的有“癌肉瘤”、“多形性癌”、“梭性细胞癌”、“巨细胞癌”、“肉瘤样癌”等。多数作者认为由癌和肉瘤组成的恶性肿瘤，其本质上是一种来源于上皮细胞的肉瘤样癌，本病中的肉瘤成分仅是癌的不同方向和不同程度的分化，称其为肉瘤样癌是较为确切的。

临床表现 以咳嗽、咳血痰较多见，周围型者多无症状，发现常较晚，这是周围型者较中央型者肿瘤明显较大的原因，但周围型者常以胸膜及胸壁软组织受侵而引起的胸痛为首发症状。本病具有侵袭性的临床过程，常在就诊时肿瘤已经非常巨大，伴局部胸膜侵犯及局部淋巴结或远处脏器转移。

发病率 肺肉瘤样癌非常少见，仅占全部肺部恶性肿瘤中的0.1%~0.4%。

年龄、性别分布 多见于60岁以上的男性吸烟者，常有多年重度吸烟史。男女发病比例为3:1~9.7:1不等。周围型LSC在大体形态上与各种起源于纵隔、胸膜、胸壁的恶性纤维组织细胞瘤、纤维肉瘤、血管肉瘤以及转移瘤表现相似，在影像上难以区别，LSC的诊断只能在除外上述病变的基础上作出。

好发部位 周围型占大多数，肿块多位于肺周围部胸膜下。

治疗 手术治疗。

预后 具有极强的浸润性，本病常在就医时，就已有肺外侵犯和转移。通常认为LSC比一般肺癌更具侵袭性而预后很差，放疗、化疗的效果均不佳。5年存活率仅11.0%~20.0%，平均存活15个月左右。

▶ 要点提示

通常较小的LSC的胸片和CT表现与一般的非小细胞肺癌，无论在肿瘤形态、边缘、密度等都有许多相似之处，很难与之相鉴别，故术前定性诊断较困难。但本病多位于肺周围部胸膜下，较一般肺癌为多，在CT平扫和增强扫描上，肿块内部可见广泛或斑片状低密度区、易侵犯胸膜和胸壁等方面均与一般肺癌有一定的差别，有提示本病的可能。

▶ 参考文献

1. Rossi G，Cavazza A，Sturm N，et al. Pulmonary carcinomas with pleomorphic，sarcomatoid，or sarcomatous elements：a clinicopathologic and immunohistochemical study of 75 cases. Am J Surg Pathol，2003，27：311-324.
2. Brambilla E，Travis WD，Colby TV，et al. The new World Health Organization classification of lung tumours. Eur Respir J，2001，18：1059-1068.
3. Wick MR，Ritter JH，Humphrey PA. Sarcomatoid carcinomas of the lung：a clinicopathologic review. Am J Clin Pathol，1997，108：40-53.
4. 徐志龙，丁嘉安，石美鑫，等. 肺部罕见恶性肿瘤-癌肉瘤（附15例临床分析）. 中华肿瘤杂志，1996，18：119-122.
5. 徐逢敏，韩晓红. 肺肉瘤样癌1例报告. 中国肿瘤临床与康复，2000，7：25.
6. 李文波，林伟，傅凯，等. 肉瘤样肾细胞癌的CT表现及手术病理所见. 放射学实践，2004，19：821-824.
7. 黄志勇，乔振亚，章宜芬，等. 对食管癌肉瘤与肉瘤样癌的初步探讨.中华病理学杂志，1998，27：50-51.

（北京医院）

病例30 后纵隔外周神经鞘瘤

▶ 病史

女，57岁。后腹膜囊肿引流术后1月。1月前患者因后腹膜腔囊肿于当地医院行囊肿引流术，具体手术情况不详。术后1月复查B超，再次发现后腹膜腔囊肿。就诊我院，行B超检查发现右上腹部（右肝后深方）可见一11cm×7.5cm×9.5cm无回声，边界清，囊壁清晰，呈双层，厚约0.5cm。其内可见引流管回声，囊性病变内未见血流信号。患者发病后无畏寒、发热，亦无尿频、尿急、尿痛。查体：双肾区无叩痛，未扪及包块，双侧输尿管走行区无压痛，耻骨上膀胱未叩及。右腹部可见外侧腹壁原手术切口疤痕，长约20cm，未扪及包块，可见引流管。

▶ 影像学表现

X线表现　后下纵隔右侧脊椎旁见一类圆形肿块影，边缘光整，密度均匀，右侧横膈受压向下凹陷。双肺及心影未见异常（图1~2）。

CT表现　后下纵隔右侧脊椎旁见一圆形囊性肿块影，直径约10cm，壁较厚，囊内密度均匀。横膈及右侧肾脏受压移位。增强扫描囊壁强化（图3~7）。

▶ 诊断与鉴别诊断

神经源性肿瘤　圆形或卵圆形肿块，边界清楚，可以带蒂，有或无包膜，常可伴有出血和囊变。

恶性外周神经鞘瘤　在CT上，大多表现为低密度软组织肿块，其内密度常不均匀，均匀者很少，更少见的是均匀的高密度。增强后大多数称不均匀增强。MRI T1WI上主要为不均匀的低信号，T2WI上主呈不均匀高信号。来自脊神经的可使神经孔扩大并呈哑铃状肿块。

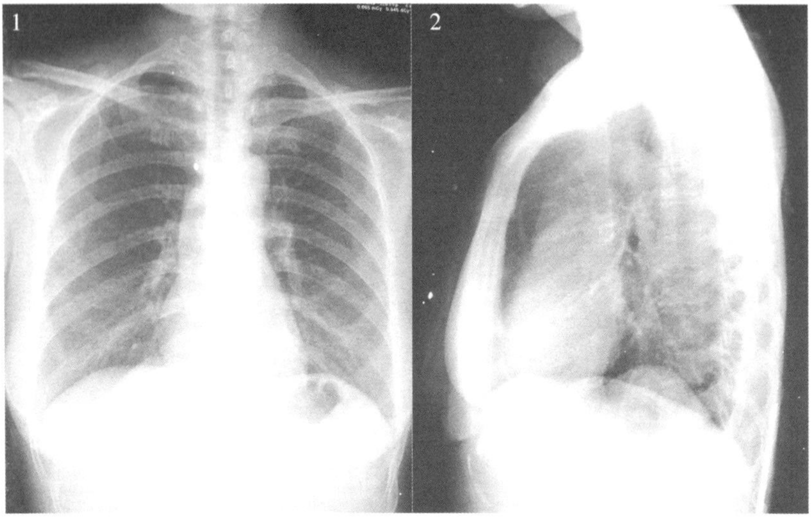

图1～2 胸部X线平片：后下纵隔右侧脊椎旁见一类圆形肿块影，边缘光整，密度均匀，右侧横膈受压向下凹陷。

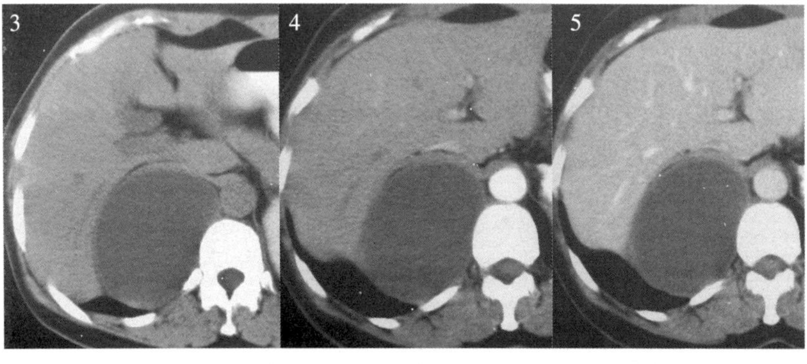

图3～5 腹部CT（图3为平扫、图4为增强扫描早期、图5为增强扫描延迟期）：后下纵隔右侧脊椎旁见一圆形囊性肿块影，直径约10cm，囊内密度均匀。增强扫描囊壁强化，囊内液体未见强化。

脑硬脊膜膨出 又称脊膜膨出，主要见于儿童，圆形液性密度肿块，与蛛网膜腔相连，通过颈部与胸髓脊膜相连。

神经肠源性囊肿 是罕见的后纵隔先天性囊肿，囊肿内含有消化道上皮及神经组织，常伸入脊椎内合并脊柱侧弯、脊椎纵裂、半椎体、

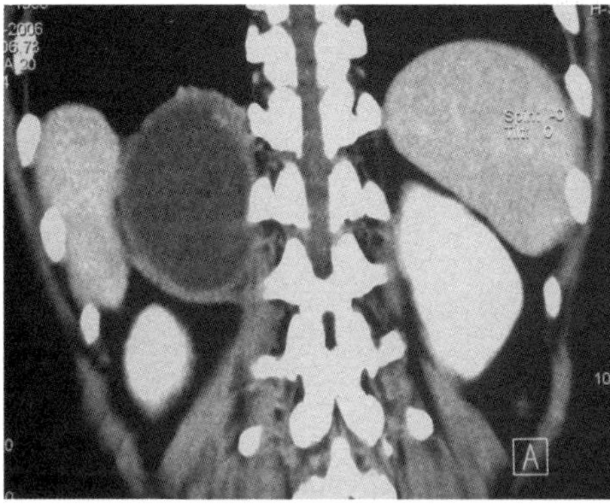

图6 CT增强扫描延迟期重建冠状位：横膈及右侧肾脏受压向下移位。

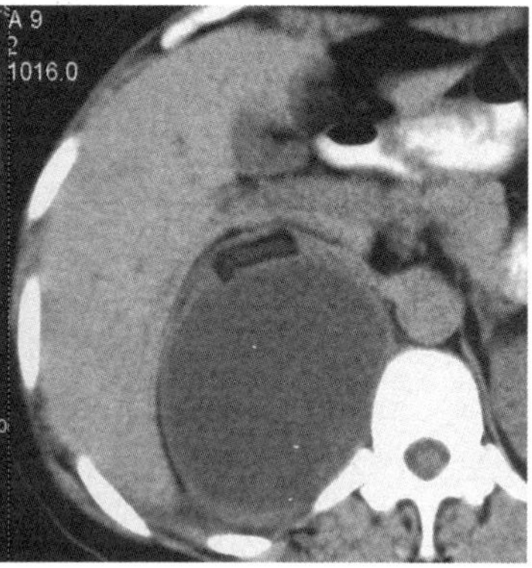

图7 CT平扫：囊壁较厚，前缘处见引流管影。

蝴蝶椎等畸形，可发生神经症状。

▶ 最终诊断

术中所见 打开胸膜腔，见囊性肿物，白色致密，打开囊壁，厚约0.5cm，放出大量囊液，开始为黄褐色浓稠液体，后为血性液，囊内壁渗血。囊壁与周围组织有间隙，将囊壁完整剥除。

免疫组化 S-100（+），CD34（+），SMA（-），CD117（-）。具有一定恶性潜能。

病理诊断 外周神经鞘膜瘤。

▶ 概述

外周神经鞘瘤（peripheral nerve sheath tumors）分为良性的神经纤维瘤、神经鞘瘤及恶性外周神经鞘瘤。后者可原发或由前两者恶变而来。本例病理为外周神经鞘瘤（良性），具有一定的恶变潜能。现将恶性外周神经鞘膜瘤（MPNST）简要介绍如下：

恶性外周神经鞘膜瘤（MPNST）是描述那些曾被称作恶性神经鞘瘤（恶性雪旺细胞瘤），神经源性肉瘤和神经纤维肉瘤的肿瘤。1993年WHO正式将该类肿瘤命名为恶性外周神经鞘膜瘤。研究表明，它是由纤维母细胞、EMA阳性的鞘膜细胞、雪旺细胞、CD34阳性的树突状细胞、原始神经上皮细胞等构成的一个异质性的肿瘤。

而在2002年的WHO软组织肿瘤分类中将此单独分类取消，统一归属为“神经源性肿瘤”。

发病率 约占所有软组织肉瘤的5%~10%。

年龄、性别分布 好发于20~50岁成年人。男女发病率无明显差异。

好发部位 肢体、头颈部和腹膜后多见。

治疗 手术切除。

预后 局部复发率及转移率较高。

▶ 参考文献

1. 饶圣祥，曾蒙苏，王冬青，等.软组织神经鞘肿瘤的MRI诊断.中华放射学杂志，2005，39：1293-1296.

2. Lin J，Martel W. Cross-sectional imaging of peripheral nerve sheath tumors：characteristic signs on CT，MR imaging，and sonography. AJR Am J Roentgenol，2001，176：75-82.

（北京大学第三医院）

病例31 胸膜低度恶性孤立性纤维源性肿瘤

▶ 病史

女，57。因咳嗽、咳痰1月余入院。咳嗽无明显诱因，咳白痰，无痰中带血、无发热、胸痛，查体右肺呼吸音减弱。实验室检查正常。

肺功能检查：通气功能中度减退，混合性通气功能障碍（以阻塞为主），小气道功能障碍，残气肺总量百分比增高，弥散功能减退。

▶ 影像学表现

X线表现 右肺上下叶各见一个肿块，占据胸腔大部分，肿块最大直径分别为8.5cm×10cm、9.0cm×10cm。肿块间无粘连，边缘光滑，无分叶，密度均匀，无钙化及空洞，邻近肋骨无破坏（图1~2）。

CT表现 CT平扫示右上叶肿块占据了大部分上叶体积，紧贴纵隔及

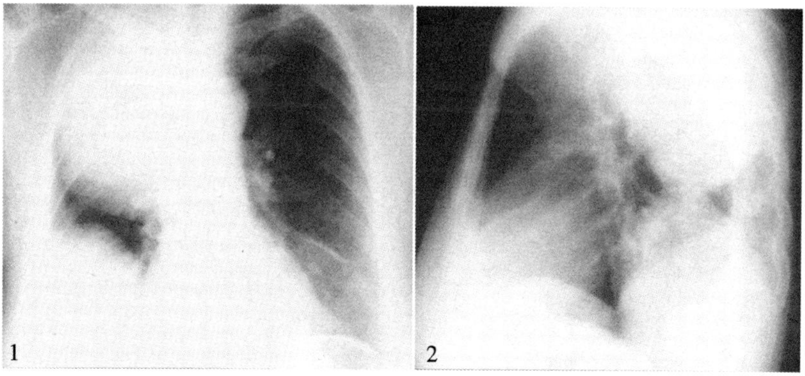

图1～2 胸部X线平片：右肺上下叶各见一个肿块，占据胸腔大部分，肿块最大直径分别为8.5cm×10cm、9.0cm×10cm。肿块间无粘连，边缘光滑，无分叶，密度均匀，无钙化及空洞，邻近肋骨无破坏。

后胸壁，与气管分界不清，右主支气管后壁受压变形。右下叶肿块与侧胸壁相连，向下压迫肝脏。肿块边缘清楚，下叶者有浅分叶，密度大部较均匀，CT值44Hu，小片密度较低处CT值27Hu。肺门、纵隔未见淋巴肿（图3~5）。增强扫描示注药后30秒肿块轻度不均匀强化，CT值66Hu；2分钟进一步增强，CT值为83Hu，肿块内可见散在紊乱扭曲血管；5分钟为79Hu；平扫低密度区无明显强化，为28Hu（图6~7）。

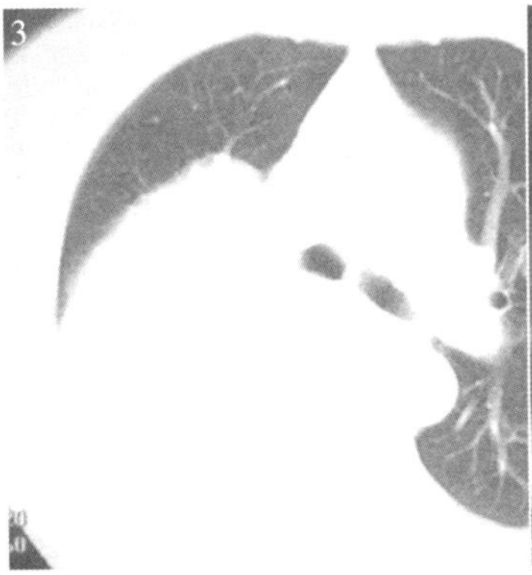

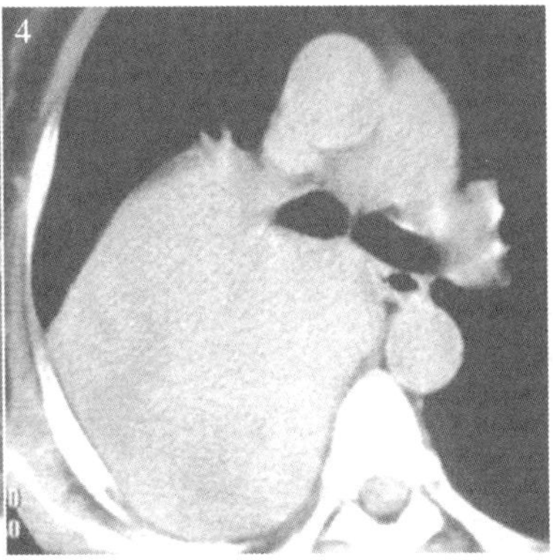

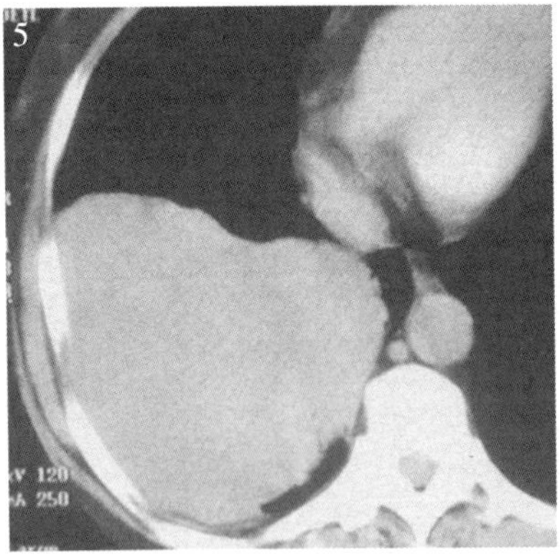

图3~5 胸部CT：右上叶肿块占据了大部分上叶体积，紧贴纵隔及后胸壁，与气管分界不清，右主支气管后壁受压变形。右下叶肿块与侧胸壁相连，向下压迫肝脏。肿块边缘清楚，下叶者有浅分叶，密度大部较均匀，CT值44Hu，小片密度较低处CT值27Hu。肺门、纵隔未见淋巴肿。

▶ 诊断与鉴别诊断

中老年女性患者，肺内发现两个巨大肿块，首先应考虑恶性肿

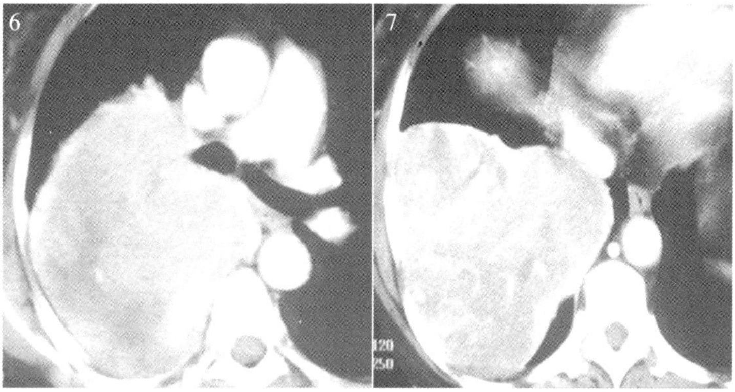

图6～7 胸部CT增强扫描：注药后30秒肿块轻度不均匀强化，CT值66Hu；2分钟进一步增强，CT值为83Hu，肿块内可见散在紊乱扭曲血管；5分钟为79Hu；平扫低密度区无明显强化，为28Hu。

瘤；由于肿块巨大，肺内还是肺外病变很难区分，但肺癌最常见，淋巴瘤或起源于间叶组织的肿瘤：纤维瘤或纤维肉瘤、平滑肌瘤或平滑肌肉瘤、恶性纤维组织肉瘤等也需要考虑。

临床诊断 右肺巨大软组织肿块，符合恶性肿瘤，起源于肺内，肉瘤可能，侵及纵隔。在影像上很难与肺癌、肉瘤鉴别，确诊常需要肺穿刺活检甚至开胸活检。免疫组化很有帮助，特别是CD34强阳性，此抗原表达对鉴别诊断有重要作用。

▶ 最终诊断

镜下所见 穿刺组织由大小形态比较一致的梭形细胞组成，排列纵横交错，可找到分裂象，无坏死（图8）。

免疫组化 CD34（+）、Actin－平（+）、Vimentin（+）、CK1－3及S－100（－）、CD68有少量散在阳性细胞。

病理诊断 胸膜低度恶性孤立性纤维源性肿瘤。

▶ 概述

胸膜孤立性纤维源性肿瘤（solitary fibrous tumor of the pleura）是起于胸膜间皮，并形成局部间皮下纤维结缔组织病灶的肿瘤。

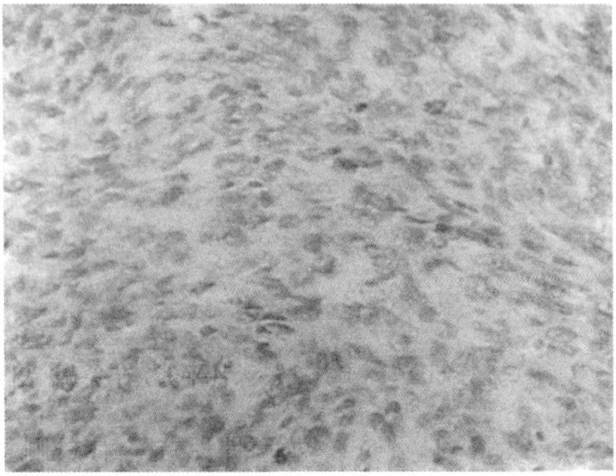

图8 镜下：穿刺组织由大小形态比较一致的梭形细胞组成，排列纵横交错，可找到分裂象，无坏死。

1931年Wagner首先报道，Klemperer和Rabin发现它们起于胸膜间皮，并形成局部间皮下纤维结缔组织病灶。

本病命名不统一，如局限性良性纤维瘤、局限性纤维性间皮瘤、良性纤维性间皮瘤、间皮下纤维瘤，以胸膜孤立性纤维性肿瘤命名较多。两个病灶同时发生的病例尚未见文献报道。

发病率 SFT的发生率为2.8/100000，是除间皮瘤外胸膜肿瘤的第二位，占全部胸膜肿瘤的5%以下。

年龄、性别分布 男:女约1:1；发病年龄范围广，儿童至80岁，以老年人多见。

好发部位 (1) 胸膜：大部分发生于胸膜，其中2/3肿瘤发生于脏层胸膜，1/3于壁层胸膜。(2) 其它部位：少见，也可发生于非浆膜结构，多为个案报道，其中40%发生于肺，还可发生于心包、纵隔、腹膜、腹膜后、肾、鼻咽部、眶、乳腺等部位。

病理表现 超微结构显示肿瘤具有成纤维细胞特点，而非间皮细胞特点；免疫组化波形蛋白阳性、角蛋白阴性；有的学者认为肿瘤起源于胸膜间皮衬里下的未分化的间皮细胞。

治疗 主张根治性切除或放疗。

预后 术后可有复发，恶性病变偶有远处转移。需随诊。预后主要依赖于肿瘤可切除性、大小、细胞有丝分裂计数和多形性、肿瘤内坏死。

▶ 要点提示

本病与石棉接触无关。临床症状因发生部位而异。发生于胸部者，大多无症状。常见症状有呼吸困难、咳嗽、胸痛（40%），肺外表现有杵状指（20%）、肺性骨病、少数人有低血糖（4%~35%）。

CT平扫示肿瘤大小不一，可占据一侧胸腔。呈边缘清楚的圆形或分叶状肿块，有或无胸膜浸润。有蒂肿块位置可随病人体位改变。CT增强扫描因肿瘤富血管而明显强化，平扫及增强肿瘤中低密度不增强区域为坏死、粘液变、出血。CT提示恶性SFT的征象：肿瘤大于10cm，中央坏死，同侧胸膜侵犯。

MR：肿瘤因含丰富的胶原纤维基质但细胞成分少而在T1WI、PDWI、T2WI均为低信号，T2WI上高信号为坏死、粘液变；增强扫描可强化。

影像学检查可显示肿块与周围组织关系：推移而非侵犯是其特点。CT和MRI作用是评价肿瘤与周围组织关系及肿瘤的可切除性。

经皮肺穿刺活检可成功地取得病理标本，除用作病理诊断外，还可作组化检查。大体病理上肿瘤境界清楚、质硬、圆形或分叶状、灰白到黄白状，常有漩涡或编织样结构，有小灶性出血，偶可见囊形变。显微镜下表现：肿瘤可为良性或恶性，87%为良性。典型良性病例呈圆形或梭状成纤维样细胞交错缠绕在一起，伴大量胶原纤维沉积，许多呈蟹足肿样，并可有硬化区。各区细胞丰富程度差异很大，部分区域可呈血管外皮肉瘤样结构。角蛋白、癌胚抗原和上皮膜抗原阴性，偶尔肌纤维蛋白（desmin）和肌动蛋白阳性。波形蛋白（Vimetin）通常阳性。80%CD34强阳性，此抗原表达对鉴别诊断有重要作用。CD34是一种主要在造血干细胞和小血管表皮细胞表达的跨膜蛋白。最近研究表明，CD34还可在皮肤附属器、神经纤维、树枝状基质细胞表达。多种新生物CD34阳性，包括急性非淋巴细胞白血病、血管肿瘤、皮肤纤维肉瘤、神经鞘瘤、神经纤维瘤、胃间质肿瘤、脑膜瘤和SFT。许多研究表明胸膜SFT和其它部位SFT

多为强阳性。

▶ 参考文献

1. 刘复生，刘彤华.肿瘤病理学.北京：北京医科大学协和医科大学联合出版社，1997. 448–450.
2. Sandvliet RH，Heysteeg M，Paul MA. A large thoracic mass in a 57–year–old patient. Solitary fibrous tumor of the pleura. Chest，2000，117：897–900.
3. Ferretti GR，Chiles C，Choplin RH，et al. Localized benign fibrous tumors of the pleura. AJR Am J Roentgenol，1997，169：683–686.
4. Goodlad JR，Fletcher CD. Solitary fibrous tumour arising at unusual sites：analysis of a series. Histopathology. 1991，19：515–522.
5. Flint A，Weiss SW. CD–34 and keratin expression distinguishes solitary fibrous tumor (fibrous mesothelioma) of pleura from desmoplastic mesothelioma. Hum Pathol，1995，26：428–431.
6. Yokoi T，Tsuzuki T，Yatabe Y，et al. Solitary fibrous tumour：significance of p53 and CD34 immunoreactivity in its malignant transformation. Histopathology，1998，32：423–432.

（北京医院）

病例32 食管恶性黑色素瘤

▶ 病史

女，73岁。两月前无明显诱因出现吞咽困难。

▶ 影像学表现

食管钡餐造影表现 食管扩张，肿块位于食管中下段不规则“菜花样”充盈缺损（图1）。长18cm，宽4.5cm。堵塞整个管腔，表面粘膜多个小溃疡，侵及食管周径大部分。

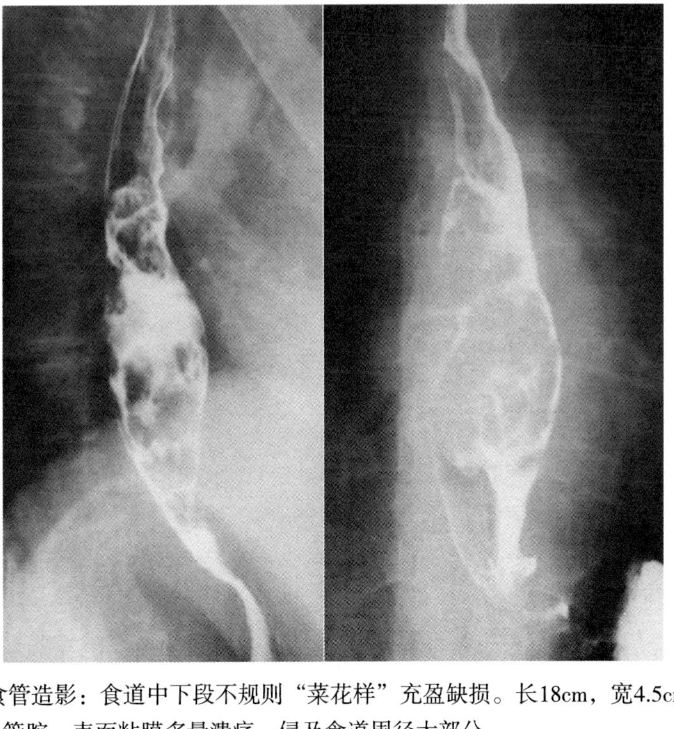

图1 食管造影：食道中下段不规则“菜花样”充盈缺损。长18cm，宽4.5cm。堵塞整个管腔，表面粘膜多量溃疡，侵及食道周径大部分。

内镜检查表现 发现巨大深蓝色或黑色息肉样肿物，堵塞整个管腔，表面粘膜多个小溃疡。

▶ 诊断与鉴别诊断

食道癌 病理分为四种基本类型，按其发病多少顺序为髓质型、菌伞形、溃疡型和狭窄型。菌伞形肿瘤主要向腔内生长，形如息肉或菜花样，侵及食道周径的一部分或大部分，血行转移和淋巴转移均可。内镜检查多表现为非黑色的息肉样肿物。

食道恶性黑色素瘤 影像学上缺少X线特征表现，临床表现和X线征象与髓质型食道癌极其相似，影像上很难鉴别，血行转移常见，淋巴转移罕见。本病大体标本可分为有色素和无色素瘤两种，典型表现为黑色或黑褐色。内镜检查表现为食管中下段巨大深蓝色或黑色息肉样肿物，堵塞整个管腔，表面粘膜多个小溃疡；少数为无色肿物。

▶ 最终诊断

术中所见 距门齿35cm处不规则肿物，3cm×6cm边界清楚，表面不平，上面附有灰黑色苔，组织脆，易出血；疑为食道下段癌，刷片找到腺癌细胞，肿块位于食道中下段黑褐色“菜花样”肿物，堵塞整个管腔，表面粘膜多个小溃疡，侵及食道周径大部分。

病理结果 食道恶性黑色素瘤。

▶ 概述

食道恶性黑色素瘤（esophageal melanoma）起源于食道上皮基底层黑色素细胞，可能与雌、孕激素有关。1952年，Garfinkle等首次报告病理证实瘤体周围有活跃的交界痣，因此认为食管粘膜中的黑色素细胞的自然发生是产生原发性食管恶性黑色素瘤的必要条件。

目前如何诊断食管原发性黑色素瘤还存在争议。Allen等提出当符合以下4个条件时，即可以认为是原发性食管黑色素瘤：(1）具有黑色素瘤的特征性结构并含有黑色素沉着；(2）邻近上皮可见黑色素细胞；(3）肿瘤呈息肉状；(4）起源于位于鳞状上皮内的交界性活动区域。

原发性恶性黑色素瘤多呈息肉状，结节分叶状肿物，向腔内生长，有时有蒂，触之质脆。可分为有色素和无色素瘤两种，典型为黑色或黑褐色，少数为无色肿物。临床表现和X线征象与食道癌相似，血行转移常见，淋巴转移罕见。

发病率 恶性黑色素瘤在恶性肿瘤中不到2%。据统计有15%的黑色素瘤发生在非皮肤的部位，其中仅有0.5%原发于食管。食管原发性恶性黑色素瘤罕见，占食管恶性肿瘤的0.1%~0.3%。国内自1979年首例报道以来，至2005年文献报告共计37例。

年龄、性别分布 多见于50~60岁老年人，男女比例为1.6:1。

好发部位 食管黑色素瘤多发生于食道中下段。

治疗 以手术根治切除为主。外科治疗属一种局部治疗方式，患者最终可能死于其它部位的转移灶。放射治疗对原发灶一般疗效不佳，但术后对病灶局部放射和免疫治疗可改善预后。

预后 本病恶性程度高，预后差，极易发生转移，血行转移常见，淋巴转移罕见。文献报道手术切除中位生存期为7.5~13.4个月，5年生存率<5%。

▶ 要点提示

文献报道食管原发性恶性黑色素瘤生长迅速，常可复发，预后较皮肤恶性黑色素瘤差，其原因可能与下述因素有关：(1) 食道粘膜血管及淋巴管丰富，易发生早期浸润或转移；(2) 部位隐蔽，早期不易发现，通常在肿瘤发展到一定大小时，才出现临床症状，此时病变已属晚期。故早期诊断比较困难。有报告说就诊时有区域或远处转移者占43%。黑色素瘤在MRI上有特征性的短T1短T2表现，遗憾的是本例未行MRI检查。

▶ 参考文献

1. 王丽霞，鲁保凤.恶性黑色素瘤293例回顾分析.临床医药实践杂志，2005，14：45–46.
2. 鲍山林，高平.食管原发性恶性黑色素瘤1例.宁夏医学杂志，2005，27：45–46.

3. 丁保国，孙玉鹗，周乃康，等.中国人原发性食管黑色素瘤的临床特征及治疗—2例报告及文献复习.中国胸心血管外科临床杂志，2003，10：226-228.

（北京医院）

病例33 自发性食管破裂

▶ 病史

男，60岁。14小时前进食后出现恶心、剧烈呕吐，吐出物为食物。患者呕吐过程中突发左上腹痛，为持续性剧烈疼痛。随即就诊于当地医院查血常规：WBC 20×10^9/L，Neu85%。胸片未见异常。6小时前腹痛仍未缓解，胸部CT提示胸腔积液，左下肺不张。即行胸腔穿刺，抽出草绿色液体。

▶ 影像学表现

CT表现 左侧前胸腔可见气体影，左侧上下肺体积缩小，密度增高。双下后胸腔内可见弧形低密度影，左侧著。食管壁明显增厚，食管左侧可见不规则的气体密度影（图1）。

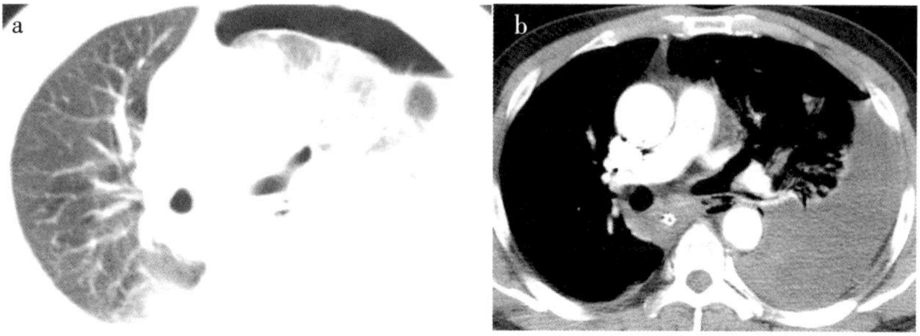

图1 胸部CT（a为肺窗、b为增强扫描纵隔窗）：下段食管壁明显增厚，左侧食管旁可见气体影。左侧液气胸，右侧少量胸腔积液。

食管造影 食管中下段可见有机碘造影剂外溢（图2）。

▶ 诊断与鉴别诊断

自发性食管破裂 X线早期可出现纵隔局限性气液平面及气胸，

当气影蔓延至颈部，可形成颈部皮下气肿。纵隔增宽。食管内容物流出或继发纵隔炎时可引起胸腔积液，口服有机碘，可见造影剂溢出食管，即能确诊。

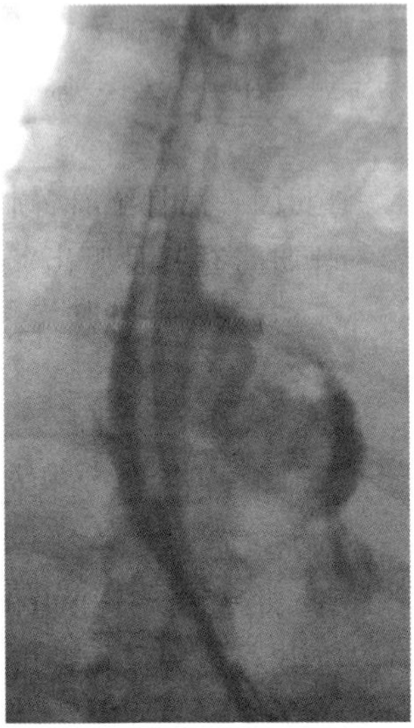

图2 泛影葡胺食管造影：食管中下段可见有机碘造影剂外溢。

▶ 最终诊断

术中所见 手术中可见胸腔内大量草绿色液体及少量食物碎片。肺、膈肌、心包表面可见大量纤维素及脓胎。食管下段破口处表面胸膜破裂，内有大量脓液。

诊断 自发性食管破裂。

▶ 概述

基本概念 自发性食管破裂（spontaneous esophageal perforation）又称贝尔哈维（Boerhaave）综合征，本综合征由荷兰医师Boerhaave命名，它是指自发性食管中下段破裂，常由于剧烈呕吐后腹内压力突然升高引起。由于中下段食管肌层以平滑肌为主，肌层薄，缺乏纵行肌的扩张缓冲，又因为周围缺少包裹组织，故此段食管最容易发生破裂。

发病率 几乎均发生于剧烈呕吐后。

年龄、性别分布 成人发病，男女比例相当。

好发部位 中下段食管。

治疗 手术修补。

预后 及时手术预后良好，而破裂24小时后手术，死亡率高达70%。

▶ 要点提示

如在剧烈呕吐后出现急性胸痛，胸片（包括胸透）发现上纵隔积气、气胸、胸腔积液（常在左侧），应想到有自发性食管破裂的可能，可口服有机碘溶液后行食管造影确诊。

▶ 参考文献

1. 宁尚山，郝凡房.自发性食管破裂1例.泰山卫生，2005，29：44.

2. White CS，Templeton PA，Safuh A.Esophageal perforation：CT findings.Am. J. Roentgenol，1993，160：767-770.

（北京大学人民医院）

病例34 右心房淋巴瘤

▶ 病史

男，22岁。4个月前开始自觉劳累后胸闷、憋气，休息后可缓解，伴夜间阵发性呼吸困难。就诊外院行超声心动检查发现右心房占位。查体：颈静脉怒张，行心包穿刺为血性积液。胸穿为清亮淡黄色胸水。

▶ 影像学表现

CT表现 心包大量积液，右房见软组织密度肿块，上腔静脉受侵、梗阻，CT值为67.71Hu，残余心房腔明显不规则，左房显影受压体积变小，右腋下，上纵隔。胸椎旁后背见侧支形成。双侧胸腔积液，双肺下叶压迫性肺不张（图1）。

▶ 诊断与鉴别诊断

按Webb描述，心脏淋巴瘤大多数生长在右侧，尤其好发于右方内，也可长在其它心腔。常伴有大量心包积液。肿瘤呈局限性团块状或为不规则浸润病灶，在T1WI上呈低信号，T2WI上为高信号。增强后有强化。如有坏死，信号强化不均匀。有的可伴有心脏外肿块。本病例中肿瘤也生长在右房，伴有大量心包积液。因未做MRI，信号不明。一般而言，CT及MRI可发现心脏内肿瘤，并能估计其生长或侵犯部位、大小。对于肿瘤定性非常困难，但在MRI上，不同信号的改变，对个别肿瘤，如脂肪瘤，可以定性。对于一些肿瘤也有较好的参考价值，如纤维瘤、良性横纹肌肉瘤及黑色素瘤转移等。

心脏肿瘤中，良性者约占80%，分述如下：

粘液瘤 占心脏原发肿瘤的56%，其中60%~80%发生在左房，20%~28%发生在右房，心室内少见。T1WI上呈低或等信号，T2WI上呈高

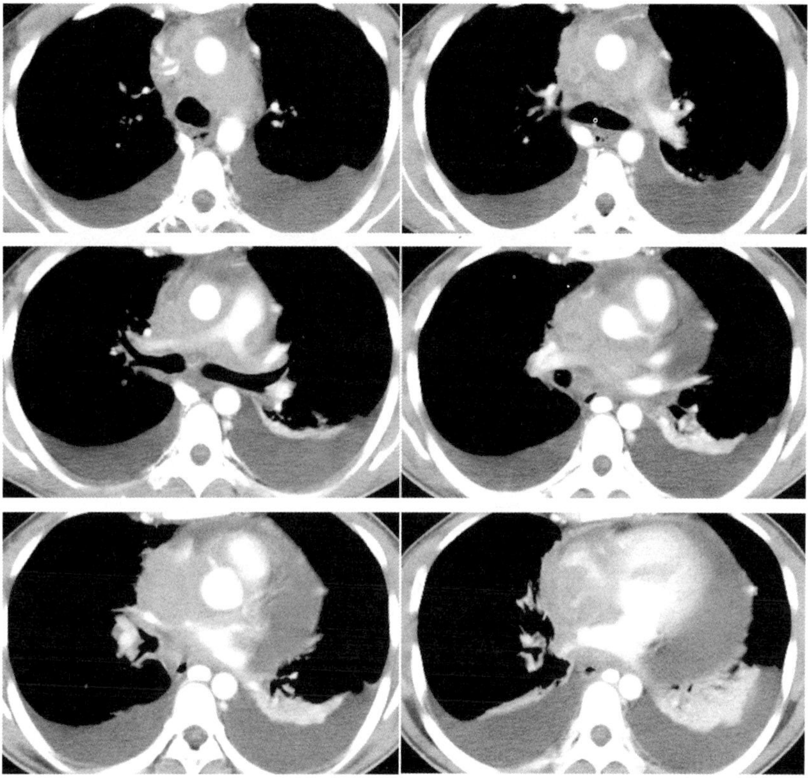

图1 胸部CT增强扫描：右房见软组织密度肿块，上腔静脉梗阻。心包大量积液，双侧胸腔积液。

信号，有强化。

脂肪瘤 是第二常见的心内肿瘤，发生于任何年龄，但中老年多见。在MR所有的序列上，呈脂肪特有的信号，即T1WI高信号，T2WI上呈等或高信号，压脂像上信号丢失。

乳头状弹力纤维瘤 占良性肿瘤的10%，其中90%发生在瓣膜上，常<1cm，因富含纤维组织，故在T2WI上呈低信号。

良性横纹肌瘤 儿童常见。30%~50%发生在结节性硬化的病人。T1WI及T2WI均与心肌呈等信号，并强化。

纤维瘤 为儿童第二常见肿瘤。T1WI上可以等信号，在T2WI呈低信号，增强后肿瘤周围增强，中心不强化，也是一个特点。延迟15~20

分钟后，肿瘤也可以全部强化。纤维瘤与横纹肌瘤鉴别时，如果为单发肿瘤，在T2WI上呈低信号，可能为纤维瘤。如果肿瘤多发，T2WI上呈低信号，则横纹肌瘤可能性大。

嗜铬细胞瘤 好发于30~50岁，肿瘤平均大小为3~8cm，为富血管肿瘤，T1WI上呈等信号，T2WI上呈高信号。增强后高度强化。如果肿瘤内坏死，可以强化不均。

血管瘤 肿瘤钙化可以在CT上见到，在T1WI上呈等信号。T2WI上呈高信号。因病灶内常有钙化，血管流空等，可导致信号不均。增强后明显强化。

心脏恶性肿瘤约占20%~25%，分述如下：

横纹肌肉瘤 儿童常见，常为多发性，信号不等。在T1WI及T2WI上均可呈等信号，但如有坏死则信号不均。增强后，可见斑片状强化，可向心外肺动脉、降主动脉内伸展。

淋巴瘤 见上文Webb的描述。

梭形细胞血管内皮细胞瘤 右房内类圆形分叶状软组织肿块，CT内有坏死，不均匀强化。心包内有中等量的心包积液，属于低度恶性。

其它肉瘤 包括纤维肉瘤、成骨肉瘤、平滑肌肉瘤、脂肪肉瘤。均少见，只占4%。其信号大多为T1WI等、低信号，T2高信号，有强化。无特征性。

转移瘤 转移到心脏的肿瘤远远多于心脏原发瘤。任何恶性肿瘤均可以转移到心脏。但以黑色素瘤、白血病、淋巴瘤为多。其次是甲状腺癌、肺癌、乳腺癌及食管癌等。黑色素瘤，如含有顺磁性黑色素，可以缩短T1及T2。在T1WI上呈高信号，T2WI上呈较低信号，具有诊断的特征性。

▶ 最终诊断

免疫组化 LCA (+) CD20 (+/−) CD43 (+) CK (−) IMA (+) LGA (−) NSE (−) SYN (−)

病理诊断 （右心房）小细胞性恶性肿瘤，恶性淋巴瘤可能性大(图2)。

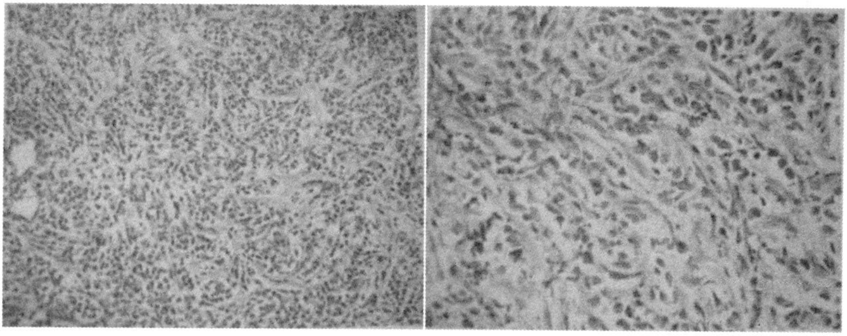

图2 镜下：（右心房）小细胞性恶性肿瘤，恶性淋巴瘤。

▶ 概述

起源于淋巴网状系统的恶性肿瘤称作恶性淋巴瘤（lymphoma）。多发生于淋巴结和/或结外部位淋巴组织。按病理和临床特点可将恶性淋巴瘤分为两大类：霍奇金淋巴瘤（HL）和非霍奇金淋巴瘤（NHL）。

发病率 原发性心脏肿瘤发生率为0.017%~0.03%，其中25%为恶性，多为肉瘤，原发性恶性心脏淋巴瘤极为罕见。

年龄、性别分布 30~60岁，男女比例1:3。

好发部位 淋巴瘤可以侵犯心脏的任何部位，以右心多见，特别是右房。

治疗 手术治疗，但多难以手术切除。

预后 恶性病变，预后差。

▶ 要点提示

心脏肿瘤如有以下一些征象可能为恶性，否则良性可能大。1）侵犯一个以上心腔；2）向心外血管伸展，如肺动静脉、腔静脉；3）于心腔呈广基底附着；4）肿瘤内有坏死；5）侵犯到心腔以外；6）血性心包积液；7）蔓延到纵隔；8）有远处转移。

▶ 参考文献

1. Webb WR，Higgins CB. Thoracic Imaging. Philadelphia：Lippincott Williams and

Wilkins，2005.

2. Schvartzman PR， White RD. Imaging of cardiac and paracardiac masses. J Thorac Imaging，2000，15：265–273.

（北京大学人民医院）

病例35 右心房梭形细胞血管内皮瘤

▶ 病史

女，32岁。胸闷，气促4个月余，左侧胸痛近1个月。

▶ 影像学表现

X线表现 心影明显向双侧增大，心前间隙缩小（图1）。

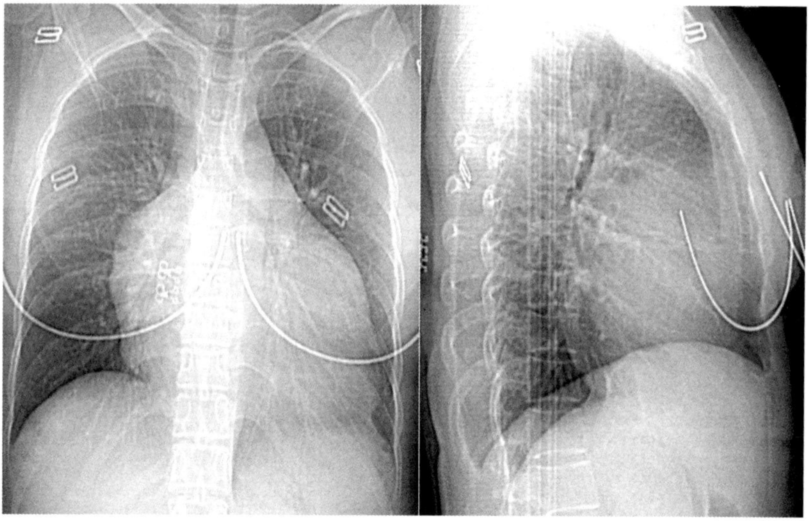

图1 胸部X线平片：心影明显向双侧增大，心前间隙缩小。

CT表现 右心房可见一约6.6cm×7.5cm×8.0cm大小类圆形软组织肿块（图2），增强扫描可见病灶强化不均匀，CT值在43~114Hu之间。心包内见液性密度影，双侧胸腔积液。纵隔内未见肿大淋巴结（图3）。

▶ 诊断与鉴别诊断

心脏原发肿瘤 发生率小于0.1%，其中2/3是良性的，以心房粘液瘤

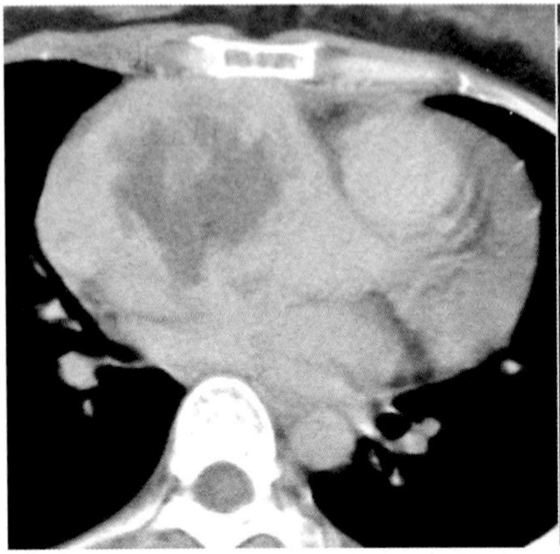

图2　心脏CT：右心房可见一约6.6cm × 7.5cm × 8.0cm大小类圆形软组织肿块。

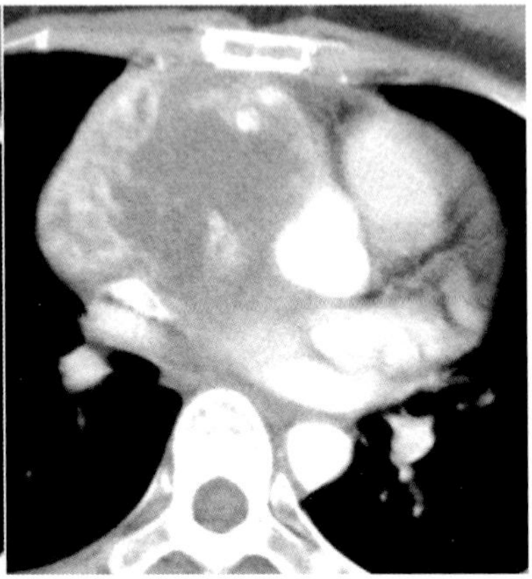

图3　心脏CT增强扫描：病灶强化不均匀，CT值在43~114Hu之间。心包内见液性密度影，双侧胸腔积液。纵隔内未见肿大淋巴结。

多见，主要CT表现为心脏内的圆形或椭圆形低密度占位病灶，边缘清晰锐利，可移动。发生于心脏内的梭形细胞血管内皮瘤很罕见，CT表现为心腔明显增大，其内可见分叶状肿块，密度不均匀。增强扫描肿块强化明显，内部可有低密度坏死灶。

心脏转移瘤　是原发肿瘤的40倍，主要途径为心脏周围恶性肿瘤的直接侵犯，最常见的是肺癌。CT增强扫描可见心脏周围原发瘤直接侵犯心肌或突入心腔，呈多低于正常心肌密度的团块状阴影。

心包转移瘤　表现为心包不规则增厚，呈结节状伴心包积液。

▶ 最终诊断

术中所见　手术中见心包内中量积液，肿瘤占据大部分右房，脱入三尖瓣口，钝、锐性剥离，蒂位于三尖瓣与心房移行部。

大体病理　肿物大小6cm×6cm×5cm，表面灰白灰褐色，切面灰白灰褐色，可见出血坏死，质中，易碎。

镜下所见　右心房大量坏死组织及少量肿瘤组织，短梭形的肿瘤细胞形成小的血管腔及裂隙样结构（左上角），腔内及裂隙内可见红细胞。瘤细胞梭形，核肥大，大量血管形成，有心肌侵及（HE，高倍视野）（图4）。

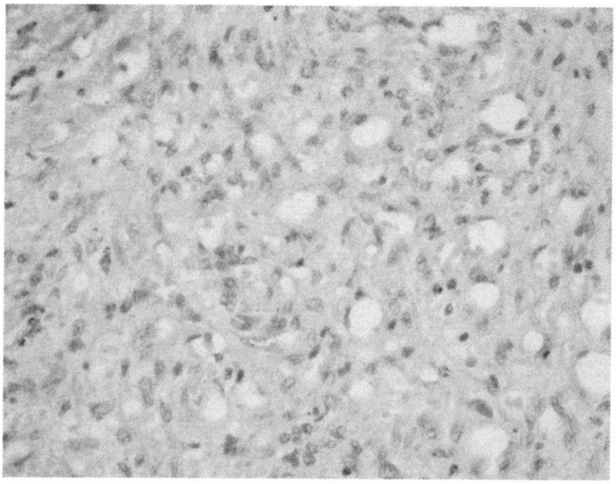

图4 镜下（HE，高倍视野）短梭形的肿瘤细胞形成小的血管腔及裂隙样结构（左上角），腔内及裂隙内可见红细胞。

免疫组化 actin平（+），actin横（-），CD 34 (+)，CD68 (-)，F8 (+/-)，desmin（-）s-100 (-)，Ki-67 (+)，PAS—AB (-)

病理诊断 低度恶性梭形细胞血管内皮瘤。

▶ 概述

梭形细胞血管内皮瘤 (spindle cell hemangioendothelioma，SCH)是一种少见的血管病变，由Weiss 和En2zinger 于1986年首先报道。原先认为SCH 属于一种低度恶性或中间型的血管内皮瘤，但近几年来的研究报道显示，SCH系良性反应性血管病变，或为一种伴有血管畸形的错构瘤性病变。SCH在临床及组织学上均具有一定的特点，如不熟悉则容易将其误诊为海绵状血管瘤、血管肉瘤或卡波西肉瘤等病变。此外，约5%的患者可同时伴有多发性内生软骨瘤及软组织血管瘤 (Maffucci综合征)，少数患者伴有先天性淋巴水肿、血管扩张性肢体肥大征 (KlippelTrenaunay syndrome) 或静脉曲张。

发病率 少见。

年龄、性别分布 本病多见于20~40岁间的青年人，平均年龄在30岁左右。年龄范围较广，可见于各个年龄段，从刚出生不久的新生儿到年至七旬的老年人均可发病。男女均可发生，总体发病率相近。

好发部位 好发部位为四肢的远端，如前臂和手、小腿和足，部分病例也可发生于上臂、大腿、躯干及头颈部等处。

治疗 手术治疗。

预后 术后易复发。

▶ 要点提示

心脏梭形细胞血管内皮瘤为低度恶性肿瘤，影像学所见无特征性，需要结合临床及组织学诊断。有关心脏肿瘤良恶性鉴别诊断。

▶ 参考文献

1. 王坚，朱雄增，张仁元.梭形细胞血管内皮瘤.临床与实验病理学杂志，2001，17：165-167.
2. 杜湘珂，罗德馨.胸部CT图谱.北京：北京医科大学、中国协和医科大学联合出版社出版，1996. 366.

(北京医院)

三 腹部

病例36 肝脏局灶结节增生

▶ 病史

女，34岁。右上腹隐痛不适一周，查体未发现明确阳性体征。超声检查发现肝脏占位病变，呈中等偏低回声。实验室检查示肝功能正常，乙肝表面抗原阳性，AFP阴性。

▶ 影像学表现

CT表现 直接增强扫描示肝脏两个类圆形异常强化灶。肝脏Ⅷ段近腔静脉处病灶大小约29mm×37mm，动脉期（图1）显著强化，CT值高达158Hu，病灶边界清楚但不光整，病灶中心可见小星芒状相对低密度区；门静脉期（图2）和平衡期（图3）病灶主体呈现等密度，CT值约101Hu，动脉期所示的病灶中心星芒状相对低密度区出现延时强化而呈相对略高密度。肝脏Ⅶ段病灶直径约42mm，动脉期可见病灶内散在斑点状轻度强化，病灶平均CT值约53Hu；门静脉期及平衡期病灶整体延时强化而呈现相对略高密度，内有斑点状低密度影，门静脉期病灶平均CT值为114Hu。

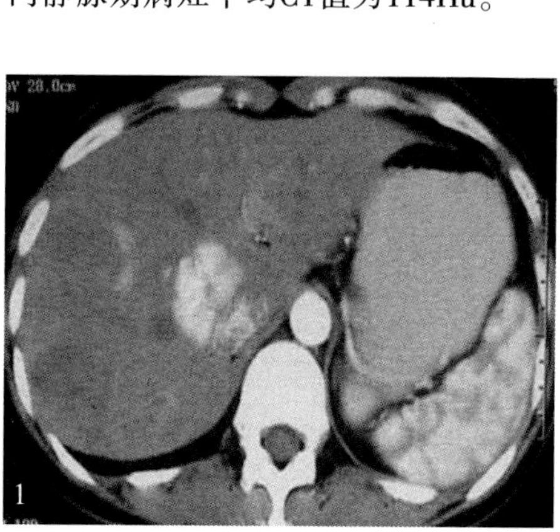

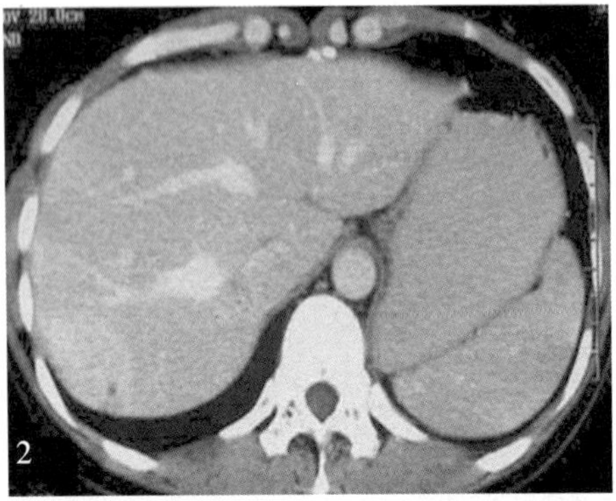

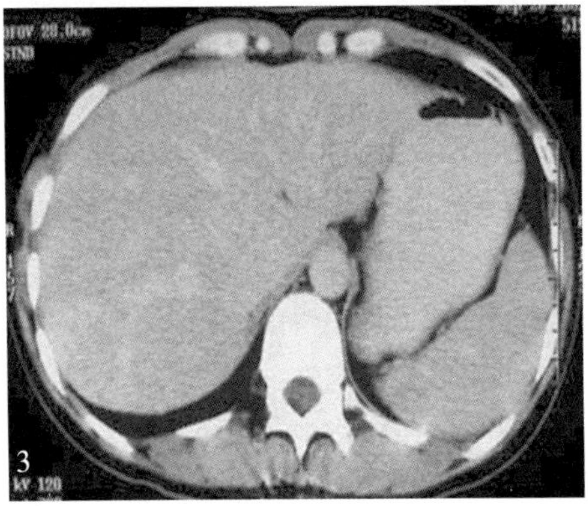

图1～3 腹部CT增强扫描：增强扫描示肝脏两个类圆形异常强化灶。肝脏Ⅷ段近腔静脉处病灶大小约29mm×37mm，动脉期（图1）显著强化，CT值高达158Hu，病灶边界清楚但不光整，病灶中心可见小星芒状相对低密度区；门静脉期（图2）和平衡期（图3）病灶主体呈现等密度，CT值约101Hu，动脉期所示的病灶中心星芒状相对低密度区出现延时强化而呈相对略高密度。肝脏Ⅶ段病灶直径约42mm，动脉期可见病灶内散在斑点状轻度强化，病灶平均CT值约53Hu；门静脉期及平衡期病灶整体延时强化而呈现相对略高密度，内有斑点状低密度影，门静脉期病灶平均CT值为114Hu。

MRI表现 T1WI（图4）肝脏Ⅷ段和Ⅶ段病灶均呈现轻微低信号，T2WI（图5）肝脏Ⅷ段病灶呈现轻微高信号，Ⅶ段病灶呈现略不均匀的中等高信号。动态增强扫描（图6~8）肝脏Ⅷ段病灶与CT动态增

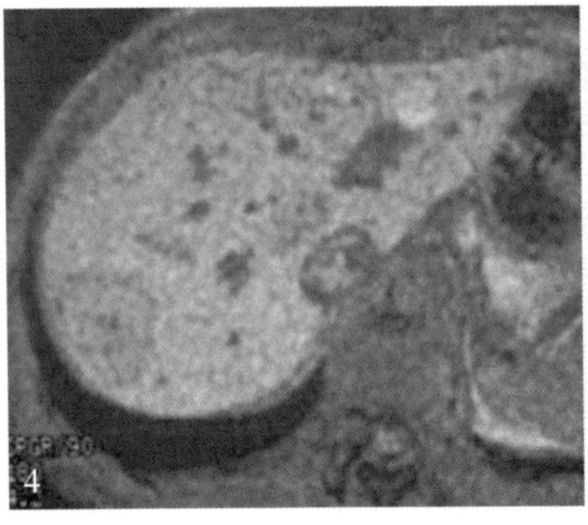

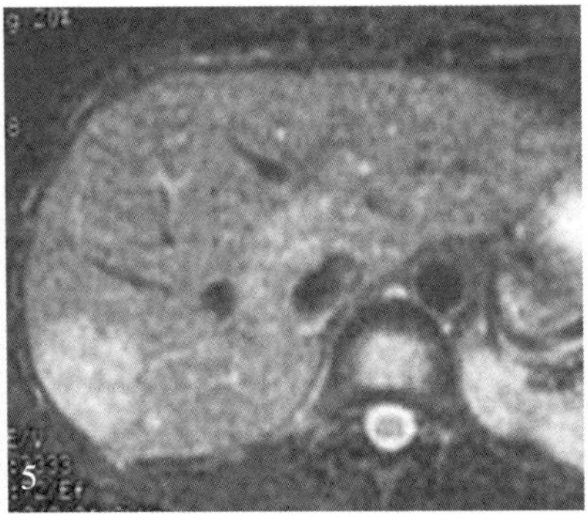

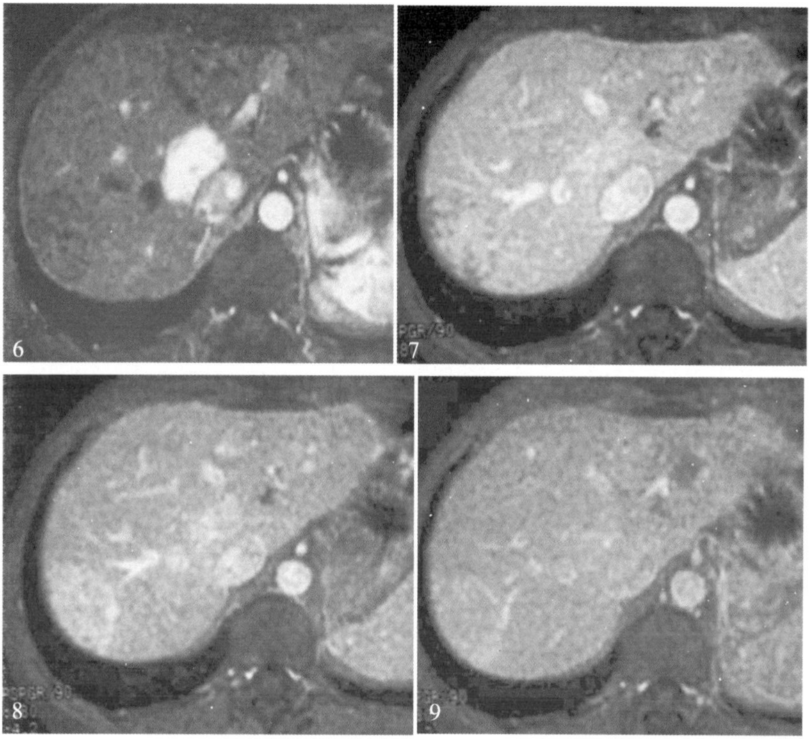

图4～9 腹部MRI：T1WI（图4）肝脏Ⅷ段和Ⅶ段病灶均呈现轻微低信号，T2WI（图5）肝脏Ⅷ段病灶呈现轻微高信号，Ⅶ段病灶呈现略不均匀的中等高信号。动态增强扫描（图6～8）肝脏Ⅷ段病灶与CT动态增强扫描表现一致；Ⅶ段病灶的动态扫描表现也与CT动态增强扫描表现相似，但在延时8分钟扫描图像（图9），病灶呈现较均匀的延时强化。

强扫描表现一致；Ⅶ段病灶的动态扫描表现也与CT动态增强扫描表现相似，但在延时8分钟扫描图像（图9），病灶呈现较均匀的延时强化。

▶ 诊断与鉴别诊断

FNH应该与其它富动脉血供的肝脏局灶病变鉴别，根据FNH的典型影像学表现，一般鉴别诊断并无困难，鉴别有困难时可采用细胞特异性对比剂进行增强扫描。

毛细血管扩张型FNH应该与其它可表现为延时强化的肝脏局灶病变鉴别，主要有海绵状血管瘤和胆管细胞癌。海绵状血管瘤在CT平扫上密度低于肝实质，T2WI明显高信号，增强扫描早期病灶周边结节样强化，并逐渐向心填充，与毛细血管扩张型FNH的表现有很大的差别。肝内胆管细胞癌因富含纤维组织，常可表现为延时强化。但胆管细胞癌呈现浸润生长，T2WI上信号偏高，常合并有胆管梗阻扩张，与毛细血管扩张FNH的影像学表现不同。

▶ 最终诊断

影像诊断　(1) 肝脏Ⅷ段局灶性结节增生（FNH）；(2) 肝脏Ⅶ段占位病变，良性病变可能大。

术中所见　该病例在外地医院手术切除了肝脏Ⅶ段病灶，未切除Ⅷ段典型的FNH病灶。

病理诊断　肝脏Ⅶ段局灶性结节增生（毛细血管扩张型）。

▶ 概述

以往一直认为肝脏局灶性结节增生（focal nodular hyperplasia，FNH）是肝脏少见的疾病。实际上FNH并不少见，据国内外大宗的尸检研究报道，FNH的发病率高达1%左右，明显高于肝细胞癌的发病率。FNH实际上并不属于肝脏肿瘤，应该属于肿瘤样病变。FNH的病因目前还不明确，可能与肝脏血管异常有关。FNH好发于中青年女性。

FNH属于肝细胞再生性结节，病灶周围的肝实质正常或基本正常。典型的FNH具有以下组织学特点：(1) 多数FNH单发，仅有5%~10%的FNH多发；(2) 病灶内部的肝细胞形态和功能基本正常；(3) 病灶内枯否细胞的含量和功能基本正常；(4) 病灶内有纤维组织增生，增生纤维组织把病灶内增生的肝细胞分隔成许多结节，故本病被称为“局灶性结节增生”；(5) 增生的纤维组织在病灶中心区域常形成中央瘢痕；(6) 病灶的纤维组织内可见增生的小胆管，但与正常胆管系统不通；(7) 病灶内及病灶周围常可见畸形血管；(8) 病灶没有纤维包膜；(9) 病灶外的肝脏组织正常或基本正常。

FNH生长缓慢，具有自限性，部分病灶可以自行消退，FNH不发生恶变，也极少发生破裂出血，临床上一般认为该病多数情况下无需治疗，因此该病的明确诊断可以避免不必要的有创检查和手术，影像学检查在该病的诊断与鉴别诊断中扮演重要角色。

典型FNH的影像学表现具有一定特征性：（1）CT平扫常呈现等密度或略低密度；（2）平扫时边界不清楚；（3）T1WI病灶呈等信号或略低信号；（4）T2WI上病灶呈略高信号或等信号；（5）中央星形瘢痕在CT平扫呈更低密度，T1WI上为更低信号，T2WI上为高信号；（6）动态增强扫描动脉期病灶除瘢痕外明显强化，病灶边界清楚但较毛糙（无包膜）；（7）门静脉期及平衡期病灶主体可呈现等密度/信号、略低密度/信号或略高密度/信号；（8）中央瘢痕在动脉期一般无明显强化，延时扫描常出现延时强化；（9）肝细胞性对比剂增强扫描后，病灶明显摄取对比剂且排空延时；（10）网状内皮细胞特异性对比剂增强后T2WI上病灶信号明显降低。

典型的FNH根据影像学特征多数可以明确诊断。少数FNH的影像学表现不典型，具体表现为：（1）缺乏中央瘢痕；（2）出现假包膜；（3）延时扫描中央瘢痕不强化等。表现不典型时可采用肝细胞特异性对比剂或网状内皮细胞特异性对比剂进行增强扫描，不但有助于评价病灶内是否含有正常肝细胞和枯否细胞，还可提高病灶中央瘢痕的显示率，对FNH诊断颇有帮助，中央瘢痕对肝细胞或枯否细胞特异性对比剂都不摄取。

在病理组织结构不典型的FNH中，毛细血管扩张型FNH最为多见。病灶通常由萎缩的肝细胞板、扩大的血窦、纤维组织、增生的胆管等构成。毛细血管扩张型FNH的影像学特点如下：（1）CT平扫病灶常呈现略低密度，密度一般低于典型的FNH；（2）T1WI上呈略低信号；（3）T2WI上病灶呈中等高信号，信号高于典型的FNH；（4）增强扫描动脉期病灶一般仅有轻度强化，随时间的延迟病灶出现整体性的延时强化（非向心性填充）；（5）病灶摄取肝细胞特异性对比剂。该病例Ⅷ段病灶为典型的FNH灶，Ⅶ段病灶表现符合毛细血管扩张型FNH。

（北京医院）

病例37　先天性肝纤维化

▶ 病史

女，53岁。2个月来食欲减退。1个月前体检B超提示肝脏占位。

▶ 影像学表现

CT表现　肝脏左叶明显变小，右叶增大，肝实质密度不均匀，肝左叶整叶及近隔面第二肝门附近之肝右叶见大片状密度减低区，CT值为37HU，增强扫描动脉期该病灶无明显强化，门脉期及延迟期密度均匀增强，高于肝实质密度，左肝动脉显影欠清，肝静脉被包埋其中（图1~2）。

MRI表现　肝脏左叶明显变小，右叶增大，肝左叶整叶及近隔面第二肝门附近之肝右叶被膜下见大片状及索条状长T1稍长T2影，邻近被膜向内凹陷，增强后病灶明显强化，高于肝实质。异常信号区内未见明确扩张的胆管，其内及与其相邻的肝内诸血管未见明确受累征象（图3）。

▶ 诊断与鉴别诊断

先天性肝纤维化　Zeitoun D等对18例成年先天性肝纤维化患者的CT进行分析，肝脏增大占39%，肝脏形态改变（肝叶增大或萎缩）占89%，其中尾状叶增大占78%，左外叶增大占22%，左内叶增大11%，左内叶萎缩6%。共9例伴胆系病变（伴Caroli病6例，伴胆管错构瘤1例，伴胆总管结石及肝外胆管扩张1例），15例有脾大或门脉高压表现。4例有门静脉血栓形成，1例有门静脉海绵样变性。10例有肾脏异常，包括多囊肾、肾实质钙化、肾实质萎缩及髓质海绵肾。4例中有大的再生结节，共22个，散布于肝内，平均直径约15mm，平扫呈等密度，增强扫描后于动脉期门脉期及延迟期均强化，与肝癌

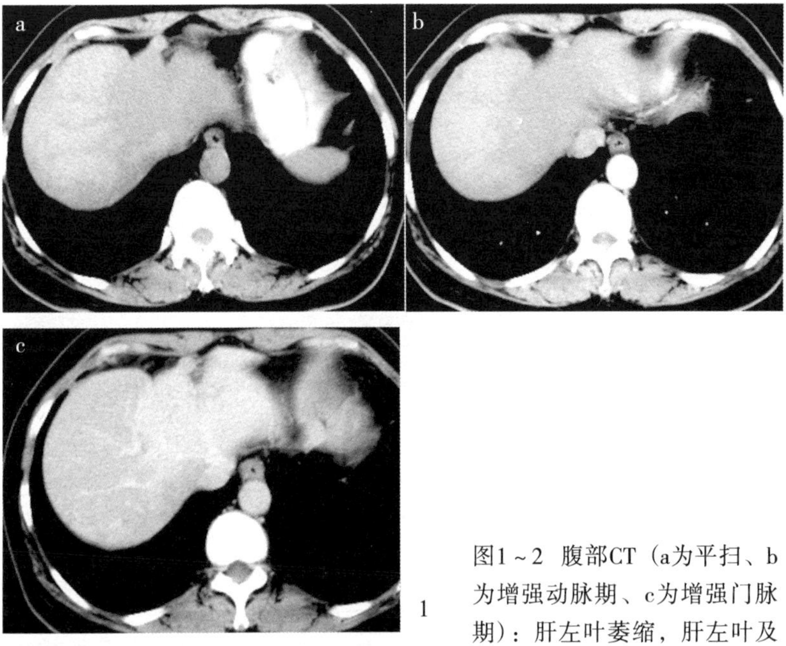

1

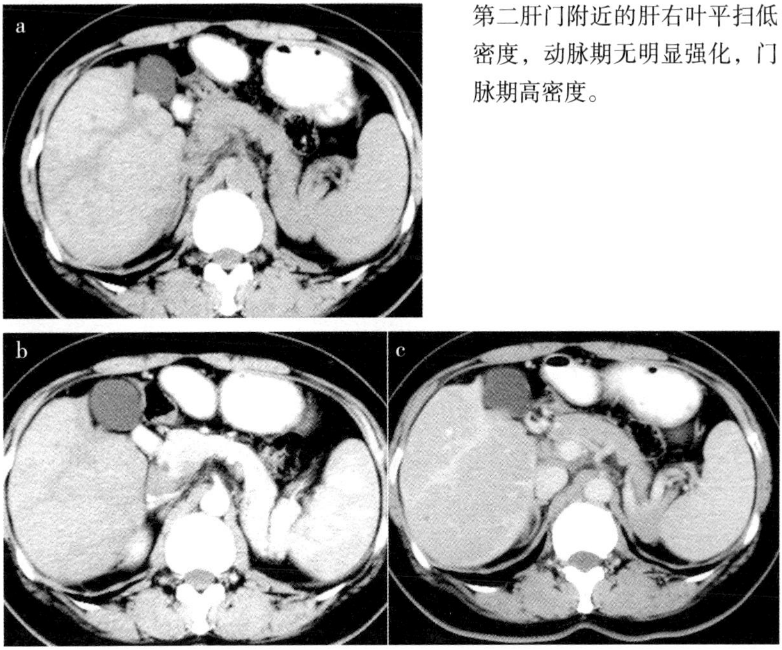

2

图1～2 腹部CT（a为平扫、b为增强动脉期、c为增强门脉期）：肝左叶萎缩，肝左叶及第二肝门附近的肝右叶平扫低密度，动脉期无明显强化，门脉期高密度。

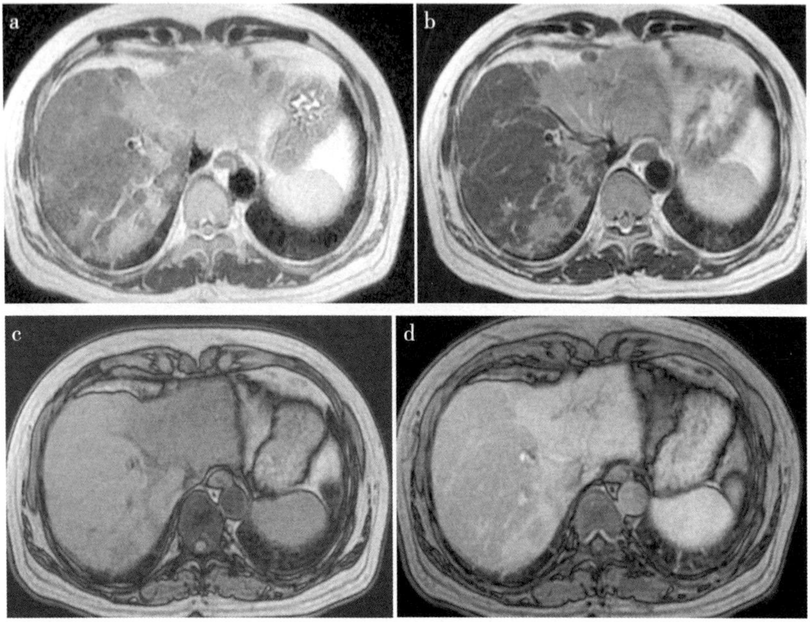

图3 腹部MR（依次为T2WI、T2WI抑脂、T1WI抑脂、T1WI增强）：肝左叶及部分肝右叶呈长T1稍长T2影，增强后可见明显强化。

只在动脉期强化明显不同，也不同于富血管性的局灶结节增生、肝腺瘤等病变。5例有肝动脉增粗，大的再生结节可能是肝脏动脉血流增强的结果。本例与Zeitoun D等所报道的大再生结节相比，范围明显增大，但是强化特点相同。本例还伴有左叶萎缩。故应考虑到本病的可能。

▶ 最终诊断

镜下所见 经皮肝穿刺活检。镜下可见肝左叶小叶结构紊乱，肝细胞萎缩，呈纤维组织增生及炎性细胞浸润。可见小胆管增生。肝右叶部分肝窦扩张，Kupffer细胞增多，汇管区灶状细胞浸润，伴纤维组织增生，可见部分纤维间隔形成（图4）。

病理诊断 肝纤维化。

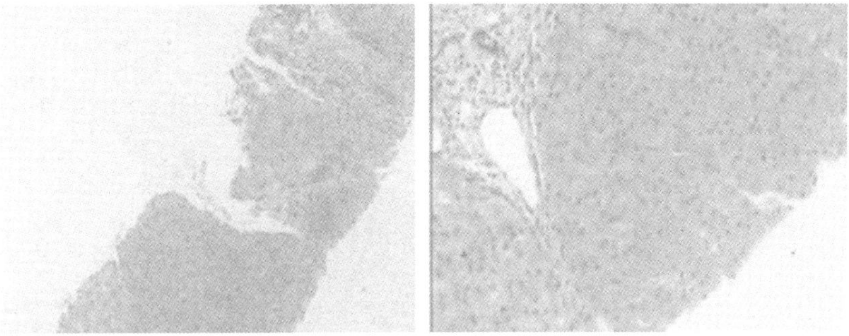

图4 镜下：右叶小块肝组织，部分肝窦扩张，Kupffer细胞增多，汇管区灶状炎细胞浸润，伴纤维组织增生，可见部分纤维间隔形成。肝左叶小块肝组织肝小叶结构紊乱，肝细胞萎缩，伴多量纤维组织增生及炎细胞浸润，可见小胆管增生。

▶ 概述

先天性肝纤维化 (congenital hepatic fibrosis) 是一种少见的常染色体隐形遗传性疾病。病理表现为大量结缔组织和小胆管增生，汇管区增大或胆管扩张。有些小胆管明显扩张，形成微囊肿。主要临床表现为门脉高压症，一般在5~20岁之间因食管静脉曲张破裂出血而首次就诊。

发病率 罕见，估计为1/10万。

年龄、性别分布 无性别差异，多为12岁以下儿童，成人罕见。

好发部位 肝脏。

治疗 断流术、分流术等减低门脉压力。

预后 本病对出血耐受性强，很少出现肝性脑病，预后较肝硬化乐观，与肝外形门脉高压症相似。

▶ 要点提示

CT 表现中肝脏有形态学改变，肝内大的良性再生结节，动脉、门脉、延迟期均明显强化，与肝癌动脉期增强不同。此外，同时有静脉曲张、脾大、相关的胆系病变及肾脏异常同时出现，应将先天性肝纤维化列为鉴别诊断之一。

▶ 参考文献

1. 石运明，胡乃东，刘建华，等.先天性肝纤维化6例报告.河北医科大学学报，2000，21：114–115.
2. Zeitoun D，Brancatelli G，Colombat M，et al. Congenital hepatic fibrosis：CT findings in 18 adults. Radiology，2004，231：109–116.

（北京大学人民医院）

病例38 原发性血色病

▶ 病史

男，44岁。腹胀、消瘦半年。体检示腹水征阳性，腹肌轻度紧张，无压痛和反跳痛，肝脏肋下未及，脾肿大，质中。实验室检查：乙肝两对半和丙肝抗原阴性，总胆红素、谷丙转氨酶、谷草转氨酶及碱性磷酸酶升高。超声检查示肝脏回声不均匀，提示慢性肝病。

▶ 影像学表现

CT表现 平扫示肝脏表面不光整，肝裂增宽，肝实质密度不均匀，但未见明确局灶性异常密度影。脾肿大，实质密度未见明确异常。胰腺形态未见异常，密度略偏高。肝内外胆管无扩张。腹腔内见腹水。常规增强扫描肝实质内未见明确局灶性异常密度影（图1~4）。

MRI表现 肝脏外形改变同CT所见，在T1WI（图5~6）和T2WI（图7~8）上肝脏和胰腺的信号均明显降低，肝实质内尚见多个类圆形相对高信号影。脾肿大，实质信号未见明确异常。腹腔内见腹水。

▶ 诊断与最终诊断

影像学诊断 （1）原发性血色病；（2）肝硬化、脾肿大、腹水；（3）肝内多发病灶，考虑肝细胞癌可能。建议实验室查铁代谢指标。

补充实验室检查 血清铁252 ug/dl（50~150 ug/dl），转铁蛋白219 ug/dl（250~370 ug/dl），转铁蛋白饱和度91%（20%~50%），血清铁蛋白1650 ng/ml（20~300 ng/ml）。以上各项指标括号内的为正常参考值。

病理诊断 原发性血色病。

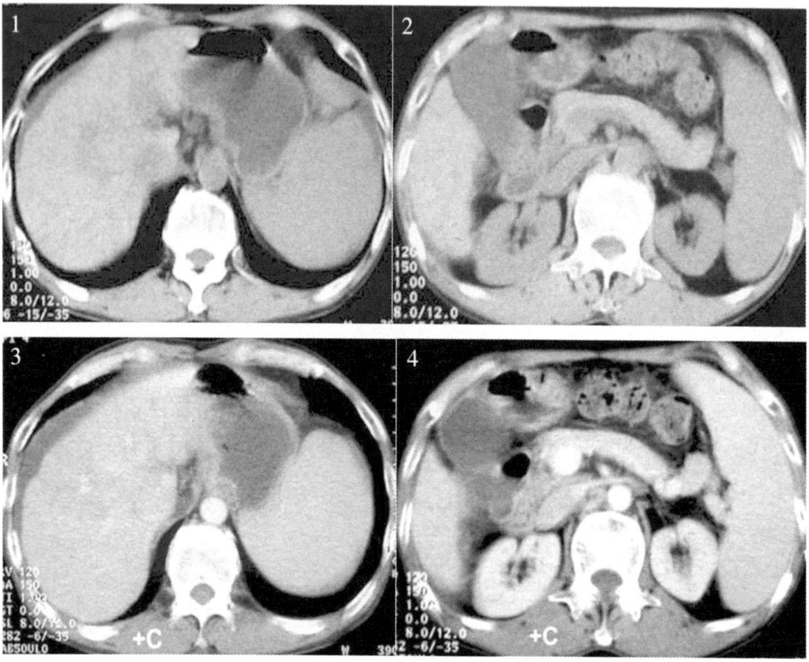

图1～4 腹部CT（图1～2为平扫、图3～4为增强扫描）：平扫示肝脏表面不光整，肝裂增宽，肝实质密度不均匀，但未见明确局灶性异常密度影。脾脏肿大，实质密度未见明确异常。胰腺形态未见异常，密度略偏高。肝内外胆管无扩张。腹腔内见腹水。常规增强扫描肝实质内未见明确局灶性异常密度影。

▶ 概述

原发性血色病（hemochromatosis）属于常染色体隐性遗传病，突变基因定位于第6号染色体的短臂，本病在欧美白人和高加索人的发病率较高，中国人的发病率很低。

本病的发病机理在于小肠粘膜吸收了过多的铁，而人体排铁能力有限，当吸收量大于排除量，则铁在体内逐渐沉积下来，造成相应脏器的损伤。过多的铁通常沉积于肝脏（肝细胞内）、胰腺、心肌、皮肤、关节软骨、脑垂体、睾丸等脏器，造成相应脏器的损伤，最后导致功能异常。

原发性血色病虽然是先天性疾病，但出现症状较晚，一般40岁

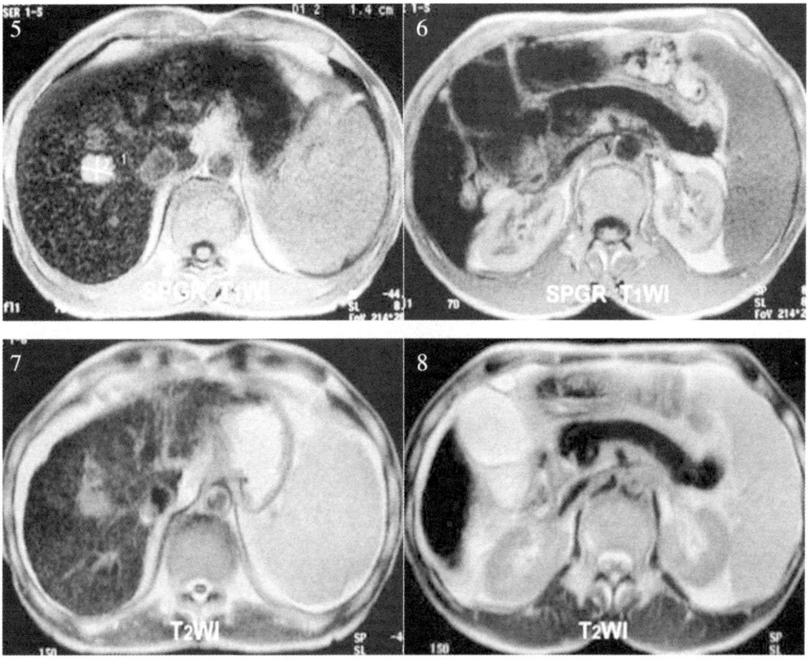

图5～8　腹部MRI（图5～6为 T1WI、图7～8为T2WI）：肝脏外形改变同CT所见，在MRI上肝脏和胰腺的信号均明显降低，肝实质内尚见多个类圆形相对高信号影。脾脏肿大，实质信号未见明确异常。腹腔内见腹水。

以上方出现相关症状与体征，因为要等到铁沉积造成脏器一定程度损伤才出现症状。本病男女发病率应该是相似的，但出现症状的患者男女比例通常为5:1到10:1，且女性出现症状的年龄明显大于男性，这可能与女性月经及分娩失血有关。原发性血色病的症状通常有疲劳乏力、感情淡漠、腹痛、体重减轻、关节疼痛、性欲减退、闭经、充血性心衰等，体征主要包括肝脾肿大、肝硬化、皮肤色素沉着、糖尿病、体毛脱失、睾丸萎缩等。

实验室检查对于原发性血色病的诊断颇为重要，对本病具有特征性诊断价值的指标主要有血清铁升高、转铁蛋白降低、转铁蛋白饱和度显著升高、血清铁蛋白显著升高。

影像学检查对于原发性血色病的诊断和疗效评价非常重要，但是影像学检查并不能检出早期的原发血色病。原发性血色病的影像学表现包括：（1）可出现关节软骨的退变；（2）可出现扩张性心肌病的表现；（3）肝硬化、脾脏肿大、静脉曲张、腹水等。但这些表现都缺乏特征性。具有特征性的表现是发现铁的沉积，在各种影像学检查中，MRI检查对于铁沉积的显示颇有优势。影像学上原发性血色病通常可以发现肝脏、胰腺、心肌等部位的铁沉积，在T1WI及T2WI上，上述脏器均表现为弥漫性信号降低，部分较为严重的病例可有脾脏信号的降低。铁严重沉积的患者，CT方可表现为肝脏、胰腺的密度增高。本病例CT仅显示了肝硬化表现，而MRI上肝脏和胰腺的信号出现显著的异常，是典型的原发性血色病表现。

原发血色病所致的肝硬化容易发生肝细胞癌，在低信号的肝实质背景下肝细胞癌在T1WI和T2WI上均表现为相对高信号。本病例在CT上未见明确局灶病变，但在T1WI和T2WI上均见多个类圆形高信号病灶，应该考虑肝细胞癌可能，但患者没有手术，未能得到病理证实。

原发性血色病在影像学上应该与同样可以造成肝脏信号降低的继发性血色病鉴别，后者常发生于溶血性疾病或反复输血的病例，血红蛋白降解后沉积于网状内皮细胞内。两者的发病机理、预后、影像学表现及治疗方法都有明显的不同。下表所列即为两者的鉴别要点。

原发性血色病与继发性血色病的鉴别要点:

鉴别点	原发血色病	继发血色病
病因	常染色体隐性遗传	溶血性疾病或多次输血
铁沉积部位	肝脏、胰腺、心肌、软骨等	肝、脾、骨髓的网状内皮系统及心肌
肝内沉积部位	肝细胞	枯否细胞
预后	肝硬化、肝癌、糖尿病、心肌病	铁沉积本身不造成严重后果
肝脏信号	降低	降低
肝硬化	常有	无
肝细胞癌	可有	无
胰腺信号	降低	正常
脾脏信号	常正常，少数病例可有降低	明显降低
心肌信号	降低	可降低
骨髓信号	正常	降低

▶ 要点提示

虽然本病例CT未能显示出铁在肝内沉积的征象，但在MRI的T1WI和T2WI（主要在T2WI）上，肝脏及胰腺信号明显异常减低，提示对原发性血色病的诊断应首先采用MRI。

▶ 参考文献

1. Siegelman ES. Body MRI. Philadelphia. PA，Elsevier Sauders，2005.

（北京医院）

病例39 肝脏转移性绒癌

▶ 病史

男，30岁。腰疼1个月伴上腹痛3周。体检发现右侧睾丸多发实性占位，右侧附睾增大，弥漫病变伴囊性结节。

▶ 影像学资料

CT表现 肝内可见多个低密度灶（图1），增强扫描，肝动脉期，肿块边缘明显不均匀强化，密度最高处和同层主动脉密度相近（图2）。延迟扫描异常强化区迅速退出（图3）。

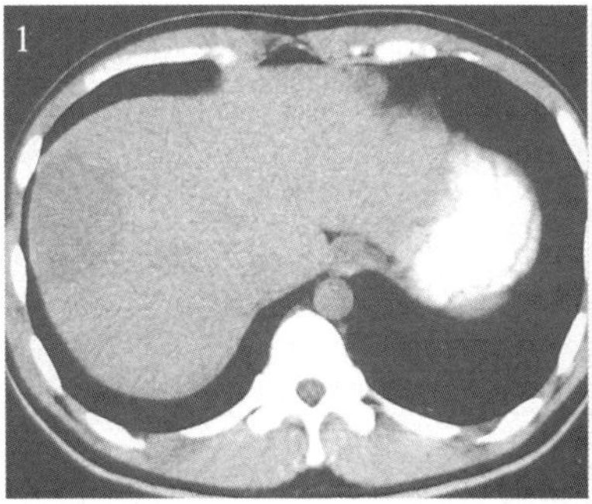

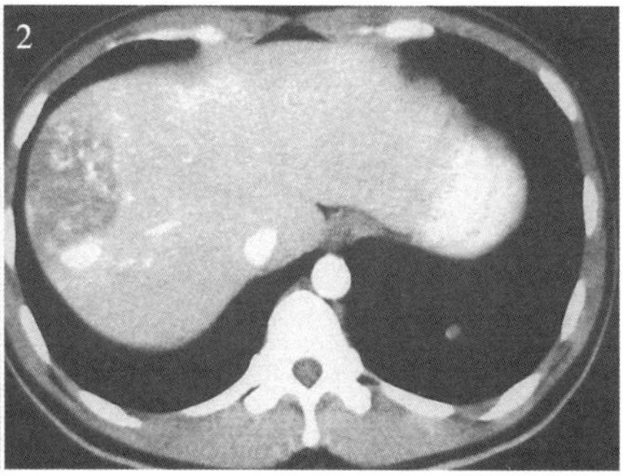

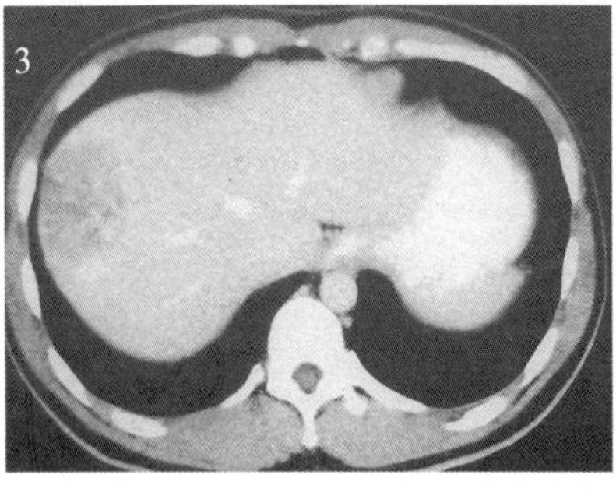

图1 腹部CT平扫:肝内多发低密度。

图2 腹部CT增强扫描:早期病灶团片状强化。

图3 腹部CT延迟扫描：造影剂迅速退出。

MRI表现 右侧睾丸内见T1（图4）、高T2信号影，中心低信号结节影（图5），边界清楚，增强扫描异常强化（图6）。
超声检查 右侧睾丸多发实性占位病变，右侧附睾增大，弥漫病变伴囊性结节。

▶ 诊断与鉴别诊断

多中心性肝细胞癌 也呈动脉期高密度，门脉期低或者等密度，但往往有肝硬化病史及影像学表现，可有门静脉癌栓，AFP升高。
海绵状血管瘤 可多发，动脉期边缘结节状强化，门脉及延迟期对比剂逐渐向病灶内扩展，并持续等或高密度。

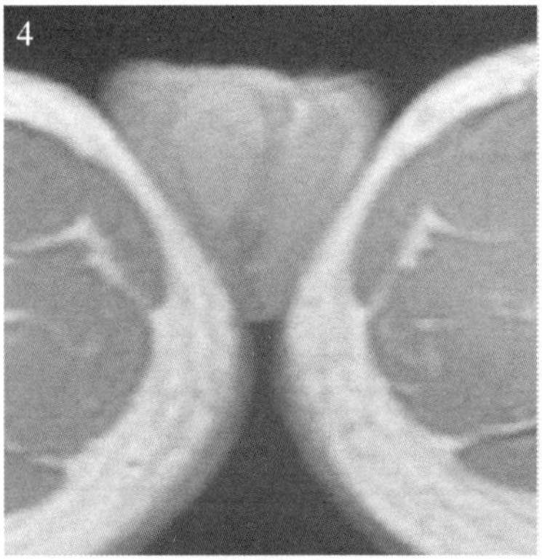

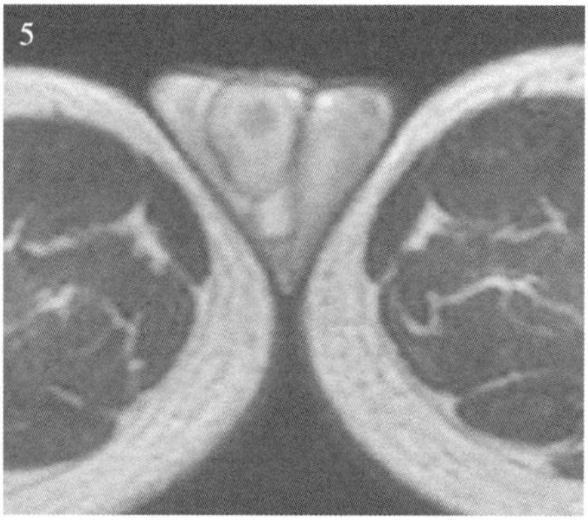

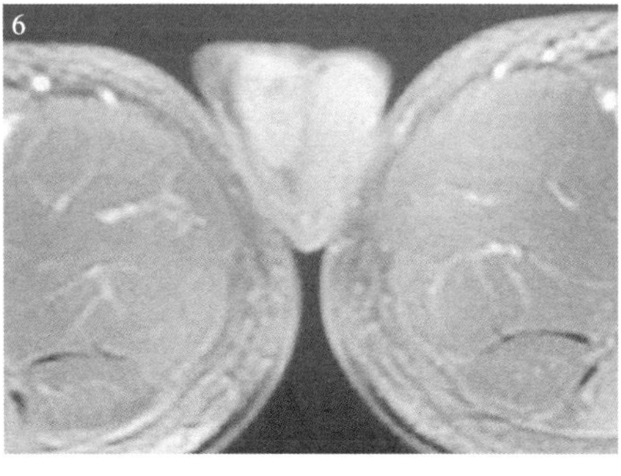

图4 睾丸MRI T1WI：右侧睾丸等信号影。
图5 睾丸MRI T2WI：病灶为略高信号中心可见低信号结节。
图6 睾丸MRI增强扫描T1WI:病灶强化。

肝脏血管肉瘤　增强扫描病灶不规则强化。

转移瘤　病灶多发，增强扫描多种强化形式，与原发肿瘤性质相关。富血供肝转移瘤多来自肾癌、类癌、平滑肌肉瘤、消化道恶性肿瘤。转移灶在动脉期可整个病灶均一强化或强化不均匀，强化呈簇状，病灶内密度可高于肝实质。

▶ 最终诊断

病理诊断　该患者由于肝脏病变合并急性出血行手术治疗。肝脏肿瘤切除标本病理为肝脏转移性绒癌。后行实验室血HCG检查，血HCG 35389m^{2}u/ml。

▶ 概述

绝大多数绒癌（choriocarcinoma）继发于正常或不正常妊娠之后，称“继发性绒癌”或“妊娠性绒癌”，极少数发生于未婚女性或男性青年，尤以男性罕见，原发灶既可在生殖器也可以在生殖器以外，如纵隔、腹膜后、腹腔、盆腔、肺、食道、胃、肝、膀胱、肾及颅内等处。常与卵巢或睾丸的恶性肿瘤同时存在，是胚胎期原始生殖细胞异常分化的结果，称“原发性绒癌”或“非妊娠性绒癌”。

睾丸原发肿瘤分为生殖细胞瘤和非生殖细胞瘤，前者占93%~96%，后者占2%~5%。在生殖细胞瘤中30%~70%为精原细胞瘤，其余为非精原细胞性生殖细胞肿瘤，其中胚胎癌约占20%，绒毛膜上皮癌约占1%~2%，卵黄囊肿瘤更少见。

绒癌发生远方转移以肺部最为常见，其次为肝脏、骨骼系统转移。

绒癌转移易侵及血管，造成出血。

▶ 要点提示

据文献报道，大多数睾丸肿瘤在T1WI上呈等信号（与正常睾丸组织相比），T2WI呈低信号。增强后，恶性肿瘤的增强比正常睾丸实质更加不均。精原细胞瘤在所有序列上信号均匀。而非精原细胞瘤倾向于不均匀，与出血及混合细胞型别有关。

本例患者，男，30岁。体检发现睾丸有实性占位，MRI符合肿瘤。其信号不均匀，有可能是非精原细胞瘤，但是MRI不能定性。患者肝内有多发富血管病变，按常规分析，可考虑为富血管转移瘤。虽然绒癌属于富血管肿瘤，但术前只能推测，最后定性有赖于病理结果。

▶ 参考文献

1. Siegelman ES. Body MRI. Philadelphia，PA：Elsevier Sauders. 2005.

（北京大学第三医院）

病例40 肝细胞癌合并胆管内癌栓

▶ 病史

男，53岁，主因“腹泻1个月余，皮肤粘膜黄染20余天”入院。1个月前无明显诱因出现水样便，无发热、腹痛等其它症状。口服“庆大霉素”治疗后好转。但逐渐出现小便发黄、大便色白等症状。20余天前，患者出现皮肤、巩膜黄染，并逐渐加重。患者既往无乙肝等慢性肝病病史。查体：皮肤、巩膜黄染。化验检查：甲胎蛋白（AFP）1210ng/ml，明显升高。总胆红素及直接胆红素升高，符合梗阻性黄疸。腹部B超提示：弥漫性肝肿大伴肝损害，胆汁淤积，肝内外胆管扩张，胆总管内探及实性占位。

▶ 影像学表现

CT表现 肝内胆管扩张，以左半肝内明显。平扫左肝管、肝总管及胆总管上段内呈管状软组织肿块影，增强后明显强化，酷似肝门部胆管细胞癌(图1、图3)。肝左叶萎缩，平扫未见异常密度影，增强扫描动脉期，在肝左外叶另外见到一类圆形（约5.0cm×3.0cm）相对高密度影，少部分突出于肝脏轮廓之外。门脉期呈相对低密度（图2~3）。

MRI表现 肝内胆管扩张，左肝管、肝总管及胆总管上段内也可见到管状异常信号的软组织肿块影，增强后明显强化（图4，图6a）。肝左外叶也可见到小类圆形长T1、长T2软组织影，增强后可见强化（图5、图6b）。

▶ 诊断与鉴别诊断

原发性肝癌合并胆管内癌栓 本例肝脏左叶萎缩，CT增强扫描左外叶边缘有一类圆形病灶（5.0cm×3.0cm），部分突出于肝轮廓之外。在动脉其呈高密度，门脉期相对低密度，增强特点符合肝细胞癌。

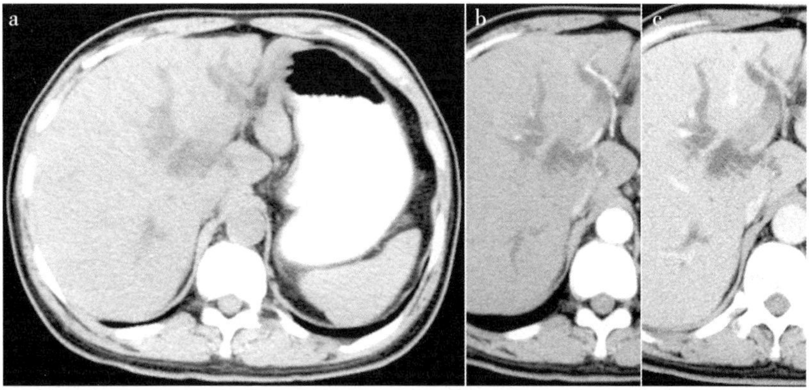

图1 腹部CT（a为平扫、b为增强动脉期、c为增强门脉期）：左肝管、肝总管及胆总管上段内呈管状软组织肿块影，增强后明显强化。

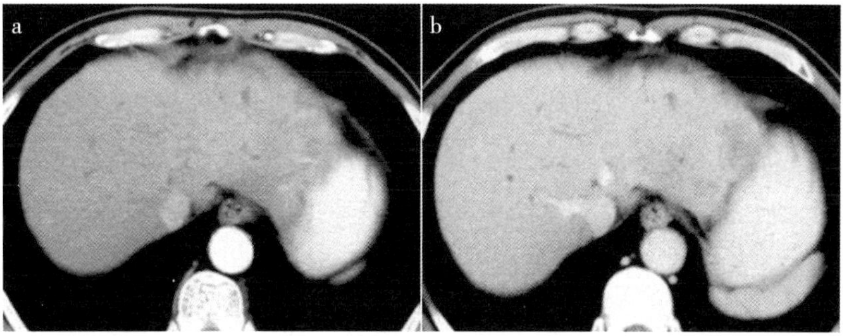

图2 腹部CT（a为增强动脉期、b为增强门脉期）：a肝左外叶见一类圆形高密度影；b肝左外叶肿块呈相对低密度。

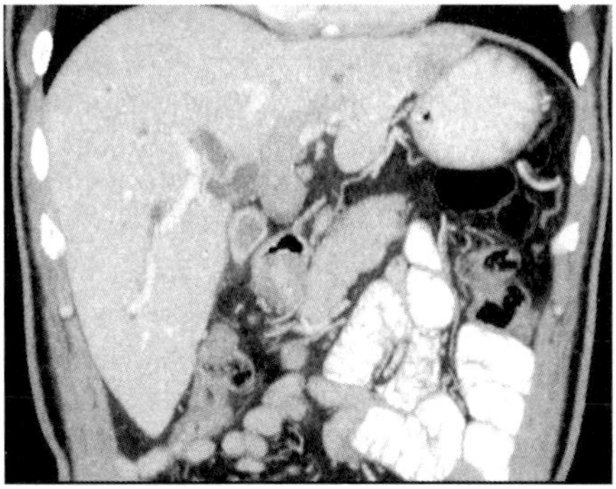

图3 腹部CT增强扫描冠状位重建：同时显示肝左外叶及胆管内肿块影。

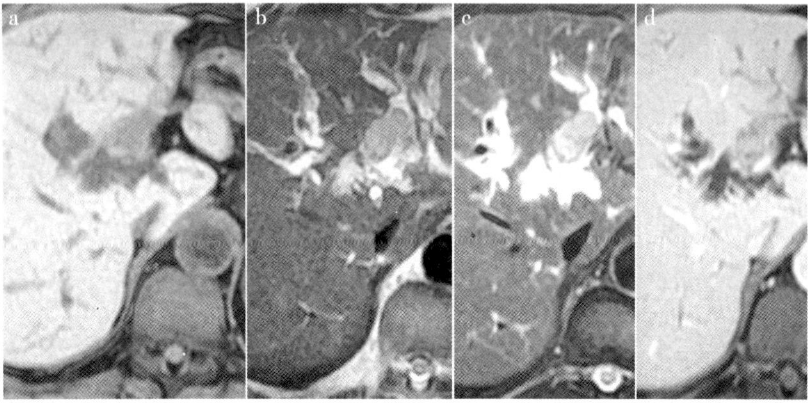

图4 腹部MR轴位（依次为T1WI抑脂、T2WI、T2WI抑脂、T1WI增强）：左肝管内异常信号影，并强化。

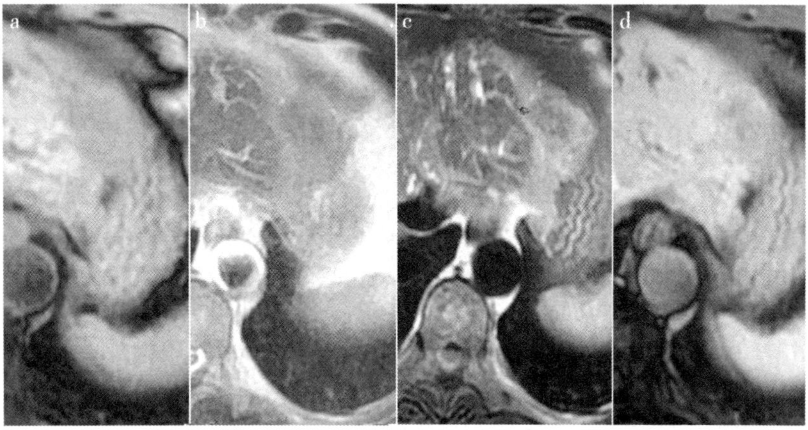

图5 腹部MR轴位（依次为T1WI抑脂、T2WI、T2WI抑脂、T1WI增强）：肝左外叶长T1、长T2肿块影，并强化。

MRI呈长T1、长T2信号，增强后强化。且该患者AFP显著增高，也支持肝细胞癌的诊断。肝门部胆管内可见软组织密度影且强化，并发肝内胆管扩张。故首先要考虑肝细胞癌合并胆管内癌栓的诊断。值得注意的是该例原发肝癌远在左外叶的最边缘，病灶位置比较隐蔽，和胃紧邻，CT平扫几乎难以发现。但根据增强特点分析不难诊断。

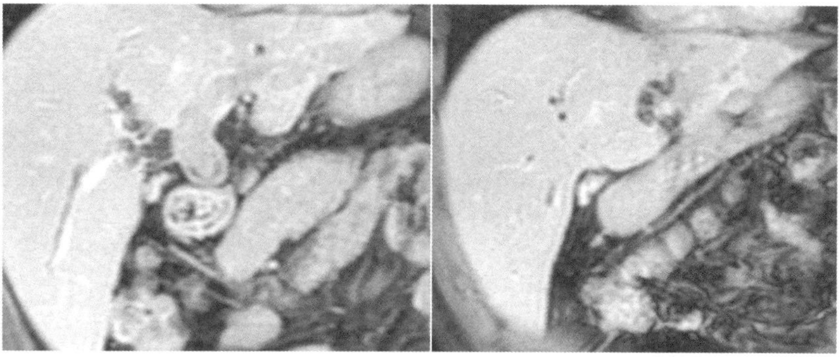

图6 腹部MR冠状位（T1WI增强）：同时显示胆管内及肝左叶肿块。

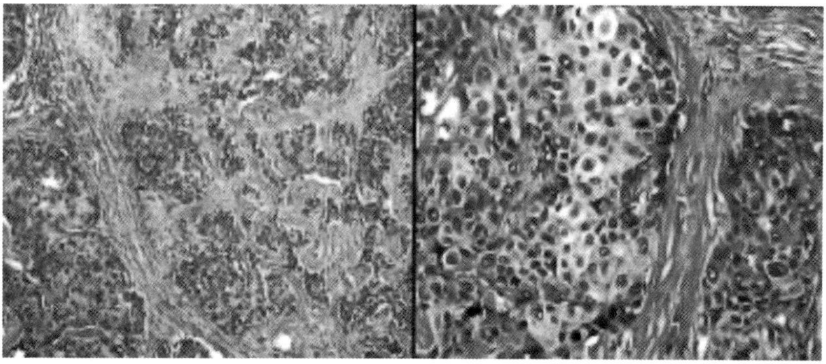

图7 镜下：（左半肝）肝细胞癌，伴大片出血坏死。胆管内组织为肝细胞癌。

肝门部胆管癌肝内转移 CT、MRI均可见左肝管、肝总管及胆总管上段内软组织肿块影并强化。结合肝左外叶病灶影，亦应考虑到肝门部胆管癌肝内转移的诊断。但CT扫描中肝内病灶单发，且增强特点呈动脉期相对高密度、门脉期低密度，不符合胆管癌转移的特点。且该患者AFP明显增高。

▶ 最终诊断

术中所见 肝左叶略缩小，呈墨绿色。肝左外叶近边缘可见一肿物，大小约5.0cm×3.0cm，呈黄白色，凸出于肝表面，质硬。左肝管、肝总管及胆总管上段明显扩张，管腔内可见质软肿物，取出后可见大量胆汁流出，夹杂大小不等癌栓。

镜下所见 （左半肝）肝细胞癌，伴大片出血坏死。胆管内组织为肝细胞癌（图7）。

病理诊断 肝细胞癌合并胆管内癌栓。

▶ 概述

肝细胞癌引起梗阻性黄疸，除了常见的原因为病灶直接压迫胆道，或肝门淋巴结转移引起胆道阻塞。另一少见的情况为肝癌合并胆管内癌栓（liver cancinoma complicated with bile duct embolus）。

原发性肝癌通常好侵犯门脉，其次是肝静脉及下腔静脉，形成癌栓；较少侵犯胆道，并发癌栓，其发病率各组报道不等，从0.9%~13%不等。肝癌侵犯胆管可通过以下途径：(1) 肝癌直接侵入薄壁的肝内胆管；(2) 癌细胞侵入静脉及淋巴管，逆行侵入胆管壁；(3) 癌细胞沿神经鞘的间隙侵入胆管壁；(4) 门脉癌栓侵犯邻近胆管；(5) 肝癌转移至胆管壁上的营养血管，穿破胆管上皮，侵入管腔内。

虽然肝细胞癌可并发胆道内癌栓，但如本例那样在胆管主干内形成癌栓占位，酷似肝门部胆管细胞癌者，尚不多见。

治疗 根据肿瘤和癌栓的部位范围，选择不同术式的手术治疗。

▶ 要点提示

同时有肝脏占位和胆管内占位的患者，应考虑到肝癌胆管内癌栓的可能。结合AFP的检查，对原发性肝癌的诊断有一定帮助。

▶ 参考文献

1. 费建国，曹浩强，张斌忠.原发性肝癌合并胆管内癌栓12例临床分析.肝胆外科杂志，2005，13：13-15.
2. 苏昆仑，吴育连.肝癌伴胆管内癌栓.中国医刊，2006，41：47-49.
3. Siegelman ES：Body MRI，Elsevier Saunders. Philadelphia.2005.

（北京大学人民医院）

病例41　脾脏错构瘤

▶ 病史

男，34岁。上腹部隐痛2天，查体未能发现阳性体征。超声检查发现脾脏实质内占位病变，呈不均匀略低回声。

▶ 影像学表现

CT表现　平扫示脾脏无明显肿大，近脾脏下极处脾脏表面隆起，提示占位性病变，局部未见明确异常密度，CT值47Hu（图1）。动态增强扫描动脉期病灶周围斑片状轻度强化，CT值53~69Hu，病灶中心无明显强化（图2）。静脉期病灶逐渐向心性强化，CT值59~78Hu（图3）。

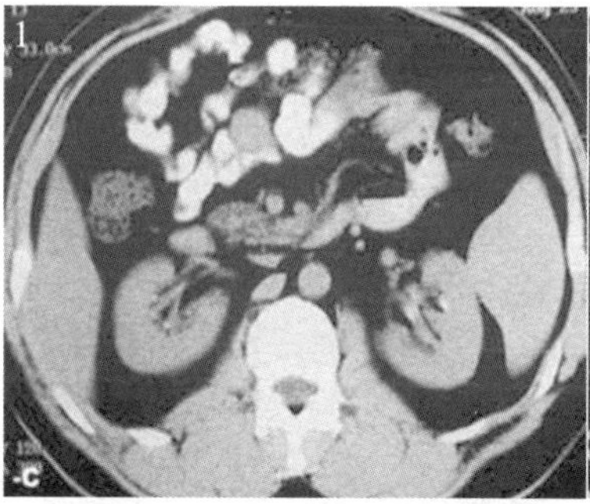

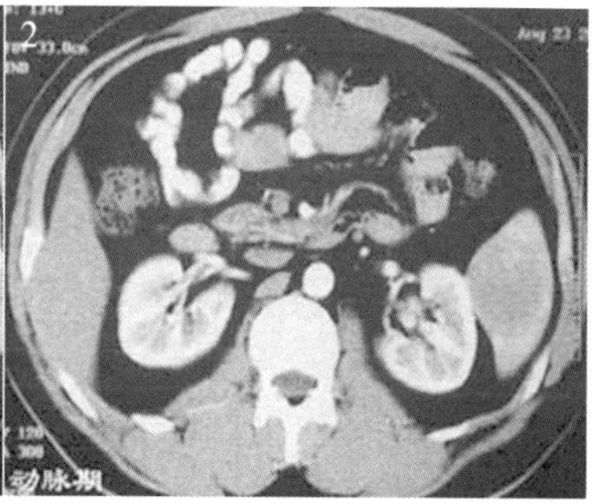

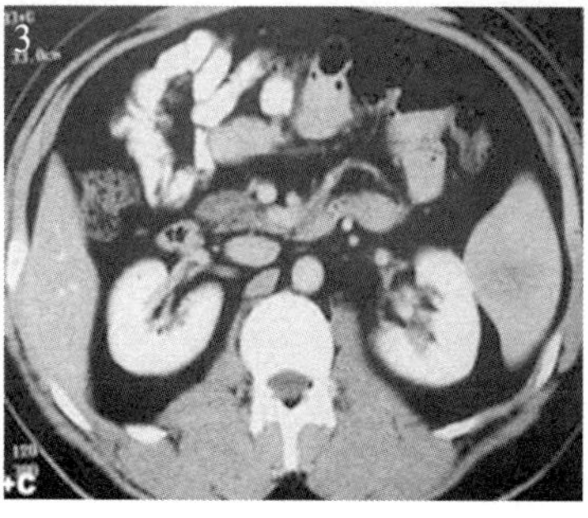

图1～3　腹部CT：平扫示脾脏无明显肿大，近脾脏下极处脾脏表面隆起，提示占位性病变，局部未见明确异常密度，CT值47Hu（图1）。动态增强扫描动脉期病灶周围斑片状轻度强化，CT值53~69Hu，病灶中心无明显强化（图2）。静脉期病灶逐渐向心性强化，CT值59~78Hu（图3）。

MRI表现 病灶位于脾脏下部，大小约42mm×54 mm，边界较清楚，病灶在T1WI上为略低信号（图4），T2WI上为不均匀高信号（图5~6）。增强扫描动脉期病灶周边轻微强化（图7）；门静脉期及平衡期病灶逐渐的向心性延时强化，在平衡期病灶仅呈现略低信号（图8~9）。

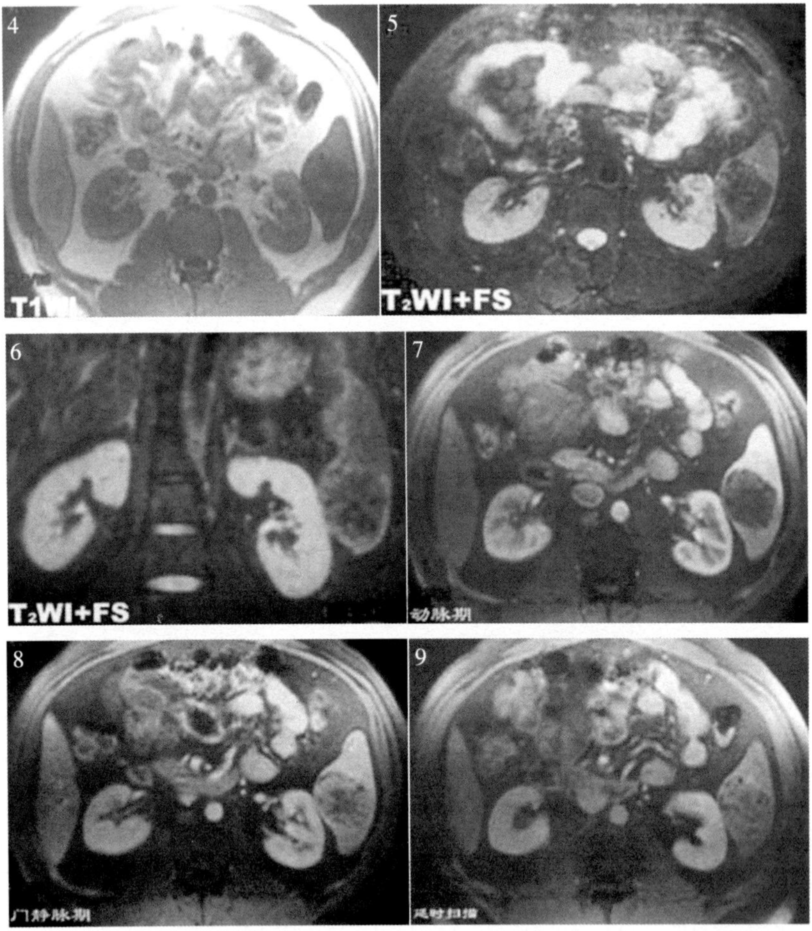

图4～9 腹部MRI：病灶位于脾脏下部，大小约42mm×54 mm，边界较清楚，病灶在T1WI上为略低信号（图4），T2WI上为不均匀高信号（图5~6）。增强扫描动脉期病灶周边轻微强化（图7）；门静脉期及平衡期病灶逐渐地向心性延时强化，在平衡期病灶仅呈现略低信号（图8～9）。

▶ 诊断与鉴别诊断

该病例明确表现为脾脏实性病变，可以除外脾脏囊肿、脾脏脓肿、脾脏淋巴管瘤等囊性病变，鉴别诊断主要针对脾脏实性肿块。脾脏常见的实性病灶有脾脏血管瘤、脾脏淋巴瘤、脾脏转移瘤、脾脏错构瘤等。

脾脏血管瘤 多为海绵状血管瘤，其表现与肝脏海绵状血管瘤相似，典型表现为：(1) CT平扫略低密度；(2) T1WI上呈现略低信号；(3) T2WI上呈现极高信号为该病的主要特点；(4) 增强扫描动脉期病灶周边结节样强化，随延时时间的延长造影剂逐渐向心性填充。该病例尽管增强扫描的表现有类似于脾脏血管瘤的特点，但在T2WI上呈现低信号，可以除外血管瘤。

脾脏淋巴瘤 脾脏淋巴瘤可以是全身淋巴瘤累及脾脏，也可以是脾脏原发淋巴瘤。从大体病理上脾脏淋巴瘤可以分为弥漫型、粟粒型、巨块型及多发结节型。弥漫型和粟粒型在影像学上仅表现为脾脏肿大，巨块型和多发结节型在CT和MRI上可以看到脾脏实质内局灶性病变。脾脏淋巴瘤的影像表现包括：(1) 常有脾脏肿大；(2) 脾实质病灶在平扫CT上常为等密度或略低密度；(3) T1WI上为等或略低信号；(4) T2WI上常为略高信号，少数可为略低信号；(5) 增强扫描病灶轻度强化，增强后各期基本呈现相对低密度或低信号，常无明显的延时强化；(6) 常合并有腹腔及腹膜后间隙淋巴结肿大。该病例的脾脏病灶在T2WI上呈现明显低信号，增强扫描有明显的延时强化，脾脏不大，腹腔及腹膜后间隙无肿大淋巴结，因此不符合脾脏淋巴瘤。

脾脏转移瘤 脾脏转移瘤的原发病灶通常有肝细胞癌、肺癌、乳腺癌、消化道肿瘤及黑色素瘤。脾脏转移瘤可以单发或多发，多数转移瘤在平扫CT上为等或略低密度，在T1WI上为等或略低信号，在T2WI上为中等偏高信号，增强扫描常表现为环状强化，大的转移瘤中心常有坏死，可表现为“牛眼征”。黑色素瘤脾脏转移的表现比较特殊，典型者在T1WI上表现为高信号，而在T2WI上表现为低信号，但一般不出现延时强化。该病例脾脏肿块在T2WI上为低信号，不符合一般的转移瘤；在T1WI上并未呈现高信号，且有明显的延时强化，也不符合黑色素瘤脾脏转移的表现。

脾脏血管肉瘤 脾脏的间叶组织肉瘤较为少见，其中最常见的是血管肉瘤，血管肉瘤常表现为脾脏大肿块，CT平扫常为不均匀低密度，在T1WI上呈现不均匀低信号，在T2WI上呈现较高信号，但很不均匀，增强扫描的表现与海绵状血管瘤相似。该病例在T2WI上为低信号，不符合血管肉瘤的表现。

脾脏错构瘤 以往一直认为错构瘤是脾脏较为少见的肿瘤，近年来随着影像学技术进步和广泛应用，有关脾脏错构瘤的报道明显增多。组织学上脾脏错构瘤可分为红髓型、白髓型和混合型，白髓型以淋巴组织为主，红髓型则以血窦和类似红髓的结构为主，混合型则是在病灶内部分区域以红髓型为主而另一些区域以白髓型为主。除了红髓和白髓以外，脾脏错构瘤常有多少不一的纤维化组织，还可有钙化，少数情况下可有脂肪组织。

错构瘤在平扫CT上常呈现等密度或轻微低密度，因此难以发现，肿瘤较大时方可出现脾脏外廓局限性隆起，本病例即为这样的表现。在T1WI上病灶通常呈现等信号或略低信号，缺乏特征性。T2WI上病灶根据不同的类型可呈现不同的信号，以红髓为主者常表现为不同程度的高信号，以白髓及纤维组织为主者则可表现为相对的低信号，本病例以白髓和纤维组织为主，在T2WI上表现为低信号。脾脏错构瘤的增强扫描具有一定的特点，动脉期可表现为整个病灶明显强化，也可表现为病灶周边轻度强化，门静脉期及平衡期，病灶常呈现不同程度的向心性延时强化，本病例的强化表现与之相符。

▶ 最终诊断

影像诊断 脾脏错构瘤（hamartoma of spleen）。

术中所见 病人手术切除了脾脏，在脾脏下极可见一直径约50mm的肿块影，呈现暗红色，中心有明显的灰白色瘢痕组织（图10）。

镜下所见 镜下观察肿瘤由被覆内皮细胞的相互沟通错乱的血管网构成，未见白髓及小梁（HE，低倍视野）（图11~12）。

病理诊断 脾脏错构瘤。

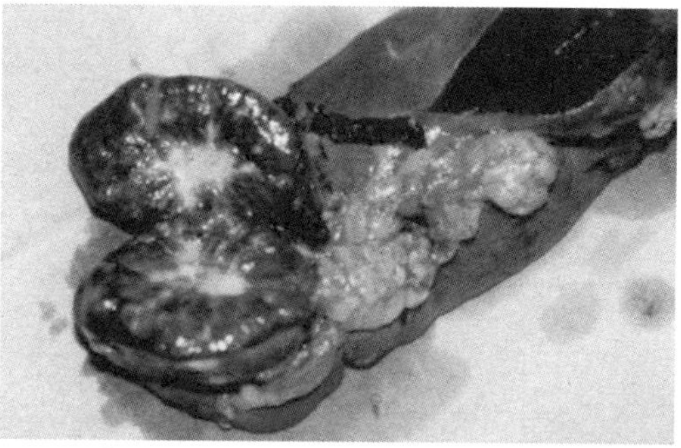

图10 大体病理：脾脏下极可见一直径约50mm的肿块影，呈现暗红色，中心有明显的灰白色瘢痕组织。

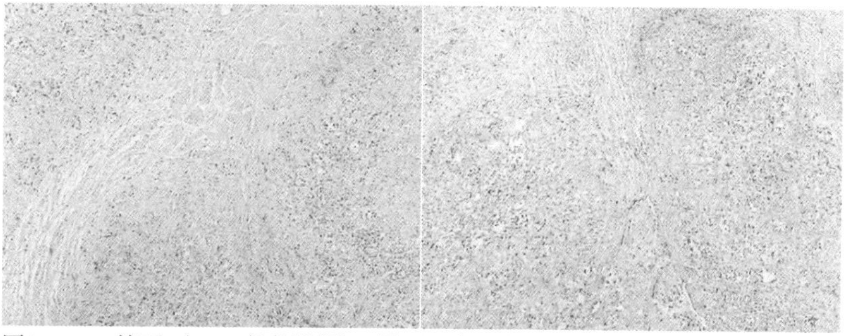

图11～12 镜下（HE，低倍视野）：镜下观察肿瘤由被覆内皮细胞的相互沟通错乱的血管网构成，未见白髓及小梁。

▶ 要点提示

脾脏错构瘤并非真正的肿瘤，其内含不等量的正常红髓、白髓混合成分。MRI检查，在T2WI上呈不均匀高信号，增强后呈弥漫性不均匀增强。此与正常脾脏在动脉期弓状（Arciform）增强及血管瘤的边缘结节状强化均不同。延迟期呈均匀强化，可能与病灶内纤维化有关。

▶ 参考文献

1. Siegelman ES. Body MRI. Philadelphia，PA：Elsevier Saunders，2005.

（北京医院）

病例42 脾 紫 癜

▶ 病史

男，46岁。2003年CT体检发现脾脏占位。腹部及胸部其余脏器均未见异常。余各项化验检查及体格检查正常，未作特殊治疗。2004年到本院体检，腹部CT平扫检查发现脾脏病灶增大，为行手术住院。既往体健。

▶ 影像学表现

CT表现 2003年CT体检行多排螺旋CT增强扫描检查发现脾脏局限性增大，动脉期（图1）见一类圆形低密度灶，边缘可见环形强化，直径约为6cm，门脉期（图2）表现为等密度灶，考虑为脾脏占位。2004年CT平扫示脾脏病灶增大（图3）。

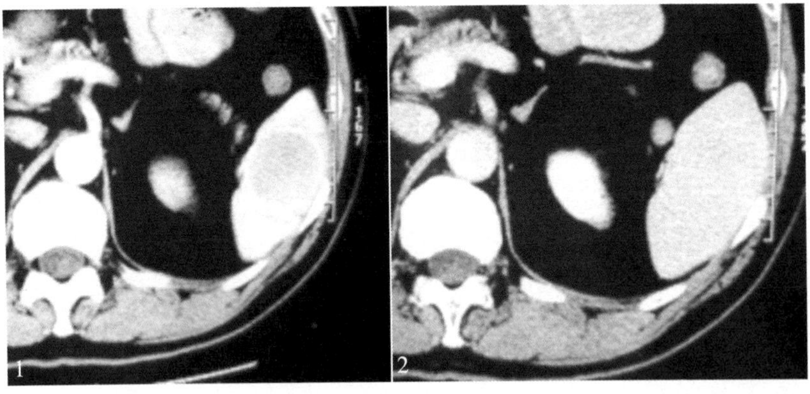

图1~2 腹部CT：2003年CT体检行多排螺旋CT增强扫描检查发现脾脏局限性增大，动脉期（图1）见一类圆形低密度灶，边缘可见环形强化，直径约为6cm，门脉期（图2）表现为等密度灶，考虑为脾脏占位。

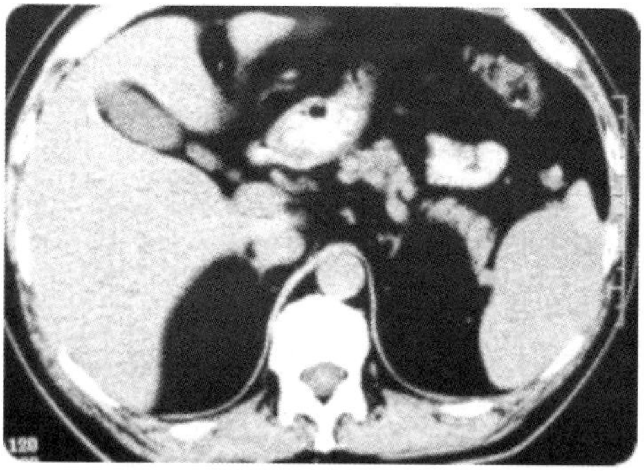

图3 腹部CT：2004年CT平扫示脾脏病灶增大。

▶ 诊断与鉴别诊断

脾囊肿 平扫为脾脏内圆形低密度区，边缘光滑，密度均匀，CT值为0~10Hu。增强后边界更清楚，病灶内无强化。可单发或多发，少数囊肿可见囊壁弧形钙化。外伤性囊肿内可呈混合密度。

脾血管瘤 临床通常无症状。脾脏可正常大小或轻至中度增大。如病灶位于边缘，可造成脾脏轮廓突出。平扫时病灶表现为边缘清楚的低密度区，少数直径大于40mm的病灶中央可见更低的瘢痕区。增强扫描病灶周围可见明显的结节状强化，然后逐渐向中央填充。延迟扫描大多数病灶能完全填充，与正常脾脏实质密度一致。

脾恶性淋巴瘤 孤立大肿块型，CT可见脾脏肿大，密度不均，有单发低密度肿块，边缘模糊不清，增强扫描肿块与正常脾组织差别增大，病变显示更清楚。

脾转移瘤 一般为多发。有相应病史。

脾脓肿 当组织发生液化坏死后，CT平扫可见单个或多个低密度病灶，境界清或不清，圆形或椭圆形，大小不等。增强后脾脏实质和脓肿壁均有强化，而液化区无变化。在正常脾实质和脓肿壁之间有时可见低密度水肿带。少数病例脓肿区内可见小气泡或小气液平面。

由于脾脏紫癜临床罕见，未考虑在内。

▶ 最终诊断

术中所见 患者行脾脏切除术，标本肉眼观（图4）示：脾脏切除标本，16cm×9cm×7.5cm，脾脏表面浅褐色，被膜增厚，切面被膜下可见椭圆形肿物，直径约为6cm，深褐色，质脆，周围脾脏组织分界清，周围脾脏浅褐色，质软。

镜下所见 脾脏内可见大小不等的充满血液的“血湖”，血腔内面无内皮细胞衬附。（HE，中倍视野）（图5）。

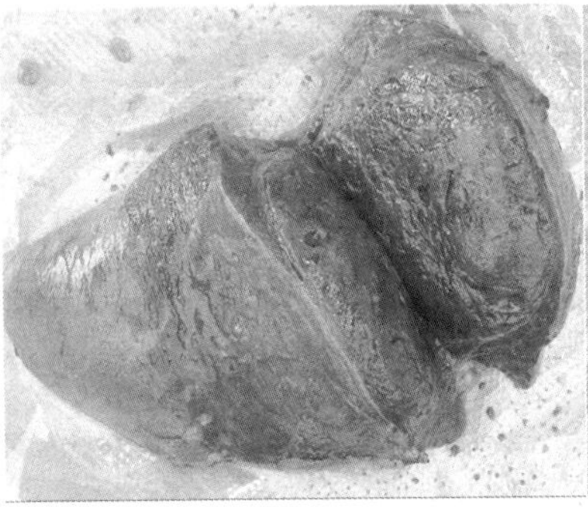

图4 大体病理：脾脏切除标本，16cm×9cm×7.5cm，脾脏表面浅褐色，被膜增厚，切面被膜下可见椭圆形肿物，直径约为6cm，深褐色，质脆，周围脾脏组织分界清，周围脾脏浅褐色，质软。

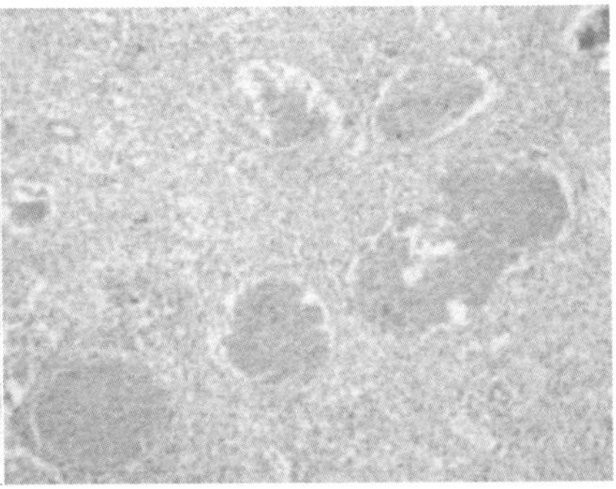

图5 镜下（HE，中倍视野）：脾脏内可见大小不等的充满血液的“血湖”，血腔内面无内皮细胞衬附。

免疫组化 CD34（-），F8（-），CD31（-），EMA（-），LCA（+），CD45RO（+），CD20 (+)，Actir平（+）。

病理诊断 脾紫癜。该患者无任何相关肝脏疾病或其它器官相关病变，因此诊断为单纯性脾紫癜。

▶ 概述

紫癜（peliosis）一词是由希腊语中血液（blood）一词演变出来的，是一种血管系统异常扩张的病变，该病可出现在任何组织。其特点是受累器官内可出现散在或弥漫性分布的充满血液的囊腔，囊腔的直径最小者可小于1mm，最大者可达几厘米。受累器官体积可无明显变化。脏器紫癜常见于消耗性疾病如结核病及恶性肿瘤以及血液系统疾病，是一种少见疾病，通常累及肝脏。该疾病也可以累及其它网状内皮系统，包括脾脏及骨髓系统。

好发部位 以往的文献报道多好发于肝脏。

好发年龄、性别 未见明确性别、年龄差异。

发病率 罕见，以往文献报道多合并有肝脏等其它脏器紫癜，单发脾脏紫癜未见报道。

▶ 要点提示

据文献报道脾紫癜的患者多是因为发生脾破裂造成致死性腹腔出血而发现，病理检查主要表现在脾脏实质内出现弥漫性分布的含有血液的囊腔。如能用MRI检查，可以发现出血各期的不同血液降解产物，如亚急性期MHB的T1WI及T2WI高信号。慢性期（含铁血黄素）的T2WI上的低信号等。有助于本病的诊断。

▶ 参考文献

1. Raghavan R，Alley S，Tawfik O，et al. Splenic peliosis：a rare complication following liver transplantation. Dig Dis Sci，1999，44：1128-1131.
2. Ortega Deballon P，Fernandez Lobato R，Ortega Munoz P，et al. Splenic peliosis：a cause of spontaneous splenic rupture. Surgery，1999，126：585-586.
3. Celebrezze JP Jr，Cottrell DJ，Williams GB. Spontaneous splenic rupture due to isolated splenic peliosis. South Med J，1998，91：763-764.

（北京医院）

病例43　胆囊腺肌瘤病

▶ 病史

男，27岁。反复发作右上腹痛5年。患者5年前进餐后出现右上腹及剑突下绞痛，持续约2小时，伴呕吐。无放射痛，无发热、腹胀、腹泻。呕吐后症状可缓解，呕吐物为胃内容物，无咖啡渣样物。自认为“胃病”，并自行服用胃药治疗。此后，上述症状反复发作，多为进餐后发作，每1~2个月发作1次，每次持续约为2小时，均于呕吐后逐渐缓解。2月前，上述症状加重，次数逐渐增多，几乎每天均有发作，且疼痛持续时间延长。查体：腹平软，于剑突下、右上腹有压痛，无反跳痛、肌紧张。Murphy征可疑阳性，肝脾肋下未及，肝区叩击痛阳性，移动性浊音阴性，肠鸣音正常。实验室检查：快速淀粉酶（AMY）499↑（正常30~110U/L）。B超：胆囊壁增厚伴壁内无回声—腺肌症？胆囊炎？ERCP：胆总管扩张，胰管未见异常。

▶ 影像学表现

CT表现　胆囊体积不大，胆囊壁普遍不均匀明显增厚，胆囊粘膜增生，以增强扫描显示清晰，并突入增厚的肌层，其内见数个小圆形低密度囊性影，边缘尚清。胆囊腔未见缩窄。胆囊管及胆总管轻度扩张。肝内胆管及胰管未见异常。肝脏及胰腺实质未见异常密度影(图1~2)。

MRI表现　胆囊体积不大，胆囊粘膜及肌层明显增厚，最厚处约2.2cm，肌层内见一圈小圆形长T1长T2信号影，边缘清楚，围绕胆囊腔，呈“珍珠项圈征”。胆囊管及胆总管轻度扩张。肝内胆管及胰管未见异常（图3~4）。

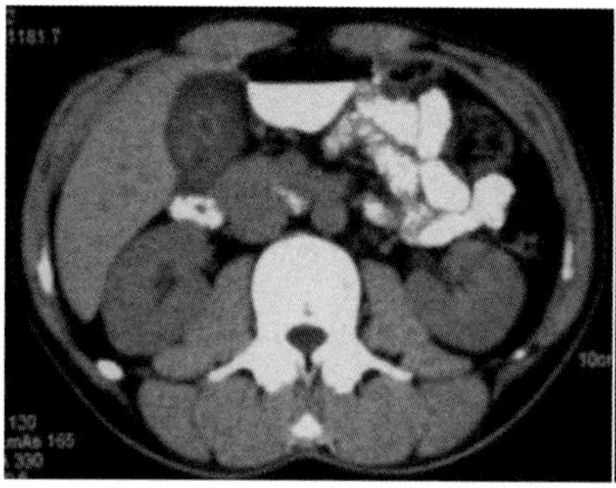

图1 腹部CT：胆囊壁普遍不均匀明显增厚。

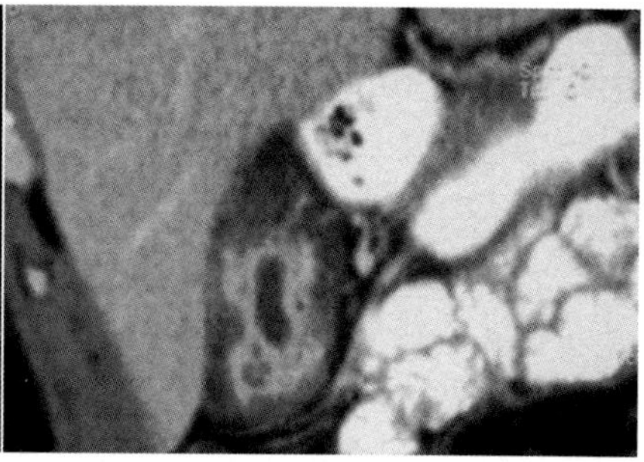

图2 腹部CT增强扫描冠状位重建：胆囊壁明显增厚，胆囊粘膜增生，并突入增厚的肌层，其内见数个小圆形低密度囊性影–罗–阿窦。

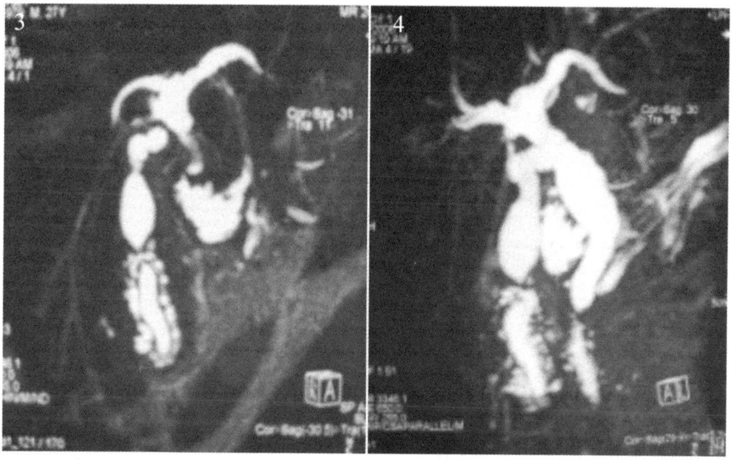

图3~4 MRCP：胆囊壁内数个小圆形长T2信号影，围绕胆囊腔环形分布，呈典型“珍珠项圈征”。

▶ 诊断与鉴别诊断

胆囊腺肌瘤病 胆囊壁增厚，粘膜增生，突入增厚的肌层，并形成多个小圆形囊性影，即罗–阿窦，围绕胆囊腔，呈“珍珠项圈征”。

胆囊癌 胆囊壁增厚或肿块表现，无罗–阿窦形成，常伴肝脏浸润或肝内转移，及淋巴结肿大。

▶ 最终诊断

术中所见 手术在腹腔镜下见胆囊约8cm×4cm，胆囊体底部壁明显增厚，光滑，中度水肿，与周围少许粘连。胆囊管直径约0.4cm，长约1cm。

大体病理 胆囊大小8cm×4cm，体底部壁明显增厚为1.8cm，腔内未见结石。

病理诊断 （胆囊）局灶腺瘤样增生伴炎性细胞浸润，胆囊腺肌瘤病。

▶ 概述

胆囊腺肌瘤病（gallbladder adenomyomatosis，GBA）又称胆囊腺肌增生症，以胆囊粘膜过度增生、肌层肥厚和壁内憩室（又名罗-阿窦，Rokitansky-Aschoff sinuses，RAS）形成为特征。病因不明，可能与胆囊内压力升高、胆囊壁退变及增生有关。相关危险因素包括：①感染与结石；②胆囊胆管发育异常；③胆囊动力障碍与胆囊内压力过高。胆囊腺肌瘤病分三型：①局限型：胆囊底部的局限性隆起或硬结，又名底部型；②节段型：发生于胆囊体或颈部的环状或半环状管壁增厚及管腔狭窄；③弥漫型：整个胆囊壁呈弥漫性增厚。

发病率 在切除胆囊标本中占2.8%~5%。

年龄、性别分布 好发于35~70岁。男女无明显差异。

治疗 手术切除。

预后 近年来报道胆囊腺肌瘤病可癌变，节段型发生癌变的几率要高于其它类型。

▶ 要点提示

从本例的CT及MRI表现看，以后者较好，能逼真的显示增厚的胆囊粘膜突入增厚的胆囊壁内，形成无数憩室样改变（即罗-阿窦）。围绕胆囊腔形成特征性的珍珠项圈征。同时还能显示胆总管及其主要肝内胆管分支的扩张。

▶ 参考文献

1. 靳二虎，盛蕾，马大庆，等. CT和MRI诊断胆囊腺肌瘤病的比较研究.中国医学影像技术，2006，22：80–83.
2. 靳二虎，马大庆，磯田裕義，等. MR不同脉冲序列成像诊断胆囊腺肌瘤病的价值.中华放射学杂志，2005，39：418–422.
3. Siegelman ES. Body MRI. Philadelphia，PA：Elsevier Saunders，2005.

（北京大学第三医院）

病例44 胰腺导管内乳头状粘液瘤恶变

▶ 病史

男，70岁。上腹部不适伴有消化不良1月余。超声发现胰管扩张，胰头可疑占位。

▶ 影像学表现

CT表现 直接增强扫描示胰腺腺体萎缩，主胰管显著扩张（图1~3），胰管内未见明确异常密度影，肝内外胆管未见扩张，十二指肠乳头处可见突向肠腔的小圆形水样密度影（图4白箭所示）。

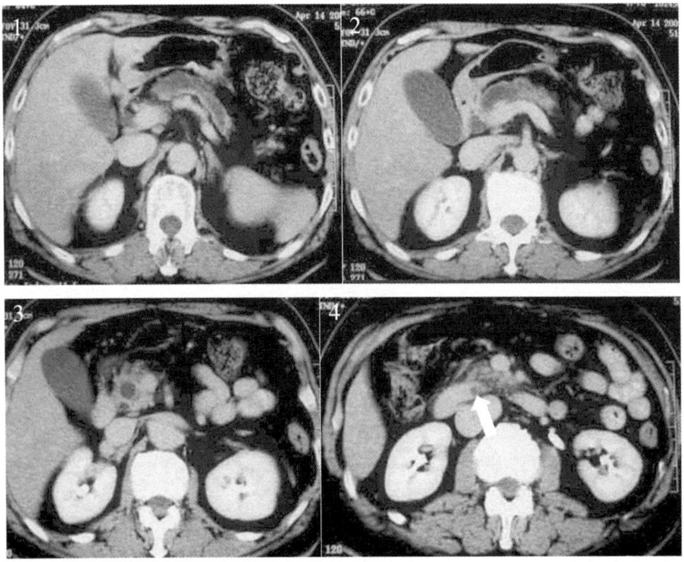

图1～4 腹部CT：直接增强扫描示胰腺腺体萎缩，主胰管显著扩张（图1～3），胰管内未见明确异常密度影，肝内外胆管未见扩张，十二指肠乳头处可见突向肠腔的小圆形水样密度影（图4白箭所示）。

MRI表现　胰腺腺体萎缩，胰腺实质在T1WI上信号降低（图5~6），胰管显著扩张，一直延伸至十二指肠乳头部，十二指肠乳头部可见突向十二指肠腔内的泪滴状水样信号影（图7~8）。

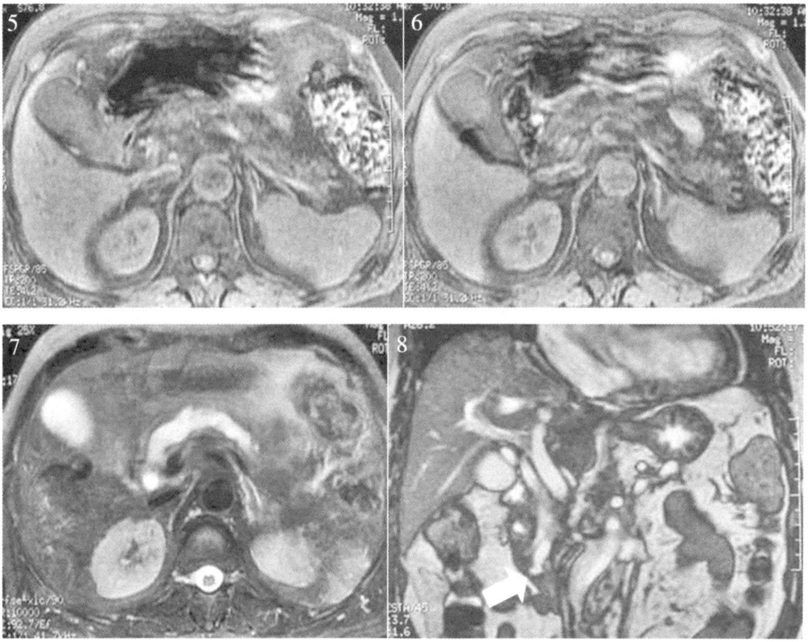

图5～8　腹部MRI：胰腺腺体萎缩，胰腺实质在T1WI上信号降低(图5～6)，胰管显著扩张，一直延伸至十二指肠乳头部，十二指肠乳头部可见突向十二指肠腔内的泪滴状水样信号影（图7～8）。

初步印象　（1）慢性胰腺炎；（2）胰管显著扩张，十二指肠乳头部可见突出泪滴样影，考虑胰腺导管内乳头状粘液肿瘤可能，建议ERCP检查。

十二指肠镜表现　十二指肠乳头处可见粘液样物溢出，不易脱落(图9)。经十二指肠乳头逆行插管，注入对比剂进行胰胆管造影。

胰胆管造影及造影后CT表现　主胰管及主要分支显著扩张，内见乳头状充盈缺损（图10~11）。

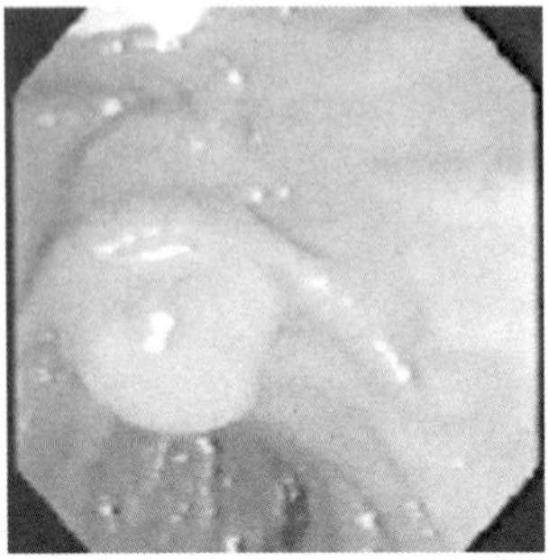

图9 十二指肠镜：十二指肠乳头处可见粘液样物溢出，不易脱落。

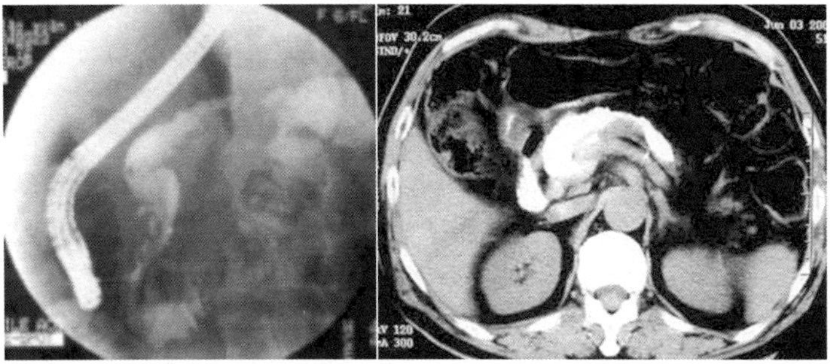

图10～11 胰胆管造影及造影后CT表现：主胰管及主要分支显著扩张，内见乳头状充盈缺损。

▶ 诊断与鉴别诊断

胰腺导管内乳头状粘液肿瘤（Intraductal Papillary Mucinous Tumor，IPMT）：胰腺少见肿瘤，起源于大胰管上皮。本病多发生于50~70岁，是具有恶性潜能或低度恶性的肿瘤，预后明显比胰腺癌好，手术切除后5年生存率可达80%以上。

病理学上该病以胰腺大导管内单发或多发的乳头状肿瘤并分泌大量粘液为特征。IPMT病理学上可分为主胰管型、分支型及混合型三种大体类型。主胰管型IPMT是指乳头状肿瘤仅限于主胰管内；分支型是指乳头状肿瘤仅限于胰管大分支内；混合型则指乳头状肿瘤同时累及主胰管和胰管大分支。由于IPMT可产生大量的粘液，潴留在胰管内不易排出，在胰管内积聚造成胰管逐渐扩张，同时由于胰液引流不畅常并发慢性胰腺炎。

主胰管型和混合型IPMT主要CT、MRI表现包括：（1）主胰管显著扩张；（2）胰管内有时可见结节状软组织影，但一般难以显示；（3）十二指肠乳头处可见悬挂泪滴样水样密度（信号）影，具有一定特征性；（4）可合并慢性胰腺炎，表现为胰腺腺体萎缩，T1WI上信号降低，动脉期强化减弱。

分支型IPMT常发生于胰头部，主要CT、MRI表现包括：（1）胰腺局限性多房囊性肿块，仔细观察囊性肿块实际上由显著扩张的胰管分支构成；（2）囊性病灶内有时可见乳头状软组织影；（3）病灶周围常可见扩张的胰管分支；（4）病变后期可合并主胰管的显著扩张；（5）十二指肠乳头处可见悬挂泪滴样水样密度（信号）影。

ERCP对于IPMT的明确诊断颇为重要，当CT、MRI拟诊IPMT时应该进行ERCP检查，ERCP的优势在于：（1）多数IPMT在十二指肠乳头部可见粘液溢出，具有确诊价值；（2）CT和MRI不易显示的胰管内乳头状结节，在ERCP很容易显示；（3）分支型IPMT在胰管内注射对比剂后，可见对比剂进入病灶内，具有确诊价值。

慢性胰腺炎 慢性胰腺炎多表现为胰腺腺体萎缩和胰管扩张，因此需要与主胰管型IPMT鉴别。主要鉴别点包括：（1）慢性胰腺炎常有胰腺导管钙化，IPMT少有钙化；（2）慢性胰腺炎的胰管扩张呈现串珠状，且扩张程度往往不及主胰管型IPMT；（3）慢性胰腺炎扩张的胰管内除结石外，ERCP往往没有充盈缺损。而主胰管型IPMT在ERCP上常可见充盈缺损；（4）慢性胰腺炎在十二指肠乳头部没有粘液溢出。

胰腺癌 胰腺癌可造成胰管梗阻扩张，病变上游的胰腺萎缩，应与IPMT鉴别。主要鉴别点如下：（1）胰腺癌在胰腺实质内可见局限性异常信号或肿块；（2）胰腺癌的胰管扩张通常发生于病变的上游，而IPMT于病变的上下游均可见胰管扩张；（3）IPMT的胰管扩张较胰腺癌的胰管扩张要明显的多；（4）十二指肠乳头处粘液溢出对于IPMT的诊断具有特征性。

胰腺囊腺瘤 分支型的IPMT可形成局限性的多房性囊性肿块，应与胰腺囊腺瘤特别是微囊型浆液性囊腺瘤鉴别。主要鉴别点如下：（1）仔细观察分支型IPMT的囊性肿块实际上由囊状扩张的胰管构成；

(2）分支型IPMT的囊性肿块周围可见扩张的胰管分支，囊腺瘤一般无此表现；（3）分支型IPMT可合并有主胰管的显著扩张，囊腺瘤一般不引起主胰管扩张；（4）十二指肠乳头处粘液溢出对于IPMT的诊断具有特征性；（5）ERCP对比剂能进入囊性病灶内是分支型IPMT的特征，而囊腺瘤内一般没有对比剂进入。

▶ 最终诊断

术中所见 手术切除全胰腺，剖开胰管可见内充满粘液样物，主胰管内壁见多发乳头状隆起（图12）。

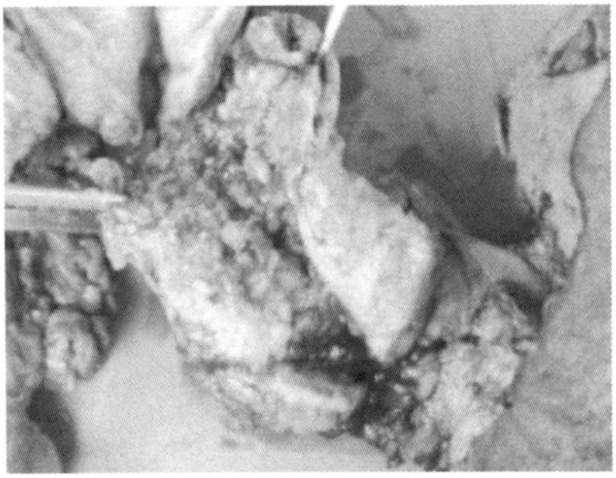

图12 大体病理：手术切除全胰腺，剖开胰管可见内充满粘液样物，主胰管内壁见多发乳头状隆起。

镜下所见 肿瘤细胞为高柱状，部分细胞内可见粘液分泌，排列成乳头状，底部可见向间质内浸润；左上角为残留的胰岛（HE，中倍视野）（图13）。

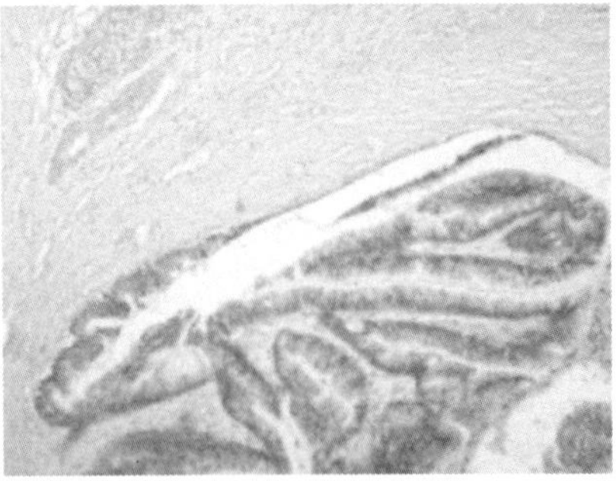

图13 镜下（HE，中倍视野）：肿瘤细胞为高柱状，部分细胞内可见粘液分泌，排列成乳头状，底部可见向间质内浸润；左上角为残留的胰岛。

病理结果 （1）胰腺导管内乳头状粘液肿瘤恶变（主胰管型）；（2）继发慢性胰腺炎。

▶ 要点提示

IPMT在CT上表现1）主胰管或分支胰管呈多囊性扩张。2）其内充满粘液蛋白，也可有乳头状结节、肿块。3）ERCP检查在十二指肠乳头可见粘液溢出。4）如壁结节>3cm，病变不断生长或主胰管>7mm应考虑恶性。

（北京医院）

病例45 胰腺实性乳头上皮样瘤

▶ 病史

女，26岁。40天前偶然发现右上腹圆形包块，直径为4cm左右，活动度小。无恶心、呕吐、腹痛、腹泻、黄疸、发热等症状，后自觉包块增大。查体：患者右上腹有一直径8cm大小的包块，表面光滑，边界不清，活动度较小，触诊有轻压痛。

▶ 影像学表现

上消化道造影表现 十二指肠肠曲扩大，位置较为固定，降段内侧缘可见“双边征”，肠管扩张。

CT表现 胰头后方可见一囊实性肿物影，大小约8.3cm×7.8cm，平扫CT值在25~32Hu之间，囊壁形态不规则增厚，增强扫描后呈明显不均匀强化，肿物包膜较完整，推移邻近器官，肠系膜血管受压移位。胰头显示欠清晰，胰体尾部胰管稍扩张（图1~2）。

▶ 诊断与鉴别诊断

胰腺浆液性囊腺瘤 为良性肿瘤，发病男女比例约1.5:1，高发年龄为50~80岁，可以发生于胰腺任何部位，以胰头为主。CT 平扫肿块呈分叶状或圆形，边界清晰，肿块密度从水样到肌肉样密度不等，中央可见条片状不规则钙化或特征性的日光放射状钙化。增强后肿块呈不规则强化。MRI检查，T1WI呈低信号，T2WI呈高信号。肿瘤大小为1~13cm，平均5~6cm。

胰腺粘液性囊腺瘤 为癌前病变或低度恶性肿瘤。发病男女比例为4:1。好发年龄为30~70岁。75%发生在胰体尾部。肿瘤大小3~36cm，平均大小约6~10cm。CT 平扫呈卵圆形或圆形，CT 值接近水密度，轮廓光滑、无分叶，瘤体多为大单囊，少数为几个囊组成，囊分隔

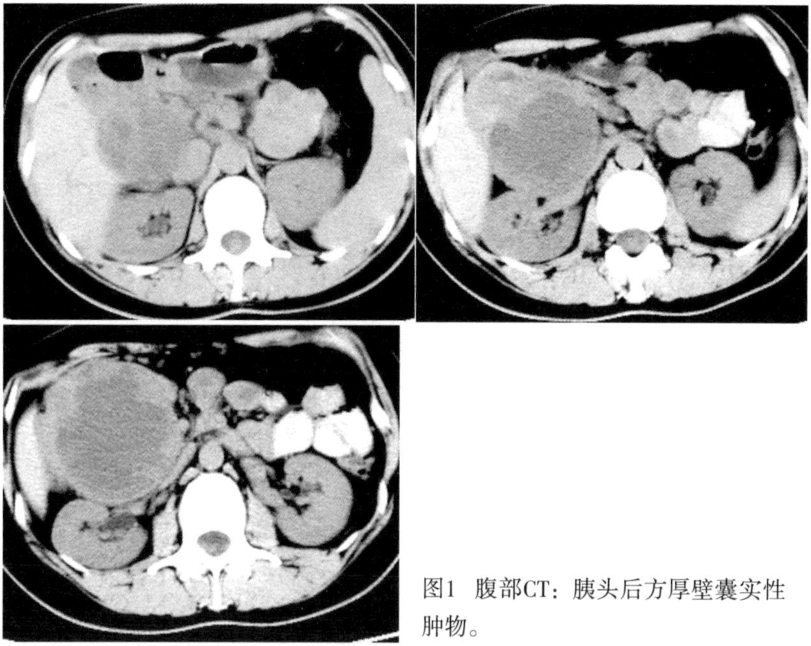

图1　腹部CT：胰头后方厚壁囊实性肿物。

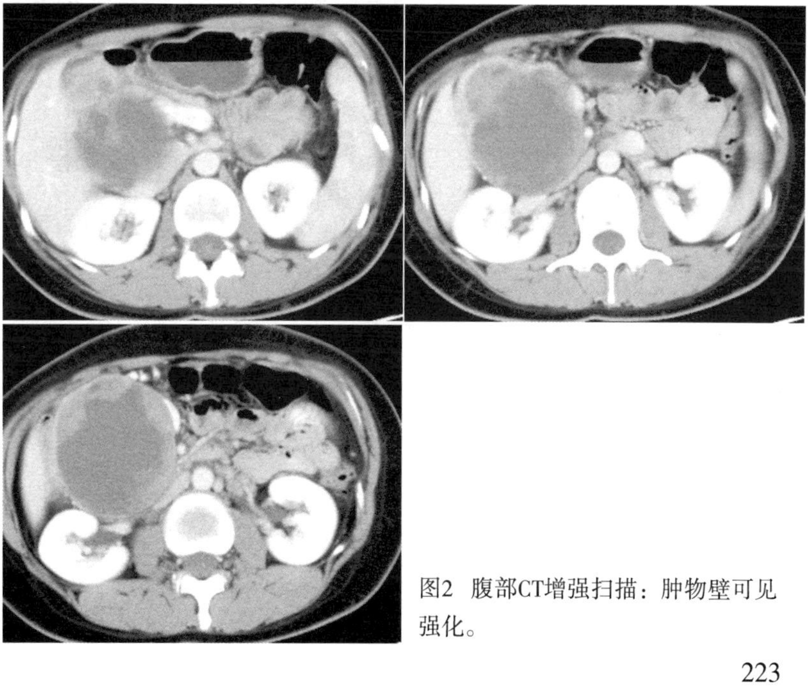

图2　腹部CT增强扫描：肿物壁可见强化。

菲薄呈直线状，囊壁厚薄不均且厚度常< 1 cm，囊壁或囊内可见壳状或不规则钙化，增强后囊壁轻度强化。T1WI呈低信号，T2WI呈高信号。

胰腺实性乳头上皮样瘤　性质未定或潜在恶性。主要为女性，好发年龄为20~30岁。肿瘤平均大小约9cm。无特殊部位。为囊实性混合性，囊性成分呈低密度，实性者常为等密度。MRI上信号较复杂，出血时T1WI上为高信号，T2WI上信号不等。肿瘤包膜在T1及T2上呈低信号。

胰腺导管内乳头状粘液肿瘤　为低度恶性肿瘤，男女发病率相当。高发年龄为51~60岁。肿瘤大小不等，大者可自壶腹部到整个主胰管内均有粘液蛋白，并且胰管高度扩张。肿瘤局限于主或分支胰管内生长。主或分支胰管内被粘液充盈呈低密度，囊状或分叶状扩张。其内可有等密度、突出的乳头状结节。扩张囊性病变中T1低信号，T2高信号。结节信号不等。

胰头癌囊性变　胰腺癌由于肿瘤组织乏血管，易产生坏死而囊变，其特点是癌性病灶常位于胰实质轮廓内，病变边缘模糊，与正常胰腺多分界不清，坏死的囊变区常为不规则形，也有少数呈类圆形，无明确囊壁或不完整囊壁，多数囊性坏死周围存有少量强化、密度不高的癌性实体。

胰腺假性囊肿　常有胰腺炎病史，病灶位于胰腺内或外，多呈圆形、类圆形，囊壁薄而均匀且无钙化，没有壁结节。囊内极少有间隔，无分叶状改变。如假性囊肿内有出血、感染、坏死组织时可见囊壁增厚。

▶ 最终诊断

手术病理　胰腺实性乳头上皮样瘤（图3）。

▶ 概述

胰腺实性乳头上皮样瘤（Solid-Papillary Epithelial Neoplasms，SPENs）是一种独特的肿瘤实体，临床病理学也称为胰腺实性囊性肿瘤、实性乳头状上皮肿瘤、乳头状囊性肿瘤等。易出血。1996年

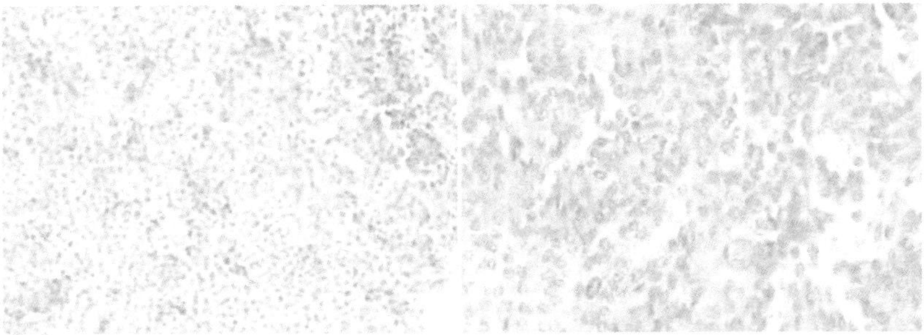

图3 镜下：远端胃、十二指肠、胰头、部分胆总管、空肠上段切除标本：胰腺Solid-Cystic-Papillary-epithelial neoplasm，10cm×8cm，伴出血、坏死、囊性变，胃、空肠、胆总管及胰腺切缘未见瘤，周围淋巴结未见肿瘤转移，Vimentin（+），PR（+）。

WHO将其正式命名为实性假乳头状瘤。从组织学上看，该病变似为良性，但也可发生转移，生物学上肿瘤生长缓慢。由于现有的形态学和生物学特征的资料在单个肿瘤中尚不能明确预测其生物学行为，因而1996年WHO将其新分类为生物学行为未定或交界性恶性潜能的肿瘤。

发病率 本病是胰腺肿瘤中一种少见病。自Frantzin 在1959年首次报道以来，截至2001年10月共报道340多例，国内外大部分都是个例CT表现的报道。

年龄、性别分布 本病好发于年轻女性（10~30岁之间），偶发于老年妇女和男性。

好发部位 肿瘤可发生于胰腺任何部位，以胰头、尾部多见。偶有报道位于腹膜后，而与胰腺无关，甚至位于肝脏。

治疗 多以手术治疗为主。

预后 如果完全切除并治疗充分的话，预后很好。然而如果治疗不充分或未经治疗，可成为明显恶性的肿瘤并可演变成为转移性癌。

▶ 要点提示

本病的CT表现取决于肿瘤实性部分和囊性部分的比例和分布，（1）CT平扫实性结构呈低或等密度，造影后动脉期呈轻度强化，门静脉期呈明显强化，囊性部分在增强前后扫描均呈低密度。(2) 囊性结构为主或囊实结构比例相仿的肿瘤的CT表现：实质部分呈附壁结节或实囊部分相间分布。(3) 实性结构为主的肿瘤，囊性部分在包膜下。(4) 肿瘤绝大多数来源于胰腺，呈圆形、椭圆形，可有分叶。(5) 肿瘤多有完整包膜，厚约2~4 mm，均匀，包膜内壁光滑，增强后强化明显，与胰腺分界清晰，边缘光整。(6) 不论肿瘤发生在胰腺的什么部位，都不伴有胆总管和胰管扩张。

▶ 参考文献

1. 陈杰，编译. 外分泌胰腺肿瘤组织学分型 (1996) . 诊断病理学杂志，2001，6：125.
2. Dong PR，Lu DS，Degregario F，et al. Solid and papillary neoplasm of the pancreas：radiological-pathological study of five cases and review of the literature. Clin Radiol，1996，51：702-705.
3. Siegelman ES. Body MRI. Philadelphia.PA，Elsevier Saunders，2005.

（北京大学人民医院）

病例46 胰腺周围淋巴结核

▶ 病史

男，30岁。因上腹不适半年，低热，体重下降两月，外院B超腹腔大血管周围实性结节，肝门部门脉海绵样变性，脾大入院。化验检查：PPD强阳性，TB-ab（-），胸片未见异常。

▶ 影像学表现

CT表现 肝门部、胰头周围、肠系膜上动脉及腹主动脉周围见多发大小不等的肿大淋巴结，并相互融合呈团块状，肝门部及胰头后方为著，其内可见液化坏死。增强扫描肝左叶可见动门脉短路征象，肝左叶及尾叶受压，肝内胆管轻度扩张。肝门部病变不规则强化，其余肿大淋巴结也部分呈环形强化。胰头前移。门静脉周围可见迂曲增多的小血管团（图1）。

▶ 诊断与鉴别诊断

淋巴结核 淋巴结结核以肝门区、胰周及腹主动脉旁淋巴结最常受累，肿大的淋巴结表现为低密度结节，通常直径2~4 cm，常与周围组织粘连。增强扫描价值较大，增强后表现为腹腔、腹膜后间隙(肝门区、胰头周围、肠系膜及腹膜后大血管周围) 多个肿大软组织密度结节影，肿物边缘环状强化，中心为不强化低密度区，多个肿大淋巴结可融合成花瓣状或多环状肿块。增强扫描结节内出现中心低密度的环状强化是腹腔淋巴结结核较为特征表现。病灶愈合期可发生钙化。结核多侵犯胰腺实质，胰管受累较轻，当胰头肿块较大时，可致胆管狭窄出现胆管梗阻。

恶性淋巴瘤 在临床表现和CT平扫上与腹腔淋巴结结核相似，但淋巴瘤密度均匀，增强后通常轻度均匀强化，常无低密度区。恶性肿

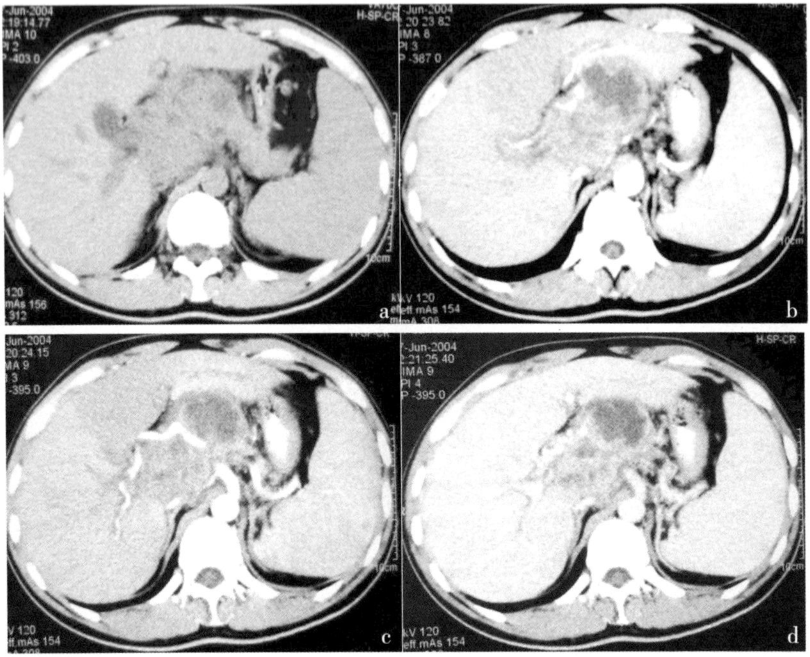

图1　腹部CT（a为平扫、b～c为增强扫描动脉期、d为增强扫描静脉期）：平扫肝门区，胰头周围多发结节并融合成块。

瘤淋巴结转移往往能显示原发灶，短期随访淋巴结增大明显。

胰腺癌　本例病变肝门部、胰头周围、肠系膜上动脉及腹主动脉周围见多发大小不等的肿大淋巴结，并相互融合呈团块状，肝门部及胰头后方为著，其内可见液化坏死。增强后可见肿大淋巴结也部分呈环形强化，符合淋巴结核的表现。肿大淋巴结与胰腺关系密切，而且肝内胆管轻度扩张，很容易误诊为胰腺癌。

▶ 最终诊断

病理诊断　超声引导下穿刺活检后证实为干酪样肉芽肿性病变（图2）。经过积极抗结核治疗半年，三次随诊观察胰头区及肝门部病变明显吸收（图3）。

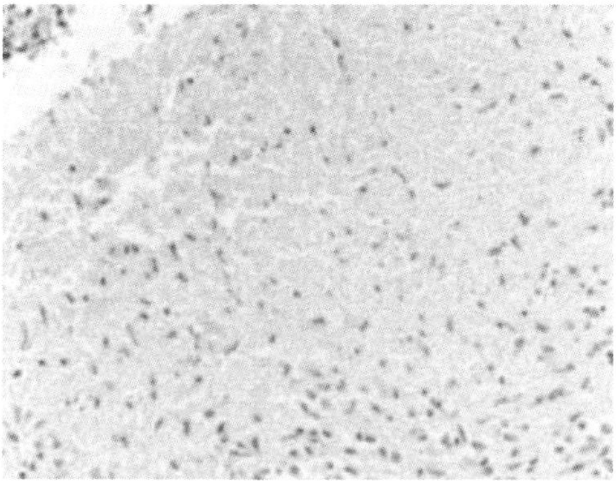

图2 镜下：干酪样坏死及类上皮细胞。

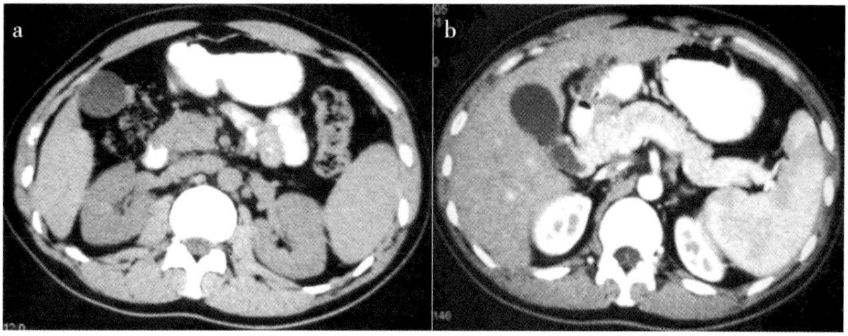

图3 腹部CT（a为平扫、b为增强扫描）：抗结核治疗半年后，病变明显吸收。

▶ 概述

腹腔结核以结核性腹膜炎多见，而腹部淋巴结结核、肝脏及胰腺等结核临床少见。其可能的传播途径为：(1) 血行播散：以肝、脾、肾及肠或肠系膜较常受累，胰腺本身很少受累；(2) 淋巴道感染：腹部淋巴结结核可单独存在，但常为全身结核的一部分。引流区淋巴结增大，产生胰腺周围干酪性淋巴结核，引起淋巴结周围炎并液化破溃，从而直接侵犯胰腺。

病理表现无明显特异性，大部分为淋巴结粟粒样肉芽肿、干酪样变性和结核性脓肿形成。

本病起病缓慢，病程较长，主要症状均为非特异性，如腹痛、腹胀、腹泻等，也可无明显临床症状。实验室检查血沉增高是最常见的表现，OT试验或PPD试验绝大多数呈阳性反应，但由于临床往往忽视了结核的可能而未进行相关实验室检查。

CT表现与病理表现大体一致，即干酪样坏死和结核性脓肿。恶性淋巴瘤在临床表现和CT平扫上与腹腔淋巴结结核相似，但淋巴瘤密度均匀，增强后通常轻度均匀强化，常无低密度区。恶性肿瘤淋巴结转移往往能显示原发灶，短期随访淋巴结增大明显。

▶ 要点提示

胰腺周围淋巴结核其基本病变是肿大淋巴结内干酪性坏死形成。在CT上呈环状强化，如果多发群集，可呈蜂窝状强化。常伴其它器官结核（如肺、肝、肠、腹膜等）。病变晚期可有明显钙化。较少引起胆管梗阻。在临床上，常有较长时间的低热（如本例）、盗汗、结核菌素（+）。年轻患者较多，而胰腺癌以中老年多见。

（北京大学第三医院）

病例47　双肾偶发癌

▶ 病史

男，53岁。患者因体检B超发现“双肾实性占位”而就诊。患者无腰腹痛，无血尿，无尿频、尿急、尿痛，无排尿困难，无发热。

▶ 影像学表现

CT表现　右肾下极可见3.5cm×3.5cm实性肿物，边界尚清，突出于肾外，密度不均匀。左肾肾门水平可见3.1cm×2.5cm实性肿物，密度稍不均匀。增强扫描动脉期双肾肿物明显强化，随后密度下降，明显低于肾皮质（图1~3）。

DSA表现　左肾下前段动脉及右肾下段动脉迂曲紊乱，实质期于左

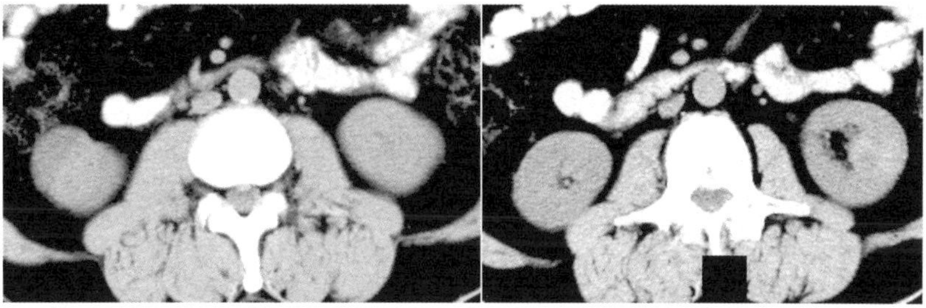

图1　腹部CT平扫：显示右肾下极及左肾门水平肿物。

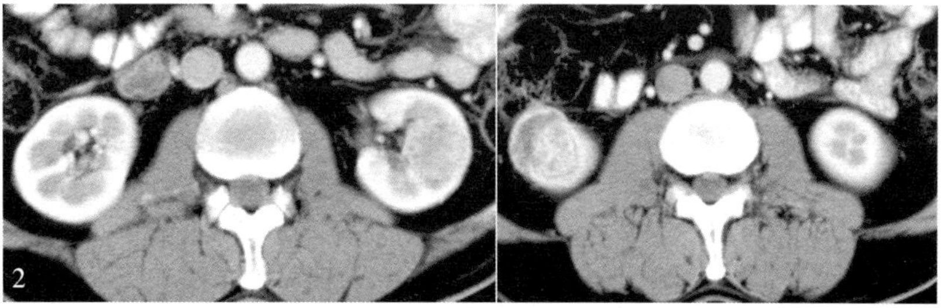

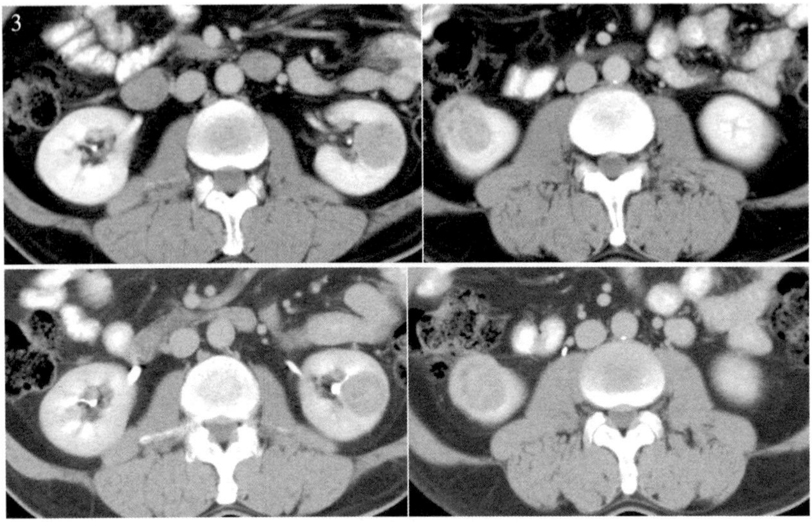

图2～3 腹部CT增强扫描（图2为肾皮质期、图3为肾实质期）：右肾下极肿物强化，但低于肾皮质密度。

肾中部、右肾下极可见类圆形肿瘤染色灶，边界较清，右肾下极病灶突出于肾轮廓外。

KUB+IVP表现 未见异常。

▶ 诊断与鉴别诊断

肾癌 平扫密度多低于或接近正常肾实质，可有出血、坏死及钙化。增强可有不同程度的强化，但多低于肾实质强化，主要为实质成分强化或边缘强化。少数可发生肾门、腹腔内大血管旁淋巴结肿大以及肾静脉、下腔静脉癌栓形成，极少数病例还可直接侵犯邻近器官或发生远处脏器转移。本病例影像特点较为典型。

肾囊肿 一般情况下通过B超和CT检查容易诊断。但当囊肿合并出血、感染或含高蛋白物质时，CT值可近似肾实质，密度不均，易与肾癌混淆。

血管平滑肌脂肪瘤(错构瘤) 是常见的肾良性肿瘤，由于含有较多的脂肪成分，CT值常介于-40~-120 Hu，增强后仍为负值。但当脂肪含量低，平滑肌、血管占主要成分时，则甚难与肾癌相鉴别。

黄色肉芽肿性肾盂肾炎 (XGP) 系肾脏慢性非特异性感染引起的肉芽肿性疾病，多见于中年女性，常为单侧性。本病分弥漫性和局限性两型，局限型呈类圆形肿块，突出肾轮廓外，CT值介于–15~–30 Hu，如果不伴肾结石，无明确尿路感染史，尿常规可无异常，易误诊为肾癌。

炎性假瘤 肾脏炎性假瘤又称浆细胞性肉芽肿，系肾实质非特异性增生性炎性病变，本病好发于中青年，主要症状为发热 (一般为中、低热)，腰痛，镜下血尿。部分病人先有肾外感染，待肾外感染控制后再发现肾脏占位病变。CT平扫一般呈低密度，病灶密度较均匀，增强后密度可增高，但明显低于正常肾组织，包膜不明显。

▶ 最终诊断

病理诊断 双肾透明细胞癌（图4~5）。

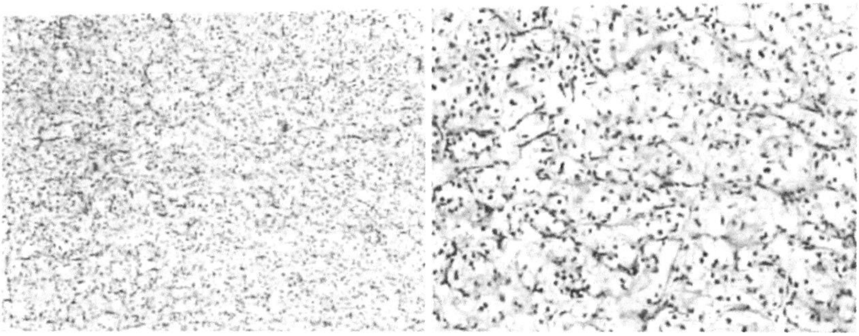

图4 镜下：右肾部分切除，透明细胞癌。

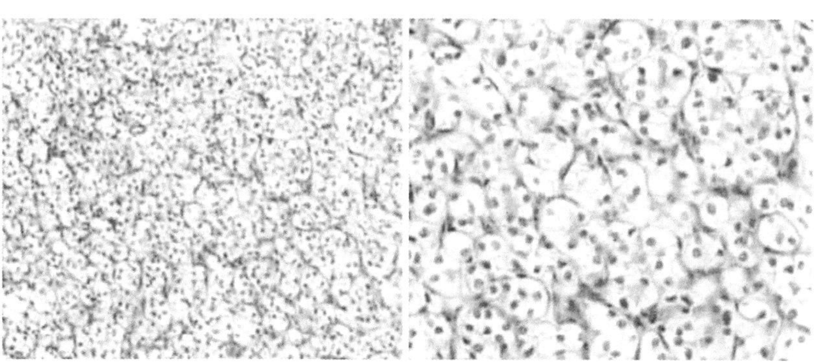

图5 镜下：（左）肾透明细胞癌（直径3.0cm），肿瘤伴有出血囊性变，输尿管断端及血管断端未见肿瘤侵犯，周围肾脂肪囊未见肿瘤侵犯。

▶ 概述

肾癌（renal carcinoma）又称肾细胞癌，是肾脏最常见的实质性肿瘤。肾脏偶发癌是指因健康体检或其它疾病检查时发现的肾癌，也称无症状肾癌。肾癌通常无症状，典型三症状“血尿、腰痛及包块”只占20%，约1/3病例确诊时已早有转移。部分病例转移瘤的发现早于原发灶。而随着健康保健工作的发展，许多肾癌被早期检出，可无任何肾癌相关症状。

发病率 肾癌占成人肾实质恶性肿瘤之85%~95%，但双肾癌非常少见。

年龄、性别分布 40~70岁多发，男女比例2:1。

好发部位 易发生于肾上极。

治疗方法 手术切除。

预后 恶性疾病。肾脏偶发癌因其未侵犯血管及邻近组织，无淋巴结及远处转移预后较好。

（北京大学人民医院）

病例48 肾包虫病

▶ 病史

女，53岁。外院查体发现左肾占位，B超示左肾实性占位，低回声，大小约为6.9cm×7.7cm；CT平扫（图1~2）诊断为左肾肿瘤，为行手术治疗入我院。

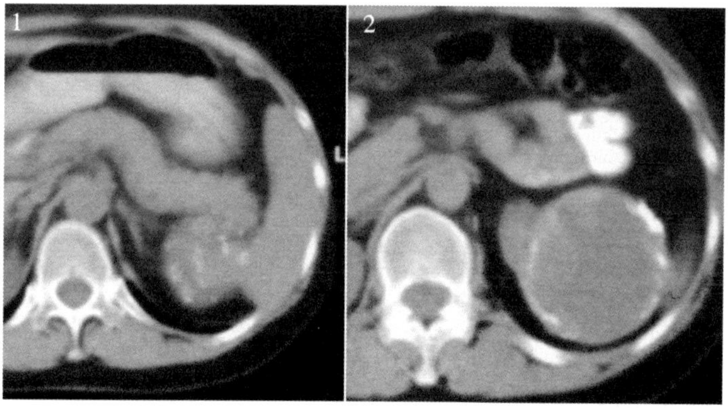

图1～2 腹部CT：平扫示左肾囊实性占位，伴明显环状钙化。

▶ 影像学表现

超声表现 左肾低回声包块，大小约为6.9cm×7.7cm，内回声不均，边界清晰，可见包膜。

CT表现 增强CT（图3~4），左肾上极一6.5cm×6.7cm大小的囊性病灶，囊内似可见分隔，CT值约为35Hu，囊壁薄厚不均，最厚处约为0.4cm，双期CT值分别为63Hu、73Hu，囊壁内见多发不规则条状钙化。其它腹部脏器未见明确异常，腹部未见肿大淋巴结。

▶ 诊断与鉴别诊断

肾细胞癌 发病年龄多在40岁以上，男性较女性多见，易发生在肾

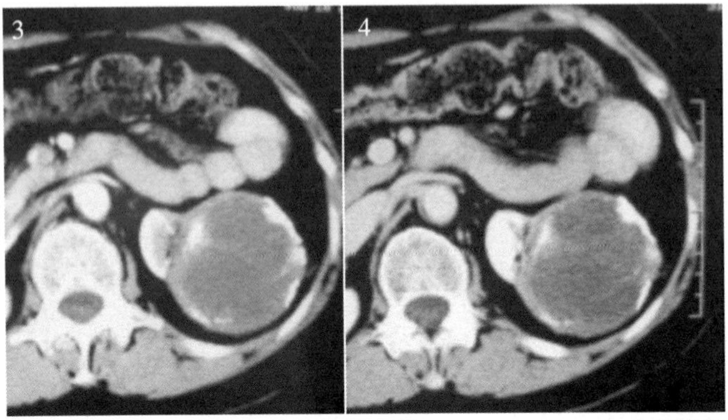

图3～4 腹部CT增强扫描：左肾上极一6.5cm×6.7cm大小的囊性病灶，囊内似可见分隔，CT值约为35Hu，囊壁薄厚不均，最厚处约为0.4cm，双期CT值分别为63Hu、73Hu，囊壁内见多发不规则条状钙化。其它腹部脏器未见明确异常，腹部未见肿大淋巴结。

的上极或下极。5%~10%可有钙化。典型的临床表现为无痛性血尿和腹部包块。当肾癌直径小于或等于3cm时临床常无症状。

多房性囊性肾瘤 有两个好发年龄段：其中4岁以下男孩多见（主要为囊性肾瘤），40岁以上患者则女性较多（主要为囊性部分分化性肾母细胞瘤）。临床表现无特殊性，影像学表现为肾区可见肾内或部分向肾外突出、边界超出肾包膜的多个大小不一的囊肿聚集在肾脏的一侧，呈网格状改变，囊腔之间无交通。囊肿如疝入肾盂可引起肾盂梗阻并积水。病灶边界清楚，肾实质与囊肿分界清晰为本病之特征性所见。肿块表面光滑，无浸润性，偶尔囊壁可见弧形钙化，周围肾实质（一般处在囊肿的上后方）被推挤或萎缩，输尿管不扩张。CT值可因囊内容物的成分不同而各异。囊内为粘液时CT值与实性软组织肿物类似。增强扫描囊腔内不强化。CT扫描可见囊间隔的密度比正常肾实质低，分隔完全；增强扫描时可有轻-中度强化，同时受压的肾实质明显强化。

肾脏包虫病 多有疫区生活史。

▶ 最终诊断

术中所见 发现左肾肿瘤位于肾上极处，与周围腹膜粘连明显，切开肿瘤内有大量胶冻样物质流出，肿瘤周围组织偏硬，遂将全肾切除。肾与周围脂肪囊不易剥离，切开后于肾上极距肾盂0.5cm处见一7cm×7cm×6cm肿物，呈囊性，囊内充满灰白色囊壁样坏死物，易脱离，外囊壁厚0.5cm，坚韧，囊壁见腐渣样坏死物，囊壁部分钙化（图5）。

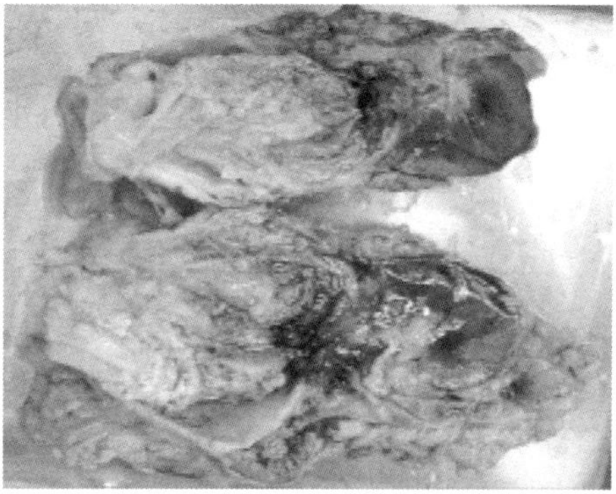

图5 大体病理：左肾肿瘤位于肾上极处，与周围腹膜粘连明显，切开肿瘤内有大量胶冻样物质流出，肿瘤周围组织偏硬，遂将全肾切除。肾与周围脂肪囊不易剥离，切开后于肾上极距肾盂0.5cm处见一7cm×7cm×6cm肿物，呈囊性，囊内充满灰白色囊壁样坏死物，易脱离，外囊壁厚0.5cm，坚韧，囊壁见腐渣样坏死物，囊壁部分钙化。

镜下所见(HE,中倍视野) 囊肿壁为纤维结缔组织，其内可见包虫破碎的无结构的粉皮样角皮层，周围混有淋巴细胞和多核巨细胞（图6）。

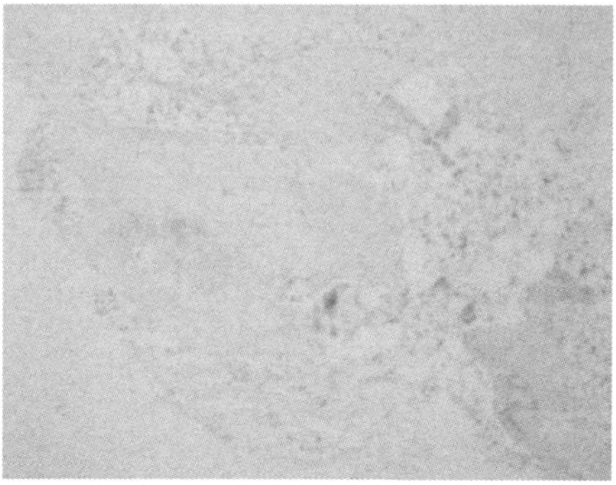

图6 镜下（HE，中倍视野）：囊肿壁为纤维结缔组织，其内可见包虫破碎的无结构的粉皮样角皮层，周围混有淋巴细胞和多核巨细胞。

病理诊断 病变符合肾寄生虫病。

术后追问病史，患者有6年内蒙生活史。

▶ 概述

包虫病是犬绦虫（棘球绦虫）或棘球蚴产生在人体所致寄生虫病，又称包虫囊肿。少数蚴虫通过肺静脉，随体循环动脉达全身。

肾脏包虫在无并发症前，多无自觉症状，常在腰部无意中摸到无痛性包块。包虫逐渐增大，相继出现腰部隐痛，坠胀不适，由于病变多位于肾皮质，且增大缓慢，因此当出现临床症状时病变可达10cm左右。囊肿破入集合系统后，可致肾绞痛，并出现脓尿、血尿及棘球囊尿。可同时伴有其它脏器的包虫囊肿，腹部平片：发现肾区肿物并有弧形环状钙化或由子囊退变形成的多数斑点状钙化，高度提示本病。CT检查：诊断要点包括：A.单纯性包虫时可发现“双壁”征；B.母囊内发现更低密度的子囊；C.包虫囊肿内囊剥脱后在囊液内可见悬浮卷曲的内囊膜；D.增强扫描时破裂、感染的包虫囊壁有强化；E.包虫囊壁有弧形或环状钙化（图1~4）。单纯性肾包虫的CT表现有时和肾囊肿相似。

发病率 在人体发病率最高的是肝脏，约占72%，其次是肺，肝肺同时多发亦常见。少数蚴虫通过肺静脉，随体循环动脉达全身，泌尿系寄生包虫约为2%~3%，其中肾脏多见。

好发年龄、性别 未见明确性别、年龄差异。

治疗 手术治疗。

▶ 要点提示

患者多有疫区生活史，及犬、羊接触史。

▶ 参考文献

1. Pedrosa I，Saiz A，Arrazola J，et al. Hydatid disease：radiologic and pathologic features and complications. Radiographics，2000，20：795-817.

2. 张林川，刘惠萍，张伟.肾包虫病的影像学诊断.实用医学影像杂志，2003，4：

310–312.

3. Castillo OA，Boyle ET Jr，Kramer SA. Multilocular cysts of kidney. A study of 29 patients and review of literature. Urology，1991，37：156–162.

（北京医院）

病例49 先天性巨输尿管畸形

▶ 病史

男，23岁。近半年来无诱因出现腰痛，逐渐加重前来就诊。双肾区及背部轻度叩击痛。血尿常规检查未见异常。

▶ 影像学表现

静脉肾盂造影表现 显示双侧肾盂扩大积水，两侧输尿管明显扩张、迂曲，扩张的输尿管直径大小不一。

超声表现 示双侧肾盂扩张，双输尿管走行区域可见较大囊性包块。

MRU表现 显示双侧肾盂、输尿管明显扩张，管壁线尚光滑，未见充盈缺损及狭窄，膀胱饱满（图1~4）。

▶ 诊断与鉴别诊断

先天性巨输尿管 B超多提示腹腔巨大囊性包块。MR扫描典型表现为腹膜后、输尿管走行区域见囊状扩张长T1、长T2信号影，囊壁迂曲，病灶可推移相邻组织。MRU从多角度显示出囊袋结构的走行和形态。

输尿管结石 多有明显的临床症状，输尿管扩张相对较轻，且多为单侧性，CT和超声可探及结石表现。

输尿管囊肿 主要发生于输尿管膀胱结合处（壁内段），囊肿突入膀胱，尿路造影可呈“蛇头状”。

输尿管结核 常由肾结核发展所致，输尿管壁增厚，管腔粗细不均呈串珠状。病变累及输尿管膀胱结合处时，可导致输尿管的扩张积水。

▶ 最终诊断

先天性巨输尿管（congenital megaloureter）首先由Caulk在1923

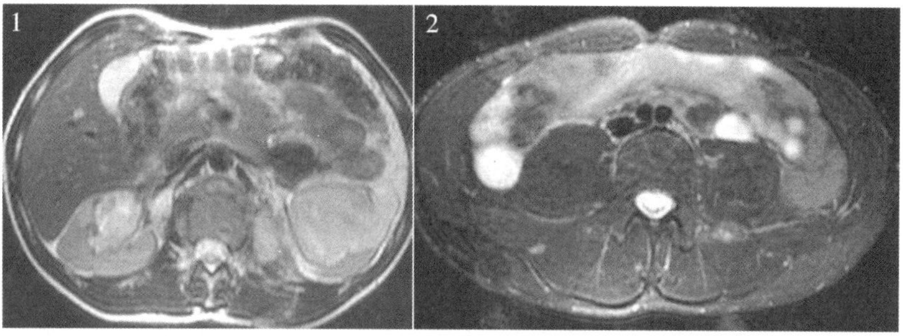

图1～2　腹部MRI（依次为T2WI、抑脂T2WI）：双侧输尿管明显扩张，双侧扩张的肾盂，肾皮质受压变薄。

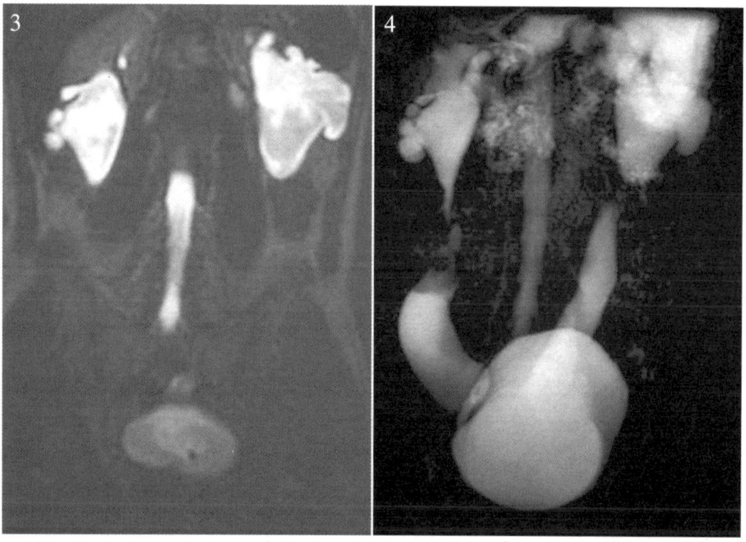

图3～4　MRU：可以同时观察到肾盂、输尿管和膀胱的扩张情况。

年描述，其发病机制迄今尚无一致意见。多数学者认为是由于近膀胱的一段输尿管壁内仅存环肌而纵肌缺乏造成的功能梗阻所致，但也有学者认为是由于输尿管缺乏神经节而引起的多种神经肌肉功能障碍性疾病。有研究将巨输尿管分为3类，即反流性巨输尿管、梗阻性巨输尿管和非反流非梗阻性巨输尿管（原发性巨输尿管）。前两者常见，后者非常少见。本病的诊断标准：①输尿管不同程度扩张；②无器质性输尿管梗阻；③无下尿路梗阻病变；④无膀胱输尿管反流；⑤无神经源性膀胱功能紊乱；⑥输尿管膀胱在连接处解剖基本正常；⑦功能性梗阻段管腔正常。

X线尿路造影是最常用的，也是被普遍认可的有效的检查、诊断方法。（1）形态上表现为：输尿管扩张，呈肠管样，伴或不伴输尿管下端的狭窄，输尿管扩张可以为全程或节段性，上端肾盂肾盏扩张，肾脏积水严重，肾实质变薄，可以合并肾脏畸形，如双肾盂、双输尿管，一般表现为其中一组肾盂、输尿管扩张积水。（2）功能上表现为：肾脏显影延迟，输尿管排空延迟，一般蠕动存在，有时可见高蠕动，有时蠕动减弱，无膀胱输尿管反流。对于顺行造影不显影的病例，逆行肾脏造影是明确诊断的主要方法。B超主要声像图表现为输尿管管腔扩张，患侧肾多伴有轻度或中度积水。扩张输尿管可有迂曲，巨输尿管近狭窄段可呈杵指状、梭形或鼠尾状扩张。实时观察可见输尿管蠕动频率低，蠕动波幅增大，蠕动波向下传递间断或波幅逐渐减小等声像图表现。磁共振尿路造影（MRU）诊断先天性巨输尿管症具有无创伤、无X线辐射、无需对比剂、无需造影前肠道准备、对肾功能无依赖的优点，且可根据需要进行多角度、多方位观察，并能结合常规MRI 检查作出较为准确的判断在一定程度上弥补了X 线尿路造影的不足。但MRU也有局限性。MRU成像是虚拟显示成像，通过加强水信号的强度实现图像上的强烈对比，因而重建图像上空间分辨力下降，一些小病灶可能被漏掉；同时钙化表现为低信号，对结石的判定只能根据间接征象确定；对于扩张输尿管下端狭窄的显示不及X线尿路造影。

发病率　少见。

年龄、性别分布　分为儿童型和成人型。

好发部位　输尿管近膀胱段。

治疗　儿童型多采用手术治疗，成人型根据肾功能情况可采用不同治疗方式。

预后　与治疗是否及时和肾功能情况相关。

▶ 要点提示

主要应与输尿管机械性梗阻鉴别。通常上尿路与下尿路梗阻性病变，如输尿管结石、肿瘤等或膀胱的有关病变所致的输尿管扩张，其内径小于2cm，并且输尿管扩张的程度与肾积水的程度呈正比。而巨输尿管症则以输尿管显著扩张为主要特征，此外，巨输尿管症引起肾积水的程度也相对较轻。输尿管机械性梗阻所致输尿管扩张，影像检查多能检出梗阻病因，而巨输尿管症则无梗阻性病变存在，两者有较为明显的区别。

▶ 参考文献

1. 耿丽莉.先天性巨输尿管的影像学表现及诊断价值.中国医学影像技术，2002，18：395.
2. 李天然，柏瑞.先天性巨输尿管畸形尿路造影及MRU诊断.中国CT和MRI杂志，2005，3：57-59.
3. Ramaswamy S，Bhatnagar V，Mitra DK，et al. Congenital segmental giant megaureter. J Pediatr Surg，1995，30：123-124.
4. Tsukahara H，Ando T，Fujii R，et al. Ginat hydroureteronephrosis associated with primary obstructed megaureter. Acta Paediatr Jpn，1991，33：723-728.

（北京大学第一医院）

病例50　肾上腺节细胞神经瘤

▶ 病史

女，5岁。无特殊自觉症状，3周前因肥胖就诊当地医院，发现肾上腺占位。开腹因肿物巨大切除困难，取活检后关闭。来我院就诊。

查体：腹部肥胖隆起，右肋缘下可见约20cm的手术切口未拆线。

实验室检查：

肾上腺素（E）0.168（↓）（0.453~0.567） pmol/ml

多巴胺　（DA）0.032（↓）（0.507~0.707） pmol/ml

肾素活性（PRA）、血管紧张素Ⅱ（AⅡ）及醛固酮（ALD）立位正常，卧位均明显增高。

去甲肾上腺素 (NE) 正常。

促肾上腺皮质激素正常。

▶ 影像学表现

超声表现　右侧肾上腺区可探及一大小约9.6cm×6.7cm类圆形中等回声，边界清，内部回声尚均匀，CDI：其内可探及少量散在血流信号。提示：右肾上腺区实性占位性病变。

CT表现　右肾上腺区见一较低密度影，大小约8.5cm×6.4cm。CT值24~28Hu（图1）。增强扫描动脉期病灶强化不明显，可见少量分隔(图2)；延迟后病灶云片状轻-中度强化，CT值为50~79Hu（图3）。右肾及周围结构受压移位，下腔静脉右移并被包埋。右侧肾周筋膜增厚。腹腔内未见肿大淋巴结。CT血管成像下腔静脉受压移位变形，弧形改变（图4）。

▶ 诊断与鉴别诊断

嗜铬细胞瘤　80%~90%位于肾上腺，约10%发生于肾上腺外，肿瘤

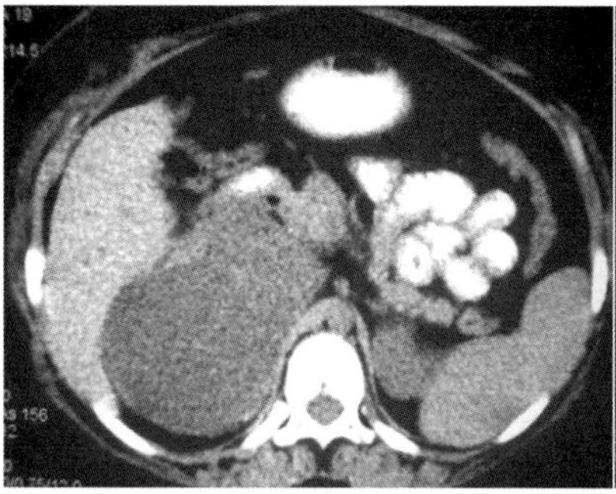

图1 腹部CT平扫：右侧肾上腺区低密度肿块。

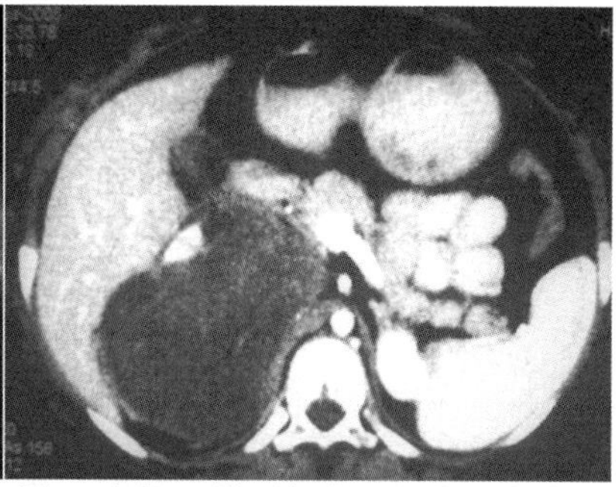

图2 腹部CT增强扫描：早期局部条片状轻度强化。

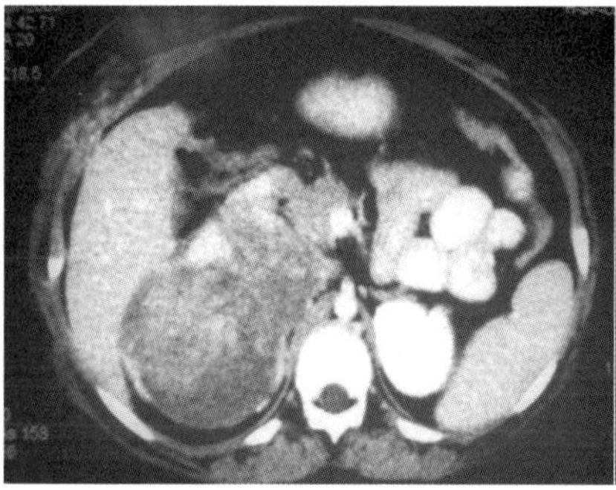

图3 腹部CT增强延迟扫描：片状强化。

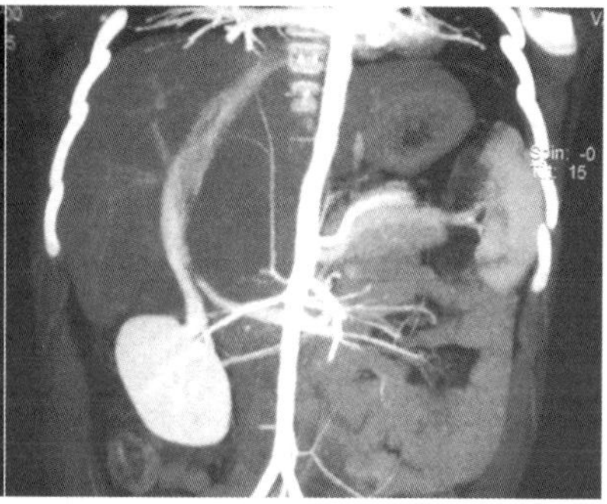

图4 腹部CT血管成像：下腔静脉弧形右移。

呈圆形，边缘清楚、规则，平扫时密度均匀或不均匀。瘤体内可有低密度坏死、出血、囊变区。增强扫描肿块明显不均匀强化。

节细胞神经瘤 多见于年轻人，肿瘤含有大量的粘液基质，CT平扫时为均匀低密度肿块，边缘光滑；典型者CT值20~50Hu；肿瘤血供不丰富，增强扫描强化不明显。

神经母细胞瘤 小儿多见，常单侧，为无包膜的软组织肿块。等或低密度。常伴出血、坏死、囊变。明显不均匀强化。肿瘤内常有钙化使其特点，可达75%~80%。

肾上腺皮质腺癌 直径均较大。形态不规则、无完整包膜，密度不均、与周围组织分界欠清、CT 增强扫描后强化不均一。

肾上腺髓样脂肪瘤 肿瘤大小不一，发现时瘤体常较大，边界清晰，瘤体内有典型脂肪密度。软组织部分呈斑片状、条带状分布在低密度区内，有时可见钙化。

▶ 最终诊断

病理诊断 肾上腺节细胞神经瘤。

▶ 概述

肾上腺髓质源自神经外胚层，系由胚胎时神经嵴的交感神经胚细胞演变而成。在生理情况下，胚胎时期的神经嵴细胞生长、分化为神经节细胞，在胚胎第2个月时，髓质逐渐进入皮质内，至出生时肾上腺髓质完成迁移、并位居肾上腺的中央区。

节细胞神经瘤（ganglioneuroma）是一种起源于原始神经嵴细胞的良性肿瘤，由许旺细胞 (Shwann's cell) 和神经节细胞组成，极少数由成神经细胞瘤成熟而来。发生于颈部至盆腔的交感神经节及肾上腺髓质，偶可见于外周神经。其中以纵隔的发生率最高，其次为腹部，而肾上腺部位极少见，仅占周围神经肿瘤的2%~3%。

肿瘤的大体标本通常呈球形，卵圆形或分叶状，有包膜，肿瘤质地较硬，界限清晰，切面呈灰白色，有较多交叉或漩涡状纤维索，部分可见粘液样变性或囊性变。偶可与周围组织粘连或压迫。镜下可见较大的成熟神经节细胞，胞核大，胞浆丰富。其间有富含胶原的神经原纤维束或大量粘液基质。10%~25%病例可有钙化，也可囊变、脂肪变；出血坏死少。

节细胞神经瘤多无分泌功能，但约10%病例尿VMA 高，血、尿儿茶酚胺亦高，以多巴胺为主，部分伴高血压。

发病率 本病常见于青年成人，在成年男性发病率较高，在小儿则女性多见。

治疗 多数学者主张本病患者早期手术。也有人认为肿瘤较小者可动态观察。如肿瘤具有分泌功能与嗜铬细胞瘤鉴别困难，因此认为凡尿VMA升高者均应按嗜铬细胞瘤行术前准备。

预后 一般预后良好。若肿瘤体积过大 (>6cm者)，尤其是含有不成熟成分时，术后有可能发生复发和远处转移。

▶ 要点提示

节细胞神经瘤的肿瘤包膜完整，边界多清晰，呈卵圆形、新月形或不规则形。肿瘤内因含大量的粘液基质，CT 平扫时为均匀低密度影，可低于肌肉密度。少数可见钙化。增强扫描部分肿瘤强化不明显，密度仍低于肌肉；延迟扫描肿瘤实质性部分则表现为少量云雾状或条线形强化。

▶ 参考文献

1. 王常林，王伟，王宪刚，等.小儿神经节细胞瘤的病理分型及治疗.中华泌尿外科杂志，1996，17：119-120.
2. 郑军华，闵志廉，雷良华，等.肾上腺肿瘤影像学诊断与病理组织学类型的关系（附32 例分析）. 中华泌尿外科杂志，1997，18：515-517.
3. 赵鸿，杨鲲，吴忠等.肾上腺节细胞性神经瘤伴血儿茶酚胺异常一例.中华外科杂志. 2002，40：378.
4. 张红梅，罗德红，戴景蕊，等. 节细胞神经瘤的影像学表现. 临床放射学杂志，2002，21：527-530.
5. Armstrong EA，Harwood-Nash DC，Ritz CR，et al. CT of neuroblastomas and ganglioneuromas in children. AJR Am J Roentgenol，1982，139：571-576.
6. 杨文萍，钟华生，邹音，等.胎儿肾上腺髓质、交感神经节细胞分化与神经母细胞瘤细胞增殖关系.临床与实验病理学杂志，2005，21：470-472.

（北京大学第三医院）

病例51 胃腺肌瘤

▶ 病史

女，63岁。因右上腹阵发性疼痛伴腹胀、恶心3天入院。无呕血、黑便。体检：右上腹压痛，无反跳痛，Murphy氏征（+）。诊断为急性胆囊炎。

▶ 影像学表现

CT表现 胃体小弯侧后壁贲门下方占位性病变，大小约3.8 cm×3.9 cm，呈囊性，囊内见分隔，其内为水样密度，CT值8Hu，壁厚度均一，无结节样隆起，增强后囊壁及分隔轻度均匀强化，平扫CT值为30 Hu，增强58Hu，囊内容物无强化（图1、2），考虑为良性病变，胃重复畸形不除外。

上消化道钡餐表现 胃体小弯侧充盈缺损，大小约5.0cm×4.5 cm，表

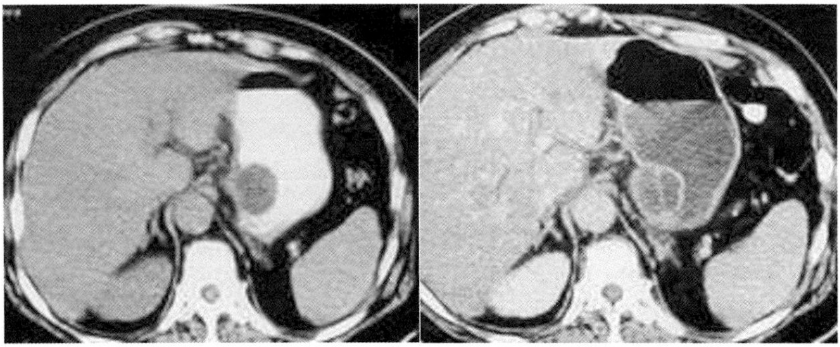

图1～2 腹部CT（图1为平扫、图2为增强扫描）：胃体小弯侧后壁贲门下方占位性病变，大小约3.8 cm×3.9 cm，呈囊性，囊内见分隔，其内为水样密度，CT值8Hu，壁厚度均一，无结节样隆起，增强后囊壁及分隔轻度均匀强化，平扫CT值为30Hu，增强58Hu，囊内容物无强化，考虑为良性病变，胃重复畸形不除外。

面光滑锐利，无分叶，粘膜无破坏，诊为粘膜下肿物，良性（图3）。

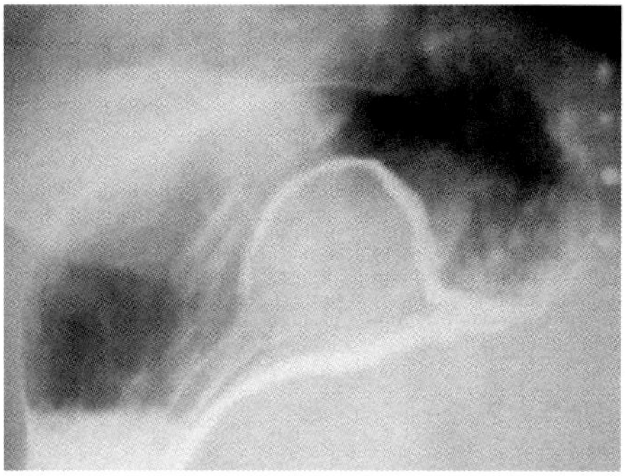

图3 上消化道造影：胃体小弯侧充盈缺损，大小约5.0 cm × 4.5 cm，表面光滑锐利，无分叶，粘膜无破坏，诊为粘膜下肿物，良性。

▶ 诊断与鉴别诊断

胃腺肌瘤 上消化道钡餐造影表现为胃窦单发或多发充盈缺损，边缘光整。尽管病变较大亦无粘膜面龛影形成。多发充盈缺损可表现为特征性的“鹅卵石”样改变。术前钡餐造影很难与胃粘膜下肿瘤，如腺瘤、平滑肌瘤、神经鞘瘤及各种息肉综合征、淋巴结增生、胃黏膜异位等相鉴别。CT可真实反映本病特征性的大体病理特点即：多囊肿物，囊壁及分隔密度与胃壁基本一致，囊内为液体，增强扫描后囊壁及分隔与胃壁一致强化，囊内容不强化。

良性间质瘤 钡餐造影表现为胃单发充盈缺损，边缘光整，粘膜面可有龛影形成。CT表现为胃壁实性肿块，边缘光整，粘膜面可有小龛影。肿块密度均匀或不均匀，可有少量低密度坏死区，增强扫描后肿块均匀或不均匀强化，低密度坏死不强化。

球型或囊肿型重复胃畸形 钡餐造影表现为胃壁或壁外单发充盈缺损，边缘光整，粘膜面无龛影形成，加压可有轻度变形或有弹性感。CT表现为胃壁或壁外以囊为主的或囊内含实性成分的肿块，囊内无分隔，边缘光滑，包膜完整，且强化，囊内容无强化。

▶ 最终诊断

术中所见 手术行胃肿物切除术。术中见胃体小弯侧后壁贲门下一4cm×4cm囊性肿物。大体标本见肿物直径约3cm，表面有粘液，为囊实性，囊大小约0.5~2.0cm，囊内有清亮液体及粘液，小部分为实性区域。

镜下所见 在平滑肌增生的背景中可见有序排列的良性导管及腺体（Bruuner腺），周围平滑肌束包绕，并可见少量淋巴细胞浸润（HE，中倍视野）(图4)。

病理诊断 胃腺肌瘤。

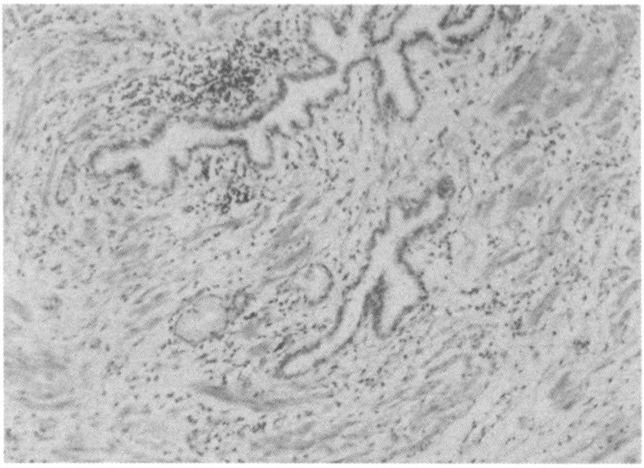

图4 镜下（HE，中倍视野）：在平滑肌增生的背景中可见有序排列的良性导管及腺体（Bruuner腺），周围平滑肌束包绕，并可见少量淋巴细胞浸润。

▶ 概述

胃腺肌瘤分类命名有争议，也有称为肌上皮错构瘤、错构瘤。它不是新生物，而是腺体增生或错构瘤。发病原因可能是胚胎发育时上皮芽迷走于胃壁内部，分化成胃腺肌瘤，也可含有增生Brunner腺和迷走胰腺。病变内有囊、腺体、平滑肌束。其特点是，由立方上皮和柱状上皮细胞围绕囊腔并构成类导管样结构，周围由增生的胃平滑肌束围绕。本病分为3型（1）可有Brunner腺，也称布氏腺错构瘤；（2）约33%的病例内有异位胰腺，有作者倾向于仅称其为异位胰腺；（3）不含Brunner腺和异位胰腺。本例应属于第3型。病变直径多小于2~3cm，某些可大于5 cm，可以是单发，也可以是弥漫性的。随年龄增加病变数会减少甚至消失，但绝不会增加，推测可能与女性激素有关。通常无临床症状或症状轻微，可有上腹痛、消化不良，偶尔表现为上消化道出血、梗阻。

发病率 少见，本病由Magnus-Alsleben在1903年首先报道，至1999年为止文献报道39例。

年龄、性别分布 本病好发于女性，男女之比为1:14。诊断该病时年龄多在40岁以下，最小年龄为新生儿。

好发部位 腺肌瘤大多发生于十二指肠，少数发生于胃，发生于胃者胃窦占85%，余位于幽门。

治疗 虽然错构瘤并非真性肿瘤，组织发生本质上处于畸形与肿瘤之间，在生长过程中可向真性肿瘤发展，具有癌变潜能，因此，一经诊断，宜及时手术治疗。

预后 预后良好。

▶ 参考文献

1. Reardon PR，Schwartz MR，Fagan SP，et al. Completely laparoscopic resection of a rare pyloric tumor with laparoscopically sutured gastroduodenostomy. J Laparoendosc Adv Surg Tech A，1999，9：147–54.
2. 华积德.肿瘤外科学.北京：人民军医出版社，1995. 1916.
3. Yun–Zhong H，Guo QX. Adenomyoma of the stomach presenting as an antral polyp. Histopathology，1990，16：99–101.
4. Park SH，Han JK，Kim TK，et al. Unusual gastric tumors：radiologic–pathologic correlation. Radiographics，1999，19：1435–1446.
5. 熊英，尹红军，张岩.胃错构瘤1例.中国实用内科杂志，2000，20：599.
6. 李国熊，王纯廉.罕见胃错构瘤诊治探讨.实用肿瘤杂志，1997，12：270–271.

（北京医院）

病例52 Brunner腺瘤

▶ 病史

女，63岁。一年来无明显诱因反复出现进食后上腹部不适，尤以进粗糙食物时明显，同时伴剑突下方阻塞感，停止进食约一天后恢复正常；发病以来纳差，体重下降5kg。胃镜检查：糜烂性胃炎，十二指肠球溃疡。

▶ 影像学表现

超声表现 十二指肠球内约1.7cm×1.4cm大小强回声，边缘锐利。

上消化道钡餐造影 十二指肠球内见1.5cm×1.5cm大小圆形充盈缺损，其边界清楚，表面光滑（图1）。

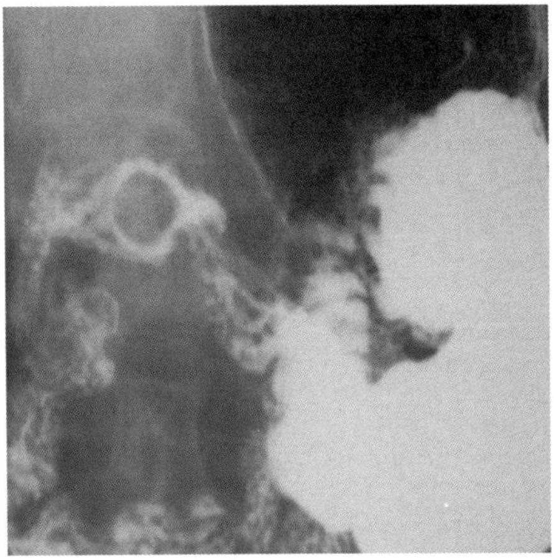

图1 上消化道钡餐造影：十二指肠球内见1.5cm×1.5cm大小圆形充盈缺损，其边界清楚，表面光滑。

CT表现 5mm平扫十二指肠球可疑限局性增厚（图2）。

胃镜检查表现 在钡餐造影片指导下再次胃镜检查仍未发现肿块。

上消化道钡餐造影　一周后上消化道钡餐低张造影，十二指肠球内

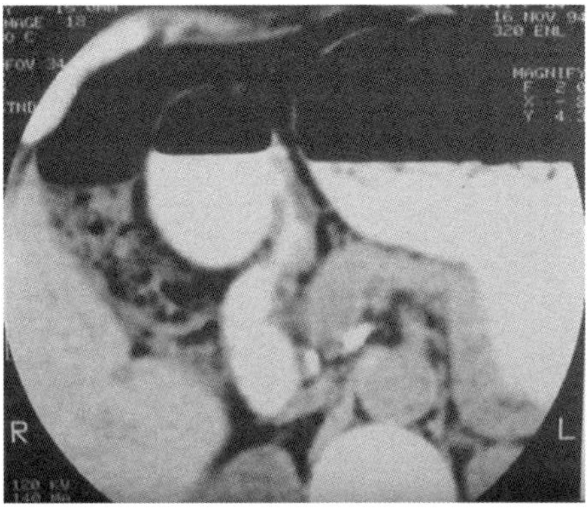

图2　腹部CT：十二指肠球可疑限局性增厚或未见异常。

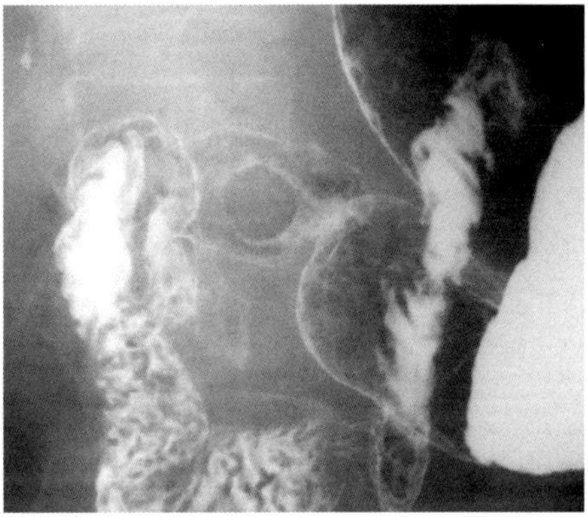

图3　上消化道钡餐造影：一周后上消化道钡低张餐造影十二指肠球内肿块仍存在。

肿块仍存在（图3）。

▶ 诊断与鉴别诊断

Brunner腺瘤　分为弥漫性结节状增生型、界限清楚的结节状增生型和单发瘤样增生型。因类型不同钡餐检查表现为十二指肠球或降段肠管内单发或多发的结节状充盈缺损，多发者呈“鹅卵石”样改变；单发者可有蒂或无蒂的边缘光滑的息肉样充盈缺损，而有别于恶性肿瘤。

腺瘤样息肉、各种粘膜下良性肿瘤　本病难与十二指肠粘膜下其它良性肿瘤相鉴别，胃镜能直视肿块和取组织作活检，并经胃镜行肿瘤

切除术。但活检钳难于夹到位于粘膜下的瘤体组织，故胃镜对于上述病变的鉴别诊断也有一定限局性。

▶ 最终诊断

术中所见 手术中于十二指肠球部触及1.0 cm大小肿块，大体标本见十二指肠球部粘膜光滑，肿块位于粘膜下，切面呈灰白色，分叶状 (图4)。

镜下所见 大量增生的Brunner腺，无清晰的分叶结构 (HE，中倍视野) (图5)。病理诊断为十二指肠球部Brunner腺 (错钩) 瘤。

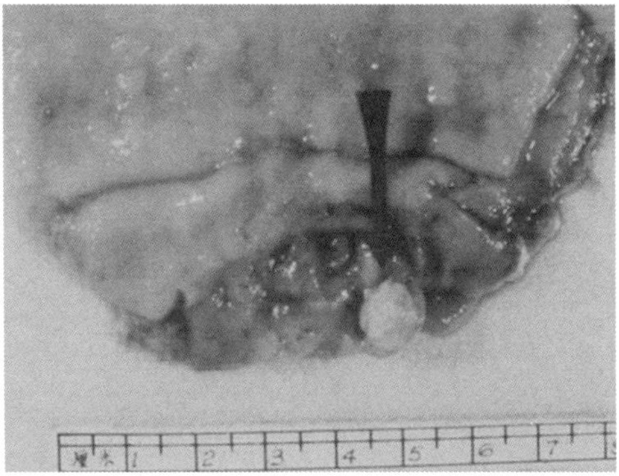

图4 大体病理：肿块位于十二指肠球部粘膜下，切面呈灰白色，1.0 cm大小肿块，分叶状。

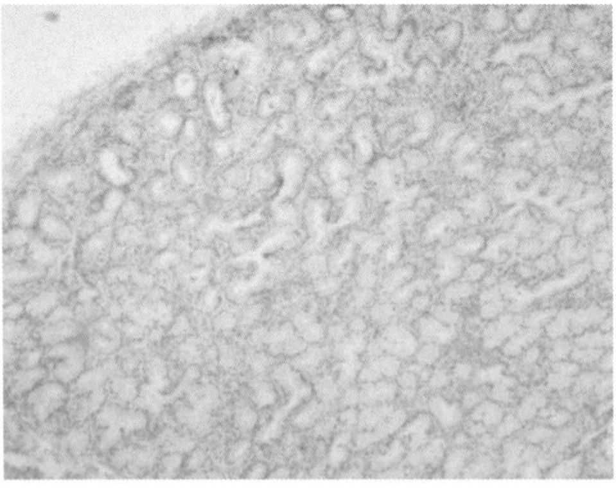

图5 镜下 (HE，中倍视野)：大量增生的Brunner腺，无清晰的分叶结构。

病理诊断 Brunner腺（错构）瘤

▶ 概述

Brunner腺瘤（Brunner adenoma），又名Brunner腺错构瘤、Brunner腺增生（Brunner Gland Hyperplasia）。病因与胃酸分泌过多有关。正常Brunner腺主要位于十二指肠球部粘膜下层，起于胃幽门至十二指肠降段和水平段逐渐消失，偶见于胃窦和空肠上段。Brunner腺分泌碱性液体使十二指肠粘膜免受胃液侵蚀。Brunner腺错构瘤是由增生的Brunnen腺体、血管、纤维结缔组织、平滑肌、继发血管淤血、出血以及血栓构成的错构瘤性息肉。镜下见粘膜肌层下，十二指肠腺增生，由纤维平滑肌分隔成大小不等的小叶结构。

十二指肠Brunner腺瘤在组织学上有共同特征，肿瘤多位于粘膜下层，多呈息肉样突起，无蒂或由粘膜和粘膜下组织形成蒂，直径可由数毫米达10余厘米，但大部分直径小于1.0 cm，极少大于1.0cm，少数病例可呈巨大肿块，无明显包膜，常为单发结节，亦可多发。

在病理上可分两型或三型。Ⅰ型（小结节型）：呈"绿豆"或"黄豆"大小的多发性充缺，X线表现为铺石状；Ⅱ型（局限性结节型）：为多发的局限性的增生结节；Ⅲ型（单发结节型）：呈单发息肉样充盈缺损，有时带蒂。

Brunner腺瘤早期可无症状，但随着肿瘤逐渐增大，约52%可产生上腹胀痛不适等非特异性症状；肿瘤导致肠痉挛或肠套叠可产生呕吐等；45%~50%的病人由于肿瘤表面溃疡或糜烂，可出现黑便、呕血、贫血，甚至失血性休克，其中约24%的病人需输血治疗。

发病率 十二指肠Brunner腺瘤是一种罕见的良性肿瘤，占胃息肉的1.2%。自1935年第一次报道以来，至1996年国外文献报道英文文献中只有100多例。

年龄、性别分布 多发于30岁以上，男性占大多数。

好发部位 以十二指肠球部为多见，少数也可发生在降部。

治疗 十二指肠Brunner腺瘤常见的并发症是上消化道大出血和肠梗阻，也可发生癌变，特别是直径大于1.0cm的腺瘤，应及早切除。当肿块较小，又有细长蒂，无严重并发症时，可经内镜切除肿瘤。否则，宜行十二指肠切开肿瘤切除术。

预后 一般认为恶变可能性很小。偶有Brunner囊腺瘤和腺瘤恶变的报道。亦有Brunner腺瘤组织中含有肿瘤样病变和微类癌的报道，文献报道直径超过4.0cm恶性趋势大。

▶ 要点提示

在发现十二指肠粘膜下病变时，应想到Brunner腺瘤可能。十二指肠Brunner腺瘤的诊断主要依靠上消化道造影，但确诊仍需病理证实。

▶ 参考文献

1. 侯永教.多发性十二指肠布氏腺瘤2例.青岛大学医学院学报，1997，1：85
2. 柴瑞新，张立斌，张晖.幽门管十二指肠交界处错构瘤性息肉误诊1例.中国误诊学杂志，2001，1：1119.
3. 姚宏亮，周建平，李永国.十二指肠Brunner腺瘤（附4例报告）.中国实用外科杂志，2001，21：555.
4. 张建平，周大庆，李学兵.十二指肠Brunner腺瘤（附3例报告）.山西医科大学学报. 1999，30：192-193.
5. 李晓凤.十二指肠Brunner腺瘤一例.包头医学，1996，20：141.

（北京医院）

病例53　小肠美克尔憩室伴恶性间质瘤

▶ 病史

男，42岁。间断黑便2次，发热10余天。患者40余天前饮酒后出现血便，排柏油样成形便，2~3次/天，持续2~3天，无腹痛、腹泻、头晕、恶心、呕吐等症状，自服“云南白药片”后血便停止。一月前“受凉”后，再次出现血便，性状同前，伴寒战、发热，就诊于当地医院，查便潜血（++），WBC12.6×10^9/L。全消化道造影提示：（1）第6组小肠粘连；（2）浅表性胃炎。胃镜检查示“糜烂性胃炎”。结肠镜示“降结肠，乙状结肠，直肠充血水肿性炎症，内痔合并外痔”。

▶ 影像学表现

造影表现　右下腹近回盲部约60cm处与回肠相通的囊状病变，诊断为：小肠憩室（美克尔憩室）并感染（图1）。

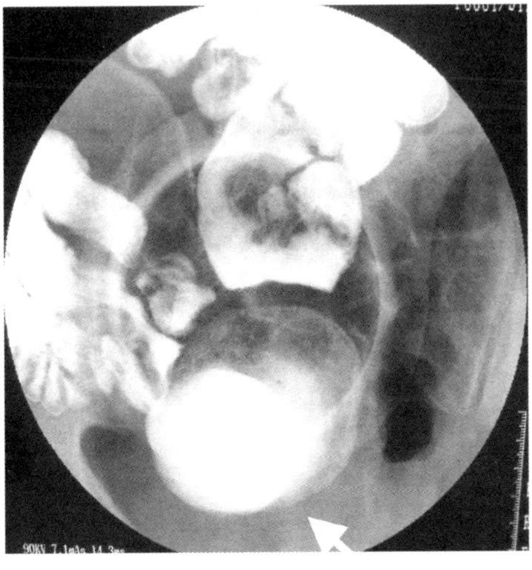

图1　钡灌肠：右下腹回肠末段，距回盲部60cm处囊状病变。

CT表现 盆腔右侧8cm×8.5cm×6cm 厚壁囊状影，囊壁厚薄不均，最厚处壁厚1.0cm，内壁较光滑，外壁毛糙，腔内见肠内容物及造影剂，囊腔与小肠腔界限不清。盆腔内未见增大淋巴结。囊腔与膀胱界限欠清，膀胱受压。印象为右下腹囊状病变，结合小肠造影；诊断为：小肠憩室（美克尔憩室）并感染（图2）。

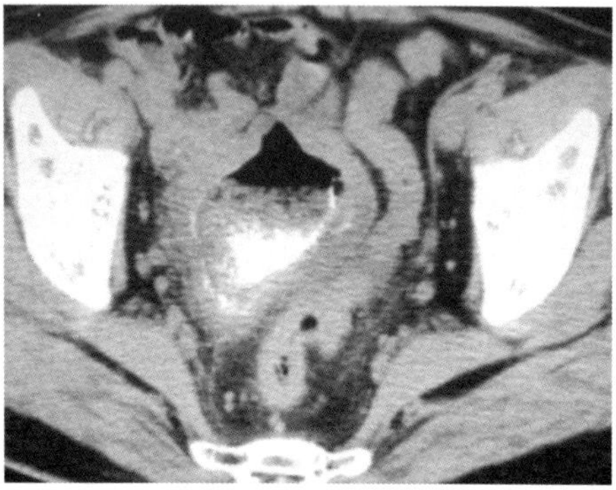

图2 盆腔CT：盆腔右侧8cm × 8.5cm × 6cm囊状影，壁厚1.0cm，内壁较光滑，外壁毛糙，腔内可见食物及造影剂，囊腔与小肠腔界限不清，盆腔内未见增大淋巴结。

▶ 诊断与鉴别诊断

小肠憩室（美克尔憩室） 典型影像表现为回肠末段肠壁上局限性囊袋样突起，大小不定。囊壁多较薄且光整，合并感染时囊壁可增厚，在未出现明显并发症之前小肠憩室的诊断较为困难，炎症、出血、结石、穿孔、肠梗阻和癌变是小肠憩室的主要并发症。文献报告回肠憩室最常见的恶性肿瘤为类癌。

胃肠道间质瘤 影像学上不具备特征性，但如下表现常能提示本病：胃肠道向腔外生长为主的软组织肿块，肿块内大片液化坏死显著，常与胃肠腔相通，形成巨大囊腔或液气平面。实性部分多强化明显，钙化不常见。肿块大多境界清晰光整，与正常胃肠壁分界清楚，不沿肠壁侵犯，囊壁柔软。即使巨大恶性肿块，对周围组织浸润也相对轻微，仅表现边缘模糊。可有肝、腹膜、肺等转移，但周围淋巴结转移罕见。

▶ 最终诊断

术中所见 肿块位于盆腔，骶前与后腹壁相粘连，与小肠有部分粘连，肿瘤距回盲部60cm，与小肠系膜缘对侧相连，部分肠壁为肿瘤壁。术后切开标本为小肠憩室约8cm×8cm（图3），内有脓液。

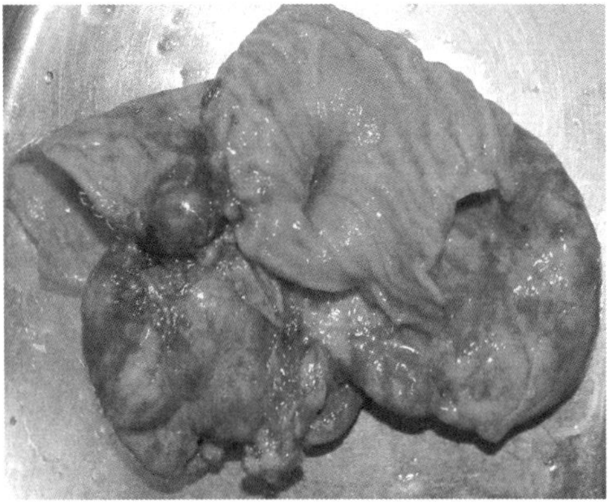

图3　大体病理：小肠切除一段，长5cm，直径4.5cm，浆膜面可见巨大憩室，直径8cm，厚0.5cm，表面浅褐色，内壁褐色，粗糙。

镜下所见　病理为小肠梅克尔憩室，粘膜上皮大部分脱落于憩室腔内，粘膜下可见成片的肿瘤细胞（HE，低倍视野）（图4）。肿瘤细胞核呈圆或卵圆形，有轻度的异形性，核染色质略增粗，可见一个或多个小核仁；部分细胞呈上皮样，视野中心可见一核分裂相（HE，高倍视野）（图5）。

免疫组化　CK1–3（–），HMB45（–），S–100（–），Actin（憩室壁细胞

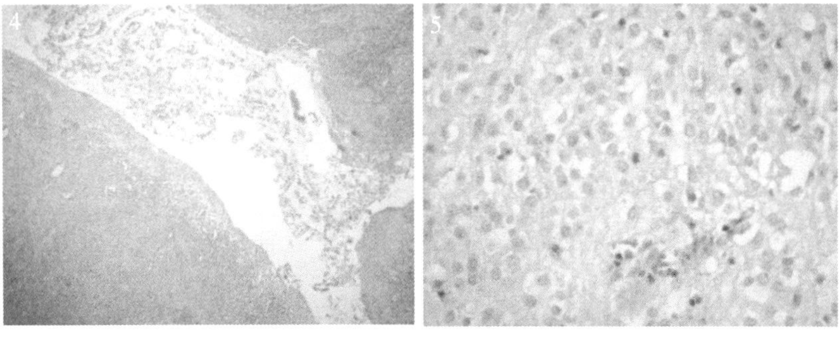

图4～5　镜下：图4（HE，低倍视野）粘膜上皮大部分脱落于憩室腔内，粘膜下可见成片的肿瘤细胞。图5（HE，高倍视野）肿瘤细胞核呈圆或卵圆形，有轻度的异形性，核染色质略增粗，可见一个或多个小核仁；部分细胞呈上皮样，视野中心可见一核分裂象。

残留平滑肌+)，Vimentin (+++)，CD117 (++)，CD34 (–)，CD31 (–)。

病理诊断 小肠Meckel憩室伴恶性间质瘤及感染，高分化，粘膜溃疡。

▶ 概述

美克尔憩室（Meckel diverticulum）在回肠末段50~100cm范围内，约2%的人可在肠壁上见到囊性突起，大小不定，长的可达5cm，这种突起称为美克尔憩室，是胚胎时期卵黄囊管的残留结构。表现为小肠壁局限性凸起的囊袋，这种囊袋的囊壁可能含小肠壁的各层，也可能仅为粘膜和粘膜下层，而肌层缺如。

胃肠道间质瘤（gastrointestinal stromal tumors，GISTs）是胃肠最常见的间叶源性肿瘤，以往诊断为平滑肌（肉）瘤或（恶性）神经鞘瘤。多数学者提出GISTs为一组独立起源于胃肠道壁的间叶性肿瘤。广义上的GISTs：包括A.胃肠道平滑肌细胞来源的肿瘤；B.神经鞘细胞来源的肿瘤；C.平滑肌和神经鞘细胞双向分化的肿瘤；D.未定分化的肿瘤。狭义的GISTs包括后两型。

发病率 人群中约2%可发生美克尔憩室。GISTs占胃肠道间叶源性肿瘤的70%。

年龄、性别分布 美克尔憩室虽为先天性，但多发现于中老年人。GISTs多见于中老年，中位年龄50~60岁，男性多见。

好发部位 美克尔憩室发生于回肠末段。GISTs多发生于胃肠道，少数起源网膜、肠系膜和腹膜间隙；胃占60%~70%，多发生于胃体或胃底部，胃窦少见。小肠占20%~30%。

治疗 美克尔憩室无论出现或未出现明显症状和体征均应手术治疗。GISTs无论良、恶性亦均应手术治疗。

预后 Meckel憩室无论出现何种并发症，手术切除的近、远期效果良好。良性GISTs预后好，恶性预后不佳。

▶ 要点提示

由于美克尔憩室合并感染时囊壁较厚，与GISTs影像学相似，术前诊断比较困难。美克尔憩室合并GISTs更增加诊断难度，亦实属少见。

▶ 参考文献

1. 祝水平，李茂强，王建宇，等.小肠憩室并发症临床病理分析附32例报告.第一军医大学学报，2005，25：884–886.
2. 林帆，黄勇强，杜洪，等.恶性胃肠道间质瘤的临床病理特点及治疗.中国综合临床，2005，21：519–521.
3. 方松华，罗叶旋，孟磊，等.胃肠道间质瘤的CT诊断.临床放射学杂志，2002，21：280–282.

（北京医院）

病例54 小肠肉瘤样癌

▶ 病史

女，75岁。于2个月前无明显诱因间断性出现上腹部及脐周隐痛，可自行缓解，每次发作持续时间不等，也无规律性，且伴有轻度腹胀，经呃逆或自肛门排气后腹胀即缓解。半个月前又出现腹部隐痛伴腹胀，且较前加剧，持续一天，呕吐后症状缓解。一周前再次出现腹胀，经盆腔CT检查诊断左下腹包块。

既往：80年因子宫肌瘤作子宫全切。

▶ 影像学表现

CT表现 左下腹见一约5.8cm×5.6cm×6.5cm肿块影，密度不均，大部分呈液性，CT值约18Hu，双期无强化，中心部见不规则斑片状略高密度影，双期CT值约44、48Hu。肿块见完整包膜，增强扫描以周边环形强化为主，壁薄均匀（约2~3mm），外缘毛糙，与邻近小肠分界不清，邻近肠系膜受侵，见索条状高密度影。所见小肠未见异常扩张，小肠间隙见少量水样密度影（图1~2）。

▶ 诊断与鉴别诊断

小肠肉瘤样癌 CT表现为小肠或肠系膜软组织肿块，肿块密度不均，其内可见不规则斑片状略高和略低密度区，增强扫描略高密度区强化，略低密度区不强化。肿块边缘部分清晰，部分毛糙，与邻近小肠及肠系膜分界不清，肿块周围可见索条状高密度影，小肠未见梗阻征象。

小肠腺癌 多发生于空肠，CT常表现为肠壁增厚，肠腔狭窄，病变局限与正常肠管分界清楚，多呈向心性狭窄，狭窄近段肠管扩张，病变区粘膜常见不规则溃疡，增强后病灶常表现为不均质强化。同

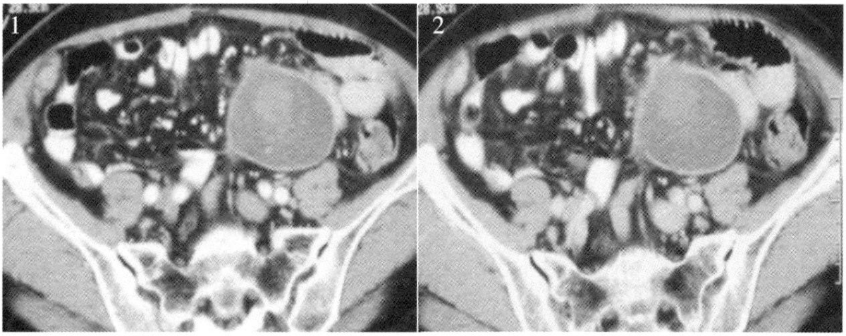

图1～2 腹部CT（图1为增强扫描动脉期、图2为增强扫描静脉期）：左下腹见一约5.8cm×5.6cm×6.5cm肿块影，密度不均，大部分呈液性，CT值约18Hu，双期无强化，中心部见不规则斑片状略高密度影，双期CT值约44、48Hu。肿块见完整包膜，增强扫描以周边环形强化为主，壁薄均匀（约2～3mm），外缘毛糙，与邻近小肠分界不清，邻近肠系膜受侵，见索条状高密度影。小肠间隙少量水样密度影。

时可发现腹腔内肝、脾等器官的转移肿瘤及肿大的淋巴。

小肠原发性恶性淋巴瘤 最易累及回肠远端。CT表现肠壁增厚或肿块，肿块形态不规则，边界清楚。增强后肿块呈轻中度强化。虽有明显肠壁增厚，但受累段的管腔却不狭窄，反而明显的增宽，管腔轮廓呈结节状不规则。这一现象被称为动脉瘤样扩张，其病理基础主要是肿瘤在肠壁内浸润，破坏肠壁内神经丛所致。肿块可造成相邻肠袢移位，大的肿块还可引起肠梗阻。肿块沿肠系膜浸润，可造成系膜脂肪密度升高，系膜增厚、索条状影或形态不规则结节状肿块，肿块内可见密度减低区。亦可出现肠系膜和后腹膜淋巴结肿大，肿大的淋巴结包绕肠系膜血管及周围脂肪，形成所谓“三明治征”。增强扫描淋巴结可呈轻度强化。

肠道间质肿瘤（GISTs） 肠道向腔外生长为主的软组织肿块，肿块内大片液化坏死显著，常与胃肠腔相通，形成巨大囊腔或液气平面。实性部分多强化明显，钙化不常见。肿块大多境界清晰光整，与正常肠壁分界清楚，不沿肠壁侵犯，囊壁柔软。即使巨大恶性肿块，对周围组织浸润也相对轻微，仅表现边缘模糊。可有肝、腹膜、肺等转移，但周围淋巴结转移罕见。

小肠或肠系膜血肿 CT表现为小肠壁或肠系膜的囊肿块，囊壁光整，通常与周围结构分界清楚。囊内密度多均匀，如囊内有凝血块存在时，囊内密度亦可不均匀，但增强扫描后，只有囊壁强化，囊内容不强化。

小肠肉瘤样癌通常还需与肠道恶性外周神经鞘瘤、恶性黑色素瘤等相鉴别。

▶ 病理诊断

术中所见 肿块位于左侧中下腹，大小约15cm×10cm，位于肠系膜，穿透全层，肿瘤距屈氏韧带约130cm，部分网膜、多段小肠被肿瘤侵及且与肿瘤融合成袢，与结肠部分粘连。切除大体标本见12cm长小肠一段，肠系膜根部见一灰白色灰褐色肿物，8cm×7cm×5 cm，与数段小肠浆膜面有粘连。肿物与周围边界不清，主体灰白色，质韧，中心大量出血坏死，部分呈粘液样，切面部分侵及小肠壁，但未浸透（图3）。

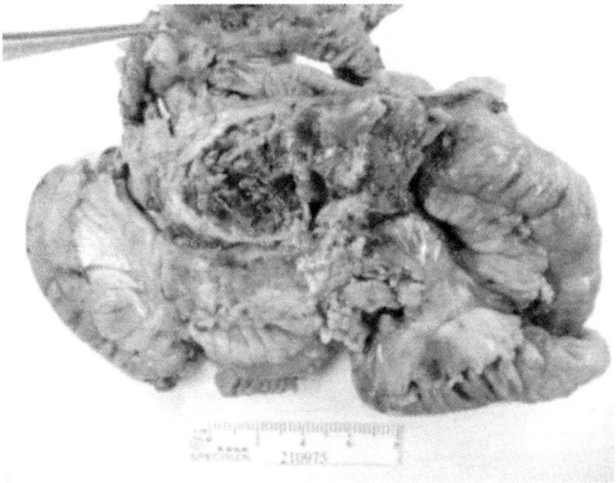

图3 大体病理：小肠一段，长12cm，肠系膜根部见一灰白色灰褐色肿物，8cm × 7cm × 5cm，于数段小肠浆膜面有粘连。肿物与周围边界不清，主体灰白色，质韧，中心大量出血坏死，部分呈粘液样，切面部分侵及小肠壁，但未浸透。

镜下所见 肿瘤为两种成分，子宫内膜样腺癌成分和由小圆细胞组成，类似于子宫内膜间质的肉瘤成分，核分裂象易见（HE，中倍视野）（图4）。

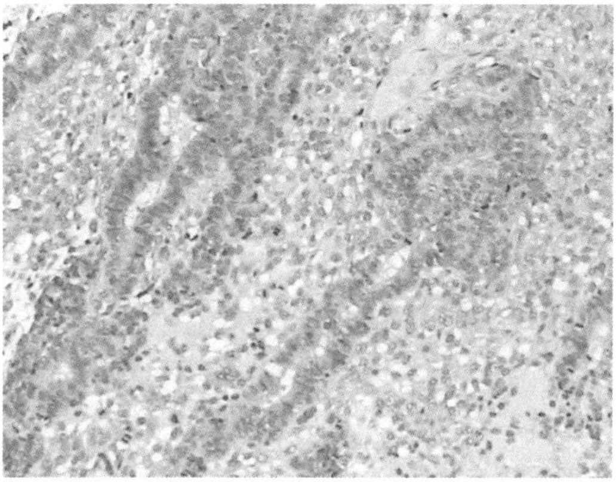

图4　镜下（HE，中倍视野）：肿瘤为两种成分，子宫内膜样腺癌成分和由小圆细胞组成，类似于子宫内膜间质的肉瘤成分，核分裂相易见。

免疫组化　PR（++），ER（－），vimentin（+），CD10（+），CD7（+），CA199（+/－），CA125（+/－），Ki-67（+，50%），CerbB-2（+）。病理为小肠系膜部原发性肉瘤样癌（sarcomatoid carcinoma），部分为浆液性乳头状癌，中-低分化，肿瘤组织侵及小肠外膜，肌层、粘膜下层、粘膜层未见肿瘤。

病理诊断　小肠系膜部原发性肉瘤样癌（sarcomatoid carcinoma），部分为浆液性乳头状癌，中-低分化，肿瘤组织侵及小肠外膜，肌层、粘膜下层、粘膜层未见肿瘤。

▶ 概述

对具有上皮性癌和肉瘤样间质两种成分的肿瘤，WHO明确定义，如果HE切片上肉瘤样间质中出现明确的异源性肉瘤成分，如骨肉瘤、软骨肉瘤、横纹肌肉瘤，命名为癌肉瘤；反之，如无明确的异源性肉瘤成分的，则命名为肉瘤样癌（sarcomatoid carcinoma，SC)。对于肉瘤样癌，大部分学者认为其本质是一种特殊类型的癌，肉瘤样成分只不过是癌的化生。而对于癌肉瘤中的异源性的肉瘤成分可能是一种特殊的间质化生。但对这一结论尚需更多资料进行证实。

SC组织学上一般均有上皮和肉瘤样间质两种成分，并常以肉瘤样组织占优势。上皮成分以鳞状细胞癌为主，腺癌次之，少数可为未分化癌或小细胞癌。肉瘤样癌的间质常由杂乱无章或交织束状排列的梭形细胞构成，有时肉瘤样组织形态上呈多形性，细胞异型性明显，核分裂活跃，或伴有多少不等的破骨样巨细胞。大部分病例，肉瘤样组织呈现为纤维肉瘤或恶性纤维组织细胞瘤，而无明确的骨、软骨、横纹肌肉瘤等异源性成分。免疫组化肉瘤样组织除表达间叶性标记Vimentin外，并常见灶性或片状上皮性标记CK、EMA表达。

不同部位的肉瘤样癌临床症状与相应部位常见的癌类似，但也有其特点，如生长速度快，临床进展迅速等。尽管小肠肉瘤样癌罕见，但较小肠普通腺癌更具浸润性，恶性度更高。

小肠肉瘤样癌临床表现以小肠梗阻及出血症状为主，如腹痛或黑便等。一般为单发，无特定组织结构，呈弥漫浸润，瘤细胞可呈多角形、梭形、类圆形或出现多核巨细胞，多形性明显并可见病理性核分裂相。免疫表型检测：瘤细胞呈全CK弥漫阳性，低分子量CK灶性阳性，EMA阳性，vimentin弥漫强阳性，而CD117、CD34、SMA、S-100及HMB45均为阴性。

发病率 小肠是消化道肿瘤中发病率最低的肠段，而小肠肉瘤样癌(sarcomatoidcarcinoma) 更为罕见。

年龄、性别分布 好发于中老年人，无显著性别差异。

好发部位 SC 可发生于上呼吸道、肺、食道、泌尿生殖道、皮肤及乳腺等部位，而发生于小肠少见。

治疗 手术治疗

预后 由于小肠解剖部位较隐蔽，诊断时患者临床分期多为中晚期，加之肉瘤样癌分化差，恶性度高，故预后较差，5年生存率基本为零。

▶ 参考文献

1. 李娟，蒋莉莉，刘卫平，等，疑难肿瘤的诊断和鉴别诊断 (36) ——小肠肉瘤样癌. 华西医学，2005，04：179.

2. 方铣华，林雪平.肉瘤样癌及癌肉瘤的新认识.肿瘤研究与临床，2005，17：138-139.

3. Lai GC，Wu CC，Tzeng JE，et al. Sarcomatoid carcinoma of the small intestine：a case report. Zhonghua Yi Xue Za Zhi (Taipei)，1997，59：377-381.

4. Agrawal S，Trivedi MH，Lukens FJ，et al. Anaplastic and sarcomatoid carcinoma of the small intestine：an unusual tumor. J Clin Gastroenterol，1999，29：99-101.

5. 李炎，张庆太，孙传林.螺旋CT在小肠淋巴瘤诊治中的应用.医学影像学杂志，2005，15：578-579.

6. 李传旺，郭建榕，马小敏.小肠原发性恶性淋巴瘤的CT诊断.中国中西医结合影像学杂志，2006，4：39-41.

7. 张宝良，刘彤，何晓玲，等. 48例原发性小肠癌临床分析.天津医药，2002，30：606-607.

（北京医院）

病例55　十二指肠重复畸形

▶ 病史

女，32岁。1年来无明显诱因出现上腹部饱胀感，无腹痛、无恶心，呕吐，不伴反酸、胃灼热，每日夜间发作，次晨排便后缓解。

▶ 影像学表现

上消化道造影表现　十二指肠降部增宽，其内可见一较大类圆形充盈缺损，边缘光整，粘膜规则，钡剂通过可，考虑为十二指肠平滑肌瘤（图1）。

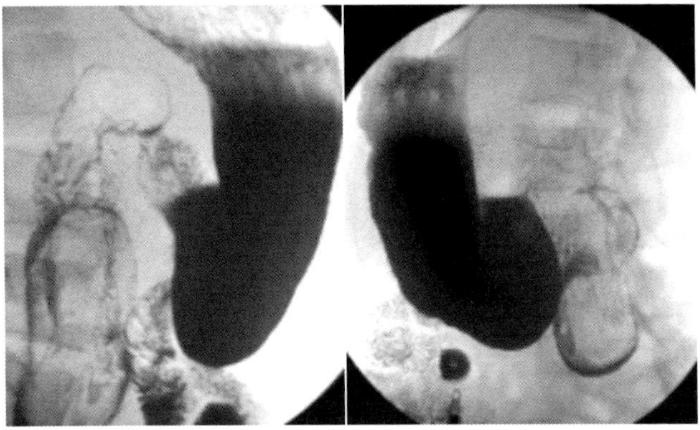

图1　上消化道造影：十二指肠降部可见边界规则的充盈缺损。

CT表现　胃扩张，胃内可见少量“空腹滞留”。十二指肠降部和水平部“交界”处可见2.8cm×2.5cm×4.5cm肿块影，边界清晰，平扫CT值19Hu，“增强扫描”无强化。肝脏、胰腺、脾脏、双肾、胆囊未见异常，考虑为十二指肠囊肿（图2）。

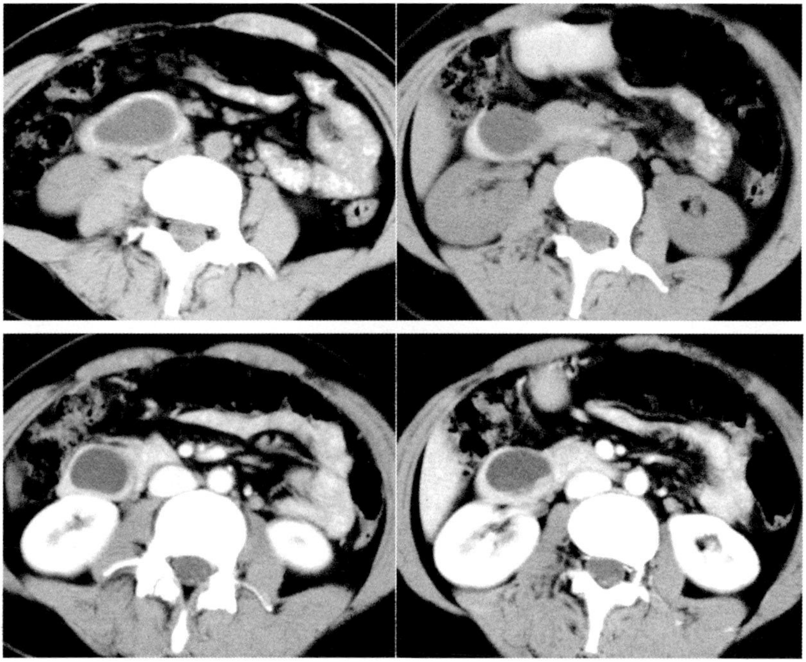

图2 腹部CT轴位（a、b为平扫，c、d为增强）：十二指肠降部腔内可见类圆形水样密度肿块影，增强扫描未见强化。

▶ 诊断与鉴别诊断

十二指肠重复畸形 腹部平片可无异常发现，只有当囊肿较大压迫十二指肠产生梗阻时，右上腹可见肠管或胃的充气扩张，并可见液平面。CT 扫描可见与十二指肠关系密切的肿物，其CT 值为介于水与软组织之间的囊性病变。畸形物与正常十二指肠有共同的营养血管，增强扫描时可见有不均匀增强。有极少数的管状重复畸形，因与肠管相通，对比剂能够进入到畸形肠管内使其显影，表现较为典型，可以术前诊断。

十二指肠良性肿瘤 肿瘤单发或多发，多数向肠腔内生长。十二指肠腺瘤有时略呈分叶但尚光滑，加压X线检查较易显示肿瘤蒂部，且有位移为其特点。平滑肌瘤为广基底，可见桥形皱襞，瘤体一般略大，可产生压迫临近器官的改变，CT扫描可见腔外肿块和累及腔内外的表现。脂肪瘤CT表现为光滑锐利的负CT值肿块。

胰头癌　CT表现为胰腺局部增大，肿块形成。胰腺正常光滑连续的外形因局部隆起而改变，肿块可成分叶状。肿块密度在平扫时与正常胰腺等密度，也可因瘤体内部液化坏死形成部分低密度区。胰腺癌为少血管肿瘤，增强扫描时密度增加不明显，而正常胰腺组织增强明显。

▶ 最终诊断

病理诊断　十二指肠重复畸形（图3）。

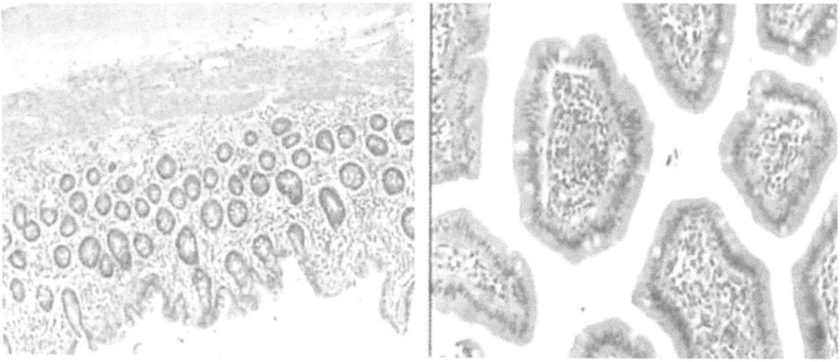

图3　病理：考虑十二指肠重复，送检物中的被覆粘膜均为十二指肠和小肠粘膜。

▶ 概念

十二指肠重复畸形（duplication of the duodenum）属于肠源性重复囊肿（Duplication Cyst）。肠源性重复囊肿是胚胎发育过程中肠道发育异常所致，可发生在消化道的任何部位。肠道重复畸形多见于回盲部，十二指肠很少见。它可分为两种：一为管状重复畸形，多与肠道相通；另一为圆形重复畸形，类似囊肿，可发生在粘膜下、肌层或浆膜下，不与肠道相通。囊内容物多为无色或淡黄色的粘液，若有出血可呈棕色或咖啡色，囊壁的厚度与肠道相仿，组织结构与正常消化道类似。囊肿大小及形状表现多样，小的仅蚕豆大小，大的囊性病灶上消化道造影可表现为十二指肠降部或升部的充盈缺损；根据病变部位的不同可表现为十二指肠球部或降部的扩张；十二指肠球部、降部或升部的内在的压迹；非特异性幽门梗阻；粘膜通常不被破坏。本病的X线表现缺乏特异性，单纯依靠上消化道造影和腹部平片很难进行术前诊断，易误诊为十二指肠良性肿瘤或相邻器官的疾患。畸形物内壁被覆粘膜通常与正常十二指肠相同，其粘膜向闭锁的腔内不断分泌液体，囊内容物多为粘液样物，有时伴有出血。B超检查可表现为肝左叶与胰头之间的低回声或无回声结构，饮水时根据液体的流动更能确定病变与十二指肠的关系。

畸形的形成有三种学说：(1) 憩室学说。在胚胎早期消化道各部肠上皮牙往往向肠腔外生长憩室形袋，正常发育时这种憩室逐渐退化，如果没有退化则发展为重复畸形。(2) 实性索条学说。当胚胎发育六周时消化道上皮呈一实性索条，以后细胞团空泡化并互相融合贯通而形成单一消化管腔，此过程发生障碍时，有的空泡未能与主消化道贯通则发展成重复畸形。(3) 尾端孪生学说。胚胎发育过程中，远端回肠等均起源于后肠原基，当后肠原基发生孪生过程中，上述以后肠原基衍生而来的器官便完全形成重复。从以上3种学说不难看出，胚胎发育过程中，自然正常发育和退化就不会发育成器官重复畸形，反之就会出现各种不同程度的器官重复或畸形。在十二指肠囊性病变的诊断和鉴别诊断中，应想到本病的可能性。近年来随着B超、CT、MR等检查手段的应用，使成年人十二指肠重复畸形的术前诊断成为可能。

发病率　据统计只占消化道重复畸形的3%~7%。

年龄、性别分布　多于婴幼儿发病，20岁以上成人占33%，而60岁以上发病者罕见。

好发部位　而且多发生于十二指肠曲内侧，常不与肠道相通，呈囊性，所以临床上又称为肠原性囊肿。

治疗方法　手术治疗。

▶ 要点提示

肠管重复畸形（或囊肿）是附着在肠管肠系膜腹侧的囊肿，在CT和MRI上均呈单房性囊性肿物，常见是浆液性，在CT上为液性密度。在MRI上，T1WI呈低信号，T2WI呈高信号。囊内容物不强化，囊壁强化。本例在胃肠造影及CT所见是较典型的十二指肠重复畸形(或囊肿)。

▶ 参考文献

1. 岳振东，刘福全，王锐.成年人十二指肠重复畸形一例.放射学实践，2002，17：554.
2. 王竟武. 十二指肠外科.北京：人民卫生出版社，1981. 2221.
3. Thompson NW，Labow SS. Duplication of the duodenum in the adult.Arch Surg，1967，94：301–306.
4. 王孝权，魏华东.十二指肠重复畸形1 例.中国医学影像学杂志，2003，11：299.
5. Siegelman ES. Body MRI. Philadelphia，PA：Elsevier Sanders，2005.

(北京大学人民医院)

病例56　结肠重复畸形

▶ 病史

男，65岁。一年前不明原因出现劳累，骑车后下腹不适坠胀，未引起重视。2个月前上述症状加重，出现乏力，伴右下腹阵发性隐痛。明显消瘦，体重下降5kg。体检：右下腹扪及12cm×4cm大小肿物，质中、有弹性可移动，深压痛，表面光滑，似有囊性感。

▶ 影像学表现

超声表现　右下腹15cm×5cm×4cm大小的无回声区，其内散在细索条样不等回声，透声尚可，包膜完整光滑。诊断：右下腹囊性包块。

钡灌肠表现　盲肠末端阑尾部位弧形压迹，肠壁柔软光滑，阑尾近端显影，远端未显影。诊断：右下腹包块，压迫盲肠末端，需除外阑尾病变（图1）。

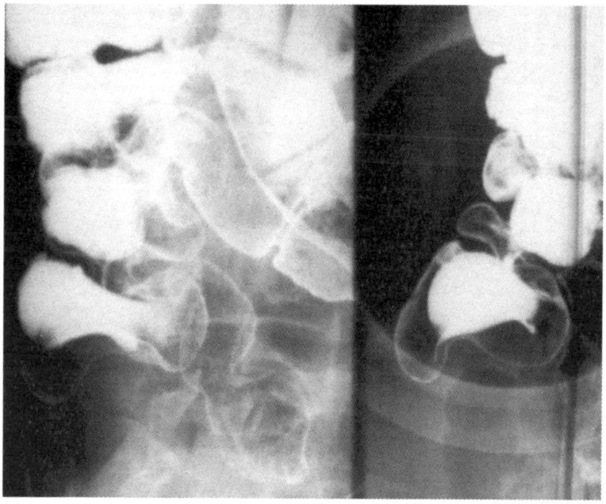

图1　钡灌肠：盲肠末端阑尾部位弧形压迹，肠壁柔软光滑，阑尾近端显影，阑尾大部分未显影。

CT表现 右下腹升结肠及盲肠系膜缘9cm×7cm×4cm椭圆形囊性肿块，囊壁完整，厚薄均匀，边缘光滑；其内密度较低但均匀,CT值10~20Hu，囊块压迫升结肠及盲肠，囊性肿块内下方条状软组织影是否为正常阑尾不能确定。增强扫描后肿块囊壁均匀强化中央不强化（图2~3）。

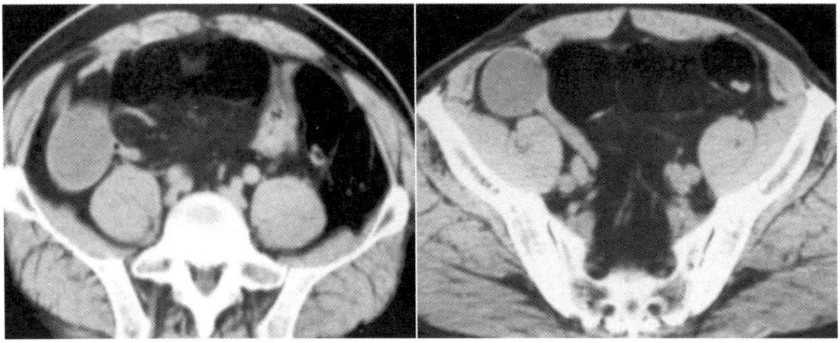

图2 腹部CT：右下腹7cm × 9cm × 4cm椭圆形肿块，边缘光滑包膜完整。其内密度较低，但均匀，CT值10~20Hu，与盲肠末端相连。肿块下方条状软组织影，不除外阑尾可能。

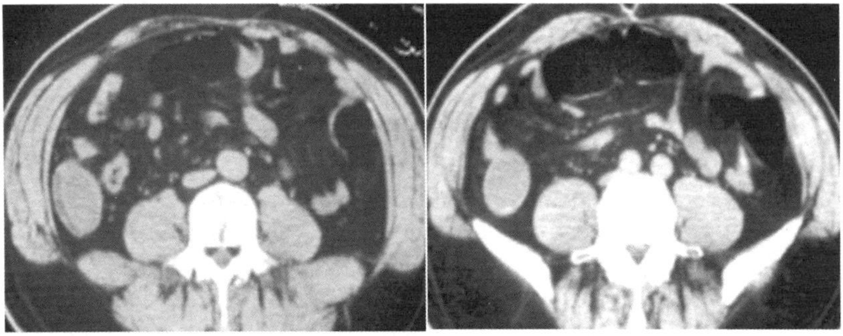

图3 腹部CT增强扫描：边缘强化，中央不强化。盲肠受压。

► 诊断与鉴别诊断

结肠重复畸形 CT表现为肠系膜缘囊性包块或以囊为主的囊实性包块，囊壁光滑，厚薄均匀且均匀强化，囊内无强化，与消化道其它囊性肿块鉴别困难。发现右下腹盲肠末端囊壁光滑的囊性肿块，而正常阑尾未显示时，多为阑尾囊肿、脓肿、囊腺瘤、囊腺癌等。近期有急性阑尾炎表现对阑尾脓肿诊断有帮助；光滑囊壁结节对囊腺瘤或癌有帮助；不规则囊壁结节对囊腺癌有帮助。缺少典型临床症状及影像表现时，鉴别诊断困难。

▶ 最终诊断

术中所见 肿块起于结肠肝曲肠系膜缘，囊性肿物呈长条样下垂，与升结肠并行。14cm×4cm×4cm大小，肿物仅于上端与结肠浆膜相连，与周围无粘连，肿块上端囊内稠凝胶样物，而远端囊内为清亮样物，阑尾光整与肿块无粘连。

镜下所见 囊壁由玻璃样变的纤维结缔组织和平滑肌组织构成，肌层未见正常“内环外纵”的排列，壁内有多量淋巴细胞的浸润，囊腔内含有粘液（HE，中倍视野）（图4）。

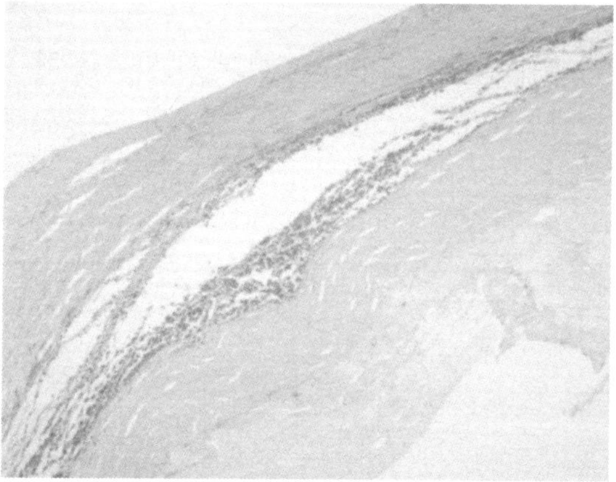

图4 镜下（HE，中倍视野）：囊壁由玻璃样变的纤维结缔组织和平滑肌组织构成，肌层未见正常“内环外纵”的排列，壁内有多量淋巴细胞的浸润，囊腔内含有粘液。

病理诊断 结肠重复畸形。

▶ 概述

结肠重复畸形（duplication of the colon）属于肠源性重复囊肿

(Duplication Cyst)。消化道重复畸形有多种学说，脊索原肠分离障碍学说为Veenekless在1952年提出，也称为神经-肠管残留、脊索裂综合征。这是由于胚胎早期中胚层长入外和内胚层间时在原凹陷处内外胚层仍互相连接。此时两胚层间有一短暂的开口形成即神经-肠管。神经-肠管完全不退化时就形成背侧肠瘘；部分退化则形成脊髓内肠囊肿、神经肠源性囊肿、背侧肠窦和肠重复畸形。此学说解释了大多数重复畸形位于消化道背侧的现象已被多数学者所接受。

按照形态分三型，球形或囊肿型、管型、憩室型。球形或囊肿型占80%，附着于肠管的系膜缘，与肠腔不通。按它与肠管的关系又分三型：a普通型，囊内分泌物增多，直接压迫肠腔；b肠内型，可诱发肠套叠；c肠外形，易引起肠扭转。管型，与肠管并行或与肠管共有肌层，多处与肠管某处相通。憩室型，可由胃、空肠、十二指肠发出穿过横膈达胸腔，称为胸腹腔重复畸形；也可呈憩室样重复。

临床表现 可有便血、腹部包块、腹痛、压迫梗阻等。具体症状和程度与畸形的形态、型别、大小、位置等有关。多以并发症而就诊。

发病率 其发生率为消化道畸形的3.2%~24.4%。1/2~2/3发生于小肠，1/5发生于食道；1/5发生于结肠和直肠。

年龄、性别分布 多见于小孩，男多于女，偶见成人。

好发部位 可发生于消化道任何部位，以小肠最多占45%~60%，回肠多于空肠，其次为食管重复。各种畸形脏器有各自的好发部位，如小肠系膜缘，食道后纵隔侧，结肠的内侧，直肠的后侧。

治疗 消化道重复畸形手术治疗预后较好，一旦高度怀疑消化道重复畸形，应尽早行剖腹探查术，纠正解剖畸形，以避免发生严重并发症而导致不良后果。

预后 预后较好，死亡率与重复畸形的部位、病理形态、年龄及有无合并严重畸形等因素有关。成人肠重复还可发生恶变。

▶ 要点提示

结肠重复畸形或囊肿，附着在结肠肠管的肠系膜侧，为单房性囊肿，其囊壁厚度与局部肠壁相仿，在CT和MRI上呈浆液性密度/信号，其壁强化，内容物不强化。本例盲肠系膜侧有一光滑、圆形、壁薄而均匀的囊样结构，囊肿内容也均匀，CT值10~20Hu，属于典型囊肿表现。回顾分析，诊断可推测为：1）肠重复畸形；2）囊肿；3）囊腺瘤其内可有分隔和实性并强化的结节，囊壁可钙化，好发于阑尾。在图2上，囊肿下方有条状软组织影，类似正常阑尾，故囊腺瘤的可能性就明显降低。

术前确诊有一定困难，有人认为不足30%。CT检查、B超有助于球形或囊肿型的诊断；钡餐造影、钡灌肠对管型、憩室型有时可确诊。活检穿刺意义不大，最后确诊仍靠病理。

▶ 参考文献

1. 张聪，章希圣，毛兴龙.小儿消化道重复畸形33例.浙江大学学报（医学版），1999，28：181-182.
2. 贾俊松.消化道重复畸形一例.山西医药杂志，2004，33：220.
3. 王贵宪，范顺阳，孙传政，等.小儿消化道重复畸形21例及误诊分析.中国误诊学杂志，2003，3：864-865.

（北京医院）

病例57 结肠炎性纤维性息肉

▶ 病史

女，31岁。两年前无明显诱因出现中腹部胀痛不适，当时未做检查，近4个月腹部胀痛、不适加重，曾服中药疏肝理气未见缓解。近一周症状日趋加重。食欲不振，排脓血便一次约10ml左右，消瘦乏力，体重下降3kg，脐周压痛。

▶ 影像学表现

钡灌肠表现 升结肠中段狭窄，狭窄远端6.0cm×4.0cm 大小，分叶状充盈缺损（图1~2）。检查中发现肿块可移动，加压压迫肿块至狭窄近端，见肿块为带长宽蒂的菜花样肿块，升结肠中段狭窄处肠壁光滑柔软，为肿块牵拉所至（图3），诊断为巨大息肉，恶变。

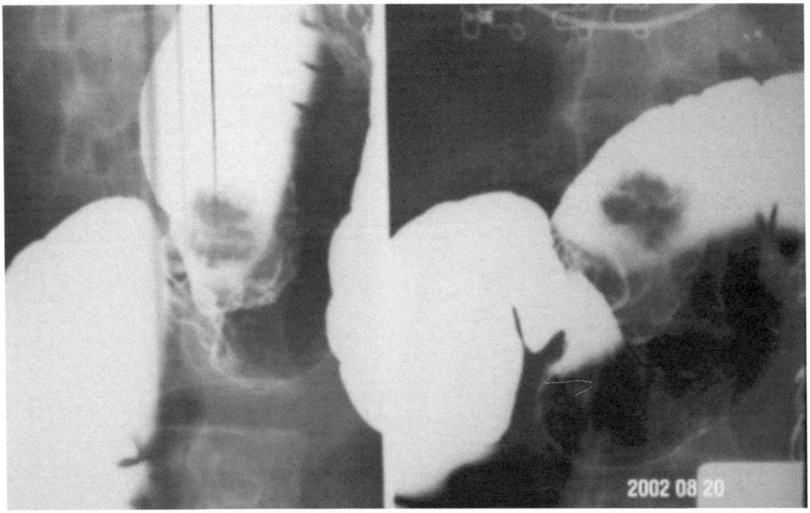

图1~2 钡灌肠：升结肠中段狭窄，狭窄远端6.0cm×4.0cm 大小，分叶状充盈缺损。检查中发现肿块可移动。

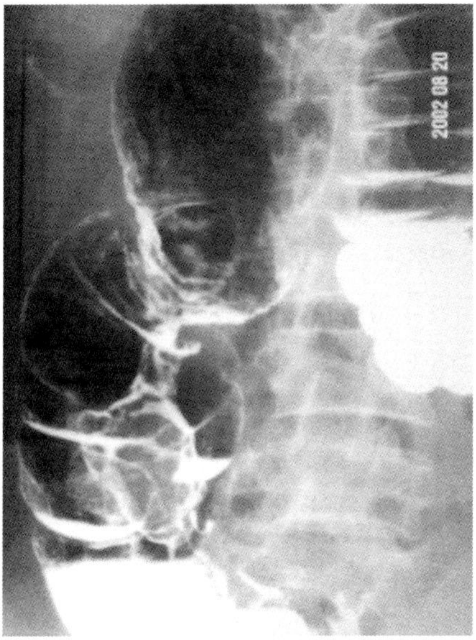

图3 钡灌肠：加压压迫肿块至狭窄近端，见肿块呈“菜花状”，6.0cm ×4.0cm，蒂长3.0cm，宽1.0cm。狭窄处肠壁光滑柔软，肠狭窄可能为肿块牵拉所致。

CT表现 中腹部横结肠部位椭圆形软组织密度肿块，5.16cm×3.36cm大小，肿块密度均匀，CT值19Hu（图4），与横结肠关系密切。增强后肿块均匀强化，CT值97Hu（图5）。腹腔内及腹膜后未见明确肿大淋巴结。诊断：腹部肿块，位于升横结肠部位。

▶ 诊断与鉴别诊断

胃肠道炎性纤维性息肉（IFP） 为粘膜下肿物并向肠腔内突出，影像

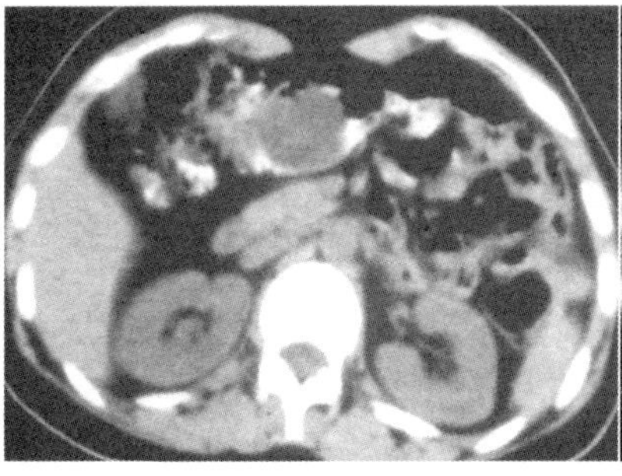

图4 腹部CT：中腹部结肠内类圆形肿块，5.16cm×3.36cm。CT平扫肿块密度均匀，CT值19Hu。

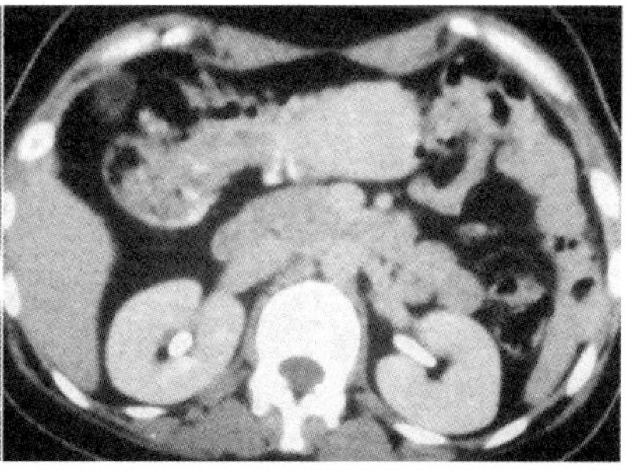

图5 腹部CT增强扫描：增强扫描后肿块均匀强化，CT值97Hu。

上多表现为腔内较大的单发肿块，4~6cm，多为广基底，带蒂者罕见。肿块表面凹凸不平，呈菜花状，常伴溃疡。无特征性表现，影像检查、内镜下所见和手术中观察均不易与胃肠道良、恶性肿瘤或其它息肉样病变区别，诊断较为困难，但病变性质仍为良性。IFP的诊断主要依赖于反复活检取材的组织病理学检查。

胃肠道腺瘤及息肉　通常较小，大多在2.0cm以下，表面光滑。2~3cm以上易恶变，恶变时肿瘤由光滑轮廓变成不规则分叶，表面可见不规则溃疡或裂纹。

间质瘤　通常无蒂，良性间质瘤多小于5cm，表面光滑，密度均匀，增强后均匀强化；恶性间质瘤多大于5cm，表面可光滑或不光滑，密度通常不均匀，坏死液化明显，增强后不均匀强化。

胃肠道癌　多为宽基底，病变处胃肠壁僵硬；有溃疡形成时，中央呈脐样凹陷或见深入肿瘤内的龛影；可有邻近或局部淋巴结转移。

▶ 最终诊断

术中所见　肿块位于升结肠距回盲部15cm处，3.5cm×4.0cm大小，菜花状，蒂长3.0cm，宽1.0cm。余结肠未触及肿块，腹盆腔淋巴结未触及肿大。

镜下所见　病变近邻粘膜下，间质疏松、水肿、粘液样，可见多量的血管成分，并有明显的炎症细胞浸润（HE，中倍视野）（图6）。

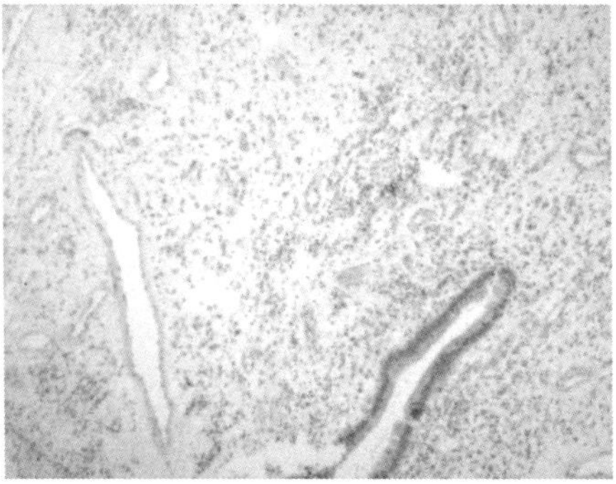

图6　镜下（HE，中倍视野）：病变近邻粘膜下，间质疏松、水肿、粘液样，可见多量的血管成分，并有明显的炎症细胞浸润。

疏松水肿的间质中，可见梭形或星形的纤维母细胞，小血管周围可见嗜酸性粒细胞浸润（HE，高倍视野）（图7）。

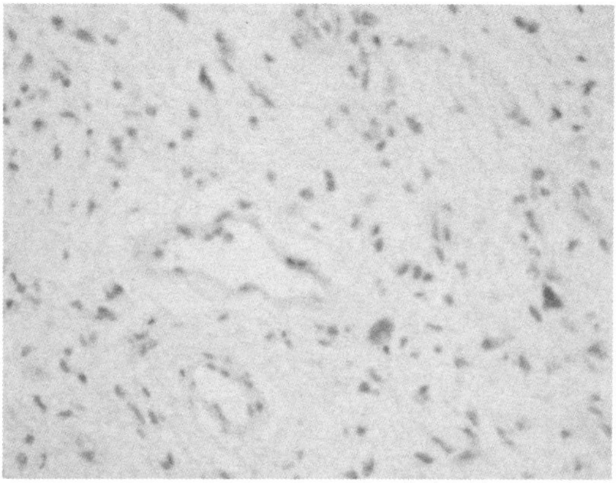

图7　镜下（HE，高倍视野）：疏松水肿的间质中，可见梭形或星形的纤维母细胞，小血管周围可见嗜酸性粒细胞浸润。

病理诊断　升结肠炎性纤维性息肉；结肠黏膜下血肿；回肠末端淋巴结反应性增生。

▶ 概述

胃肠道炎性纤维性息肉（inflammatory fibroid polyps，IFP）。1949年Vanek以“胃肠道粘膜下肉芽肿块伴酸性粒细胞浸润”的名称首次进行描述，1953年Helw等第一次使用IFP命名，并详细描述了其组织学特征，随着人们对该病的认识，IFP的名称已被广泛应用。本病的发生原因迄今未明，由于组织学上可见大量嗜酸性粒细胞浸润而曾推测其是否为变态反应性病变，现多认为是对感染、异物或其它损伤的过度反应性病变。IFP的组织标本通过电镜、免疫组化观察认为可能是起源于粘膜下间质细胞，分化为纤维母细胞和肌纤维母细胞而成。

发病率　临床上较为少见。因临床上可能把一些小的IFP当做炎性息肉诊治，故其确切的发病率尚不明确。IFP发生于结肠罕见，1993年文献报导IFP76例中仅4例在结肠。

年龄、性别分布 可发生于任何年龄，发病高峰为50~70岁，女性多见。

好发部位 好发于胃肠道，可发生于胃肠道任何部位，以胃多见，占77 6%，其次为肠道，约占20%，其中国外报道病变位于盲肠者居多。

治疗 目前以内镜下摘除及手术局部切除为其主要治疗方法，一般无需行广泛的切除。病变基底部较小或有蒂者可经内镜下摘除；肿块较大且基底部宽阔者，以局部切除或部分切除为宜；肿块较小且经反复活检排除恶性肿瘤后也可经内镜下电凝治疗。

预后 有IFP复发的报道，是否与切除不彻底有关尚不清楚。

▶ 要点提示

本病发病率低，病程长，可出现腹部包块。临床表现为消瘦、贫血、黑便、腹痛、肠梗阻、肠套叠等症状，无特异性表现。影像检查、内镜下所见和手术中观察均不易与胃肠道良、恶性肿瘤或其它息肉样病变相区别，术前确诊非常困难。因此，临床上往往误诊为恶性肿瘤或其它息肉，导致治疗结果不同，IFP的确诊主要依靠病理组织学诊断，只要掌握了IFP的临床及病理特点，术前作出正确诊断是有可能的。

有报道IFP可合并其它良性病变和恶性肿瘤，影像检查在发现一处病变后，要防止遗漏其它部位病变。

▶ 参考文献

1. 钱才友，谢桂年，张立平，等.胃肠道炎性纤维性息肉的病理诊断分析.河南肿瘤学杂志，2003，16：115-116.
2. 马毅，孟刚.胃肠道炎性纤维性息肉的临床与病理分析.中华外科杂志，2001，39：235-237.
3. 孟凡青，钱才友，黄志勇.胃肠道炎性纤维性息肉.中国癌症杂志，1999，9：18-20.
4. 杨希山，黄风英，杨利生，等.大肠炎性纤维性息肉.第一军医大学学报，1994，14：145-146.

（北京医院）

病例58 阑尾粘液囊腺癌

▶ 病史

女，50岁。2个月来先后2次出现转移性右下腹痛。首次出现后诊断为“急性阑尾炎、阑尾周围炎”，保守治疗后好转。此次再发伴发热（体温37.7摄氏度），疼痛剧烈，呈持续性。

▶ 影像学表现

CT表现 右下腹部盲肠内侧见3.5cm×3.2cm囊实性肿块，边缘模糊，增强扫描可见环状强化的厚壁，中心为液化坏死区，似见分隔（图1）。

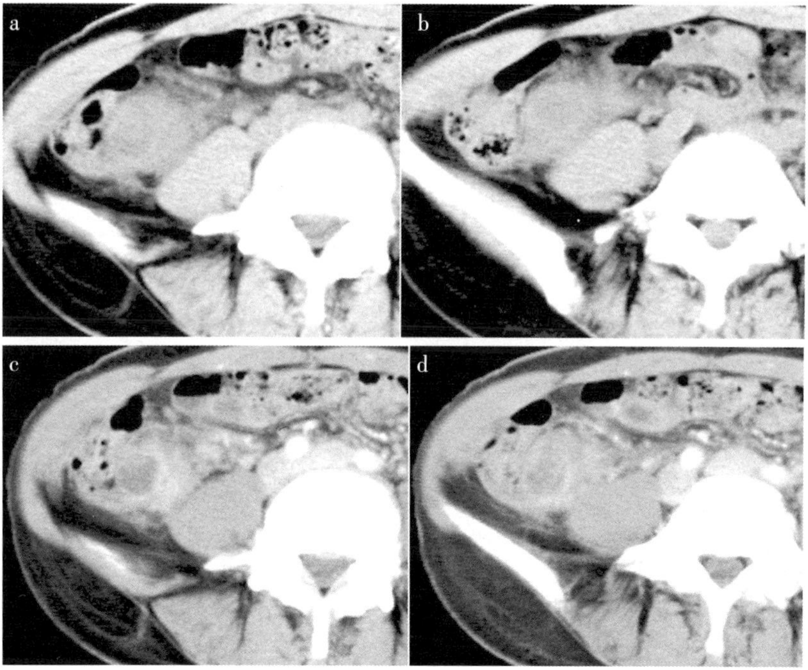

图1 腹部CT（a、b为平扫，c、d为增强）：右下腹盲肠内侧囊实性包块，壁厚模糊，内为液体密度，增强扫描其壁可见强化。

▶ 诊断与鉴别诊断

阑尾囊腺癌 CT典型表现为低密度囊性肿块，肿块大而不规则。囊壁厚、呈结节状，有时囊壁钙化，盲肠外压性改变，周围无炎症反应。由于阑尾位置的变异，阑尾粘液囊腺癌可能与其它部位的囊性肿物混淆。

阑尾粘液囊肿 CT表现为右下腹形状规则的囊性肿块，接近水的密度或软组织密度。囊壁或囊腔内可出现钙化，通常呈壳状。

阑尾粘液囊腺瘤 CT表现为低密度囊状肿块，较难与粘液囊肿区分。

腹膜假粘液瘤 CT主要表现为粘液性腹水，伴小腔及分隔。专指阑尾囊肿破裂后造成的良性病变。

急性阑尾炎 30%~40%患者可见阑尾结石；CT表现为阑尾周围软组织肿胀；盲肠或末端结肠肠壁增厚；右下腹淋巴结肿大。

▶ 最终诊断

术中表现 术中发现腹腔内少量黄色浑浊脓液，盲肠肠壁水肿增厚，可见脓苔，后壁可及7cm×4cm肿物，质硬，与周围组织粘连，阑尾包埋于肿物内，局部肠系膜可及多枚肿大淋巴结。病理结果为回盲部系膜处可见黏液性囊腺癌侵犯，伴大片坏死及周围组织多量炎细胞浸润，肠壁两断端未见癌，周围淋巴结未见癌（0/19）。

病理诊断 阑尾粘液囊腺癌（图2）。

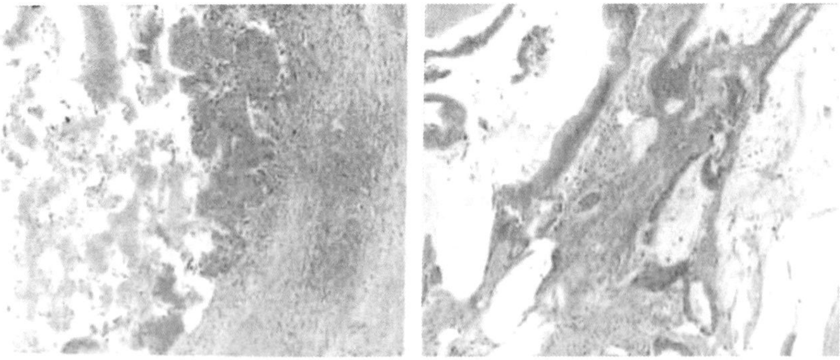

图2 镜下：回盲部系膜处可见粘液性囊腺癌侵犯，伴大片坏死及周围组织多量炎细胞浸润，肠壁两断端未见癌，周围淋巴结未见癌（肿瘤可能为阑尾原发）。

▶ 概述

基本概念 阑尾粘液囊腺癌（mucinous cystadenocarcinoma of the appendix）是少见的阑尾肿瘤，几乎没有经过术前诊断的病例。通常经过阑尾标本病理学而确诊。粘液性囊腺癌病理细胞异形性明显，并有坏死及浸润性生长。

发病率 阑尾腺癌发病率低，占阑尾切除术患者的0.08%，占全部肠道肿瘤的0.5%。

年龄、性别分布 男女比例相当，发病年龄比大肠癌较晚。

好发部位 阑尾粘液囊腺癌好发于阑尾根部，肿瘤易向回盲部及结肠浸润而形成肿块，可向腹膜内蔓延，形成腹膜粘液癌病。

治疗 完整切除肿瘤是改善预后的重要手段，术后化疗。目前广泛接受的术式为右半结肠切除术，可望达到临床治愈。

预后 早期切除肿瘤能够达到临床治愈。右半结肠切除术患者10年生存率达65%，而仅进行阑尾切除术患者10年生存率为37%。

▶ 要点提示

大约90%以上阑尾粘液腺癌术前不能明确诊断，如患者有以下情况需警惕本病：(1) 慢性或反复急性阑尾炎病史；(2) 腹腔穿刺抽出粘稠胶冻样腹水；(3) 结肠气钡双重造影发现阑尾充盈缺损，回盲部外压性改变；(4) B超和CT发现盆腹腔囊性肿块，腹水密度较高，有分隔；(5) 结肠镜发现阑尾开口隆起、质硬、溃疡。急性阑尾炎手术应保留阑尾标本，一旦病理诊断阑尾粘液腺癌，应限期行右半结肠切除术。

▶ 参考文献

1. 窦艳，梁浩，刘庆森.阑尾囊腺癌25例临床分析.临床实验诊断杂志，2004，8：250–251.

2. Lee J，Gardiner KR，Wilson BG. Incidental mucinous cystadenocarcinoma of the appendix. Postgrad Med J，1996，72：55–56.

3. Lim HK，Lee WJ，Kim SH，et al. Primary mucinous cystadenocarcinoma of the

appendix：CT findings. AJR Am J Roentgenol，1999，173：1071–1074.
4. Rutledge RH，Alexander JW. Primary appendiceal malignancies：rare but important. Surgery，1992，111：244–250.
5. Siegelman ES. Body MRI. Philadelphia.PA，Elsevier Saunders，2005.

（北京大学人民医院）

病例59 腹膜后节细胞神经瘤

▶ 病史

女，23岁。体检发现腹部肿块，无症状。B型超声体检发现腹膜后包块，边界清晰，大小为10cm×8cm。

▶ 影像学表现

CT表现 腹腔巨大肿块，位于胰腺后方，均匀低密度，CT值：平扫30Hu（图1）；增强扫描强化不明显，肿瘤钻缝隙生长，腹腔动脉及分支、肠系膜上动脉被包绕（图2~3）。

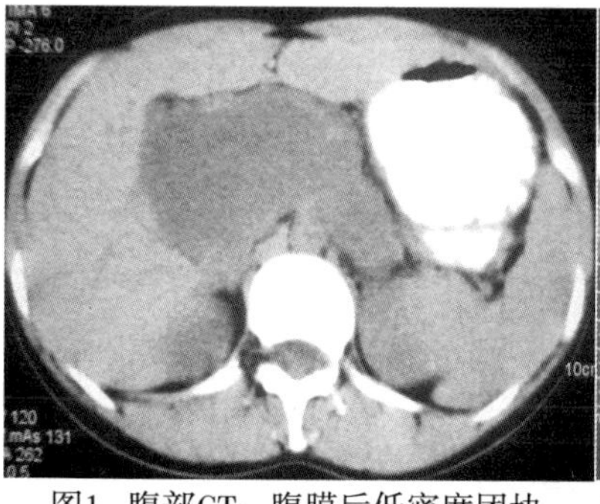

图1 腹部CT：腹膜后低密度团块

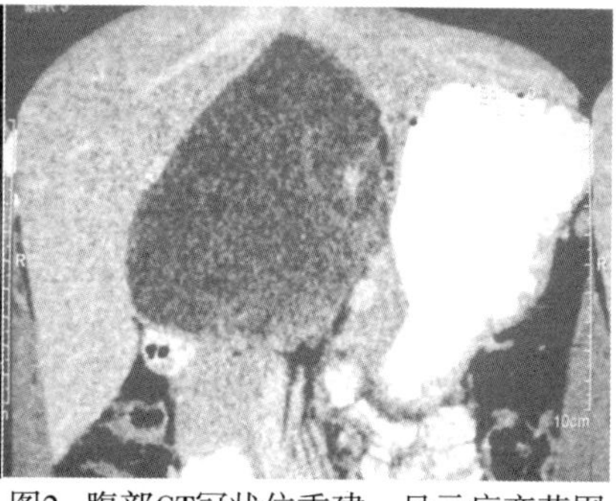

图2 腹部CT冠状位重建：显示病变范围

MRI表现 T1WI低信号肿块（图4）；T2WI略高信号，信号不均匀（图5），增强扫描早期无明显强化；延迟扫描：不均匀强化，可见"漩涡征"（图6）。

▶ 诊断与鉴别诊断

节细胞神经瘤 影像表现示边界多清晰，呈卵圆形、新月形或不规则形。CT 平扫时为均匀低密度影，且低于肌肉密度。增强扫描后部

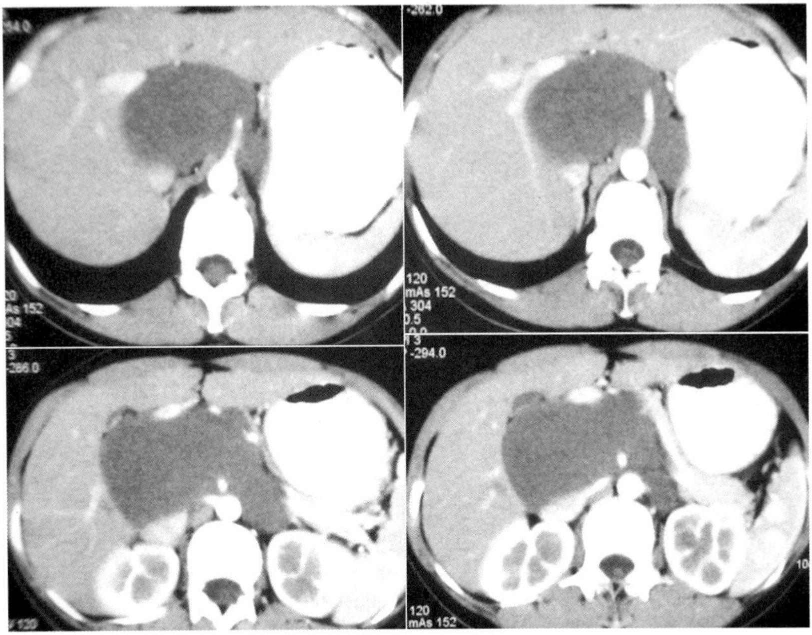

图3　腹部CT增强扫描：早期病灶强化不明显，腹腔动脉、肠系膜上动脉被包埋，移位；胰腺受压前移。

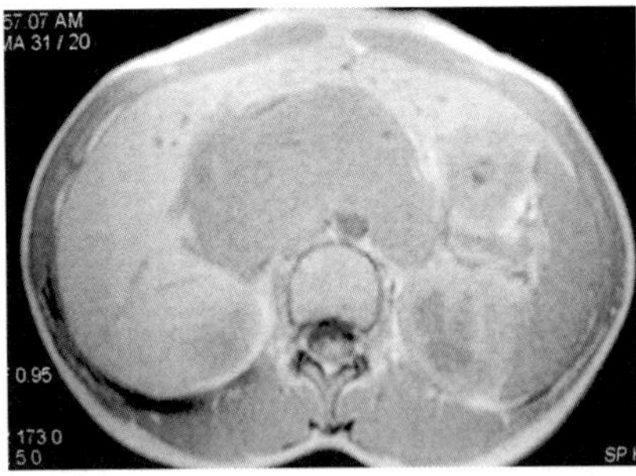

图4　腹部MRI T1WI：病灶为低信号。

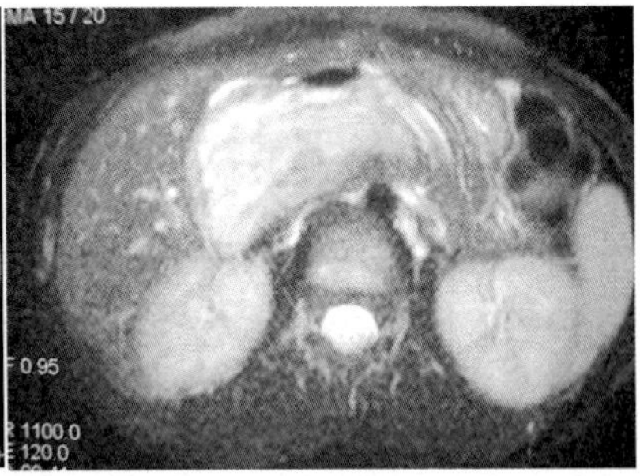

图5　腹部MRI T2WI抑脂：病灶为不均匀略高信号。

分肿瘤强化不明显，密度仍低于肌肉；部分肿瘤则表现为少量云雾状或条线形强化。MR T1WI 上表现为均匀低信号，T2WI 表现为明显不均匀高信号。增强扫描早期强化不明显；延迟扫描后见不均匀

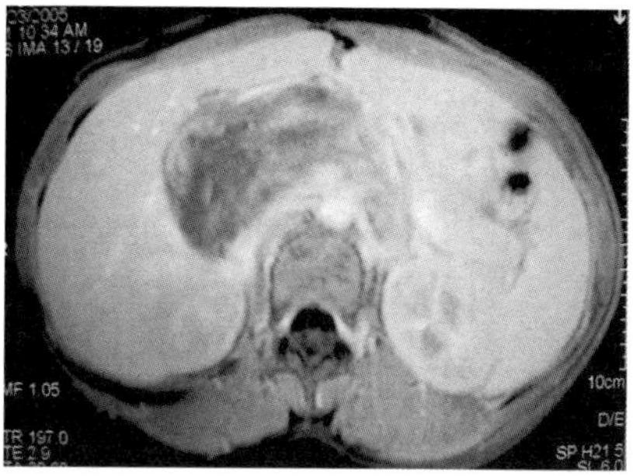

图6 腹部MRI T1WI增强扫描延迟期：病灶内云片状强化（“漩涡征”）。

条线形强化。

肿瘤沿周围器官间隙呈嵌入式生长，为特征性表现之一。肿物较大时，邻近大血管可被包绕而穿行于其中，也可受压移位，常见血管包括下腔静脉、门静脉、腹腔干，肾动、静脉等。但血管腔无明确变窄或闭塞。

成神经细胞瘤（神经母细胞瘤） 以小儿多见，为无包膜的软组织肿块，等或低密度，常伴出血、囊变。不均匀强化。肿瘤内常见钙化，在CT可达75%~80%。有助于本病的诊断。

嗜铬细胞瘤 嗜铬细胞瘤多起源于肾上腺髓质内成熟的神经嵴细胞(嗜铬细胞)，也可源于交感神经节、副交感神经节链或嗜铬体。80%~90%位于肾上腺，但约10%发生于肾上腺外，多见于腹膜后。平扫肿物为软组织密度，增强扫描肿块明显不均匀强化。

▶ 最终诊断

腹膜后节细胞神经瘤。

▶ 概述

节细胞神经瘤（ganglioneuroma）是一种起源于原始神经嵴细胞的良性肿瘤，由许旺细胞（Shwann’s cell）和神经节细胞组成，极少数由成神经细胞瘤成熟而来。发生于颈部至盆腔的交感神经节及肾上腺髓质，偶可见于外周神经。其中以纵隔的发生率最高，其次为腹部。

病理学表现 肿瘤的大体标本通常呈球形，卵圆形或分叶状，有包膜，肿瘤质地较硬，界限清晰，切面呈灰白色，有较多交叉或漩涡状纤维索，部分可见粘液样变性或囊性变。偶可与周围组织粘连或压迫。镜下可见较大的成熟神经节细胞，胞核大，胞浆丰富。其间有富含胶原的神经原纤维束或大量粘液基质。10%~25%病例可有钙化，也可囊变、脂肪变；出血坏死少。

节细胞神经瘤多无分泌功能，但约10%病例尿VMA 高，血、尿儿茶酚胺亦高，以多巴胺为主，部分伴高血压。

▶ 要点提示

肿瘤包膜完整，边界多清晰，呈卵圆形、新月形或不规则形，平均直径约8cm。肿瘤含粘液基质，CT 平扫时为均匀低密度影，且低于肌肉密度。可见钙化。增强扫描后部分肿瘤强化不明显，密度仍低于肌肉；延迟扫描部分肿瘤实质性部分则表现为少量云雾状或条线形强化。在MRI上，T1WI呈低信号，出血时呈中-高信号。T2WI上呈中-高信号，钙化呈低信号。为逐渐进行性增强。

▶ 参考文献

1. 张红梅，罗德红，戴景蕊，等. 节细胞神经瘤的影像学表现. 临床放射学杂志，2002，21：527-530.
2. 黄东，张岩，韩鸿宾. 神经节细胞瘤的MRI与组织病理学对照研究. 中国医学影像技术，2003，19：1548-1550.
3. Ichikawa T，Ohtomo K，Araki T，et al. Ganglioneuroma：computed tomography and magnetic resonance features. Br J Radiol，1996，69：114-121.
4. Siegelman ES. Body MRI. Philadelphia，PA：Elsevier Saunders，2005.

（北京大学第三医院）

病例60　腹膜后纤维化

▶ 病史

男，66岁。3年前发现右颌下有一花生大小肿物，行颌下肿物切除术，病理符合Sjogren综合征，同时伴淋巴结反应性增生。2年前开始患者自感口干、眼干、2年来反复颌下淋巴结及颌下腺肿大，多次活检均支持干燥综合征及反应性淋巴结增生。1年前患者出现全身皮肤瘙痒，下腹痛，查血清免疫球蛋白增高，外周血及骨髓嗜酸性粒细胞比例增高，血沉 109mm/Hr，ANA+，AMA+，唇粘膜活检符合Sjogren综合征。近4个月来，患者下腹痛加重，为不规则隐痛，双腿伸直时加重。

▶ 影像学表现

CT表现　腹主动脉周围不规则软组织团块，CT值46HU，位于前方和两侧，两侧输尿管内移，与之粘连肿块包绕腹主动脉及下腔静脉(图1)。

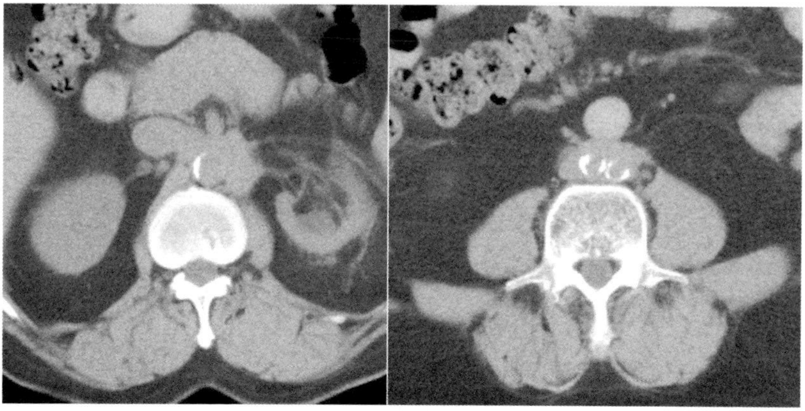

图1　腹部CT：腹主动脉周围可见不规则软组织密度影。

▶ 诊断与鉴别诊断

腹膜后纤维化 腹主动脉、下腔静脉及输尿管周围有包裹状的软组织肿块形成，常将输尿管向内牵拉，并使其管腔变窄，引起梗阻。CT检查，本病呈肌肉样低密度，因富含胶原纤维也可呈高密度。增强扫描后，未成熟期的纤维强化，成熟期纤维不强化。在T1WI上呈低信号。在T2WI上成熟期纤维呈低信号，未成熟期者呈中或高信号。增强程度不等。大于1/4的腹膜后纤维化常与腹主动脉瘤同时存在。纤维化环绕在主动脉瘤外围。

腹膜后转移淋巴结 常呈不连续的结节状，也不对称分布。

淋巴瘤 如不环绕主动脉生长，而是生长在主动脉后方时，可将主动脉向前方推移，使它与脊柱间的距离增大，主动脉呈漂浮状。如再有肠系膜淋巴结增大同时存在，可高度考虑为淋巴瘤。

▶ 最终诊断

病理诊断 腹膜后纤维化。

▶ 概述

腹膜后纤维化（retroperitoneal fibrosis）属于纤维化综合征的一种。纤维化综合征是指一组原因不明的，以过度的纤维组织代替正常组织，从而影响该病变区正常功能的疾病。包括腹膜后纤维化、硬化性胆管炎、Riedel甲状腺炎、眼部纤维假瘤和纵隔纤维化。1905年法国泌尿科医生Albarran首次描述了腹膜后纤维化，1948年Ormond用英语报道了2 例病例，故又称Ormond's 病。腹膜后纤维化的病理过程为慢性纤维脂肪组织炎。腹膜后纤维化的临床表现与纤维化包绕脏器、血管、神经并使之受压有关。临床症状是非特异性的。疼痛是主要表现，包括胁腹部痛、腰痛、下腹痛、睾丸痛、大腿痛等，发作多为隐匿性钝痛，呈持续性，与体位无关，尽管常发生输尿管梗阻，但肾绞痛很少出现，疼痛通常集中于胁腹部和腰骶部之间，并向前放散至脐周区域和睾丸。虽然疼痛在疾病早期与输尿管梗阻关系不大，但大多数患者在行输尿管梗阻松解术后，疼痛症状也随之改善。全身症状包括体重减轻、乏力、食欲下降、恶心、呕吐。尿的改变，包括尿闭、少尿、血尿、尿频等。发热，以低热至中度发热为主。单侧下肢水肿，间歇性跛行，深静脉血栓形成，是由于髂血管受压引起。腹膜后纤维化不仅局限于后腹膜，还可延伸至小肠、结肠肠系膜和主胆管，造成肠梗阻、大便习惯的改变（如腹泻、便秘）、黄疸等症状。临床上可以无任何体征，最常见的是腹部和直肠包块、高血压。

发病率　腹膜后纤维化是一相对少见疾病，其发病率较难统计。文献报道该病发病率1/ 200000到小于1/ 10000。

年龄、性别分布　多数文献报道该病好发于50~60岁，但儿童和老人也有发病。男女比率约2:1，而男性发病率高与动脉粥样硬化男性高发病有关。该病没有家族聚集发病倾向性。

好发部位　纤维组织延伸主要沿主动脉进行，纤维化一般在肾门与髂骨岬之间。

治疗方法　手术及药物治疗。

预后　病变进展较缓慢，预后较乐观。

▶ 要点提示

由于该病的局限性，缺乏动物实验模型，所以发病机制尚不明确。目前提出多种假设来解释腹膜后纤维化的病因，比如有人认为该病是一自身免疫性疾病，也有人认为与主动脉外伤引起渗漏、淋巴回流受阻有关。同时多种因素可诱发腹膜后纤维化形成，包括手术、出血、非特异肠道炎症，如阑尾炎、憩室炎、Crohn 氏病，感染如结核、组织胞浆菌病、梅毒、放线菌病以及维生素E 缺乏症。特发性腹膜后纤维化在本病中占绝大部分，其余与服用麦角新碱、恶性肿瘤、腹主动脉瘤等有关。

▶ 参考文献

1. 张思争，蒋明.腹膜后纤维化.中国实用内科杂志. 2002，22：309-310.

2. Gilkeson GS，Allen NB. Retroperitoneal fibrosis. A true connective tissue disease.

Rheum Dis Clin North Am, 1996, 22: 23-38.

3. Siegelman ES. Body MRI. Philadelphia, PA: Elsevier Saunders, 2005.

(北京大学人民医院)

病例61　丛状纤维组织细胞瘤

▶ 病史

女，32岁。十余天前偶然发现右下胸壁处轻压痛，局部略隆起。1994年曾被诊为“右侧结核性胸膜炎”并抽出红色胸水，细菌培养未见结核菌，未治疗；2001年复查胸片发现“右下胸膜增厚”，无明显发热，在某结核医院行一年半抗结核治疗，但效果不佳，仍未查到结核菌。查体：右下胸壁隆起，范围约6cm×7cm，边界不清，质中，轻度压痛，表面无红肿。化验：转氨酶略升高。

▶ 影像学表现

CT表现　右下胸壁第8、9、10肋弓处及肝右叶见一不规则分叶状软组织密度影，边界欠清，大小约10.5cm×10cm×9cm，平扫CT值约30~42Hu。增强后呈不规则分隔状不均匀强化，低密度区三期CT值分别为33Hu、37Hu、40Hu，略高密度区三期CT值分别55Hu、62Hu、80Hu（正常肝组织CT值分别为82Hu、106Hu、88Hu）。右第8、9、10肋弓处肋间隙变窄，第8、9肋弓见骨折线。右膈抬高。腹腔余脏器未见异常，腹腔内及腹膜后间隙未见肿大淋巴结（图1~4）。

▶ 诊断与鉴别诊断

胸壁结核　多有肺结核病史，胸壁骨破坏多为膨胀性的，病灶中央可有无强化低密度区。

肝脏恶性肿瘤　侵犯胸壁导致骨破坏的少见。

▶ 最终诊断

镜下所见　胸壁穿刺活检组织镜下可见纤维母细胞样细胞和组织细胞样细胞呈丛状增生（HE，中倍视野）。

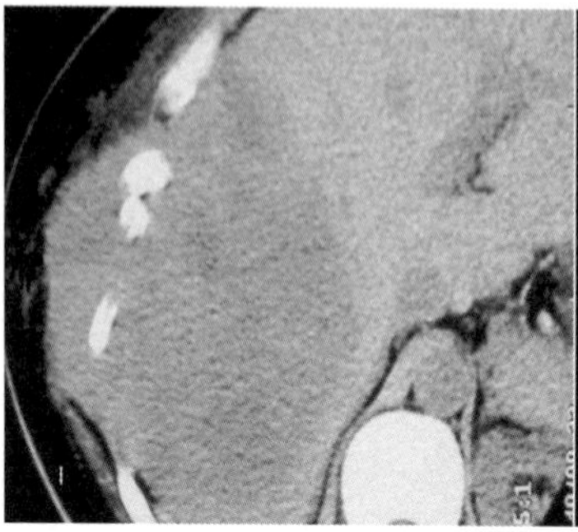

图1 腹部CT：右下胸壁（第8、9、10肋弓处）及肝右叶一不规则分叶状软组织密度影，边界欠清，大小约10.5cm × 10cm × 9cm，平扫CT值约30～42Hu。

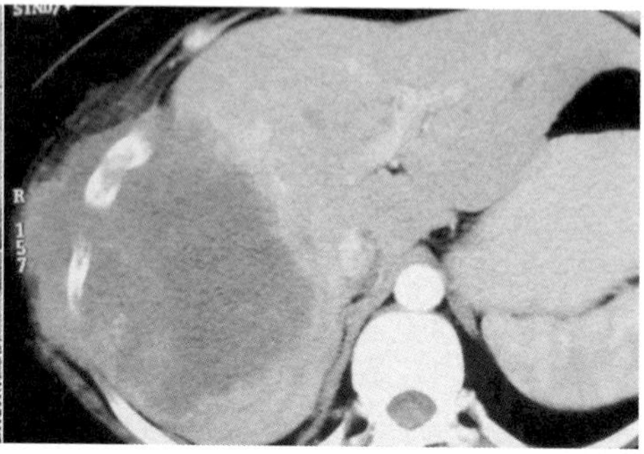

图2 腹部CT增强扫描：动脉期肿块周边略不规则强化，低密度区CT值约33Hu，略高密度区CT值约55Hu。

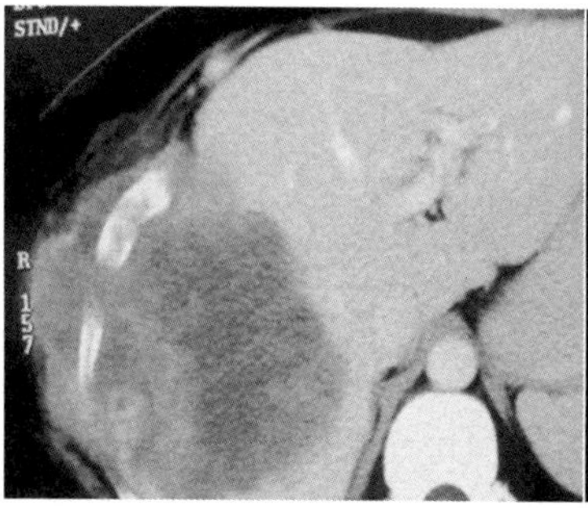

图3 腹部CT增强扫描：门脉期低密度区CT值37 Hu，略高密度区CT值约62Hu。

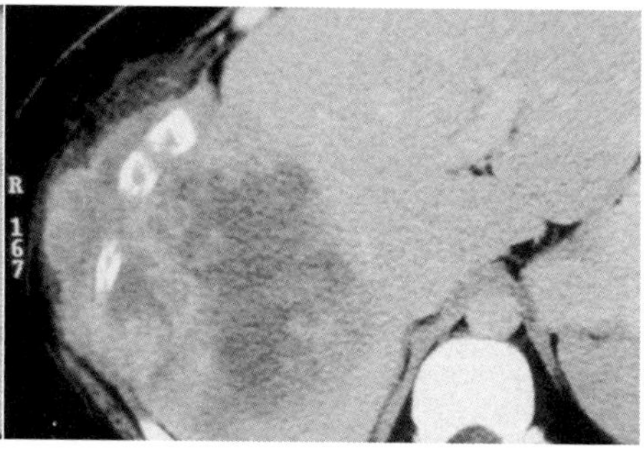

图4 腹部CT增强扫描：平衡期低密度区CT值40 Hu，略高密度区CT值约80Hu。

病理诊断 丛状纤维组织细胞瘤（低度恶性肉瘤）。

▶ 概述

丛状纤维组织细胞瘤（plexiform fibrohistiocytic tumor），它是一种主要发生于儿童和青少年体表呈局部浸润生长的低度恶性间质肿瘤，属于中间型（交界性）纤维组织细胞瘤。临床上通常表现为无痛性、生长缓慢的皮下结节，局部复发率高，局部切除复发率约为

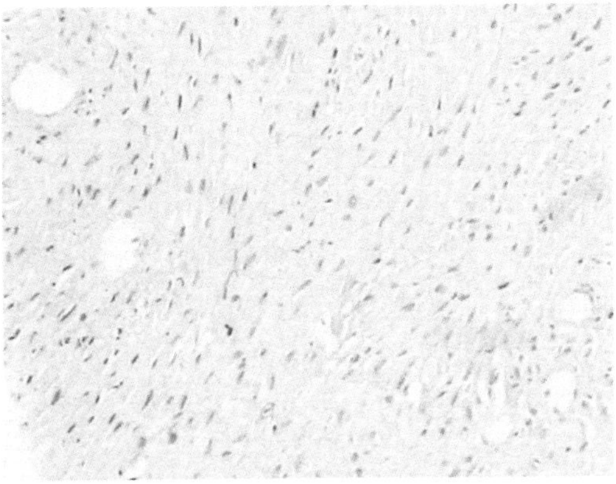

图5 镜下（HE，中倍视野）：可见纤维母细胞样细胞和组织细胞样细胞呈丛状增生。

40%，偶见局部淋巴结转移，直至目前本瘤未发现远处转移。

该瘤大多位于真皮深部，向上可延伸至真皮浅层，但不累及表皮，向下浸润皮下层，甚至肌肉层。文献报道本瘤很少超过3cm。本瘤组织学特点为瘤组织有相似于单核和多核的组织细胞样细胞及分化好的纤维母细胞样细胞组成的结节状或丛状的结构。免疫组化和超微结构特点为vimentin和smooth muscle actin免疫反应呈阳性（主要是多核巨细胞和单核组织细胞样细胞）；CD68阳性（主要是纤维母细胞样细胞）。关于本瘤的组织发生，仍未有定论，可能起源于肌纤维母细胞。

发病率 罕见。1988年，Enzinger和张仁元首先报告本瘤，目前国内仅有2例病理报道，无影像资料。

年龄、性别分布 主要发生于儿童和青少年。发病年龄30岁以前占90%，女性多于男性，约为7:3。

好发部位 常见于肢体，近65%见于上肢（其中45%见于手和腕部），头和颈部少见。

治疗 手术治疗。

预后 差。

▶ 参考文献

1. 沈丹华，回允中. 丛状纤维组织细胞瘤. 中华病理学杂志，2001，30：472-473.

2. 邱雁，孙怀玉. 颈部丛状纤维组织细胞瘤1例. 诊断病理学杂志，2001，8：119.

3. 武汉医学院病理学教研室，中山医学院病理学教研室，编著. 外科病理学，下册. 武汉：湖北人民出版社，1978. 1047.

4. Remstein ED，Arndt CA，Nascimento AG. Plexiform fibrohistiocytic tumor：clinicopathologic analysis of 22 cases. Am J Surg Pathol，1999，23：662-670.

（北京医院）

病例62　恶性纤维组织细胞瘤

▶ 病史

男，36岁。右上腹隐痛1个月，阵发性加重。查体：腹膨隆，右上腹压痛阳性，可触及巨大包块，质韧，表面凹凸不平，活动差，边界不清，下极达耻骨联合上一横掌处。肿物叩诊实音，肝区叩痛阳性。B超示腹部巨大占位。

▶ 影像学表现

CT表现　自肝脏前缘至盆腔可见一巨大囊实性肿物，肿物最大断面21.7cm×14.0cm。实性部分平扫CT值为31Hu，增强扫描CT值为52Hu，囊性部分未见明显强化，腹腔盆腔诸脏器被压向后方，未见明显受侵征象（图1~4）。

▶ 诊断与鉴别诊断

恶性纤维组织细胞瘤　多发40岁以上，全身任何深部软组织中巨大的，以肌肉密度为主的不均质软组织肿块，伴有结节状强化。肿块中心部分可出现低密度区域，与病灶内胶样物质、陈旧性出血及坏死有关。

胆管细胞癌　胆管细胞癌多为单发，大多位于左叶，呈轮廓欠清的低密度实质病灶，部分可伴钙化，增强后门静脉期或延迟期不均匀强化，但仍低于正常肝实质。

脂肪肉瘤　CT可见脂肪样密度影。

错构瘤　CT表现囊性为主，内有多个分隔，CT 图像表现相似，但错构瘤囊壁光整，分隔较薄，囊内少见软组织密度影或壁结节，且多见于4个月至2岁的幼儿。

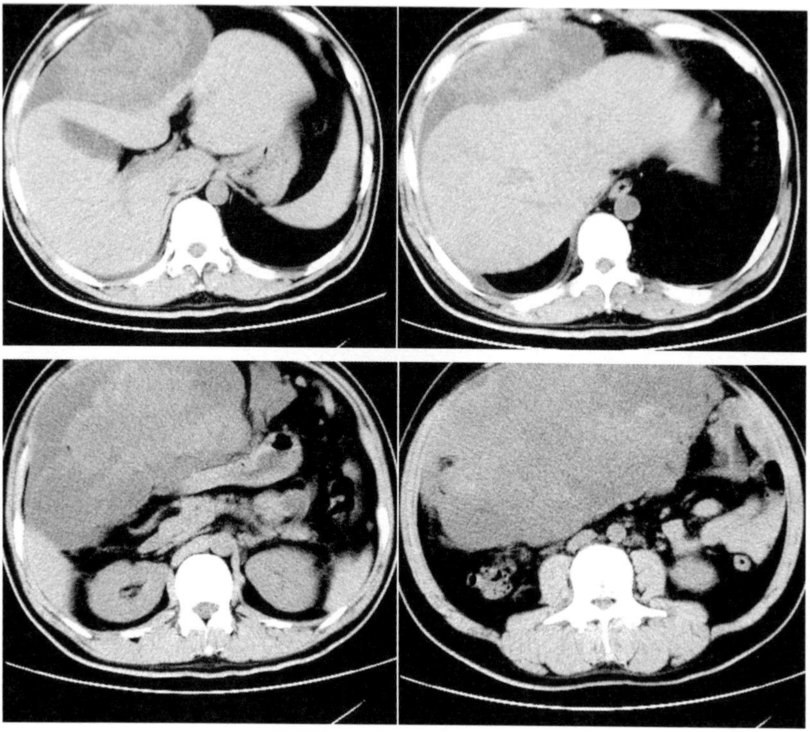

图1 腹盆腔CT平扫：自肝脏前缘至盆腔可见巨大肿块。

▶ 最终诊断

术中所见 腹腔内巨大肿物，大小约30cm×60cm，上达膈下，下至盆腔。肿物表面凹凸不平，布满实性与囊性结节，囊肿壁薄透明，囊内充满淡黄色液体，部分破溃。肿物质韧，两侧及下缘与大网膜粘连，上与膈肌、壁腹膜及肝膈面粘连。

镜下所见 腹腔梭形细胞肉瘤，细胞丰富，异性明显，粘液背景伴小血管增生（图5）。

免疫组化 Vimentin (+)、Calretinin (−)、CD117 (−)、CD34 (−)、CK (−)、FMA (−)、Desmin (−)、S-100 (−)、CD68 (+)。

病理诊断 （肝镰状韧带）恶性纤维组织细胞瘤。

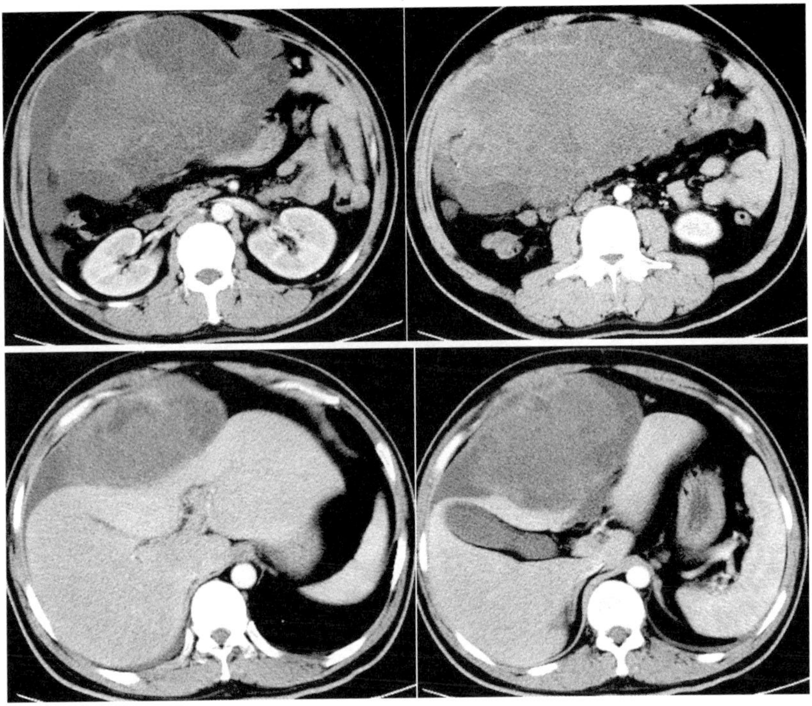

图2 腹盆腔CT增强扫描动脉期：肿块不均匀强化。

▶ 概述

恶性纤维组织细胞瘤（malignant fibrous histiocytoma，MFH）可以发生于全身各个器官。多发生于深部软组织。肝脏镰状韧带发生的MFH非常少见。肿瘤组织包括成纤维样及组织细胞样细胞。过去认为本病属于恶性间叶瘤范畴，现提出它是非恶性间叶瘤的其它间叶性肉瘤，有人认为发生于原始间叶细胞和组织细胞。本病因常无明显的临床症状，发现时病灶往往较大，多以巨大肿块就诊或体检偶尔发现。实验室检查如AFP、CEA、肝功能等均正常，病理上以右叶为多（75%）。

发病率 在美国，MFH占软组织肉瘤的20%~24%。

年龄、性别分布 MFH的发病高峰为50~60岁，但10~90岁之间均有发病报道。男女比例约2:1。

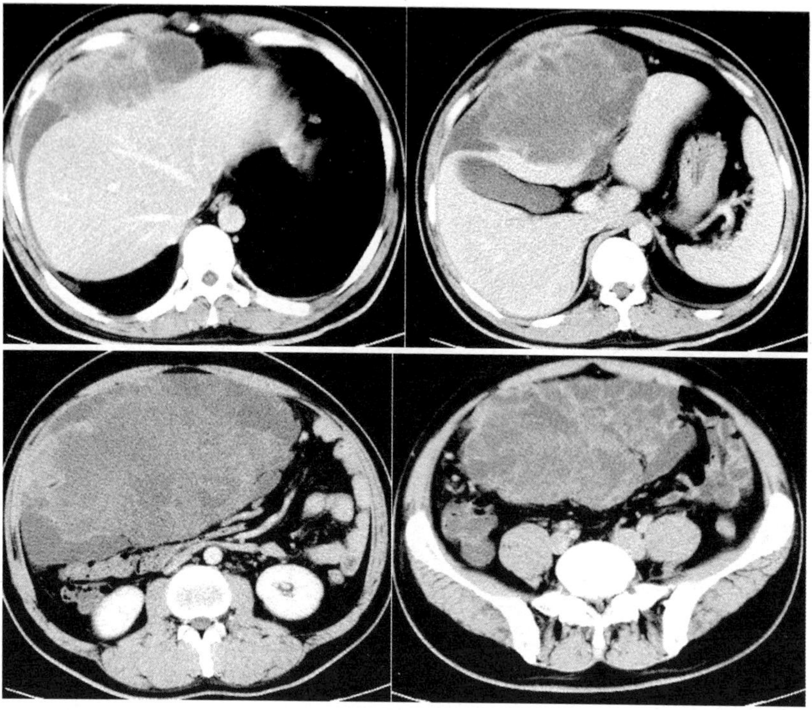

图3 腹盆腔CT增强扫描门脉期：肿块不均匀强化。

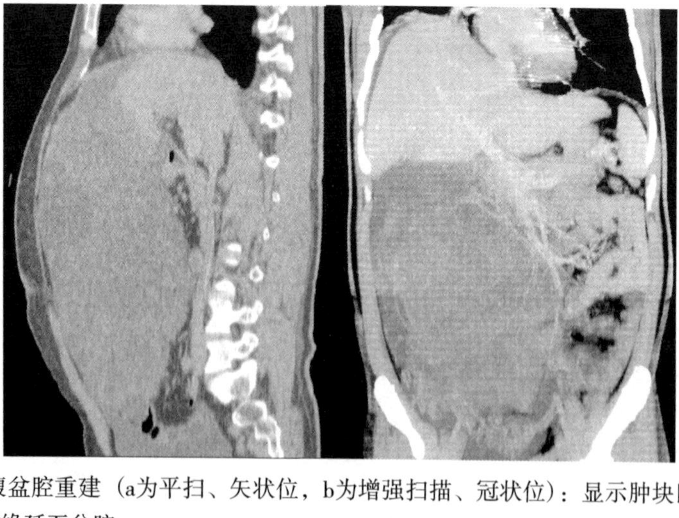

图4 腹盆腔重建（a为平扫、矢状位，b为增强扫描、冠状位）：显示肿块巨大，自肝前缘延至盆腔。

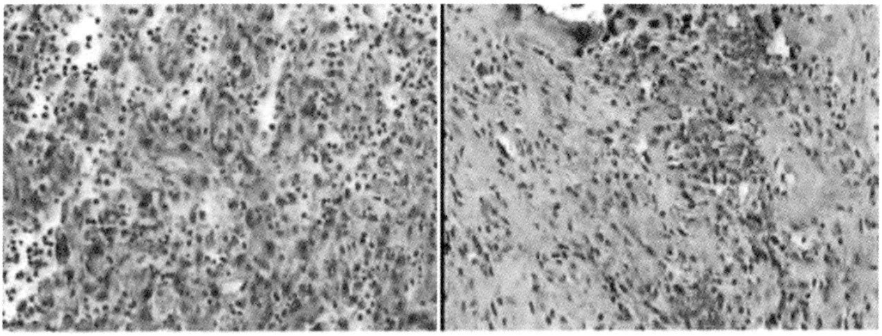

图5 镜下：（腹腔）梭形细胞肉瘤，细胞丰富，异形性明显，粘液性背景伴小血管增生。

好发部位 主要发生于肢体，其次为腹膜后、腹腔、躯干等。发生于肝脏镰状韧带非常罕见。

治疗方法 手术治疗为主。该病对放化疗均不敏感。

预后 与肿瘤的分化、大小、位置以及是否转移关系密切。总体来说，MFH是一种恶性度较高的肿瘤，5年生存率为36%~58%。而肝脏MFH由于发现时肿瘤通常已很大，生存期很少超过1年。

▶ 要点提示

肝脏镰状韧带MFH至今还很少见。CT上呈低密度，增强后逐渐不均匀强化，与肝癌的早期增强不同。其影像诊断尚缺乏特异性。无肝炎史，AFP（-）的患者如果肝内发现大肿块，应将此病列入鉴别诊断中。

▶ 参考文献

1. Yu JS，Kim KW，Kim CS，et al. Primary malignant fibrous histiocytoma of the liver：imaging features of five surgically confirmed cases. Abdom Imaging，1999，24：386-391.
2. 李健丁，郭健，孙华平.肝脏少见肿瘤的CT表现.中华放射学杂志，2003，37：532-535.

（北京大学人民医院）

病例63　腹膜假粘液瘤

▶ 病史

男，46岁。3年前腹部B超发现少量腹水，抗结核治疗无效，并出现腹胀、腹痛症状，逐渐加重。1年前腹部B超提示腹腔内多发囊实性包块。腹壁活检考虑腹壁良性囊肿，肠系膜肠源性囊肿。

▶ 影像学表现

CT表现　腹腔内肝周、脾周、小网膜囊等各间隙，肠管周围及两侧结肠旁沟直至盆腔可见大量水样密度影，其内分布大量大小不等、薄壁或厚壁低密度结节影，部分融合成团，增强扫描均无明显强化。肝脏、脾脏、多处肠管轮廓不光整，可见多处波浪形、扇形外压性改变，肠管向中部积聚（图1）。

▶ 诊断与鉴别诊断

腹膜假粘液瘤　盆腔或/和下腹部弥漫性低密度肿块，密度均匀，CT值接近水或略高，呈多囊状，有明显分房和厚度不一的囊壁，边缘强化。肠管受推压向中线偏移，有些病灶边缘可见斑点状或曲线状钙化，腹膜普遍受浸润增厚，慢性病例可见钙化的网膜饼。病变位于上腹部时可造成肝脾外缘呈“扇形”皱褶状压迹。大量粘液形似腹水，但肠管多不能漂浮达到前腹壁，并于大网膜及肠系膜处可见分支状或网状脂肪密度影，改变体位无腹水流动现象。

腹膜粘液蛋白癌病　即原发粘液蛋白的腺癌，起源于卵巢、阑尾、小肠、结肠，在腹膜生长，蔓延，转移，种植及粘连，也可产生大量腹水。从小到大，进行性发展，并浸润破坏腹内实质脏器，常伴腹内淋巴结转移肿大，可有远隔转移。这些恶性征象均不同于上述的腹膜假粘液瘤。

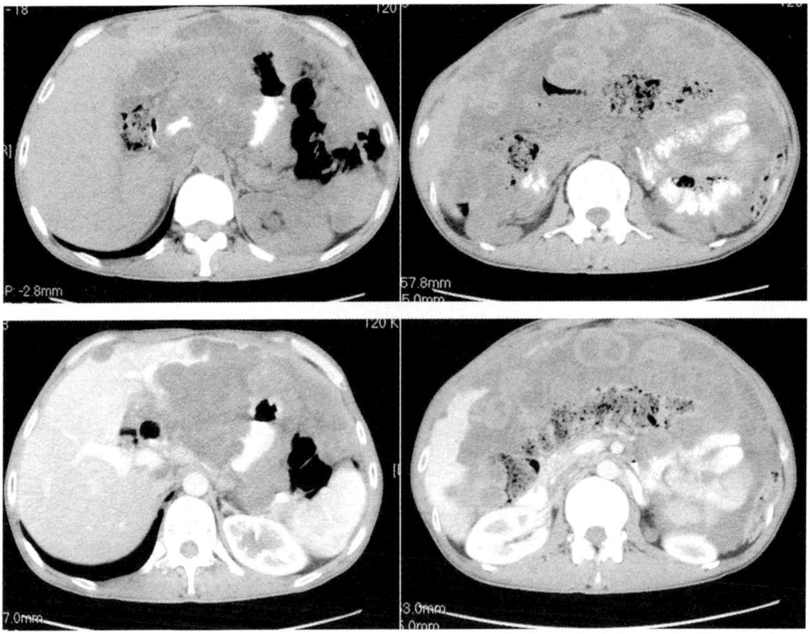

图1 腹部CT（a、b为平扫，c、d为增强）：腹腔内多发囊液性团块影，肝脏边缘呈扇形外压改变，增强扫描病灶未见明显强化。

结核性腹膜炎 腹腔内不规则软组织块，弥散或局限的腹水。网膜亦可增厚呈“网膜饼”。但多有小肠曲粘连，腹腔内环状强化的肿大淋巴结具有一定特征性。

腹膜间皮瘤 腹水，腹膜弥漫性增厚，密度增高，有的可见钙化。系膜间血管影模糊。腹膜结节或肿块形成。

肠系膜脂膜炎 肠系膜上见边缘光滑的大小不等结节状肿块，以脂肪密度为主，散在水样和软组织密度。坏死灶中心可见钙化。

▶ 最终诊断

术中所见 术中探查腹腔内广泛胶冻粘连样积液，多发类球形瓷白色肿物，部分位于游离腹腔，部分嵌入肌肉层，部分与小肠及结肠粘连紧密。右下腹粘连严重，被游离胶冻样物填满，上腹部横结肠及大网膜完全被侵犯。病理所见大量粘液组织，可见增生纤维组织，其中被覆粘液瘤上皮。

病理诊断 腹膜假粘液瘤（图2）。

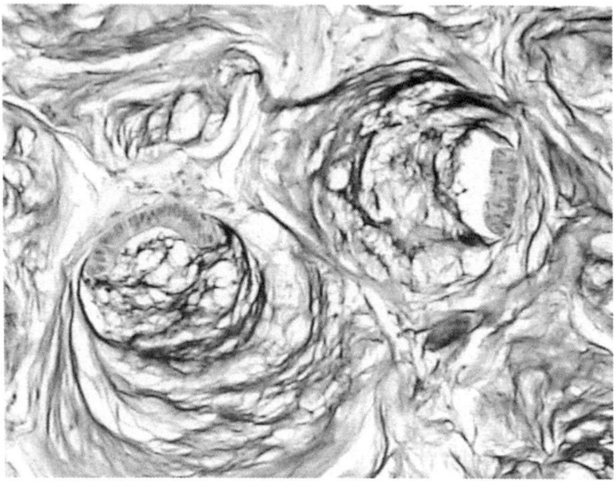

图2 镜下：病变符合假粘液瘤。

▶ 概述

腹膜假性粘液瘤（pseudomyxoma peritonei，PMP）是指由良性阑尾粘液腺瘤破裂后所造成的粘液蛋白性腹水（或称粘液蛋白沉积症），是良性病变。在病理及预后上与腹膜粘液蛋白癌病均明显不同。

CT表现：1）盆腔后腹部有弥漫性低密度粘液蛋白腹水，CT值近似于水样密度。常有明显分房或呈多囊状。囊壁厚度不一，本病例在剖腹探查时，从腹腔内取出了几乎数不清的磁白色鸟卵状光滑圆形粘液小球。关于这些“粘液小球”，在文献上迄今尚少见到。2）腹膜弥漫性增厚，肠管受推压，移向中腹部团聚。慢性病例可见网膜饼。3）病变位于上腹部时，可造成肝、脾等脏器外缘产生“扇形”压迹。4）虽是大量粘液性腹水，但肠管不飘浮在前腹壁。MRI所见与CT类同，粘液蛋白性腹水在T1WI上呈中信号，T2WI高信号，不增强。有时囊壁可增强。本病无淋巴结肿大，或实质脏器转移，呈良性表现。原发的阑尾粘液腺瘤常被大量粘液腹水所掩盖而混淆，因此常难于发现。

本病慢性病程，可同时有粘液腺瘤病灶在卵巢种植，但仍是良性病变，常较小，且表浅存在。可双侧性或仅在右侧。

发病率 系少见病，多为病例报道。

年龄、性别分布 女性发病率为男性的2~3倍。年龄范围18~73岁，好发于40~60岁。

好发部位 除个别病例可有胸部侵犯外，基本病变局限在腹部。凝胶状腹水和一些肿瘤沉积物经常积聚在右侧膈下、大网膜、肝后间隙、盆腔、左侧结肠旁沟和十二指肠悬韧带等腹腔液再吸收和重力作用的低附位置处。女性患者的卵巢可造成相关的粘蛋白性肿瘤种植。

治疗 减瘤术联合术中腹膜内温热化疗。

预后 许多学者进行的有关预后的评估存在一定差异。5年和10年生存率分别为14%~75%和13%~68%。

▶ 要点提示

目前随着临床和组织学研究的深入，大多数学者认为PMP病理来源最大可能起源于阑尾的原发粘液样肿瘤。剖腹探查时对阑尾原发灶的搜寻非常重要，包括阑尾的粘液囊肿、粘液囊腺瘤和粘液囊腺癌等，阑尾原发灶的发现对PMP的诊断尤为重要。

▶ 参考文献

1. 王志文，吴铁娜.腹膜假粘液瘤影像学研究进展.中国医学影像学杂志，2003，11：59-61.
2. 程勇，陈卫国，牛艳坤，等.腹膜假性粘液瘤的影像诊断2例及文献复习.实用医学杂志，2005，21：2544-2547.
3. Sigelman ES：Body MRI. Philadelphia，PA：ELSEVIER Sauders，2005.
4. Ronnett BM，Yan H，Kurman RJ，et al. Patients with pseudomyxoma peritonei associated with disseminated peritoneal adenomucinosis have a significantly more favorable prognosis than patients with peritoneal mucinous carcinomatosis. Cancer，2001，92：85-91.

（北京大学人民医院）

病例64 脐尿管癌

▶ 病史

女，68岁。两月前无明显诱因出现尿频、尿急、尿不尽感，终末血尿，并伴下腹部酸胀感。发病以来无腰痛，无发热症状出现。自服利复星症状可稍缓解。膀胱镜显示：膀胱前壁局限性隆起，充血水肿，中心坏死。活检病理示：膀胱粘膜慢性炎，部分上皮增生。免疫组化染色CK7部分细胞阳性，CA125阴性，CEA阳性，CK20阴性。

▶ 影像学表现

CT表现 盆腔正中紧贴前腹壁可见一约5cm×6cm×8cm大小椭圆形软组织肿块，密度欠均匀，CT值分别为26~37Hu（图1），增强扫描可见病灶强化不均匀，CT值在28~53Hu之间，以周边环形强化为主（图2），肿块边缘可见条状钙化（图3），肿物前缘与腹壁界限消失，下极与膀胱壁相连。膀胱充盈欠佳，前壁受压。盆腔内未见明确肿大淋巴结。

▶ 诊断与鉴别诊断

脐尿管肿瘤 CT典型表现为肿块位于下腹正中或略偏向一侧，膀胱前上方，肿物多为实性，少数为囊性或混合性，肿物常见钙化，一般为弧形或点状，位于肿块中央或周围。增强扫描可见强化。

膀胱癌 好发于膀胱侧壁和底后壁，发生于膀胱颈部并前侵腹壁者较为少见。

脐尿管囊肿 肿块密度较低且均匀，CT增强扫描不强化。

脐尿管结核和炎性肉芽肿 形成类软组织块影。其发生部位、密度改变与脐尿管癌极为相似，故应细心询问下腹部反复发作的腹痛病史和观察膀胱壁大面积不规则增厚改变以及与腹膜和其它脏器的粘

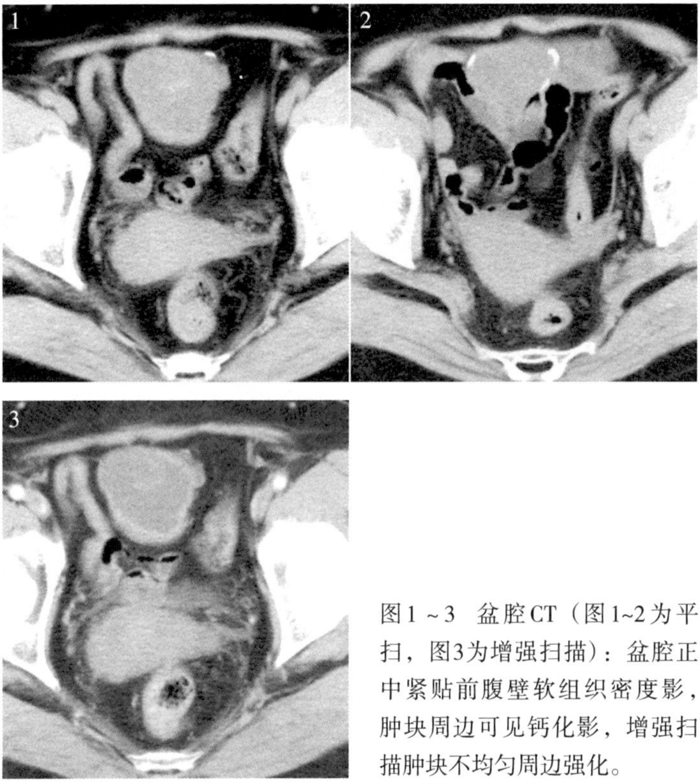

图1～3　盆腔CT（图1~2为平扫，图3为增强扫描）：盆腔正中紧贴前腹壁软组织密度影，肿块周边可见钙化影，增强扫描肿块不均匀周边强化。

连情况。

▶ 最终诊断

术中所见　肿块位于膀胱顶部，侵及膀胱，约8cm×6cm×4cm，腹膜内浸润直径约5cm，与肠管粘连，盆腔淋巴结未触及肿大。

镜下所见　高分化粘液腺癌，侵犯膀胱壁，达膀胱粘膜层(7.5cm×3cm)（图4）。

免疫组化　CK部分细胞（+），CA125（-），CEA（+），CK20（-）(图5)。

病理诊断　脐尿管来源腺癌。

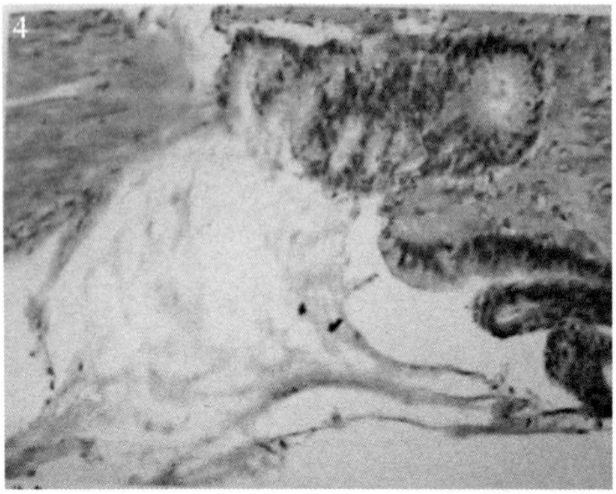

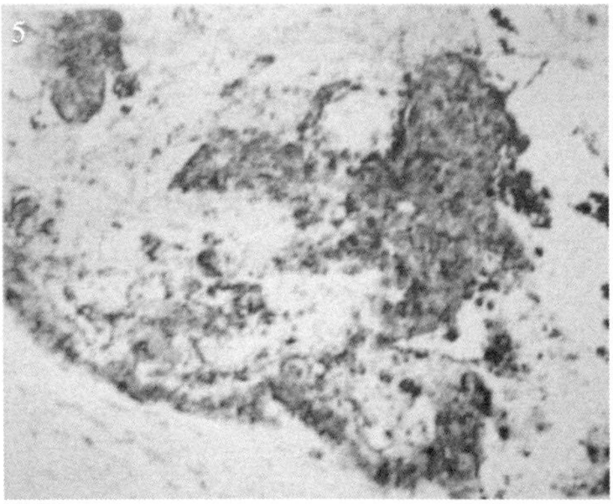

图4～5 镜下：脐尿管来源腺癌。

▶ 概述

脐尿管癌（carcinoma of urachus），是一种罕见的恶性肿瘤，源于残余脐尿管上皮样化生。脐尿管位于正中线Retzius间隙，出生后退化为一纤维索条结构，从膀胱前穹隆延伸到脐，位于腹膜外，为泄殖腔与尿囊等退化组织的残留。如发生残留或闭锁不全等异常情况，则会继发各种脐尿管病变。

如脐尿管不闭锁或闭锁不全，则其下端开放与膀胱相通，尿液反复反流刺激产生脐尿管炎，且有形成结石的可能；如脐尿管两端闭塞而中段管腔未闭，由于管壁上皮层分泌液的积滞使管腔扩张形成脐尿管囊肿，这在各型脐尿管病变中最为常见，其症状因囊肿大小、位置不同及有无感染等情况而定。脐尿管癌是一种罕见的恶性肿瘤，可继发于各种脐尿管异常，早期常无明显症状，当肿瘤浸润膀胱时才出现症状。主要表现为下腹部肿块，尿路刺激症状，下腹坠胀不适。

发病率　少见，占所有成人肿瘤的0.01%。

年龄、性别分布　男性好发，发病年龄约65%为40~70岁（4个月~84岁）。

好发部位　人体中轴线上，CT表现为膀胱外前上方的软组织肿块并侵犯膀胱顶部前方粘膜。

治疗　手术治疗。

预后　恶性程度高，可迅速侵犯至膀胱周围。

▶ 要点提示

由于肿瘤主体位于泌尿管道外，故静脉肾盂造影及膀胱造影、膀胱镜检均不易发现异常。如遇高龄患者，盆腔中线部位膀胱上方发现软组织肿物，尤其是合并泌尿系统症状，IVP、膀胱造影甚至膀胱镜未见异常，应想到脐尿管癌的可能性。

▶ 参考文献

1. 潘廷甫，孙新才，裴东方，等.脐尿管腺癌1例.中国临床医学影像杂志，2002，13：9.
2. 胡仲岳.脐尿管粘液腺癌的CT表现.徐州医学院学报，1997，17：420-422.
3. Siegelman ES. Body MRI. Philadelphia，PA：Elsevier Saunders，2005.

（北京大学人民医院）

病例65 前列腺肉瘤

▶ 病史

男，57岁。2003年9月无明显诱因出现排便困难，表现为大便不成形，排便次数明显减少，4~5天/次，后逐渐加重，6~9天/次，伴便后会阴部疼痛，大便颜色正常。近半年来有尿频，2~3次/小时，无尿急、尿痛及肉眼血尿，一直未予重视。10天前出现便后会阴部疼痛加重，来医院就诊。血、尿、便常规检查均未见异常。血清PSA检查：T–PSA1.26，F–PSA0.47，F/T–PSA0.37，均在正常值之内。直肠指诊：直肠右侧可触及巨大肿物，质韧，表面光滑，无触及结节，无压痛，中央沟未触及，直肠向左移位，退出指套无血迹，肛门括约肌张力正常。

▶ 影像学表现

超声表现 腹部B超显示前列腺部位探及9cm×10cm×11cm大小不规则囊实性肿物，向后方突出，其中实性结构占整个肿物2/3，有血流信号。同位素骨扫描未见异常。

MRI表现 显示膀胱与直肠间可见大小约7.6mm×11.5mm×9.9mm^{3}巨大软组织信号肿块，外形不规整，信号不均匀，部分边界不清。前列腺右部及右侧精囊腺正常结构显示不清，左侧精囊腺受压变形移位。膀胱、直肠受压移位，与肿物的界限尚清，信号未见明显异常，考虑前列腺肉瘤可能性大（图1~4）。

▶ 诊断与鉴别诊断

前列腺肉瘤 CT典型表现为盆腔巨大占位病变。MRI表现为前列腺体积明显增大，占据盆腔的大部，边缘呈分叶状，正常结构消失，中央腺体、外周带分界不清，T1呈中等信号，T2为中、高信号混杂。

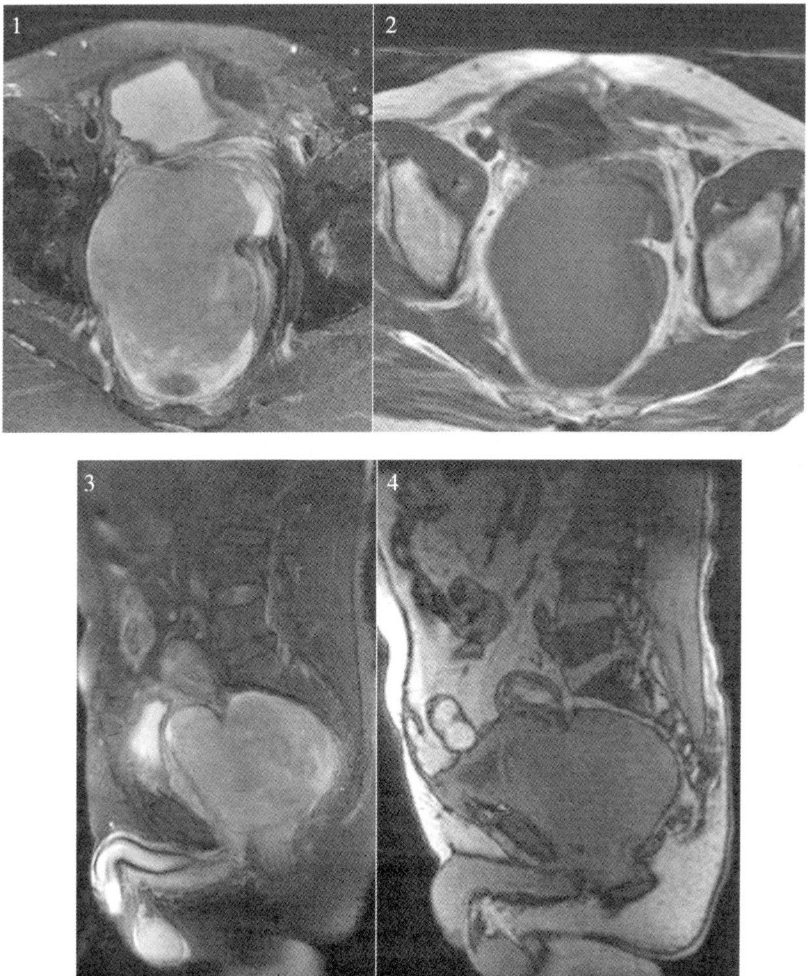

图1～4　盆腔MRI：膀胱与直肠间巨大软组织信号肿块，外形不规整，信号不均匀，部分边界不清。前列腺右部及右侧精囊腺正常结构显示不清，左侧精囊腺受压变形移位。膀胱、直肠受压移位，与肿物的界限尚清，信号未见明显异常，考虑前列腺肉瘤可能性大。

前列腺癌 超声检查前列腺癌多见于外腺，呈结节状病变，根据其对包膜的挤压和浸润可表现为包膜突起，包膜不光滑或包膜中断。前列腺肉瘤则是前列腺内呈弥漫性增生，表现为整个前列腺增大，肿瘤浸润包膜时表现为包膜不光滑或包膜中断。MRI上前列腺癌表现为体积呈轻、中度增大，外形规则或有轻度分叶，结构多存在，病变75%以上发生在外周带，典型表现为外周带内局限性低信号区，局部中央带和外周带分界不清，少数为弥漫性低或混杂信号，72.14%伴前列腺增生，使信号更加复杂，随时间进展可累及包膜、周围组织，或有淋巴结和远处脏器的转移（骨转移占2/3，内脏转移占1/3），且骨骼转移多为成骨性。

前列腺脓肿 多继发于急性前列腺炎，有发热、急性尿潴留等明确病史，B超可见液性暗区。

▶ 最终诊断

病理诊断 前列腺低分化恶性肿瘤，符合横纹肌肉瘤。

▶ 概述

前列腺肉瘤（prostate sarcoma）为前列腺少见恶性肿瘤，在欧美国家占前列腺恶性肿瘤的0.1%~0.3%，国内稍高约为2.7%~7.5%。与前列腺癌不同，前列腺肉瘤好发于年轻人，约30%发生于10岁以内，75%发生于40岁以内。病变起源于生殖束的中胚层，包括午非管及苗勒管的终末部分，并可来自尿道生殖窦的环肌层，病因不清。组织学上仍把Longley的3分类法作为基础：（1）肌肉瘤：横纹肌肉瘤和平滑肌肉瘤；（2）梭形细胞肉瘤：纤维肉瘤和梭形细胞肉瘤；（3）其它：黏液肉瘤、脂肪肉瘤、骨肉瘤、神经源性肉瘤等。其中最常见的是横纹肌肉瘤，它包括胚胎性横纹肌肉瘤，主要发生于10岁以下，腺泡性横纹肌肉瘤，常见于10~25岁，多形性横纹肌肉瘤，多见于成年人；其次为平滑肌肉瘤，好发于中老年人，恶性度稍低；纤维肉瘤也多见于成年人。前列腺肉瘤早期不出现症状，多数病例在出现症状时肿瘤已经较大。前列腺肉瘤的症状视肿瘤对尿道和直肠的压迫程度而定。肿瘤压迫膀胱、输尿管下段引起肾及输尿管积水，压迫直肠导致大便不畅，或产生肛门区坠胀感、阴囊及腹股沟放射痛，因病程较短一般没有全身症状，少数可出现贫血、消瘦、恶病质。肿瘤进展快可向腹部突出，在耻骨上膀胱区触及肿块。肉眼血尿较少见，常在肿瘤坏死时发生。直肠指诊时可触及前列腺区肿物，表面可光滑或分叶状。PSA是前列腺上皮细胞产生，而肉瘤产生于间质，所以PSA的测定值多在正常范围。

发病率　欧美国家占前列腺恶性肿瘤的0.1%~0.3%，国内约为2.7%~7.5%。

年龄、性别分布　男性，约30%发生于10岁以内，75%发生于40岁以内。

好发部位　前列腺。

治疗　放疗、化疗和手术治疗。

预后　前列腺肉瘤的预后远比前列腺癌差，一般病程进展均很快，预后差。单纯的放疗、化疗或手术切除效果均差，极少生存满1年者。青少年患者的预后远比成年人差，其病程进展极快，一旦确诊已近晚期，很少有生存期超过1年。

▶ 要点提示

前列腺肉瘤的体积明显增大，外形不规则，正常结构消失，中央带和外周带分界不清，T1WI信号不均，T2WI出现高、低混杂信号，骨骼转移多为溶骨性。而前列腺癌的前列腺体积呈轻、中度增大，外形规则或有轻度分叶，结构多存在，病变表现为外周带内局限性低信号区，且骨骼转移多为成骨性。

▶ 参考文献

1. 黄志勇，章宜芬，杨湛，等.前列腺肉瘤的病理诊断、治疗和预后.临床与实验病理学杂志，1999，15：405-407.
2. 丁建平，王霄英，王振忠，等.前列腺肉瘤的MRI特征及临床表现：与前列腺癌的比较.中华放射学杂志，2004，38：.505-508.
3. Varghese SL， Grossfeld GD. The prostatic gland： malignancies other than

adenocarcinomas. Radiol Clin North Am，2000，38：179-202.
4. Siegelman ES. Body MRI. Philadelphia，PA：Elsevier Saunders，2005.

（北京大学第一医院）

病例66 宫颈浆液性乳头状癌

▶ 病史

女，32岁。因白带增多半年、接触性出血3个月入院。妇科检查：阴道通畅；宫颈前唇隆起，前穹隆、左右穹隆消失，肿物向直肠方向突起；子宫界限不清，双附件增大。实验室检查：肿瘤相关抗原（CA125）73U/ml。

▶ 影像学表现

超声表现 子宫前位，双侧卵巢形态正常，左侧2.1cm×1.3cm，右侧3.6cm×2.2cm。阴道内向直肠方向突起的不规则的半圆形包块（图1），大小约9.2cm×8.8cm，其内血流不丰富。腹壁下方探及边界清楚的低

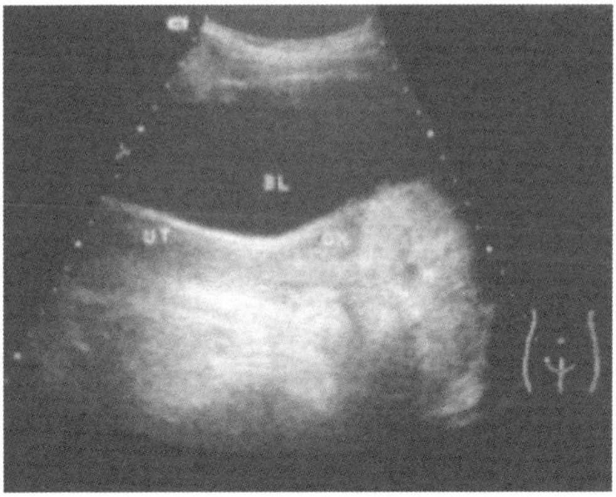

图1 子宫超声：子宫前位，双侧卵巢形态正常，左侧2.1cm×1.3cm，右侧3.6cm×2.2cm。阴道内向直肠方向突起的不规则的半圆形包块，大小约9.2cm×8.8cm，其内血流不丰富。腹壁下方探及边界清楚的低回声包块，3.4cm×2.8cm，其内未探及血流。

回声包块，3.4cm×2.8cm，其内未探及血流。

CT表现 螺旋CT平扫于子宫宫颈后下方见一7.3cm×6.0cm×8.0cm的团块，内有不规则斑片状、斑点状、条片状及大片状钙化，并可见不规则低密度区（图2），子宫略增大，阴道壁不规则增厚。增强扫描肿块轻度不规则强化，肿块与阴道后壁及直肠分界不清（图3）。腹壁可见一团块状钙化灶，盆腔内未见肿大淋巴结。

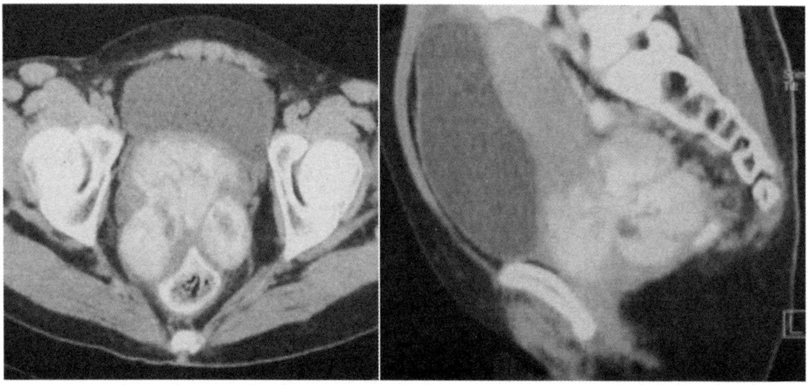

图2～3 盆腔CT：子宫宫颈后下方见一7.3cm×6.0cm×8.0cm的团块，内有不规则斑片状、斑点状、条片状及大片状钙化，并可见不规则低密度区（图2），子宫略增大，阴道壁不规则增厚。增强扫描肿块轻度不规则强化，肿块与阴道后壁及直肠分界不清（图3）。腹壁可见一团块状钙化灶，盆腔内未见肿大淋巴结。

▶ 诊断与鉴别诊断

宫颈浆液性乳头状癌(papillary serous carcinoma,PSC) 宫颈原发腺癌，后者远较鳞状细胞癌少见，约占全部宫颈癌的5%~15%，近年在普通人群（尤其是年轻妇女）中的相对发生率有所上升，大都有异常阴道出血症状。组织发生主要来源于子宫颈内膜柱状上皮和腺上皮，少数可来自宫颈内膜的储备细胞和中肾胚胎组织。宫颈腺癌可为低分化，可呈乳头状，并有沙粒体形成（类似于卵巢的浆液性乳头状癌），或可为子宫内膜样表现。血清CA125水平升高提示预后不良。

本病主要需与粘液性肿瘤、原发于卵巢的浆液性囊腺癌侵犯宫颈相鉴别。

粘液性囊肿瘤 粘液性囊液较浆液性囊液CT值稍高，可能为出血或含蛋白成分。多为多房的、囊实性为主的肿块，包膜强化较浆液性肿瘤明显。

原发于卵巢的浆液性囊腺癌侵犯宫颈 一侧或双侧卵巢结构消失，出现单房或多房囊性病变，壁不规则增厚，囊壁或软组织成分不同程度钙化等征象。阴道壁全层受侵，并有宫颈病理改变者考虑宫颈病变由卵巢浆液性囊腺癌转移所致。

▶ 最终诊断

术中所见 肿块位于宫颈后唇后下方，肿块较大，囊壁厚且不规则，侵及阴道及阴道直肠间隙，双侧附件正常。肿块有钙化，并有腹膜钙化性转移，为较典型的宫颈原发浆液性乳头状癌。

病理诊断 （宫颈7点、12点）浆液性乳头状癌伴沙粒体形成及鳞状上皮化生，伴明显出血坏死。

▶ 要点提示

成年妇女，如有异常阴道流血症状时，应先行B超检查，了解有无妇科肿瘤或其它情况。

（北京大学第三医学院）

病例67 宫 外 孕

▶ 病史

女，22岁，停经70天，阴道不规则出血3天。

▶ 影像学表现

超声表现 子宫右后壁后方3.0cm×2.9cm中等回声区。
MRI表现 子宫腔外右后方3.5cm×3.0cm卵圆形以长T2为主混杂信号，边界较清楚（图1~4）。

▶ 诊断与鉴别诊断

宫外孕 年轻孕龄妇女，有停经史，在右侧附件区发现卵圆形混杂长T2信号，大小与孕龄相符合。
卵巢癌 发病年龄较大，一般病变表现为以不均匀长T1、长T2为主混杂信号，病变边界不清，可有壁结节。因影响内分泌水平，临床可有月经规律和量的改变。

▶ 最后诊断

宫外孕。

▶ 概述

宫外孕（ectopic pregnancy）又称之为异位妊娠，它是指孕卵在子宫腔以外着床发育。最多见于输卵管妊娠。
发病率 育龄妇女，根据统计，宫外孕的几率占所有怀孕的1%左右，而其中95%宫外孕的位置都在输卵管。宫外孕所造成的死亡约占所有怀孕相关死亡的10%。
治疗 手术：手术方式分为保守性与根除性治疗，保守性的治疗是

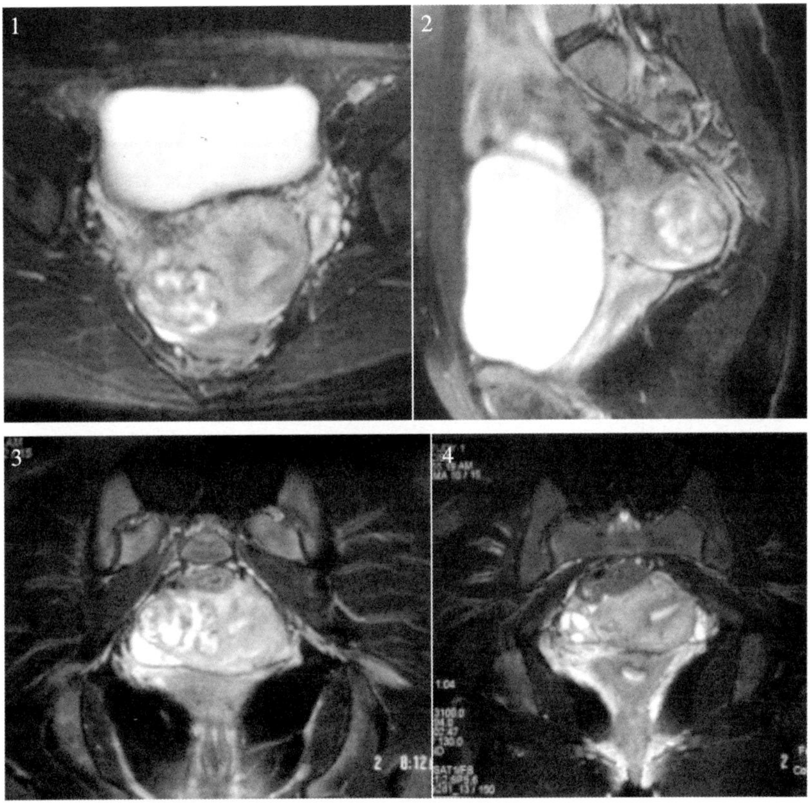

图1～4　盆腔MR（依次为轴位、矢状位、斜冠状位、轴位）：子宫右后方类圆形以长T2为主混杂信号，边界清楚，大小约3.5cm×3.0cm，双侧均可见正常卵巢及卵巢内卵泡。

单以切除宫外孕的胚胎组织为主，尽量保留输卵管的完整与畅通，根除性的手术则是切除子宫外孕一侧的输卵管。药物治疗(Methotrexate，MTX)：这是一种用于癌症化学治疗的药物，它可有效地杀死绒毛细胞，所以可摧毁宫外孕的胚胎组织。但其中仍有5%的病人事后仍需接受手术切除没有完全萎缩的宫外孕胚胎组织。

预后　宫外孕后，依据国外统计，再次宫外孕的机会增加7~13倍，宫内怀孕（正常怀孕）几率为50%~80%，再发生宫外孕几率为10%~25%，剩下的病人则会不孕。

▶ 要点提示

育龄期停经妇女，盆腔内附件区如发现与孕龄相符的类圆形，以长T2信号为主的软组织影，而盆腔器官包括子宫、卵巢等均无异常时，应考虑有宫外孕可能。

（北京大学第三医学院）

病例68 腹壁子宫内膜异位症

▶ 病史

女，31岁。6个月来每当月经期间出现脐周疼痛，持续性，可耐受，无放射，月经结束后缓解。20天前发现腹壁肿物，质韧，边界不清，活动差，伴压痛。腹部B超提示右腹直肌肌层内及范围约2.8cm×1.5cm×1.0cm低回声肿物，边界欠清，无明显包膜。5年前有剖宫产史。

▶ 影像学表现

CT表现 脐下水平右侧腹直肌鞘内可见一圆形软组织密度结节影。平扫CT值与腹直肌相当，增强扫描后有轻度均匀强化，与腹直肌分界尚可。最大直径约3cm，腹直肌局部略膨隆（图1）。

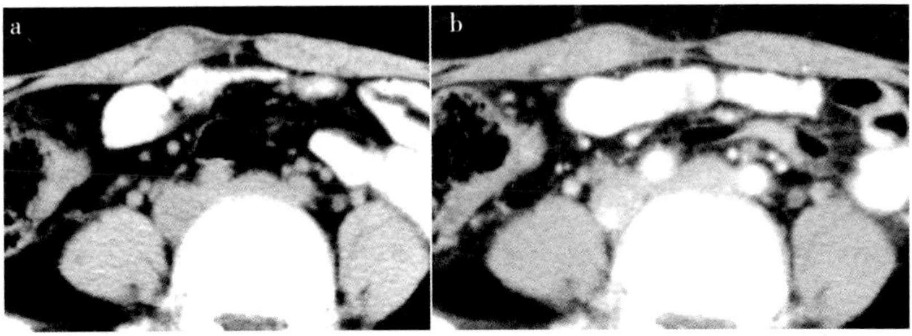

图1 腹部CT（a为平扫、b为增强）：右侧腹直肌鞘内可见一类圆形软组织密度影，增强扫描轻度强化。

▶ 诊断与鉴别诊断

子宫内膜异位症 CT表现为腹壁肌层内边界清楚、形状规则等密度软组织影，轻度均匀强化。

腹壁纤维组织细胞瘤 CT表现为非特异性、巨大的、分叶状，主要为肌肉组织密度的软组织影。伴有结节状或周边实性强化。肿块中心部分可出现低密度区域，与病灶内胶样物质、陈旧性出血及坏死有关。没有脂肪样密度影。

腹壁脂肪瘤 CT显示肿块内具有脂肪样密度影。

▶ 最终诊断

术中所见 术中探查发现肿物位于腹直肌肌鞘纤维内，无包膜，大小约3cm×3cm×2cm。与周围肌纤维粘连紧密，肿物背侧与腹直肌后鞘及腹膜也有粘连。腹腔内部分大网膜与腹膜粘连紧密。标本质硬，直径3cm×3cm×2cm，无包膜。

病理诊断 腹直肌子宫内膜异位症，周围组织伴有出血，异物巨细胞反应（图2）。

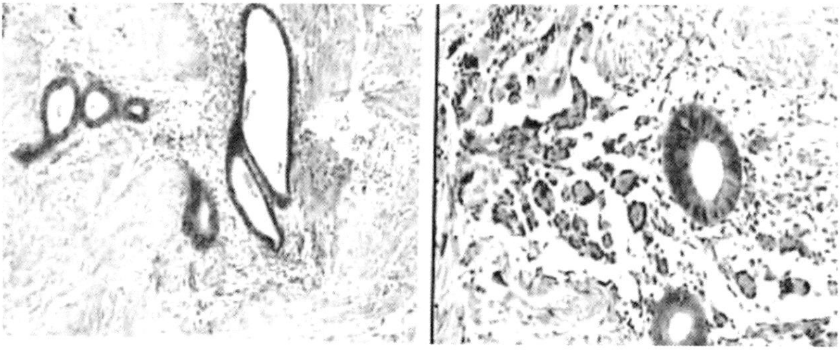

图2 镜下（腹直肌）子宫内膜异位症，周围组织伴有出血，异物巨细胞反应。

▶ 概述

子宫内膜异位症（endometriosis）为子宫内膜异位并种植至宫腔以外。是育龄女性常见疾病。子宫内膜异位症多数发生于盆腔及卵巢。少数发生于盆腔外。腹壁子宫内膜异位症通常发生于外科操作后尤其是剖宫产后手术切口部位。主要临床表现为随月经周期变化的腹壁痛性包块。

发病率 国外报道剖宫产后腹壁子宫内膜异位症发生率为0.03%~0.4%，有报道该发生率高达1%。

年龄、性别分布 育龄期妇女。

好发部位 腹直肌前后鞘间的肌肉组织。

治疗方法 手术切除。

预后 良性疾病，预后良好。

▶ 要点提示

腹壁子宫内膜异位症较少见，临床常需与腹壁肿块进行鉴别诊断。有周期性痛性包块的主诉以及剖宫产手术史，对于鉴别诊断有较为重要的意义。

▶ 参考文献

1. Coley BD，Casola G. Incisional endometrioma involving the rectus abdominis muscle and subcutaneous tissues：CT appearance. AJR Am J Roentgenol，1993，160：549-550.

2. Singh KK，Lessells AM，Adam DJ，et al. Presentation of endometriosis to general surgeons：a 10-year experience. Br J Surg，1995，82：1349-1351.

（北京大学人民医院）

病例69 盆腔脂肪增多症

▶ 病史

男，39岁。排尿困难，并有前列腺增生。MRI所见（图1）：盆腔脂肪增多，直肠与骶骨之间间隙增宽，充满脂肪组织；膀胱呈梨形，后壁扁平状软组织增厚、表面粗糙，可见局限小结节；MRU见双侧肾及输尿管积水。图2、图3和图4分别为其它不同病人，分别可见直肠左右径明显狭窄、膀胱梨形改变及输尿管受压积水。

▶ 影像学表现

MRI表现 图1a盆腔矢状位T1加权像，盆腔脂肪增多症，膀胱后壁扁平状软组织增厚、表面粗糙，可见局限小结节（箭头），病理证实为腺性膀胱炎。图1b MRU显示伴有双肾盂输尿管积水。图2a盆腔矢状位T1加权像，盆腔脂肪增多症，精囊腺水平直肠矢径无明显狭窄（箭头）；图2b横断面T1加权像，显示直肠受压，左右径严重变窄，呈狭长改变（箭头）。图3a盆腔矢状位T1加权像，盆腔脂肪增多症，膀胱后下壁受压，膀胱充盈相呈“倒梨形”，膀胱直肠间距显著增宽，近8cm，但直肠骶椎间距无增宽，仅0.5~1cm；图3b排尿后复查盆腔矢状位T1加权像，膀胱受压变化更明显呈“香蕉形”。

CT表现 图4a腹部CT平扫，见盆腔内脂肪增多，直肠受压，左右径明显变窄。图4b MPR重建后图像，见膀胱受压变小，输尿管下段受压狭窄，中上段积水扩张。

▶ 诊断与鉴别诊断

盆腔脂肪增多症 MRI对脂肪组织的信号敏感，T1WI表现为盆腔内大量高信号，T2WI呈中等稍高信号；盆腔脏器明显受压变形，膀胱后缘变直或前弓，矢状面显示较佳；膀胱精囊腺之间脂肪增多致两

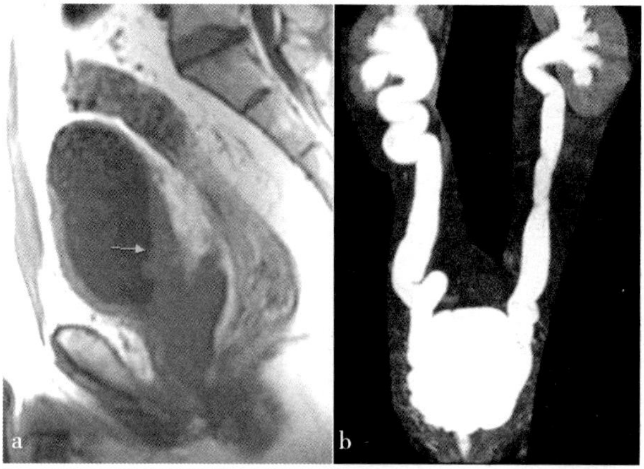

1

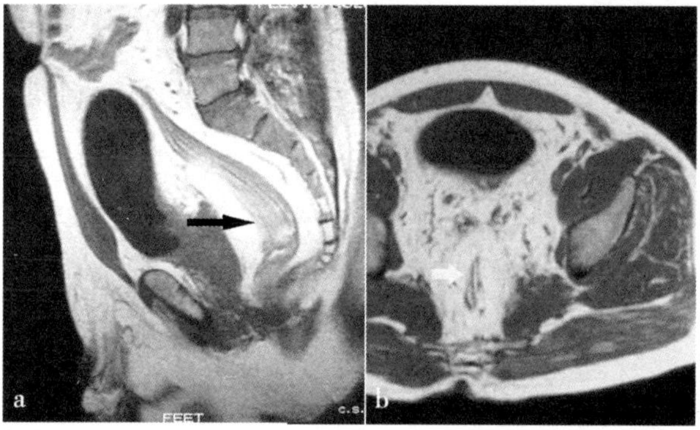

2

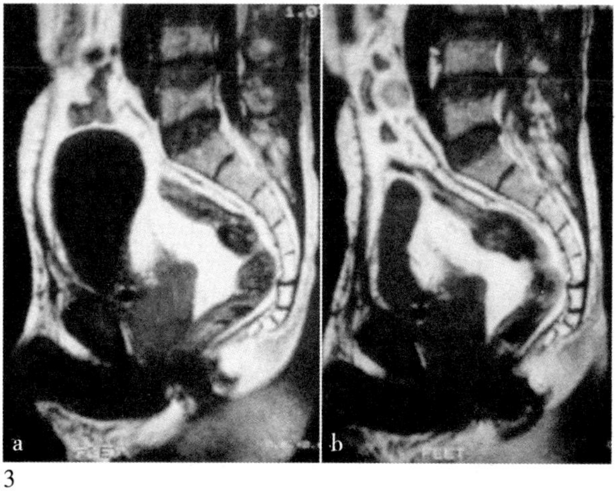

3

图1～3　腹部MRI：图1a盆腔矢状位T1加权像，盆腔脂肪增多症，膀胱后壁扁平状软组织增厚、表面粗糙，可见局限小结节（箭头），病理证实为腺性膀胱炎。图1b MRU显示伴有双肾盂输尿管积水。图2a盆腔矢状位T1加权像，盆腔脂肪增多症，精囊腺水平直肠矢径无明显狭窄（箭头）；图2b横断面T1加权像，显示直肠受压，左右径严重变窄，呈狭长改变（箭头）。图3a盆腔矢状位T1加权像，盆腔脂肪增多症，膀胱后下壁受压，膀胱充盈相呈“倒梨形”，膀胱直肠间距显著增宽，近8cm，但直肠骶椎间距无增宽，仅0.5～1cm；图3b排尿后复查盆腔矢状位T1加权像，膀胱受压变化更明显呈“香蕉形”。

图4 腹部CT（a为平扫、b为MPR重建图像）：a见盆腔内脂肪增多，直肠受压，左右径明显变窄。b见膀胱受压变小，输尿管下段受压狭窄，中上段积水扩张。

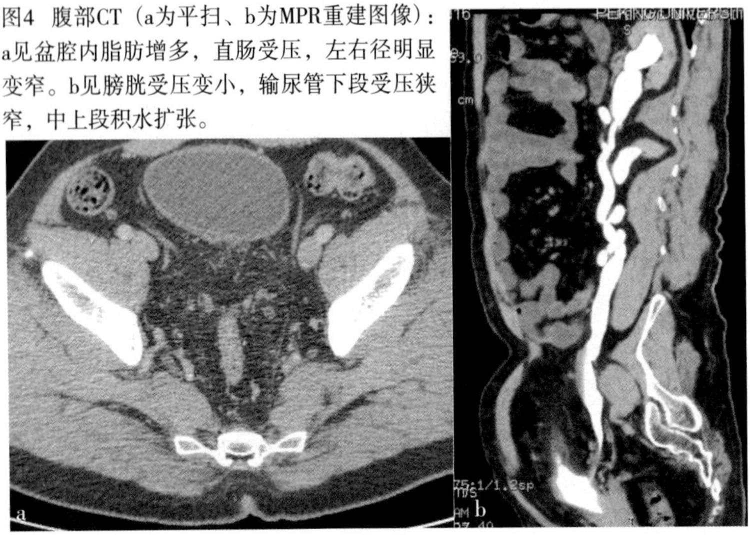

者之间的距离加宽，膀胱精囊角增大；横断面显示直肠受压，左右径变窄，呈狭长改变；MRU显示双侧下段输尿管在同一水平明显受压，肾盂及上中段输尿管明显扩张、积水。

普通肥胖　盆腔脂肪可较多，但不伴有脏器受压改变。

▶ 最终诊断

盆腔脂肪增多症：影像学表现典型，一般无需与其它疾病鉴别。

▶ 概述

盆腔脂肪增多症（pelvic lipomatosis）最早由Engles于1959年在文献中提及，其描述为乙状结肠和膀胱周围脂肪增多致乙状结肠和膀胱固定变形，其X线表现类似于盆腔肿瘤。1968年Fogg和Smyth始正式命名为盆腔脂肪增多症，定义为直肠和膀胱周围的盆腔空间内的正常脂肪组织过度生长。X线检查可发现典型的三联征，即盆部大片透光影，受挤压抬高变形的膀胱及直肠乙状结肠曲变细抬高。B超图像分辨率较低、易受肠气等伪影的干扰及依赖操作者经验等因素的影响，对直接征象的判断敏感性不高。钡灌肠和IVP分别只能显示直肠、乙状结肠和输尿管的梗阻情况，已基本可由MRI和MRU代替。CT和MR是目前诊断本病最好的方法，有确诊意义。MRI可三维任意平面成像，从不同角度显示异常增多的脂肪对盆腔脏器的压迫，更加敏感，并可行泌尿系水成像。影像检查的目的主要是观察病变的进展情况，尤其是输尿管的梗阻情况，以利临床判断病情，随时做必要的对症处理。本病可无症状，但当脂肪增多，压迫直肠、乙状结肠及输尿管可引起症状。还可发生增生性膀胱炎，尤其腺性膀胱炎（癌前期病变），占76%。其机制可能是脂肪增多，压迫膀胱，至淋巴及静脉引流被阻滞而发生。

年龄、性别分布　盆腔脂肪增多症男性多于女性，好发年龄30~50岁。

治疗　本病在得到认识后，临床诊断并不困难。但病因不明，目前尚无有效的治疗措施。对于输尿管症状，可对症处理。

▶ 要点提示

影像检查的目的主要是观察病变的进展情况，尤其是增殖性（腺性）膀胱炎与有否癌变以及输尿管的梗阻情况，以利临床判断病情，随时做必要的对症处理。

▶ 参考文献

1. 周良平，蒋学祥，王霄英，等. 盆腔脂肪增多症的MRI诊断. 中国医学影像技术，2003，19：450–453.
2. 马文义，赵和平，吕绪广，等.盆腔脂肪增多症的影像学诊断（附4例分析）. 中国医学影像技术，2000，8：246–247.
3. 王光彬，赵斌，毕可森，等.盆腔脂肪增多症的影像学表现（附六例分析）.中华放射学杂志，1999，33：407–409.
4. Siegelman ES. Body MRI. Philadelphia，PA：Elsevier Saunders，2005.

（北京大学第一医院）

病例70 软骨肉瘤下腔静脉栓塞

▶ 病史

男，42岁。4个月前无明显诱因出现左下肢水肿，伴活动后胀痛，无感觉运动障碍，于当地诊断为“静脉炎”，抗炎治疗无明显改善，2天前出现右下肢水肿伴活动后胀痛。查体：双下肢至腹股沟区可凹性水肿，无红肿热痛，会阴区肿胀，腹壁静脉显露并扩张，血流方向自下向上，腹膨胀饱满，双下肢水肿严重，无静脉曲张，感觉、运动无异常。

▶ 影像学表现

CT表现 下腔静脉内见条形不规则低密度充盈缺损，增强扫描未见明显强化，范围从右心房至两侧髂静脉，右侧髂静脉至肾静脉水平腔内见高密度影，左侧髂静脉及部分下腔静脉增粗，左侧骶髂骨周围见不规则软组织影，心包内可见积液（图1）。骨盆CT扫描显示骨质无异常改变。

DSA表现 双髂总静脉至右室多发血栓形成，血栓前端位于肺动脉瓣口，随血流波动。

超声表现 左右髂总静脉、下腔静脉可见连续性中低回声，内径约1.1cm，并延续至右心房、右心室及肺动脉瓣膜处，随心脏搏动部分伸入到肺动脉，于管壁间可见明显分界。左右髂内、髂外、股总、股深、腘静脉及小腿静脉管腔明显增宽，腔内可探及回流血流，速度缓慢，可随呼吸波动，未见血栓。

▶ 最终诊断

镜下所见 肿瘤生长比较活跃，Ki-67，10%~30%，肿瘤可能来源于盆腔、骨或者周围软组织。肿瘤性软骨细胞在基质分散或聚集，有

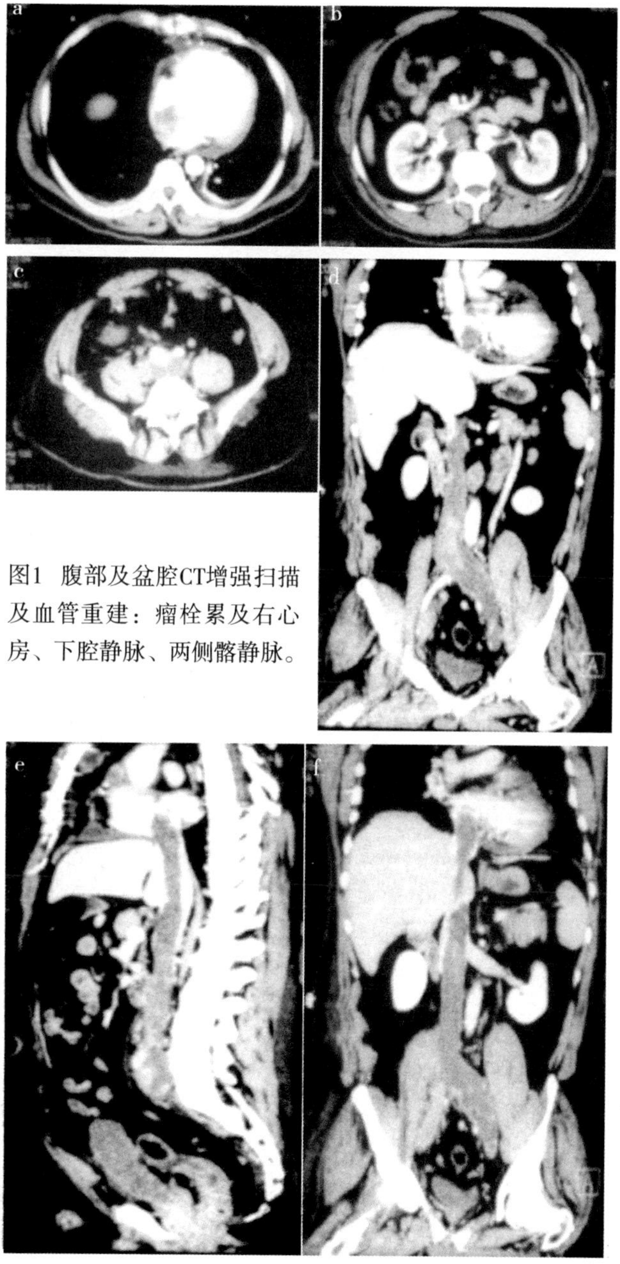

图1 腹部及盆腔CT增强扫描及血管重建：瘤栓累及右心房、下腔静脉、两侧髂静脉。

边界清楚的圆形陷窝，瘤细胞核大，深染，形状不一，有明显的异形性。基质有明显的粘液变（图2）。

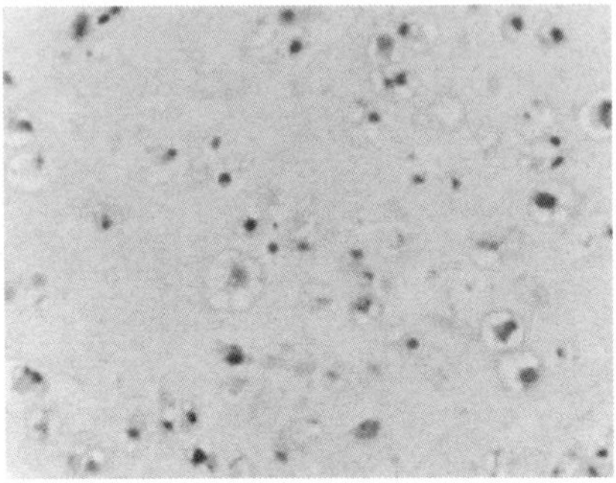

图2 镜下：肿瘤性软骨细胞在基质分散或聚集，有边界清楚的圆形陷窝，瘤细胞核大，深染，形状不一，有明显的异形性。基质有明显的粘液变。

病理诊断 （右心房及下腔静脉、髂静脉）分化型软骨肉瘤，或称玻璃样软骨肉瘤。

▶ 概述

软骨肉瘤（chondrosarcoma）起源于软骨或者软骨结缔组织，是一种常见的恶性骨肿瘤，发病仅次于骨肉瘤，占恶性骨肿瘤的20%。好发于30~59岁（平均40岁），男性多见，男女之比为1.5:1。肿瘤最常见于长骨（股骨、肱骨和胫骨）的干骺端以及扁骨（髂骨、肋骨和肩胛骨）。根据组织学分类，可以分为普通型（髓内型）、间叶型、去分化型和透明细胞型。根据肿瘤发生的部位，分为中心型和周围型，前者发生于髓腔，呈中心性生长，后者起始于骨皮质或骨膜而向外生长；以血行转移为主，主要的靶器官是肺，其次还可见于脑、肝、骨和皮肤等部位的转移。累及心血管系统的报道很少，曾有文献报道目前世界上仅发现21例转移至心脏，并可继发栓塞及血栓形成；Clark等报道1例原发于胸主动脉，引起小肠及下肢动脉栓塞。本例患者从右心房至两侧髂静脉形成如此范围广泛的瘤栓实属罕见，国内尚未见报道。患者盆腔CT检查未发现病灶，而且没有进行其它部位的检查，所以没有找到原发病灶。

▶ 参考文献

1. 朱雄增. 软骨肉瘤的诊断和鉴别诊断. 临床与试验病理学杂志，1995，11：63-65.
2. Fichaux O，de Muret A，Dessenne X，et al. Cardiac metastasis of chondrosarcoma：a case report.Ann Cardiol Angeiol (Paris)，1998，47：165-168.
3. Clark N，Goldenkranz RJ，Maeuser H，et al. Chondrosarcoma of the aorta：a rare source of bowel and lower extremity emboli. J Vasc Surg，1998，28：939-943.

(北京大学第三医院)

四 肌骨

病例71 颞下颌关节软骨瘤病

▶ 病史

女，21岁。3年前无明显诱因感觉右颞部疼痛，局限于颞下颌关节，不剧烈，以咀嚼时较为明显，症状逐渐加重，需口服“芬必得”治疗。3个月来疼痛明显加重，口服药控制不满意，X线发现颞下颌关节处骨质破坏。查体：右耳听力减退。

▶ 影像学表现

CT表现 右颞下颌关节为中心向周围扩展形成一类圆形混杂密度肿物，以等密度为主，肿物膨胀性生长，其内可见多数群集小斑点状钙化影，有的呈环状，右侧下颌关节盂及小头、颞骨广泛性骨质破坏，边缘整齐、硬化。病灶周围软组织受压，脂肪间隙尚存（图1）。

MRI表现 右侧下颌关节及其周围肿物，在T1WI上呈等低信号，其内尚可见多数散在更低信号（钙化影）。T2WI上肿物内可见多数小分叶状高信号影（典型透明软骨小叶），在各小分叶间有多数低信号间隔（为各小分叶间的间隔）。增强后T1WI，软骨小叶不增强仍呈低信号，钙化点也呈低信号，但软骨小叶间的间隙明显增强（因富含纤维血管组织）（图2）。

▶ 诊断与鉴别诊断

本例以颞下颌关节为中心，破坏周围骨骼伴骨硬化及软组织肿胀，CT见有群集钙化点，有的呈环状，MRI表现也符合软骨性质病变，考虑为来自下颌关节的软骨瘤病，应鉴别良或恶性。

▶ 最终诊断

病理所见 右颞下颌关节软骨性肿瘤，肿瘤大体呈分叶状结构，部

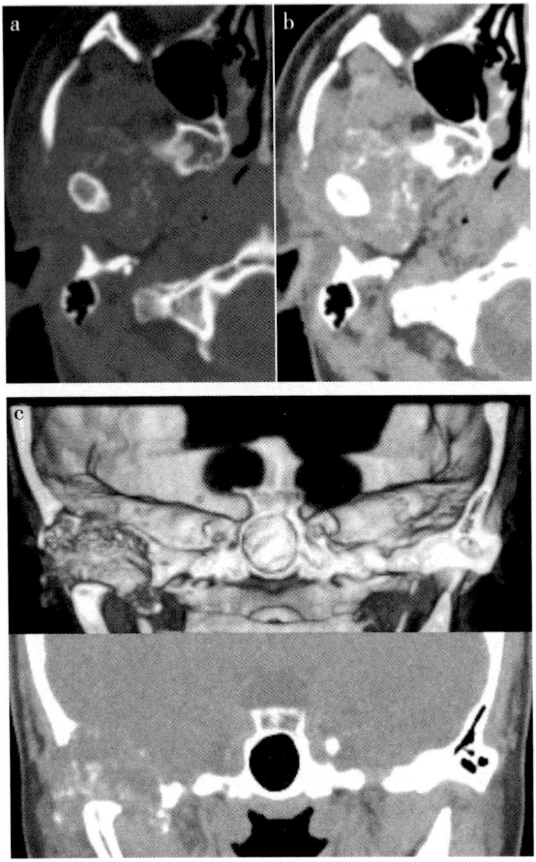

图1 头颅CT（a为骨窗、b为软组织窗、c为三维重建及冠状位重建）：颞下颌关节及其周围可见混杂密度肿物，内可见较多钙化影。

分区域细胞较丰富，可见少数异形细胞，未找见核分裂相，未见周围组织浸润，结合病人年龄考虑为生长活跃的软骨瘤。

病理诊断 颞下颌关节软骨瘤病。

▶ 概述

发生在关节滑膜的软骨瘤称“滑膜软骨瘤病”或“骨软骨瘤

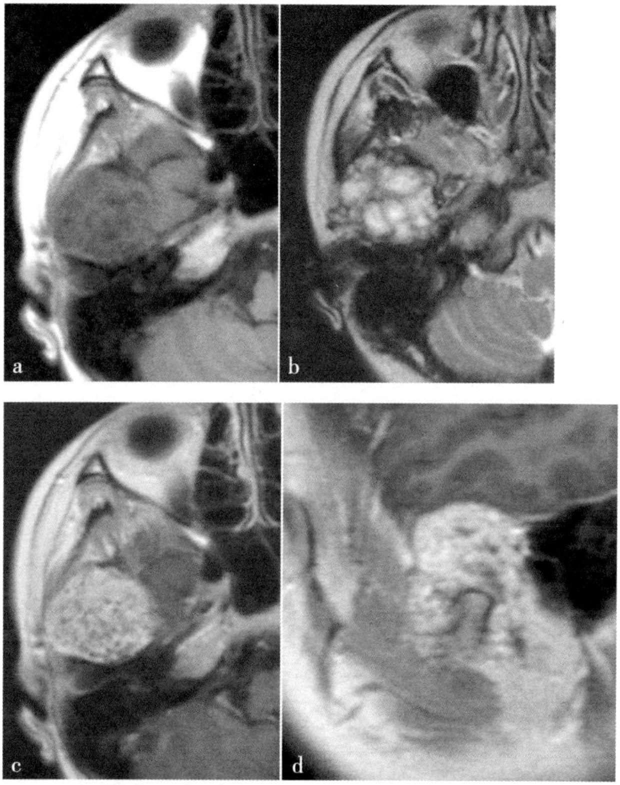

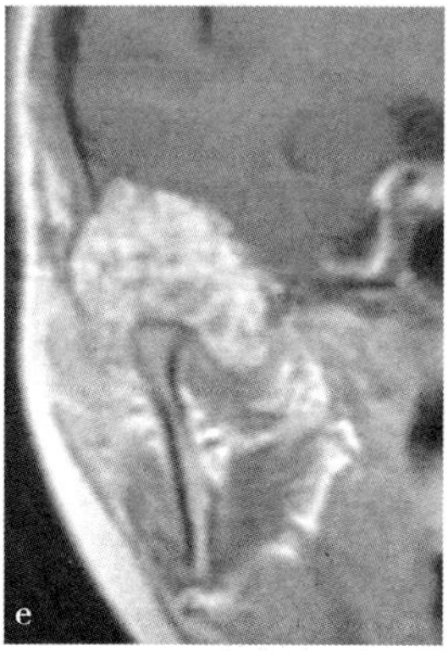

图2　头颅MRI（依次为T1WI Flair轴位、T2WI轴位、T1WI增强轴位、T1WI增强矢状位、T1WI增强冠状位）：a 颞下颌关节周围肿物呈T1等信号；b 颞下颌关节周围肿物呈T2高信号；c~e 肿物呈不均匀强化表现。

病”。滑膜软骨瘤病（synovial chondromatosis）是一种以关节滑膜发生软骨化生，继而形成软骨结节并有部分脱落至关节腔，成为游离体或关节鼠为特征的良性疾病，恶性很少见。它多见于膝、髋、肩、肘、腕、踝等关节，罕见于下颌关节。

关节滑膜骨软骨瘤病，如果破出关节囊，有明显骨质破坏伴软组织肿块者，在影像诊断上应考虑恶性，即使是生长在长骨的内生软骨瘤，如范围长于4cm，伴骨皮质增厚时也可考虑恶性，但最终由病理诊断。本例病理报告中指出，有少数异形细胞，结合年龄考虑为生长活跃的软骨瘤。

▶ 要点提示

软骨瘤及软骨肉瘤的共同特点是平片及CT上可见软骨基质钙化，呈环形、半环形或多环形。MRI对比两种肿瘤的诊断也有特点：此两种肿瘤内都是玻璃样软骨，在T2WI上呈明显高信号，在T1WI增强图像上，分叶状的玻璃样软骨呈低信号（黑色）不增强；而其间的小叶间隔因富含纤维血管组织而增强，呈高信号（白色），形成鲜明对比（见本例照片所示），颇有助于提示其为软骨性质肿瘤，但不能分别良性或恶性。

在影像诊断上如果见到软骨钙化变模糊、破坏、侵犯邻近组织及骨骼、产生骨膜反应及软组织肿块时，应考虑为恶性，但最后诊断依赖病理。

▶ 参考文献

1. Greenspan A, Orthopedic Imaging. 4th ed. Philadelphia: lippincott Williams and willians, 2004.

2. Resnick D, Kransdorf MJ. Bone and joint imaging. 3rd ed. Philadelphia, Pa: Elsevier Saunders, 2005.

（北京大学人民医院）

病例72　C2骨巨细胞瘤

▶ 病史

女，45岁。颈部疼痛20余年，侧弯10年，伴头痛1个月。患者20年前颈部反复疼痛，无放射痛及肢体麻木。于10年前发现颈部侧弯，1个月前出现头部疼痛，无恶心、呕吐。查体：颈部未见明显畸形。颈1、2棘突处压痛，无放射痛，皮温无增高。四肢肌力及肌张力正常。生理反射存在，病理反射未引出。实验室检查：脑脊液黄色透明，庞氏反应（+），细胞总数1340，白细胞数6/ul，未见多核及单核细胞。脑脊液快速氯（Cl）112（↓）（正常120~130mmol/l）；快速葡萄糖（GLU）5.6（↑）（正常2.2~3.9mmol/l）；脑脊液总蛋白（CSF–TP）299.8（↑）（正常12~60mg/dl）。肿瘤相关抗原（CA19–9）4U/ml（正常值＜37U/ml）；肿瘤相关抗原（CA125）6U/ml（正常值＜35U/ml）。癌胚抗原（CEA）3ng/ml（正常值＜5ng/ml）。甲胎蛋白（AFP）0.5（正常0~20）ng/ml。红细胞沉降率（ESR）22（↑）（正常0~20mm/hr）。核素：C1、C2异常代谢活跃灶，原发性肿瘤可能性大。

▶ 影像学表现

CT表现　C2椎体及左侧附件呈膨胀性骨质破坏，骨皮质变薄，部分中断。寰椎两侧块受累，以左侧为重，寰枢关节间隙消失。C2–3椎间隙消失。C2水平椎管变窄，硬膜囊受压。椎旁未见软组织肿块影（图1~4）。

MRI表现　C2椎体及左侧附件见膨胀性骨质破坏，边缘清晰，信号均匀，呈长T1长T2信号，部分皮质不完整。寰椎两侧块受累，以左侧为重，寰枢关节破坏。C2–3椎间盘破坏。脊髓受压向后移位，髓内未见异常信号。椎旁未见软组织肿块影（图5~7）。

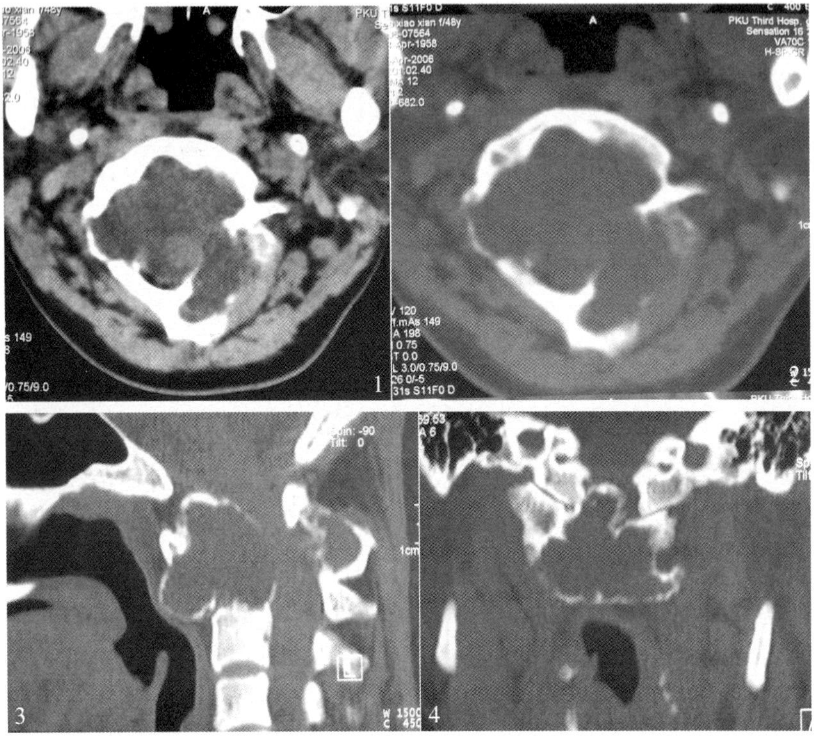

图1～4　颈椎CT：C2椎体及左侧附件呈膨胀性骨质破坏，骨皮质变薄，部分中断。寰椎两侧块受累，以左侧为重，寰枢关节间隙消失。C2-3椎间隙消失。C2水平椎管变窄，硬膜囊受压。椎旁未见软组织肿块影。

▶ 诊断与鉴别诊断

骨巨细胞瘤　好发年龄为20~40岁，第二好发年龄为40~50岁，男>女。发生于脊柱者，有好发于女性的倾向。发生在脊柱者，椎体及椎弓同时受累的占61%，仅限于椎体或椎弓的占29%，可以侵犯临近椎体，椎体膨胀性骨质破坏，可呈皂泡状外观，有或无骨间隔，骨皮质不完整，并可侵及多个椎体及破坏间盘。一般无骨膜反应及骨质增生硬化现象。椎旁无软组织肿块影。本病为实性病灶，虽可有继发性液-液平面出现，但其出现率远远低于动脉瘤样骨囊肿。

动脉瘤样骨囊肿　好发年龄为10~30岁，80%发生在5~20岁。女性发

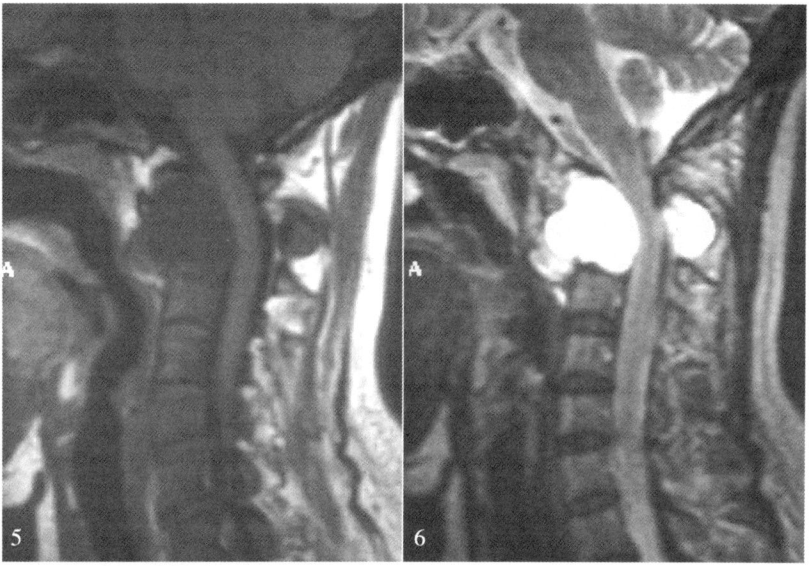

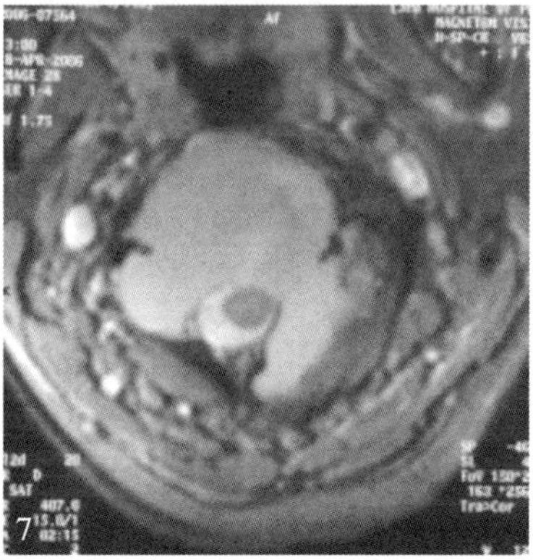

图5～7　颈椎MRI：C2椎体及左侧附件见膨胀性骨质破坏，边缘清晰，信号均匀，呈长T1、长T2信号，部分皮质不完整。寰椎两侧块受累，以左侧为重，寰枢关节破坏。C2-3椎间盘破坏。脊髓受压向后移位，髓内未见异常信号。椎旁未见软组织肿块影。

病率稍高。发生在椎体的动脉瘤样骨囊肿，主要发生在椎弓，占75%。可向椎体发展，侵犯整个椎体或棘突，仅限于椎体者很少，偶尔可侵犯相邻椎体。椎体膨胀性破坏伴有薄层硬化壳，其内常有液-液平面，上方为水样密度或信号，下方为血液样密度或信号。

骨母细胞瘤　好发年龄为10~30岁，男女发病率为2:1。大多数侵犯椎弓，尤以椎板、椎弓、小关节为主，有的局限于棘突。病灶大者，可以伸向椎体内，也可侵犯临近椎体。54%~75%的患者有脊柱侧弯。

肿块膨胀性生长，周边骨皮质变薄，骨膜反应不明显，病灶内有部分或广泛的钙化、骨化灶，借此可以与骨巨细胞瘤或动脉瘤样骨囊肿鉴别。周围软组织肿块不明显。

脊柱转移瘤 多有原发肿瘤病史，多个椎体及附件同时受累多见，椎间盘常保持完整，软组织肿块较明显。

脊柱结核 常有结核中毒症状及其它部位结核病灶，椎体溶骨性骨破坏，有死骨形成，椎间盘受累破坏，椎旁脓肿常见。

▶ 最终诊断

术中所见 手术前入路，见C2椎体膨隆，轻拨即使骨壁破溃，涌出大量淡黄色液体，液体流出后见C2椎体处为一很大空腔，此时硬膜已显露，并见一2mm长口内脑脊液涌出。见C2左侧椎板和侧块已成空腔，将C2椎板连同残留侧块切除。

病理诊断 骨巨细胞瘤。

▶ 概述

骨巨细胞瘤（giant cell tumor）起源于骨髓支持组织的未分化细胞，瘤细胞主要为单核细胞，所谓巨细胞是由这些单核细胞融合而成。组织学上一般分为3级：Ⅰ级良性，Ⅱ级生长活跃，Ⅲ级恶性。也有学者将其分为4级：Ⅰ－Ⅱ级良性，Ⅲ级良恶性之间，Ⅳ级恶性。从形态学上可分为以溶骨改变为主的溶骨型和以皂泡样变为主的皂泡型。有学者统计了在骨巨细胞瘤中生长迅速的为溶骨型，且恶变的趋势也明显。

发病率 发生于脊柱的骨巨细胞瘤罕见，占脊柱原发肿瘤的0.15%。

年龄、性别分布 好发于20~40岁成年人，男性多于女性。

好发部位 四肢长骨，脊柱少见，约为骨巨细胞瘤的5%~8%。

治疗 手术。

预后 肿瘤内手术复发率27%，单纯切割术复发率10%，肿瘤边缘切除术复发率8%。

▶ 要点提示

发生在椎体上的骨巨细胞瘤，主要需要与同为膨胀性溶骨性病变的动脉瘤样骨囊肿及骨母细胞瘤鉴别。鉴别点为：骨母细胞瘤钙化或骨化率高；动脉瘤样骨囊肿液-液平出现率高。

▶ 参考文献

1. 陈东，张义质，傅嘉庆，等. 脊椎骨巨细胞瘤的MRI诊断价值. 临床放射学杂志，2006，25：260-263.
2. 叶明昌，莫显斌，高伟. 脊柱骨巨细胞瘤误诊1例. 医学影像学杂志，2006，16：292.
3. Resnick D，Kransdorf MJ. Bone and joint imaging. 3rd ed. Philadelphia，Pa：Elsevier Saunders，2005.

（北京大学第三医院）

病例73　C2动脉瘤样骨囊肿

▶ 病史

男，18岁。颈部疼痛1个月。1个月前颈部轻微扭动后，出现颈部疼痛，较剧烈，无放射痛，不伴四肢感觉或活动障碍。行按摩治疗症状无缓解，半月后于当地医院查X线示齿状突病理性骨折，寰枢椎脱位；CT检查示枢椎椎体溶骨性破坏。查体：颈部后伸受限，左右旋转各20度，前屈70度，上颈椎处压痛。双侧Hoffmamn征阴性，双Rossolino征阴性，双Barbinskin征阴性。核素：颈椎上段骨代谢增高病灶，性质待定。CT引导下行穿刺活检术，术中穿刺为血性，无实质性组织，考虑血管性病变可能性大。

▶ 影像学表现

CT表现　C2椎体及齿状突见大片骨质破坏区，齿状突骨折并向前上方移位。C2右侧椎弓根受累，皮质破坏。周围软组织无肿胀，椎管内未见异常密度影（图1~3）。

▶ 诊断与鉴别诊断

动脉瘤样骨囊肿　典型影像表现为膨胀的低密度灶伴有薄层高密度硬化壳，其内常有液-液平面，是囊性空腔内血细胞和血清的不同成分。本例虽未见液-液平面，但穿刺抽出血性液体，结合临床应首先考虑本病。

骨巨细胞瘤　多见于男性，青壮年（20~40岁），破坏区多呈典型的皂泡状外观，骨间隔较细且均匀，无骨膜反应及骨质增生硬化现象。

骨血管瘤　表现粗大稀疏的骨小梁，可呈栅栏状或网格状排列。

溶骨性转移瘤　常常引起多个骨或多个椎体及附件的溶骨性破坏。

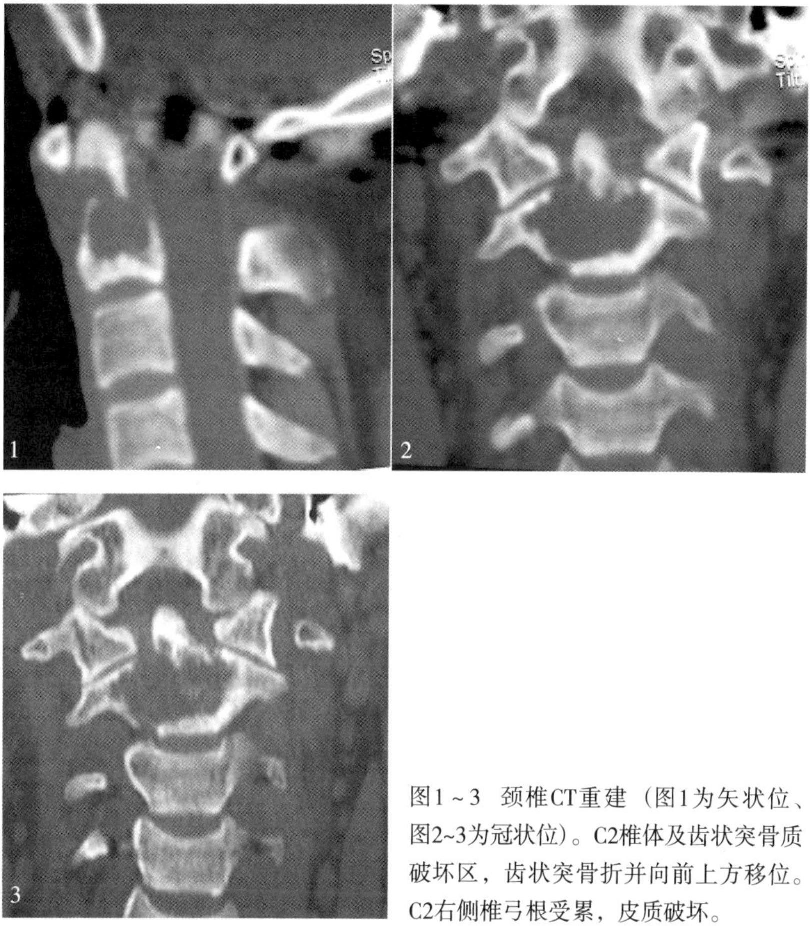

图1～3　颈椎CT重建（图1为矢状位、图2~3为冠状位）。C2椎体及齿状突骨质破坏区，齿状突骨折并向前上方移位。C2右侧椎弓根受累，皮质破坏。

▶ 最终诊断

术中所见　C2椎体呈空腔，刮除出黄色纤维样物，质韧。

病理诊断　（C2椎体）动脉瘤样骨囊肿。

▶ 概述

动脉瘤样骨囊肿（aneurysmal bone cyst）由于外伤或退行性变等诱因，骨内静脉血栓形成或骨内动、静脉异常吻合，局部血液动力学改变，静脉压力升高，血管床扩张，骨质破坏，出血而形成的血性囊腔。

发病率 约为原发肿瘤和肿瘤样病变的1.3%。

年龄、性别分布 本病好发于10~20岁（80%），5岁以下、30岁以上少见。

好发部位 好发于长管状骨，其次为脊柱，骨盆。

治疗 手术治疗，术前可行局部放疗及栓塞治疗以减少术中出血。

预后 复发率较高，约25%左右。

▶ 要点提示

关于本病的诊断要点请参阅C2–骨巨细胞瘤文中的诊断及鉴别诊断部分。

▶ 参考文献

1. 魏龙晓，魏经国，王玮，等. X线平片及MRI诊断动脉瘤样骨囊肿的价值.实用放射学杂志，2005，21：501–503.
2. 赵伟峰，胡跃，石国华，等.脊柱动脉瘤样骨囊肿的诊断和治疗.颈腰痛杂志，2005，26：190–191.
3. 许尚文，曾建华，张雪林，等.动脉瘤样骨囊肿的影像学诊断.中国临床医学影像杂志，2004，15：152–154.
4. Resnick D，Kransdorf MJ. Bone and joint imaging. 3rd ed. Philadelphia，Pa：Elsevier Saunders，2005.

（北京大学第三医院）

病例74 C5侵袭性骨母细胞瘤

▶ 病史

女，47岁。颈肩部疼痛6个月伴双上肢麻木10天。查体：颈椎生理曲度减小，活动受限。C4–6棘突压痛、叩痛（+）。双上肢肌力4+级，双上肢臂丛神经牵拉试验（–），双下肢肌力5级。右肩及右侧T4感觉平面以上皮肤感觉减退，双侧Babinski征（–），双侧髌震挛、踝震挛未引出。

▶ 影像学表现

X线表现 颈椎生理曲度变直，C5椎体膨胀性溶骨性骨破坏，内部密度不均匀，见斑片状及沙粒状骨化影，C4–5、C5–6椎间隙变窄消失（图1~2）。

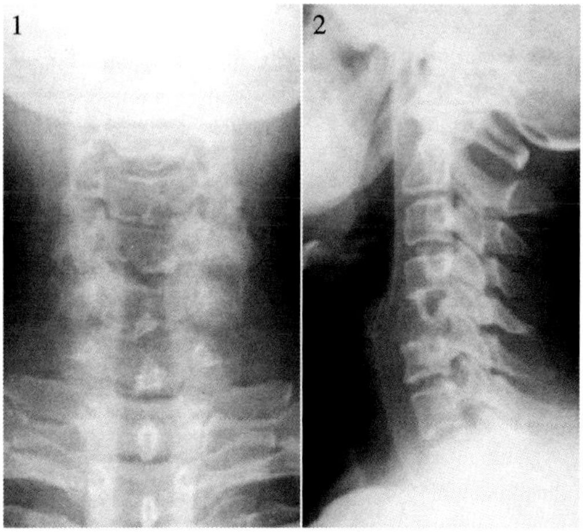

图 1 ~ 2 颈椎X线平片：C5椎体膨胀性溶骨性骨破坏，内部密度不均匀，见斑片状及沙粒状骨化影，C4–5、C5–6椎间隙消失。

CT表现　C5椎体轮廓、结构消失，C5椎体、C4椎体下缘后部及C6椎体上缘广泛膨胀性溶骨性骨质破坏，其内见斑片状及沙粒状骨化影，骨壳未见明显显示。病变向左后方突入椎管，硬膜囊受压。C5左侧椎弓根及C4–5双侧椎小关节受累，颈前软组织无肿胀（图3~4）。

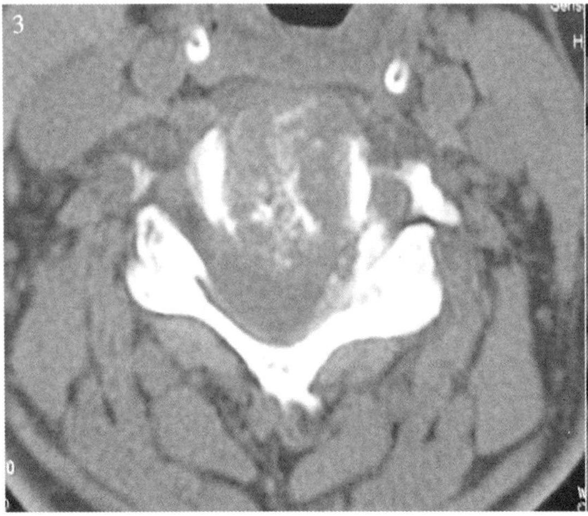

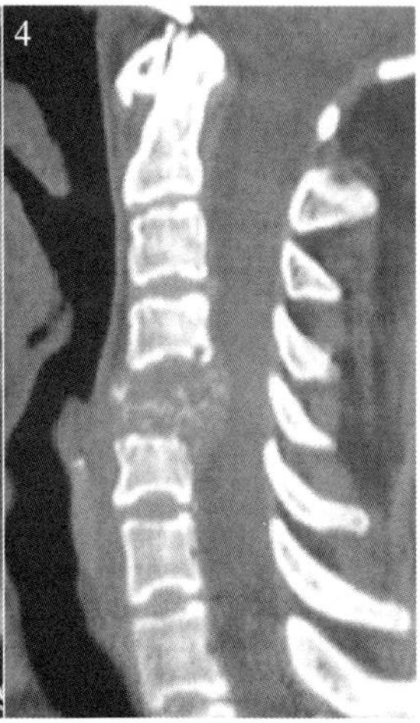

图3～4　颈椎CT（图3为轴位、图4为矢状位重建）：C5椎体、C4椎体下缘后部及C6椎体上缘广泛膨胀性溶骨性骨质破坏，其内见斑片状及沙粒状骨化影，骨壳未见明显显示。病变向左后方突入椎管，硬膜囊受压。颈前软组织无肿胀。

MRI表现　C5椎体轮廓、结构消失，C5椎体、C4椎体下缘后部及C6椎体上缘广泛膨胀性溶骨性骨质破坏，呈等T1短T2信号影，其内多个斑片状更低信号。病变向左后方突入椎管，硬膜囊及颈髓明显受压，C6–T1水平脊髓中央管扩张。C5左侧椎弓根及C4–5双侧椎小关节受累，颈前软组织无肿胀（图5~7）。

▶ 诊断与鉴别诊断

骨母细胞瘤　病灶直径多在2cm以上，肿块膨胀性生长，周边骨皮质变薄，骨膜反应不明显，病灶内条索状或点片状骨化影，周围软组织肿块不明显。恶性征象为破坏区模糊扩大，病灶内条索状或点片状骨化影减少或模糊，临床上服用水杨酸类药物疼痛不

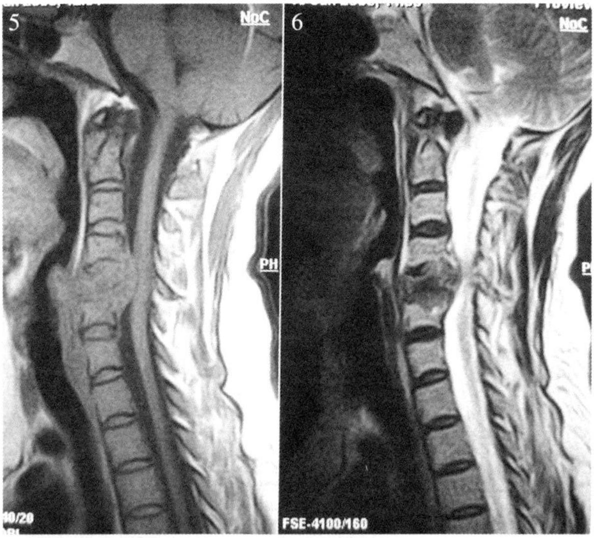

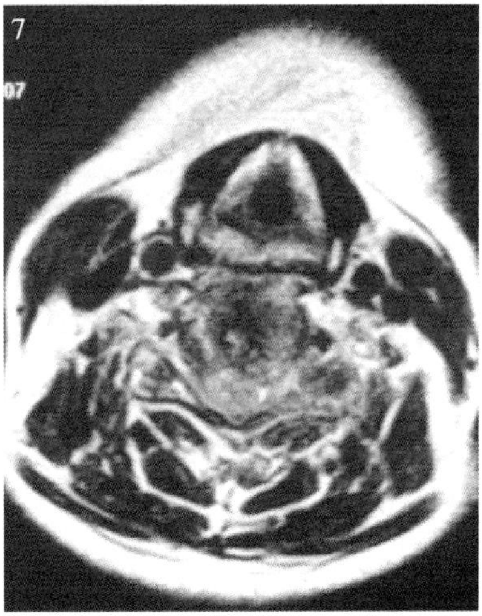

图 5 ~7 颈椎MRI（依次为矢状位T1WI、T2WI、轴位T2WI）：C5椎体、C4椎体下缘后部及C6椎体上缘广泛膨胀性溶骨性骨质破坏，呈等T1短T2信号影，其内多个斑片状更低信号。病变向左后方突入椎管，硬膜囊及颈髓明显受压，C6-T1水平脊髓中央管扩张。颈前软组织无肿胀。

缓解。

骨样骨瘤 多见于30岁以下青少年，病灶直径多<1.5cm，在“瘤巢”周围有反应性骨质硬化与骨膜新生骨形成，邻近骨皮质可梭形增厚，病变很少表现为膨胀性改变，临床上早期应用水杨酸类药物疼痛可缓解。

骨巨细胞瘤 好发于青壮年 (20~40岁)，破坏区多呈典型的皂泡状外观，骨间隔较细且均匀，无骨膜反应及骨质增生硬化现象。
动脉瘤样骨囊肿 典型者呈膨胀性生长，其内见液-液平面，无瘤内钙化或骨化。骨母细胞瘤可合并动脉瘤样骨囊肿。
脊柱转移瘤 多有原发肿瘤病史，多个椎体及附件同时受累多见，椎间盘常保持完整，软组织肿块较明显。
脊柱结核 常有结核中毒症状及其它部位结核病灶，椎体溶骨性骨破坏，有死骨形成，椎间盘受累破坏，椎旁脓肿常见。

▶ 最终诊断

术中所见 手术前入路，C5椎体大部分为肿瘤组织，C4下1/3椎体及C6上2/3椎体为肿瘤组织，将C5椎体刮除，于矢状位上刮至后纵韧带，将C4、C6椎体肿瘤组织刮除。
病理诊断 侵袭性骨母细胞瘤。

▶ 概述

骨母细胞瘤（osteoblastoma）又叫成骨细胞瘤，由血供丰富的结缔组织基质及其中的大量成骨细胞及巨细胞构成，可形成骨样组织及骨组织，呈膨胀性骨质破坏。骨母细胞瘤分为良性骨母细胞瘤和恶性（侵袭性）骨母细胞瘤。后者Schajowicz等于1976年首次报道，该肿瘤低度恶性，瘤内有丰富的异型骨母细胞，呈上皮样，有破骨细胞性骨质吸收。侵袭性骨母细胞瘤可以是原发，也可以是良性骨母细胞瘤多次复发后恶变。
影像表现 破坏区边缘模糊，软组织肿块大，可向周围组织侵犯，并引起相应区域的淋巴结肿大或远处转移。
临床表现 病人多以局部肿块和疼痛就诊，服用水杨酸类药物不能缓解。
发病率 恶性骨母细胞瘤按WHO统计占原发性骨肿瘤的0.28%，占恶性骨肿瘤的0.52%。
年龄、性别分布 好发于30岁以下青少年，占70%。男多于女，男女比例2:1。

好发部位 30%发生于脊椎，多见于棘突、椎弓和横突等附件区，长管状骨占35%，15%侵犯颅骨、下级上颌骨，5%侵犯髂骨，10%位于手及足骨。

治疗 应完整切除肿瘤，刮除者及术后加用放疗者复发率增高。

预后 预后极差。本例患者术后1年复发。

▶ 要点提示

1.侵袭性骨母细胞瘤的影像学表现溶骨性破坏伴多重条索、点状钙化，当边缘不规则；侵袭性骨膜反应；破坏骨皮质；及软组织肿块形成时应考虑为恶性。

2.关于骨母细胞瘤的鉴别诊断要点，请参阅本书中“C2骨巨细胞瘤”病例中的鉴别诊断。

▶ 参考文献

1. 赵云辉，许乙凯，陈翼，等. 骨母细胞瘤的MRI诊断价值.实用放射学杂志，2005，21：508-511.
2. 许尚文，曾建华，张雪林，等. 骨母细胞瘤的影像学诊断.医学影像学杂志，2005，15：28-30.
3. Resnick D，Kransdorf MJ. Bone and joint imaging. 3rd ed. Philadelphia，Pa：Elsevier Saunders，2005.

（北京大学第三医院）

病例75 C4–T1尤文肉瘤

▶ 病史

女，19岁。进行性肢体麻木无力1个月，加重1周。患者双上肢疼痛，以肩部及上臂为重，伴右手无力。无双下肢活动及大小便障碍。查体：T2以下感觉丧失，双上肢肌力Ⅱ级，双下肢肌力Ⅲ–Ⅳ级。

▶ 影像学表现

CT表现 C5–T1椎管硬膜外见软组织密度肿块影，密度高于硬膜囊，硬膜囊受压向左前移位。C5–7右侧椎间孔扩大，局部见异常软组织密度影（图1~3）。

MRI表现 病变呈长梭形，将脊髓向左前方推压移位并明显均匀强化（图4~6）。

▶ 诊断与鉴别诊断

脊膜瘤 圆形或卵圆形肿物，CT扫描呈软组织密度，MRIT1WI呈等或稍低信号，T2WI呈等或稍高信号，CT见肿瘤内高密度点片状钙化影，在MRI上表现为信号不均匀，增强肿瘤明显强化，并可见“脊膜尾”征。

神经鞘瘤 肿瘤呈长圆形或长条形，边界清楚，可发生囊变，CT扫描密度不均匀，MRIT1WI呈不均匀低信号，T2WI呈高信号，并见更高信号影。增强呈不均匀强化。可跨越椎间孔生长。

神经纤维瘤 常沿神经根生长，可进入椎间孔向外生长，MRI信号与神经鞘瘤相似，但由于肿瘤内存在纤维组织，T2WI可见从中心开始的星形低信号影。

Ewing肉瘤 椎管内硬膜外长梭形软组织肿块，密度均匀或不均匀，

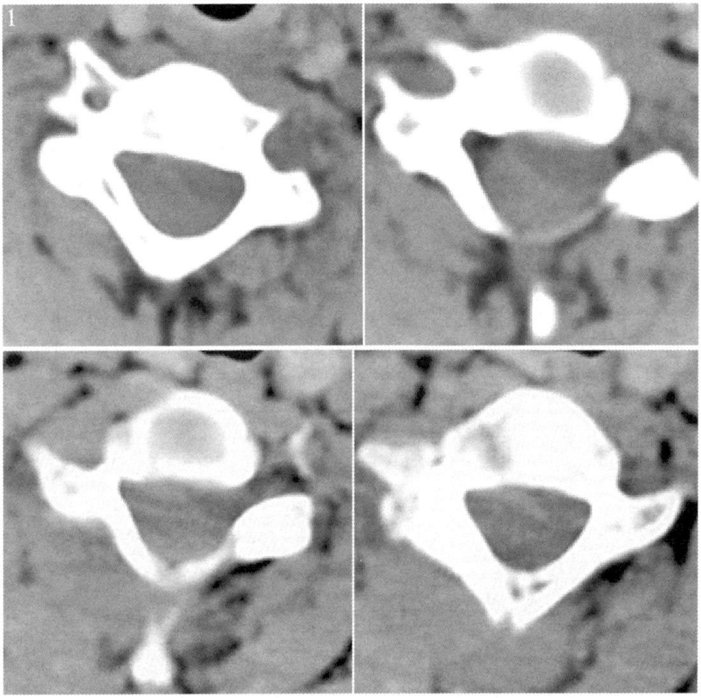

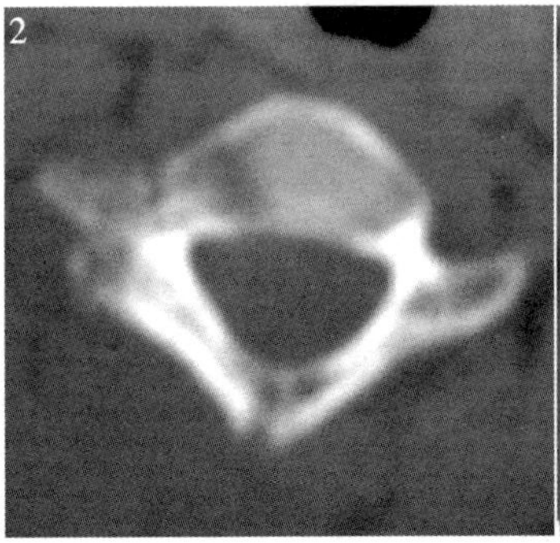

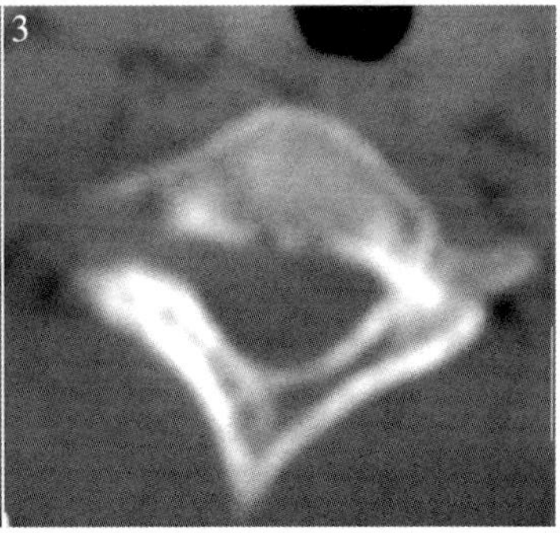

图1～3　颈椎CT：C5-T1椎管硬膜外见软组织密度肿块影，密度高于硬膜囊，硬膜囊受压向左前移位。C5-7右侧椎间孔扩大，局部见异常软组织密度影。

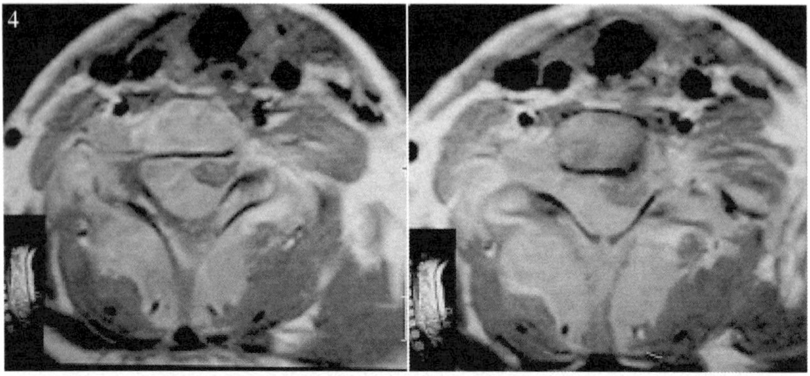

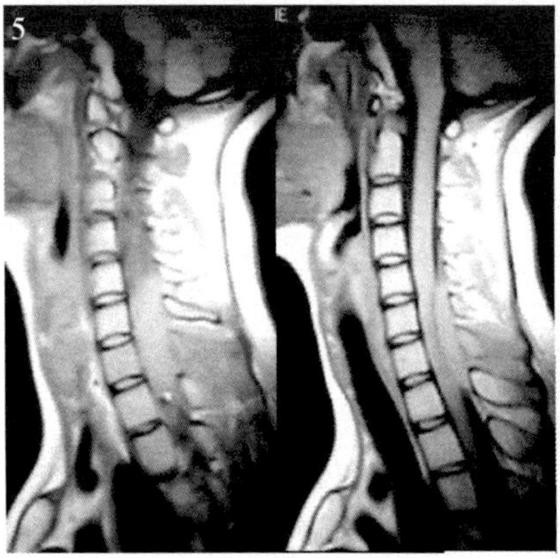

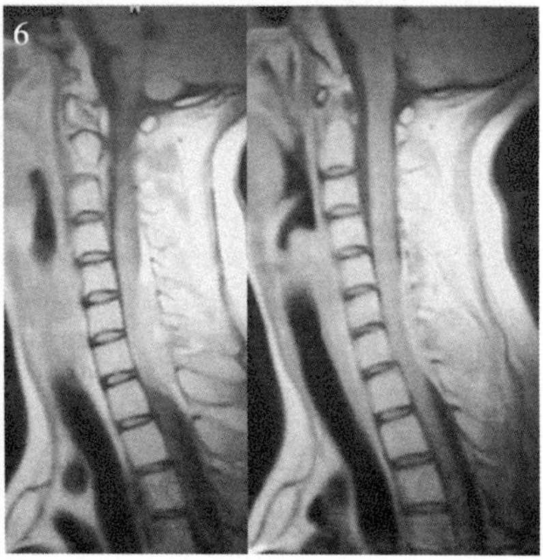

图4～6　颈椎MRI增强（图4为轴位、图5~6为矢状位）：病变呈长梭形，将脊髓向左前方推压移位并明显均匀强化。

增强呈明显均匀或不均匀强化。但为非特异表现。

▶ 最终诊断

术中所见　手术见肿瘤位于C4–T1硬膜外偏右侧，脊髓左移。肿瘤呈鱼肉样，质脆。C5–7骨质及相邻肌肉受侵。

免疫组化　CD99（+），LCA（–），Syn（–），CgA（–），CK混（–）。

病理诊断　C4–T1硬膜外尤文肉瘤/PNET（图7~8）。

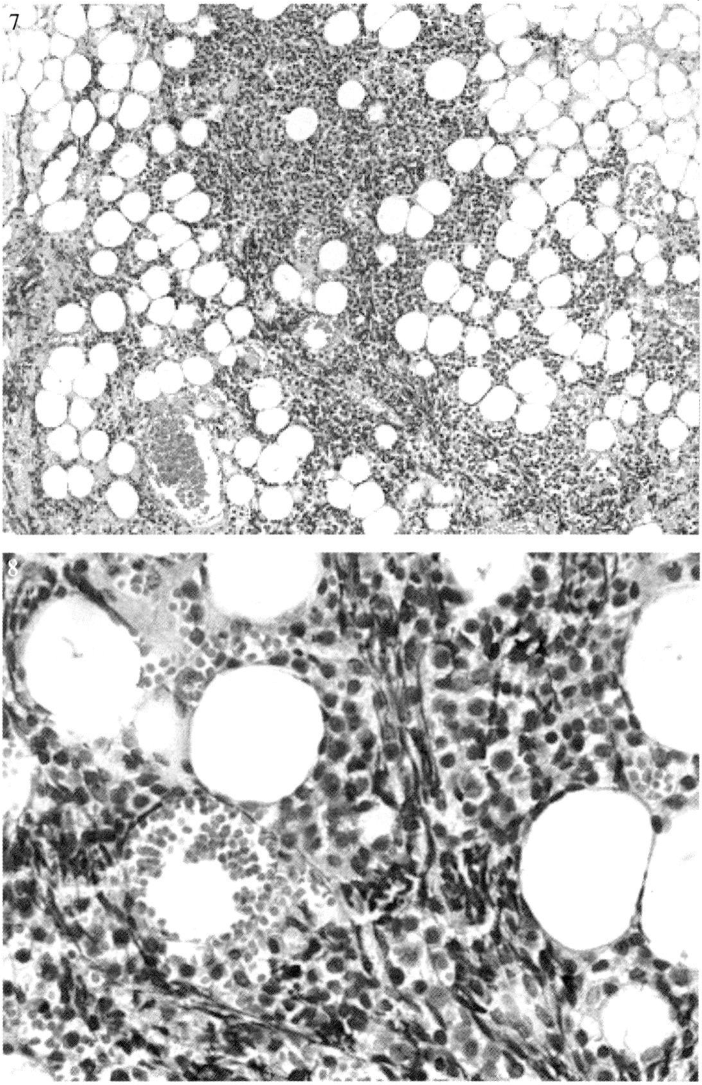

图7~8 镜下。

▶ 概述

骨外Ewing肉瘤（extraosseous Ewing's sarcoma，EOES）是一类可能起源于中枢和交感神经系统外神经嵴的小圆细胞恶性肿瘤，主要由原始神经外胚层细胞组成，并可有多向分化的潜能。骨外Ewing肉瘤在临床及组织学上与原始神经外胚叶肿瘤（primitive neuroectodermal tumor，PNET）非常相似，大多数学者把它们归为同类肿瘤，可能仅存在着分化程度的不同。

发病率 Ewing肉瘤是儿童第二常见的原发恶性肿瘤、第四常见的恶性骨肿瘤，占原发恶性肿瘤的6%~10%。

年龄、性别分布 发病高峰年龄（65%）在10~20岁，5岁前及30岁后少见，男女比例为1.6:1。

好发部位 骨外Ewing肉瘤多发生于躯干，尤以脊柱旁和腹膜后多见，约1/ 3 见于四肢。软组织PNET好发于后腹膜、骨盆、胸壁及四肢。

治疗 放疗、化疗及手术治疗。

预后 骨外Ewing肉瘤恶性度高，转移率高，预后差。但手术加放疗和化疗的应用已经使其五年生存率提高到70%以上。

▶ 要点提示

椎管内Ewing肉瘤罕见，为硬膜外软组织肿瘤（也可侵入硬膜内）。影像学表现缺乏特异性。Ewing肉瘤与PNET的影像学表现也相似，确诊需通过病理及免疫组化检查，其主要不同点如下：

病名	Ewing肉瘤	PNET
糖原	++	+
NSE	–或±	+

▶ 参考文献

1. 郭勇，郭爱桃，韦立新.骨外Ewing肉瘤/外周原始神经外胚叶肿瘤的临床病理分析.临床与实验病理学杂志，2005，21：649-654.

2. 李利，史亚民，姚长海，等.颈椎管内Ewing肉瘤二例报告.中华骨科杂志

2004，24：507-508.

3. 翟晋伟，彭学年，王耀程，等.骨外尤文氏肉瘤一例.放射学实践，2002，17：457.

4. Resnick D，Kransdorf MJ. Bone and joint imaging. 3rd ed. Philadelphia，Pa：Elsevier Saunders，2005.

（北京大学第三医院）

病例76　C2血管外皮细胞瘤

▶ 病史

男，42岁。上颈部疼痛不适2年，双上肢麻木、无力20天。患者2年前出现上颈部不适，活动时疼痛，旋转受限，无大小便功能障碍。颈部按摩治疗后症状无减轻。20天前症状加重并出现双上肢麻木疼痛。查体：颈活动受限，左旋40度，右旋10度。双上肢肘以下皮肤感觉减退。双Hoffmamn征阴性，双Barbinskin征阴性。血液化验癌胚抗原（CEA）2ng/ml，甲胎蛋白（AFP）3.15ng/ml。核素检查示上位颈椎异常代谢活跃灶，性质待定。CT引导下行穿刺活检，病理示：（C2）恶性血管源性肿瘤，血管肉瘤或恶性血管周细胞瘤。Vimentin (+)，CD99 (+)，CK混 (–)，CgA (–)，Syn (–)，Desmin (–)，CD31和CD34结果判断不一致。

▶ 影像学表现

CT表现　C2椎体及部分附件呈不规则溶骨性破坏，骨皮质变薄呈膨胀性改变，边缘不规则破坏。椎管未见明显狭窄，其内未见异常密度影（图1~4）。

MRI表现　C2椎体及部分附件呈长T1短T2信号，体积略增大，边缘不规则，增强扫描呈明显不均匀强化。椎管内未见异常（图5~11）。

▶ 诊断与鉴别诊断

血管源性肿瘤　任何部位均可发生，不规则溶骨性破坏，骨皮质膨胀性改变。增强扫描病变明显强化，强化程度与邻近血管近似。

溶骨性转移瘤　常常引起多个骨或多个椎体及附件的溶骨性破坏。

骨巨细胞瘤　多偏离中心呈膨胀性生长，肿瘤分房状、皂泡样改变。

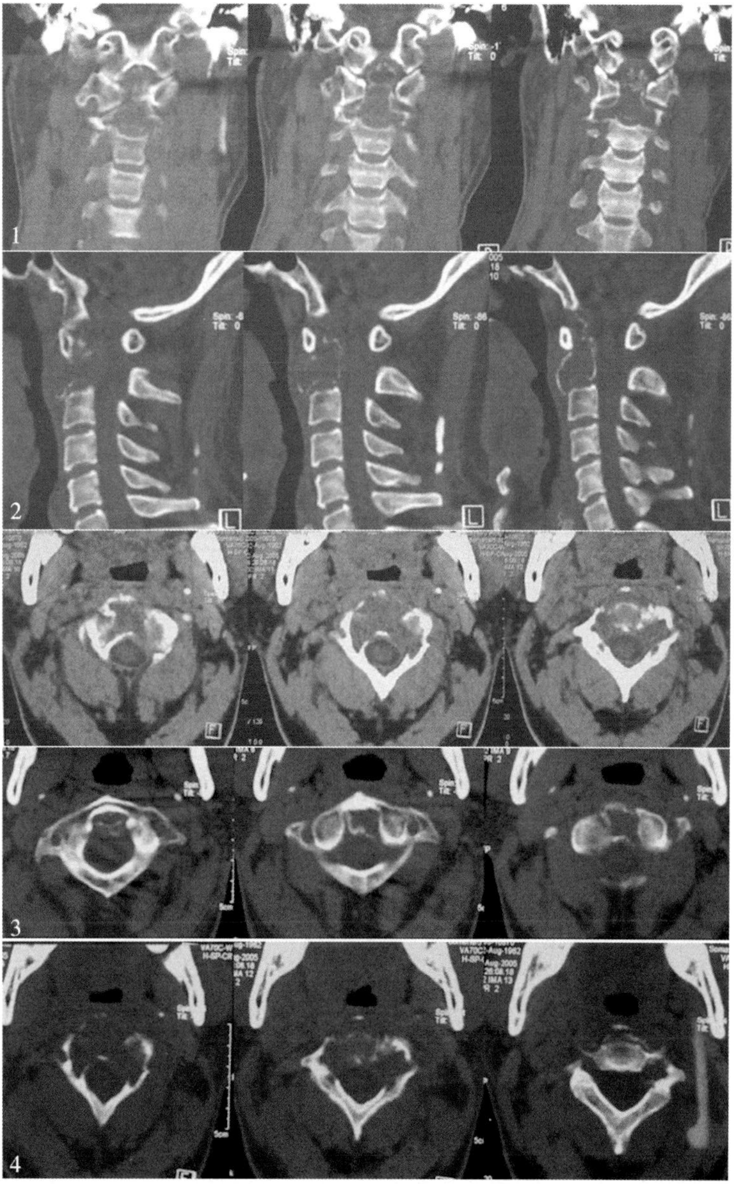

图1～4 颈椎CT（图1为冠状位重建骨窗、图2为矢状位重建骨窗、图3轴位骨窗、图4轴位软组织窗）：C2椎体及部分附件呈不规则溶骨性破坏，骨皮质变薄呈膨胀性改变，边缘不规则破坏。椎管未见明显狭窄，其内未见异常密度影（图1～4）。

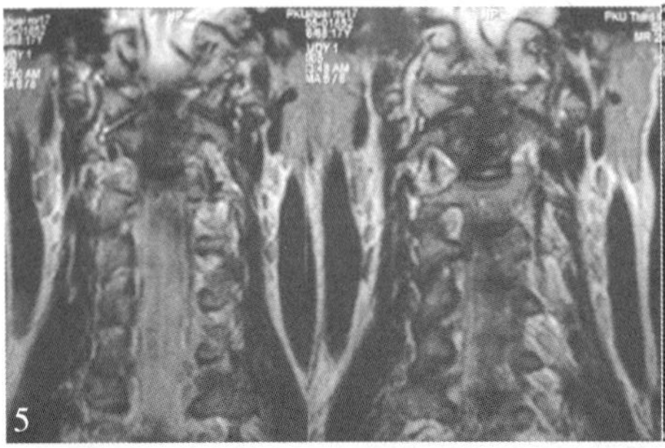

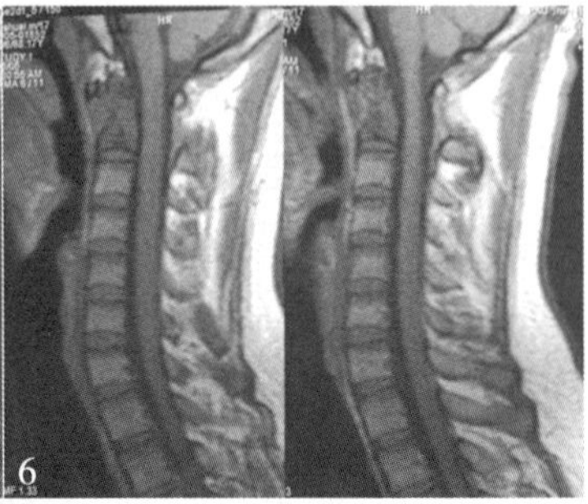

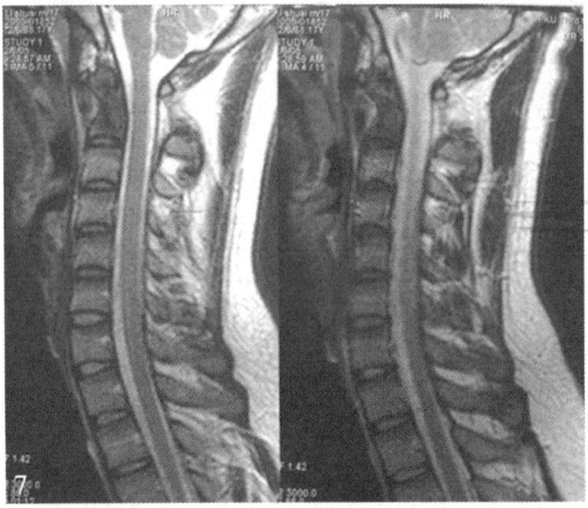

图5～7 颈椎MRI（图5为冠状位T2WI、图6为矢状位T1WI、图7为矢状位T2WI）：C2椎体及部分附件呈长T1短T2信号，体积略增大，边缘不规则。

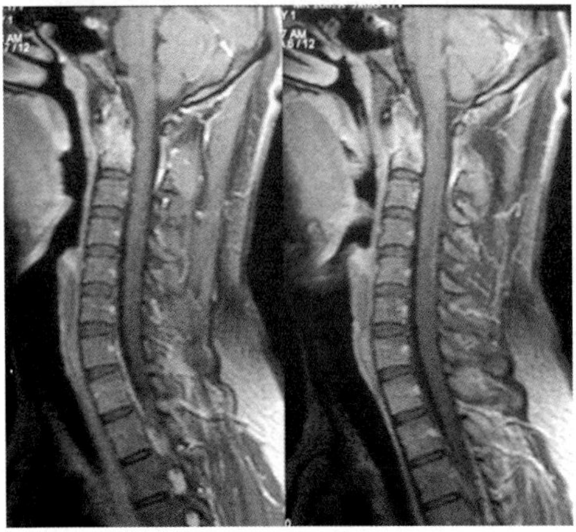

图8 颈椎MRI T1WI矢状位增强扫描：病灶明显不均匀强化。

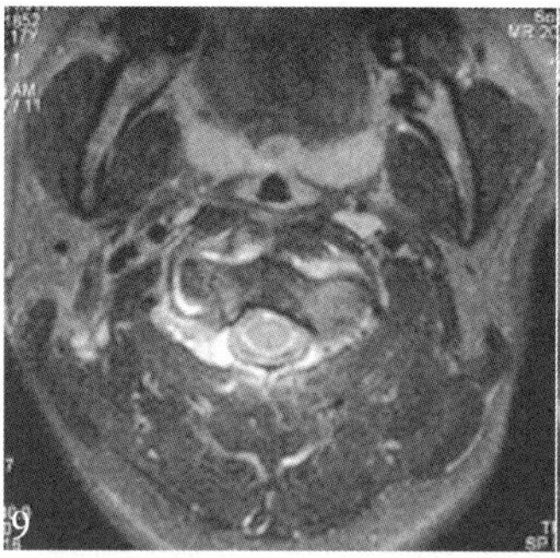

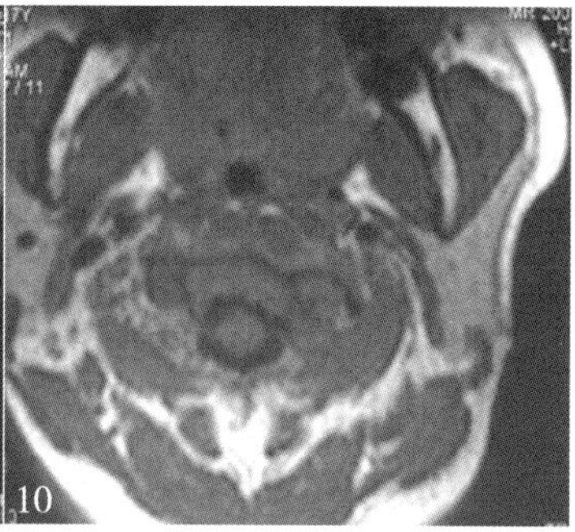

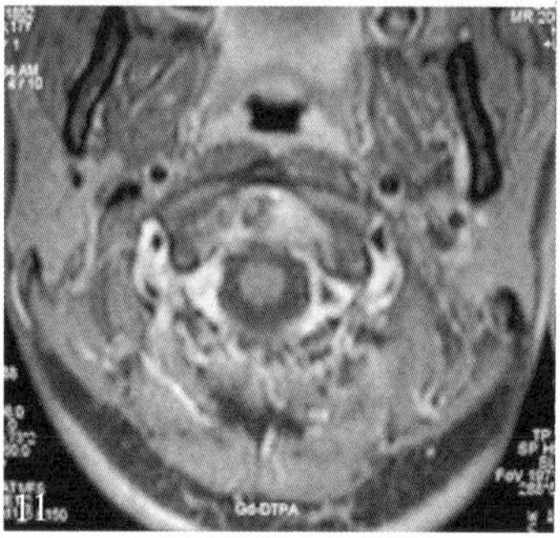

图9～11　颈椎MRI（图9为轴位T2WI，图10为轴位T1WI，图11为轴位T1WI增强扫描）：所见同前。

▶ 最终诊断

术中所见　手术前入路，见C2椎体变扁，向右侧膨胀，C2椎板、关节突、侧块呈膨胀性改变，硬膜表面不光滑，有膜性白物附着，肿瘤切面灰白色，鱼肉状。

镜下所见　肿瘤细胞伴一定异型性，核分裂相2个/20HPF，未见坏死。

免疫组化　S-100（-），CK混（-），CD31（-），CD34（-）。

病理诊断　C2血管外皮细胞瘤。

▶ 概述

毛细血管壁内有一嗜银纤维鞘膜，电子显微镜下称基底膜，膜内为内皮细胞，膜外为周细胞，由周细胞起源的肿瘤称血管周细胞瘤也称为血管外皮细胞瘤（hemangiopericytoma，HPC）。病理镜下所见主要特点是血管内皮细胞正常血管壁增厚，网状纤维鞘衬覆，大量增生的圆形、梭形、长形密集的血管外皮瘤细胞位于小血管网状纤维之外。CT和MRI显示瘤体呈分叶状，可有坏死或出血。增强扫描瘤体明显强化，表明肿瘤血供丰富，生长迅速。

发病率 血管外皮细胞瘤非常罕见，仅占原发骨肿瘤的0.08%。

年龄、性别分布 发生于任何年龄，以中老年多见，男性略多于女性。

好发部位 全身各个部位均可发生，多发生在中轴骨骼及长骨近端，如肱骨、脊柱、骶骨、股骨、下颌骨等。

治疗 手术切除，可行术前及术后放疗。

预后 预后差，复发率为80%，转移率20%~50%。

▶ 要点提示

骨骼的血管外皮细胞瘤主要呈溶骨性骨质破坏，其内可有残存的纤细骨小梁或蜂窝状改变，可有骨膨胀。增强后明显强化。本病例的影像学基本上符合上述表现，但仍缺乏特征性改变，应考虑有本病的可能性，确诊有赖于病理诊断。

▶ 参考文献

1. 张敏，罗军忠，张英华，等.颈椎管内血管外皮细胞瘤一例.临床放射学杂志，2005，24：1113-1114.
2. 柳盛春，陈凯，姜广擎，等.血管外皮细胞瘤1例.中国误诊学杂志，2006，16：793.
3. 解中福，杜金梁，孔繁明，等.颅内血管外皮细胞瘤的病理、临床及影像学诊断.中国医学影像技术，2003，19：981-983.

（北京大学第三医院）

病例77 C5嗜酸性肉芽肿

▶ 病史

男，5岁。颈项部疼痛伴双上肢疼痛20余天。患儿于20余天前无明显诱因出现颈项部酸痛，于活动时明显，卧床休息可缓解。近日症状逐渐加重，伴有双上肢放射痛，不伴有畏寒、发热。患儿为第一胎足月顺产，生产顺利，其发育与正常同龄儿相似。查体：脊柱无畸形，颈5棘突及棘突旁有压痛。四肢躯干皮肤感觉正常。四肢肌力及肌张力正常。生理反射存在，病理反射未引出。

▶ 影像学表现

X线表现 颈椎曲度直，C4椎体略向后移。C5椎体明显变扁，呈“扁平椎”表现，C4–5、5–6椎间隙正常，未见狭窄或增宽。椎旁软组织无肿胀（图1~2）。

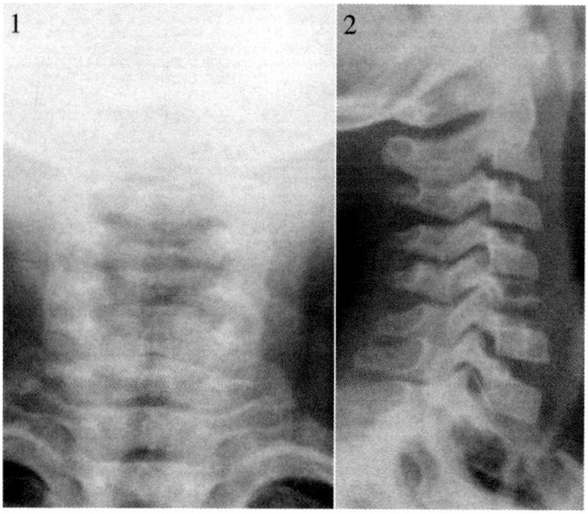

图1～2 颈椎X线平片：C5椎体明显变扁，呈“扁平椎”表现，C4–5、5–6椎间隙正常。

CT表现 C5椎体呈典型“扁平椎”表现，并溶骨性骨质破坏，周缘见软组织密度影，其内有点片状骨化影，双侧附件未见受累。后部病变突向椎管，压迫硬膜囊，硬膜囊内未见异常密度影。椎旁软组织无肿胀（图3~5）。

MRI表现 颈椎曲度序列差，C4椎体略向后移。C5椎体明显变扁，呈等T1、长T2信号。病灶向周围突出，椎管、硬膜囊受压，蛛网膜

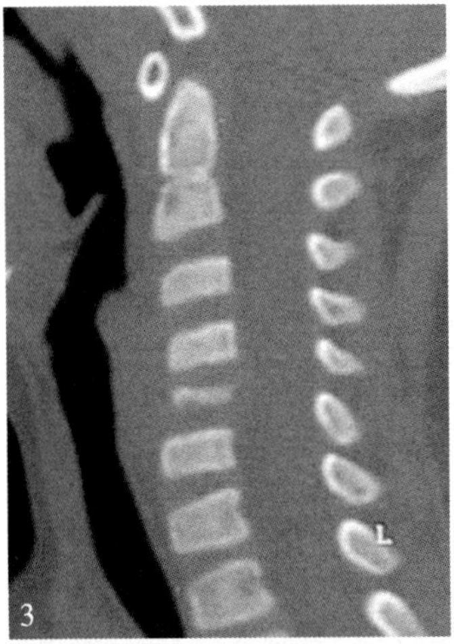

图3 颈椎CT矢状位重建骨窗：C5椎体呈典型“扁平椎”表现，并见溶骨性骨质破坏，C4–5、5–6椎间隙正常。

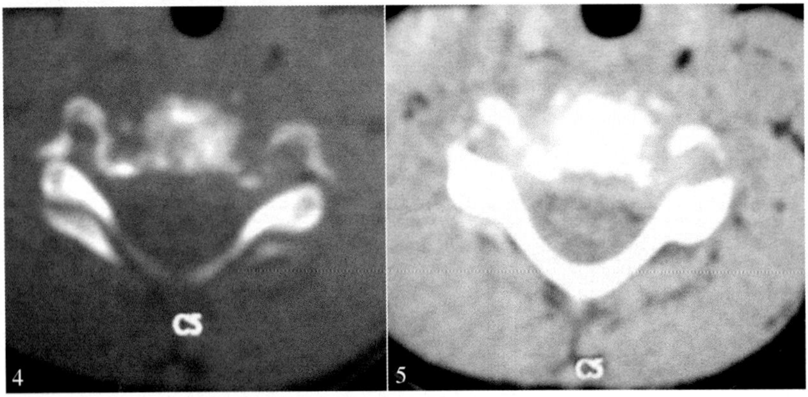

图4～5 颈椎CT（图4为骨窗、图5为软组织窗）：C5椎体溶骨性骨质破坏，周缘软组织密度影内片状骨化影。后部病变压迫硬膜囊，硬膜囊内未见异常密度影。椎旁软组织未见异常。

下腔变窄，髓内未见异常信号影。C4–5、5–6椎间盘形态及信号无明显异常。双侧附件未见异常，椎旁软组织未见异常（图6~8）。

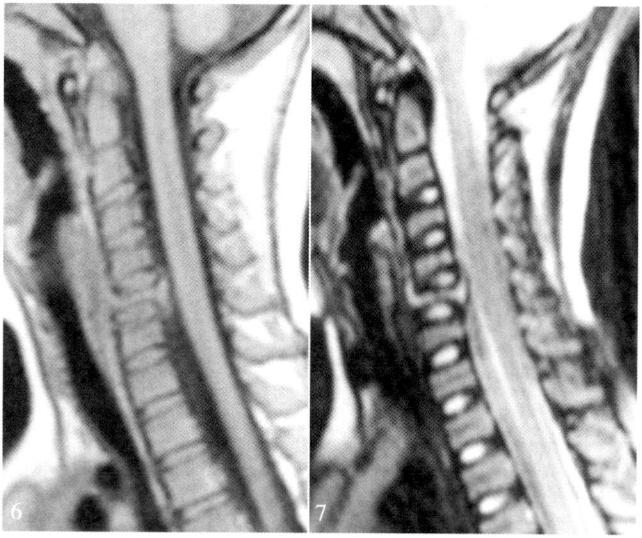

图6～7　颈椎MRI矢状位（图6为T1WI、图7为T2WI）：颈椎曲度差，C4椎体略向后移。C5椎体明显变扁，呈典型“扁平椎”表现，呈等T1长T2信号。C5后部突向椎管，蛛网膜下腔变窄，髓内未见异常信号影。C4–5、5–6椎间盘形态及信号无明显异常。椎旁软组织未见异常。

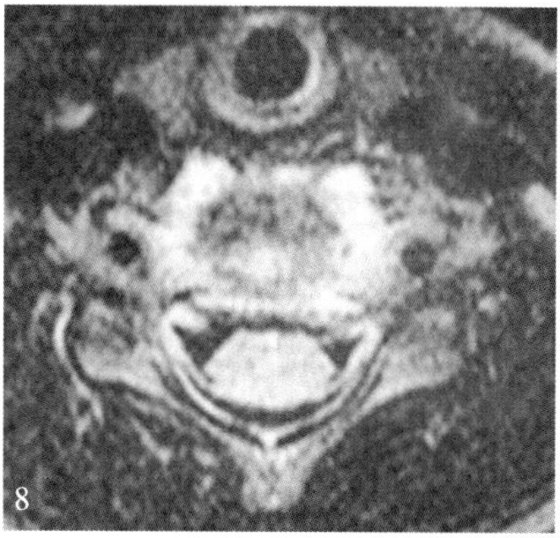

图8　颈椎MRI T2WI轴位：C5椎体溶骨性骨质破坏，呈不均匀长T2信号。

▶ 诊断与鉴别诊断

嗜酸性肉芽肿 表现为椎体骨质溶骨性破坏，并呈现典型的“扁平椎”表现，X线及CT观察清楚。MRI上病变呈等T1、长T2信号。上下椎间盘形态及信号无明显异常。椎旁软组织无肿胀。椎体的嗜酸性肉芽肿可单发或多发。多发时可连续或不连续。不连续发生者，中间间隔有正常椎体及椎间盘，即呈“跳跃性”发生。切勿将跳跃式生长误认为是骨转移瘤特有的表现。本病早期在椎体内部呈局限性溶骨性骨质破坏。椎体外形仍保持完整，随着破坏增多、增大，椎体开始压缩变形，常有椎体前部、后部同时压缩的倾向，即椎体前部及后部的高低差别不大，有别于外伤性等引起的椎体压缩性骨折。后者主要压缩在椎体前部，后部可压缩不明显，椎体呈“楔形变”。病变继续进展，最终椎体可极度压缩变扁，薄如麦饼，而被称作“扁平椎体”（Vertebral Plana）。扁平椎体以往曾专指2种疾病，1）骨嗜酸性肉芽肿；2）椎体骨软骨炎（Calves病）。现在认为扁平椎体是骨嗜酸性肉芽肿的特征性表现，而不包括椎体骨软骨炎。

脊柱结核　常有结核中毒症状及其它部位结核病灶，椎体溶骨性骨破坏，有砂粒状死骨形成，椎间盘受累破坏，椎旁脓肿常见。本例中，C5椎体呈扁平椎体，但椎间隙（椎间盘）正常。椎体压缩到薄如麦饼，且其旁已有局限性软组织肿胀，但仍未侵犯椎间盘。

脊柱转移瘤　多有原发肿瘤病史，多个椎体呈跳跃样溶骨性或成骨性骨质破坏，可发生病理性骨折，附件常受累，并有椎外软组织侵犯，椎间盘不受累。MRI呈长T1、长T2信号影。患者未发现原发肿瘤。5岁以下骨转移瘤的原发肿瘤常见的是神经母细胞瘤（典型的骨转移表现是双侧长骨干骺端呈对称性骨密度减低区等表现，尿中儿茶酚胺可增高）、急性淋巴细胞白血病（血中可找到幼稚淋巴细胞等）。其它一些能转移到骨骼的母细胞瘤如肾母细胞瘤、髓母细胞瘤、肝母细胞瘤、视网膜母细胞瘤及横纹肌肉瘤等发病率均很低。另一方面这些原发肿瘤均有明显的临床表现。所以本例不符合骨转移瘤。

▶ 最终诊断

免疫组化 CD68（+），CD1a（-），S-100（+）。

病理诊断 CT导引下穿刺活检示，（C5）嗜酸性肉芽肿。

▶ 概述

骨嗜酸性肉芽肿（eosinophilic granuloma，EG）属朗格汉斯细胞增生症 (langerhans cell histiocytosis，LCH) 之一，其病因未明，现多认为是一种原发免疫缺陷性良性肿瘤样病变，具有自限自愈，病变多发等特点。实验室检查可有外周血酸性粒细胞增高或血沉增快。组织学检查免疫表型S-100蛋白阳性，超微电镜下见到病灶内浸润的组织细胞中含有病理性的LC和Birbeck颗粒是确诊依据。

发病率 骨骼发生率小于1%。

年龄、性别分布 多发生于儿童及青少年（5~15岁），成年人少见。男女比例约为2:1。

好发部位 好发于额骨、骨盆及四肢长骨，脊柱的发病相对较少见。脊柱发生的部位以胸椎和腰椎最多见，颈椎次之。

治疗 手术加放化疗。

预后 肿瘤预后良好，病灶经治疗后修复，部分有自行消退倾向。

▶ 要点提示

本例中椎体如此扁平，首先应考虑为嗜酸性肉芽肿的诊断。有关本病较为详细的情况可参阅病例8（女，23y，L3、5多发病灶）LCH的诊断及鉴别诊断的要点表解。

▶ 参考文献

1. 陈桦，张雪林，金科，等.脊柱嗜酸性肉芽肿的MRI表现.临床放射学杂志，2005，24，900-902.
2. Greenspan A：Orthopedic Imaging. Philadelphia：Lippincott Williams & Wilkins，2004.

（北京大学第三医院）

病例78 C4-5脊索瘤

▶ 病史

女，21岁。左侧颈、肩及上肢疼痛、麻木1年，无外伤。疼痛沿上肢外侧放射至腕部，为压迫性、阵发性疼痛，并伴休息痛及夜间痛。夜间出汗，无发热及消瘦。7个月前接受按摩时发现左颈部小肿物，有压痛，予常规消炎止痛治疗，无效，症状逐渐加重，肿物日渐增大。在当地医院行颈部B超检查发现左颈部实性肿物，恶性可能。

▶ 影像学表现

CT表现 C4-5椎体左侧见较大软组织肿块影，上下约5cm，C4、5左侧椎体及附件破坏，并突入椎管，压迫相应硬膜囊，CT值35Hu，其内斑点状骨样密度影，周围见不规则变薄的骨质密度影，颈血管受压（图1~4）。增强扫描：肿块不均匀强化，其内斑点状血管样密度强化影，CT值45~135Hu（图5~6）。

▶ 诊断与鉴别诊断

脊索瘤 CT典型表现为高度溶骨性骨破坏，不规则的分叶状边缘，常伴基质钙化。骨硬化占64%，常伴软组织肿块。位于颈椎的肿瘤可突向椎旁，推挤或包绕周围血管等结构，也可向椎管内突入，压迫硬脊膜囊。

溶骨性转移瘤 常常引起多个骨或多个椎体及附件的溶骨性破坏。有原发肿瘤，有或无软组织肿块。但少有钙化。骨化少见。

骨巨细胞瘤 多呈膨胀性生长，肿瘤分房状、皂泡样改变，无骨质硬化，无钙化。

骨结核 有明显骨质稀疏，很少偏侧性大范围骨破坏。颈椎结核性

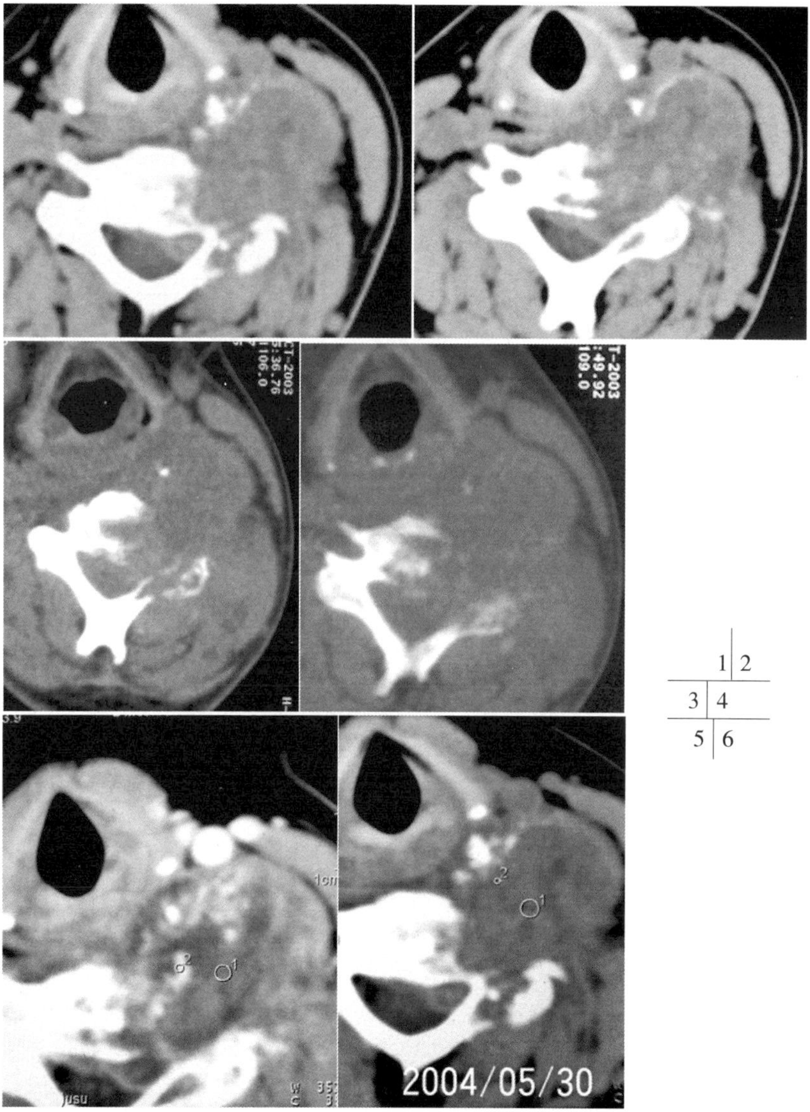

图1～6　颈部CT（图1～4为轴位平扫、图5～6为轴位增强扫描）：平扫显示椎体左侧及左侧附件骨质破坏，其内见不规则软组织密度影，周围见不规则受压变薄的骨质密度影，软组织中看突入椎管内，压迫相应硬膜囊及致骨髓。增强扫描肿块不均匀强化，其内见斑点状血管密度样强化影。

脓肿典型者为咽后壁脓肿，而不是偏侧性大肿块。CT检查，结核脓肿其内呈低密度，不强化，只是周边强化。

▶ 最终诊断

术中所见 C4、C5左侧椎旁巨大肿块12cm×8cm，椭圆形，有包膜，左侧颈动脉被肿瘤压迫并与之关系密切，C4、C5椎体及横突破坏。左侧椎动脉受累无法分离。切开肿瘤，中心有坏死、陈旧出血。

镜下所见 C4–5脊索瘤，细胞较丰富并有一定异型性。免疫组化：GFAP（–）、AE1/AE3（+）、Vs38c（+）、HMB4s（–）、LCA（–）、CD68（–）。

病理诊断 C4–5脊索瘤。

▶ 概述

脊索瘤（chordoma）属于原发低度恶性的骨肿瘤。一般情况下，将脊索组织的残存物或迷走的脊索遗迹发生的肿瘤称作脊索瘤，在颅脊轴线的任一处出现脊索组织的残余或迷走的脊索遗迹均可发展为脊索瘤。

发病率 脊索瘤的发病率约占原发恶性肿瘤的3%~4%，是继骨肉瘤、软骨肉瘤和尤文氏瘤之后的第4位常见的原发恶性肿瘤。

年龄、性别分布 发病年龄峰值在40~60岁，儿童和青少年也可发病。男女发病率无明显差异。

好发部位 脊索瘤几乎全部累及中轴骨，绝大多数发生在骶尾部（50%）和蝶枕联合区（35%~40%），发生的颈中段的脊索瘤少见。另外，极少数病例脊索瘤可发生在中轴骨之外，称之为外周脊索瘤。

治疗 手术治疗。

预后 预后差，复发率高（75%），本例患者在术后5个月复发。

▶ 要点提示

本例为C4–5脊索瘤，椎体脊索瘤开始时只在一个椎体内发生骨破坏，其后伴骨硬化及出现软组织肿胀，并侵犯邻近椎间盘及邻近椎体。在脊柱上，颈椎脊索瘤最可能侵犯临近椎体。约30%的前部软组织肿块内可见钙化。椎体可塌陷，可硬化，可破坏神经孔并膨胀使其增大。CT及MRI增强检查可见肿瘤呈不均匀强化。矢状位可以更直观地显示破坏椎间盘及椎体塌陷。本例左半椎体部分附件及椎间孔全遭破坏，肿瘤已侵入椎管内，所见明显不同于骨巨细胞瘤、骨转移瘤、骨结核。

▶ 参考文献

1. 张小玲，刘起旺，梁力，等.脊索瘤MRI表现与鉴别.中国临床医学影像杂志，2004，15：381–383.
2. 肖庆，马杰，华续明，等.颈髓髓内脊索瘤1例.中华神经医学杂志，2004，3：223.
3. Resnick D，Kransdorf MJ. Bone and joint imaging. 3rd ed. Philadelphia，Pa：Elsevier Saunders，2005.

（北京大学第三医院）

病例79 骶椎脊索瘤

▶ 病史

男，33岁。臀部、会阴及大腿后侧麻木、疼痛2个月，大小便失禁20余天。患者2个月前无明显诱因出现双大腿内侧皮肤感觉麻木，间断出现，无明显规律。随后臀部、会阴及大腿后侧逐渐感觉麻木，伴疼痛，呈隐性钝痛，夜间疼痛加重。自行服用止痛药后，症状有所减轻。20天前相继出现小便、大便失禁。患者自发病以来，体重减轻约5Kg，饮食尚可，无发热、盗汗及乏力。查体：脊柱、四肢无畸形，各关节活动好。棘突无压痛，椎旁肌肉无压痛，直腿抬高试验（–），肛门括约肌松弛，直肠后方可触及质硬肿物，固定，无压痛。臀部、会阴、双大腿后侧及双足背外侧（S1以下）感觉减退。双侧肢体肌力及肌张力正常。生理反射存在，病理反射未引出。实验室检查：癌胚抗原（CEA）2ng/ml（正常值＜5ng/ml）；肿瘤相关抗原（CA19–9）2U/ml（正常值＜37U/ml）；肿瘤相关抗原（CA125）2U/ml（正常值＜35U/ml）。甲胎蛋白（AFP）2.07 (正常0~20) ng/ml。C反应蛋白（CRP）0.28（参考值0~0.8）mg/dl。结核菌抗体（Anti–TB）（–）。红细胞沉降率（ESR）16（↑）(正常0~15mm/hr)。

▶ 影像学表现

X线表现 骶骨形态未见异常，前部正中明显骨质硬化，边缘毛糙，未见明显软组织肿块影（图1~2）。

CT表现 S2水平以下骶骨呈不规则溶骨性破坏，S2–3椎体前缘见明显骨硬化，骶骨前方及骶管内见团块状软组织密度影，大小约为3.5cm×7.0cm，其内散在点、斑片状钙化、骨化影。增强扫描该肿块中度强化，向前压迫直肠，但脂肪间隙存在。盆腔内未见明显肿大淋巴结（图3~8）。

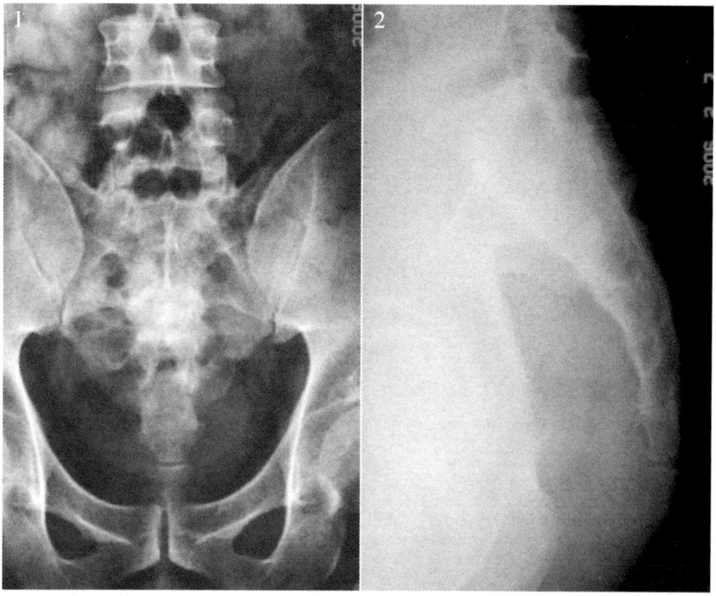

图1～2　骶尾骨X线平片：骶骨前部正中骨质硬化，边缘毛糙，未见明显软组织肿块影。

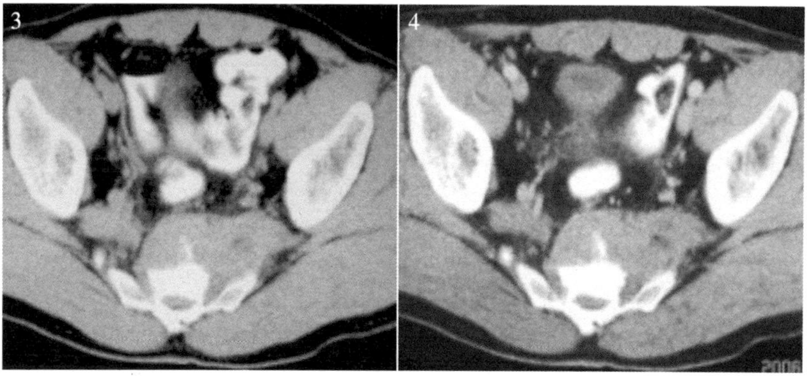

图3～4　骶尾骨CT（图3为平扫、图4为增强扫描）：骶骨呈不规则溶骨性破坏，前缘见成骨改变，骶骨前方及骶管内见团块状软组织密度影，其内散在片状骨性密度影，增强扫描该肿块中度强化。

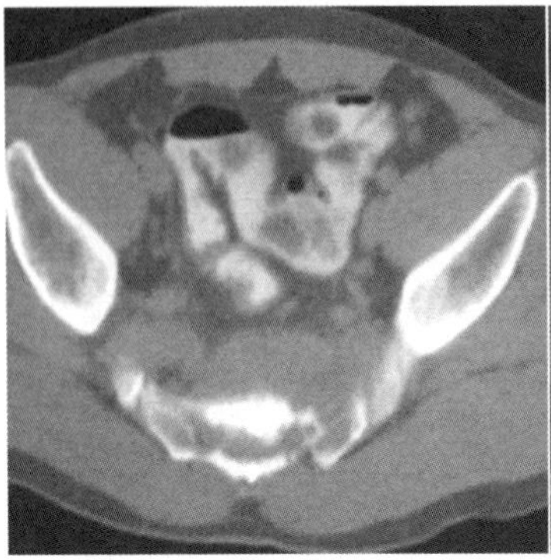

图5 骶尾骨CT（骨窗）：骶骨呈不规则溶骨性破坏，前缘见成骨改变。

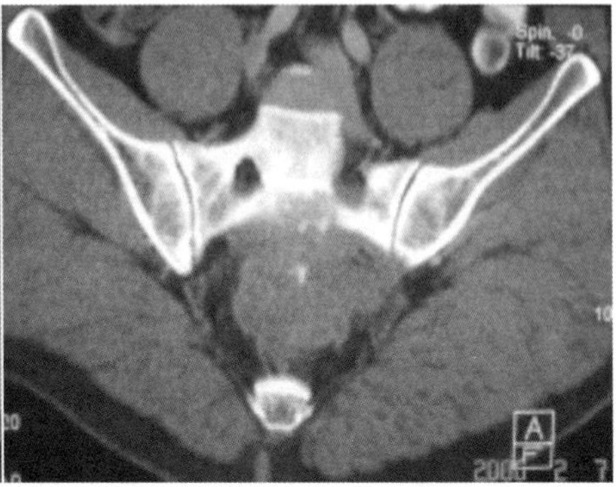

图6 骶尾骨CT增强扫描（骨窗）：冠状位重建 骶骨前方见团块状软组织密度影，其内散在片状骨性密度影，增强扫描该肿块中度强化。

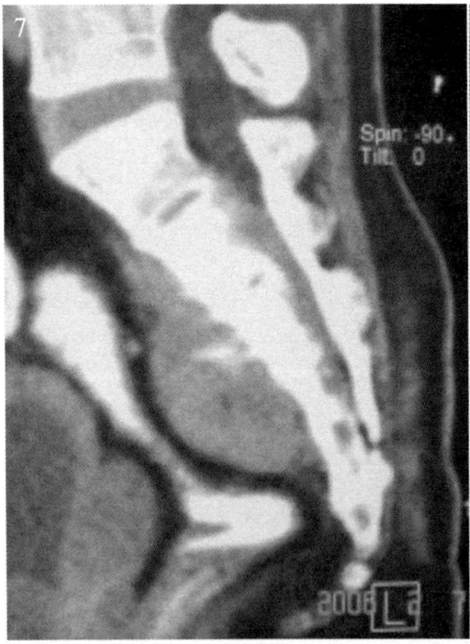

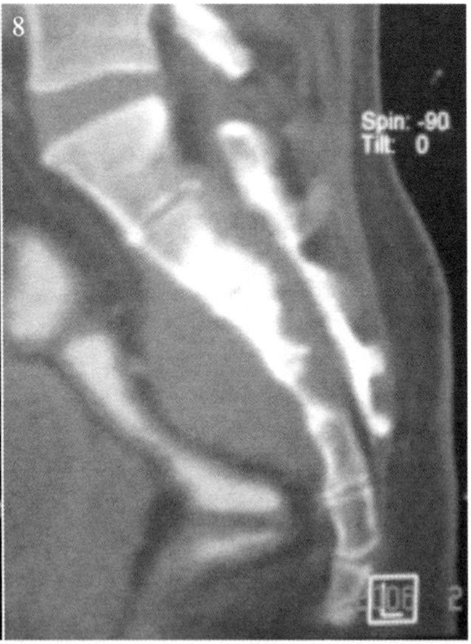

图7～8 骶尾骨CT增强矢状位重建（图7为软组织窗、图8为骨窗）：S2水平以下骶骨呈不规则溶骨性破坏，S2-3椎体前缘见成骨改变，骶骨前方及骶管内见团块状软组织密度影，大小约为3.5cm×7.0cm，其内散在片状骨性密度影，部分呈日光放射状。增强扫描该肿块中度强化，向前压迫直肠，但脂肪间隙存在。

超声表现 骶骨前方可见一7.8cm×3.6cm×7.6cm的低回声包块，边界欠清晰，内部回声尚均匀，CDI：其内未见明显血流信号。包块与骶骨相连，骶前血管向前移位，周围未见明显肿大淋巴结。

核素表现 骶骨部位异常代谢活跃灶，考虑为恶性病灶。

▶ 诊断与鉴别诊断

骶骨脊索瘤 典型表现为骶骨溶骨性骨破坏，可伴有骨硬化，形成中到大的软组织肿块，肿块多向前不规则发展，形成盆腔内巨大包块，可压迫盆腔内组织或器官，向后侵犯的程度相对较小，可侵及椎管内硬膜外腔，较少侵犯附件。

骶骨骨肉瘤 骶骨呈成骨样改变，形态不规则，多呈絮状，并见片状高密度的瘤骨，椎体皮质尚完整，但常累及附件，软组织肿块较小。

骶骨转移瘤 多有原发肿瘤病史，多个椎体呈跳跃样溶骨性或成骨性骨质破坏，可发生病理性骨折，附件常受累，并有椎外软组织侵犯，椎间盘不受累。

骶骨结核 常有结核中毒症状及其它部位结核病灶，椎体溶骨性骨破坏，有砂粒状死骨形成，椎间盘受累破坏，椎旁脓肿常见。

骶骨巨细胞瘤 好发于20~40岁，年龄偏轻。病灶呈膨胀性骨破坏。一般良性者，骨包壳仍完整（脊索瘤则不完整），内有纤细的骨间隔。无钙化，也无骨硬化。

骶骨神经鞘瘤 常延骶骨神经孔生长，使其扩大。周围绕以环形反应性硬化缘。

骶骨浆细胞瘤 同位素检查常为（-），而脊索瘤为（+）。

骶骨软骨肉瘤 其内可有特征性的环形或半环形软骨钙化。

▶ 最终诊断

免疫组化 CK混（+），CD68（+），Vim（+），S-100（+）。

病理诊断 CT引导下穿刺活检病理为（骶骨）脊索瘤。

▶ 概述

脊索瘤（chordoma）属于原发低度恶性的骨肿瘤。一般情况下，将脊索组织的残存物或迷走的脊索遗迹称作脊索瘤，在颅脊轴线的任一水平出现脊索组织的残余或迷走的脊索遗迹均可发展为脊索瘤。

发病率 脊索瘤的发病率约占原发恶性肿瘤的3%~4%，是继骨肉瘤、软骨肉瘤和尤文氏瘤之后的第4位常见的原发恶性肿瘤。

年龄、性别分布 发病年龄峰值在40~60岁，儿童和青少年也可发病。男女发病率无明显差异。

好发部位 脊索瘤几乎全部累及中轴骨，绝大多数发生在骶尾部（50%）和蝶枕联合区（35%~40%）。另外，极少数病例脊索瘤可发生在中轴骨之外，称之为外周脊索瘤。

治疗 手术治疗。

预后 预后差，复发率高（75%）。

▶ 要点提示

脊索瘤：1）好发于30~60岁。2）多见于骶骨下部。3）呈不规则溶骨性破坏。4）64%伴有骨硬化。5）病灶内常有钙化及骨化。6）有明显的软组织肿块，主要在骶骨前方。结合本病例及图片1~8。均充分显示出上述6个征象。尤其在矢状位片上，所显示S2、3、4的骨硬化。S2、3、4后部骨质破坏及缺损。骶骨前方软组织肿块，较为典型。在鉴别诊断方面，除文中所述的骨肉瘤、转移瘤及骨结核外，还须与好发于骶骨的其它肿瘤鉴别。

▶ 参考文献

1. 张小玲，刘起旺，梁力，等.脊索瘤MRI表现与鉴别.中国临床医学影像杂志，2004，15：381-383.
2. 韩月东，龚雪鹏，张劲松，等.脊柱原发性骨肿瘤CT和MRI观察.临床放射学杂志，2002，21：373-376.
3. Resnick D，Kransdorf MJ. Bone and joint imaging. 3rd ed. philadelphia pa:Elsevier Saunders, 2005

（北京大学第三医院）

病例80　恶性外周神经鞘瘤

▶ 病史

男，25岁。5个月前无明显诱因出现颈部不适并右肩臂疼痛，抗炎治疗好转。三月前发现颈部右侧包块，渐长大。1个月前颈部、右肩疼痛加重，并低热、盗汗，抗结核治疗无效。查体：颈椎活动受限，颈部右侧隆起，可触及一大小约6cm包块，质软，压痛，皮温不高。右臂外侧皮肤感觉下降，右侧三角肌肌力Ⅲ级，四肢肌张力高，腱反射亢进，病理征阴性。三年前有颈部外伤史，其父母均有结核史。

▶ 影像学表现

CT表现　C3–5椎体右侧可见低密度肿块影，边界尚清，颈部血管受压外移，向内包围并破坏邻近椎体及相应附件，椎管内可见软组织块影（图1~2）。

MRI表现　C3–5椎体及右侧附件骨质破坏，椎旁见分叶状软组织团块影，该肿块通过椎间孔致椎间孔扩大，长入椎管内，形成哑铃状

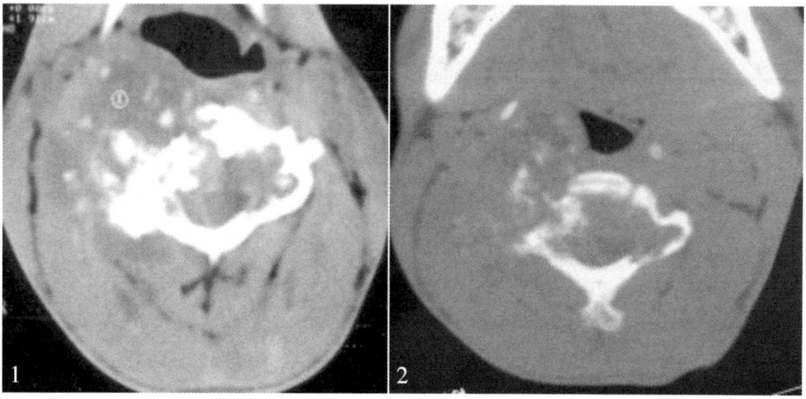

图 1 ~ 2　颈椎CT：椎体右侧低密度肿块，边界尚清，向内包围并破坏邻近椎体及相应附件，颈部血管受压外移，咽腔及喉室受压变形。

征象，并将硬膜囊向对侧推移。呈等/长T1、等/长T2混杂信号。病变周边组织受压移位。增强扫描病灶明显强化，中心有不均匀坏死区，右侧椎动脉狭窄闭塞。病变累及椎体附件，并侵犯硬膜（图3~8）。

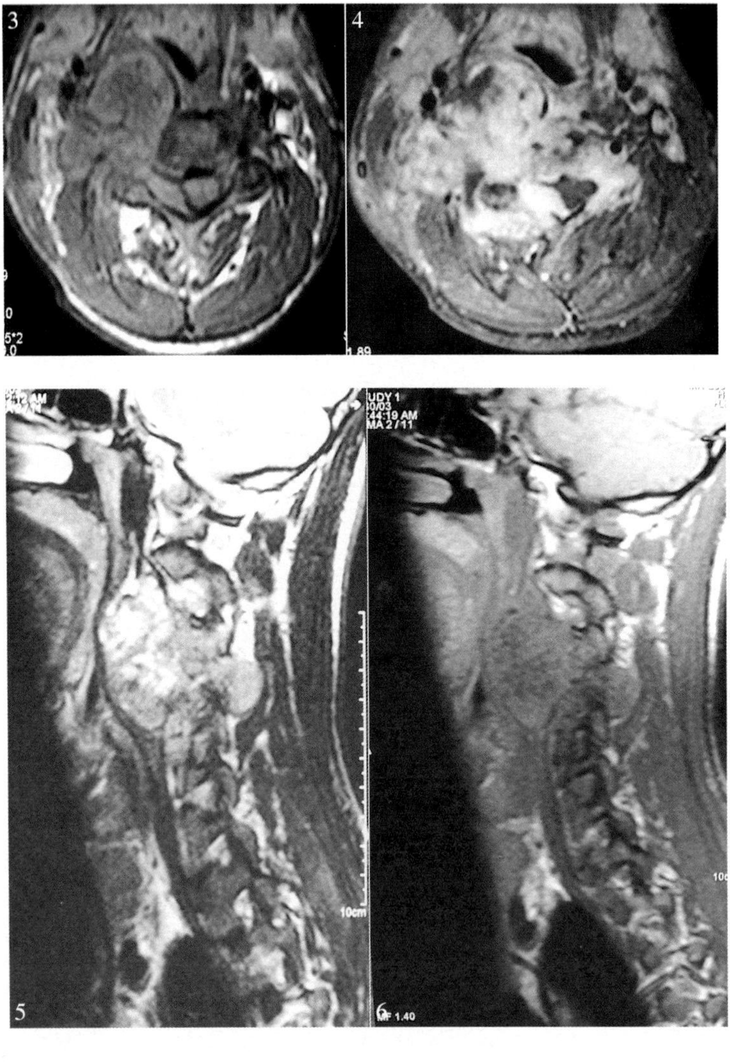

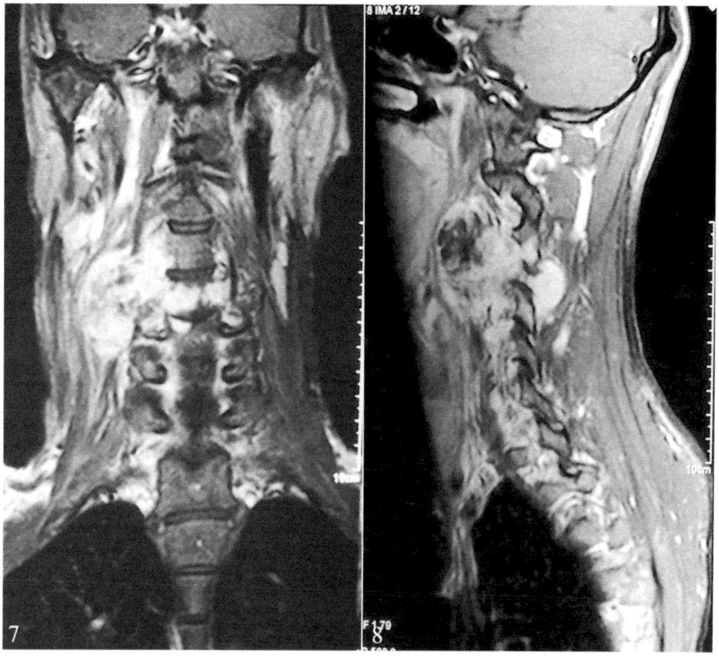

图 3～6 颈椎MRI T1WI：轴位及矢状位C3–5椎体及右侧附件骨质破坏，椎旁及椎管内均可见肿块影，通过椎间孔相通，形成“哑铃状”征象，边界尚清，呈等/长T1信号，其周可见更低环形信号。右侧附件及部分椎体受累破坏。

图5 颈椎MRI T2WI：矢状位压脂相病灶呈长T2信号，其内可见斑片状更长T2信号影。

图 4、7、8 颈椎MRI T1WI（图4为轴位、图7为冠状位、图8为矢状位抑脂）：病灶明显强化，可见不规则坏死区。

▶ 诊断与鉴别诊断

颈部恶性外周神经鞘瘤 在CT上，大多表现为低密度软组织肿块，其内密度常不均匀，均匀者很少，更少见的是均匀的高密度。增强后大多数称不均匀增强。MRI T1WI上主要为不均匀的低信号，T2WI上主要呈不均匀高信号。来自脊神经的可使神经孔扩大并呈哑铃状肿块。

淋巴结病变 其特征是常为多发，病变位于颈动静脉的浅面，致血管向内侧移位。

涎腺肿瘤(腮腺深叶、小涎腺肿瘤) 一般主要在咽旁间隙内，体积略小，腮腺深叶肿瘤与腮腺解剖不能分开，而咽旁间隙的神经源肿瘤与腮腺深叶之间有薄层脂肪信号相隔。

脂肪性肿瘤 其特征性脂肪信号有助于确定肿瘤的组织来源。

▶ 最终诊断

术中所见 颈阔肌浅层见一4cm×3cm×2cm大小形状不规则实性肿物(与深方未见联系，上方可见一细蒂)。C2–5水平右侧椎旁一巨大肿瘤，大小约7cm×6cm×6cm，形状不规则，与颈长肌间无分界并侵占颈部后方，肿瘤存在假包膜，与神经根及椎动脉形成包裹。C4椎体大部、C3椎体后缘及C5椎体右侧缘破坏。肿瘤组织呈灰白色鱼肉样。

镜下所见 外周神经鞘瘤伴软骨及骨化生。

免疫组化 SMA（+），S–100（+），MBP（+）。

病理诊断 颈部恶性外周神经鞘瘤。

▶ 概述

恶性外周神经鞘瘤 (malignant peripheral nerve sheath tumor，MPNST) 为原发于神经鞘，或继发于神经纤维瘤，后者恶变率为2.4%~2.9%。神经鞘瘤恶变者较为罕见。恶性外周神经鞘瘤对化疗、放疗均不敏感，但可以起到较少局部复发与控制远隔转移的作用。手术切除是唯一有效的治疗方法。术后易出现复发及远隔转移，有一组报道5年生存率为53%。

▶ 要点提示

本例的右侧椎旁软组织肿胀，已长入椎管内形成哑铃状肿块征，提示考虑为神经源性（神经鞘瘤或神经纤维瘤）肿瘤。其MRI的信号改变也符合神经源性肿瘤。C4椎体及左侧附件遭到大范围的骨质破坏，从图3及8的病灶内，可清楚看到有较大的坏死区，后两个征象提示应考虑恶性可能。

▶ 参考文献

1. 郑九林，滑炎卿，黄忠泉.周围神经纤维瘤和神经鞘瘤的CT鉴别诊断.中国临床医学影像杂志，2004，15：710–713.
2. 王金堂，张小卫，刘广宇，等.颈椎骨肿瘤的外科治疗分析.现代肿瘤医学，2006，14：94–96.
3. 顾雅佳，王玖华，陈彤箴.颈部神经鞘瘤的CT 表现及其病理基础.中华放射学杂志. 2000，34：551–554.
4. 尹梅，李志平，董国良，等.恶性神经鞘瘤9例报告及文献复习.华西医学，2005，15：340–341
5. Burgener FA，Steven P，Tan RK，et al. Differential Diagnosis in Magnetic Resonance Imaging. New York：Thieme，2002.

（北京大学第三医院）

病例81　朗格汉斯细胞组织细胞增生症

▶ 病史

女，23岁。腰骶部疼痛10天。患者于10天前无明显诱因出现腰骶部疼痛，为钝性疼痛，夜间明显，无跛行，疼痛程度逐渐加重。查体：脊柱无畸形，腰椎活动正常，左侧骶髂关节处轻度压痛。四肢骨骼肌无萎缩及肥大，肌张力不高。生理反射存在，病理反射未引出。血常规：白细胞14.49（↑），红细胞3.97（-），血红蛋白121（-），血小板325（↑）。K Na Cl：Na 136.4（-），K 4.34（-），Cl 109（↑），$TCO_2$22.3（↓）。CEA 3ng/ml（-）。AFP 1.13（-）。ESR 61（↑）。

▶ 影像学表现

核医学表现　左侧锁骨、肱骨头、L3、L5、骶骨及左侧髂骨多发异常代谢活跃灶（图1）。

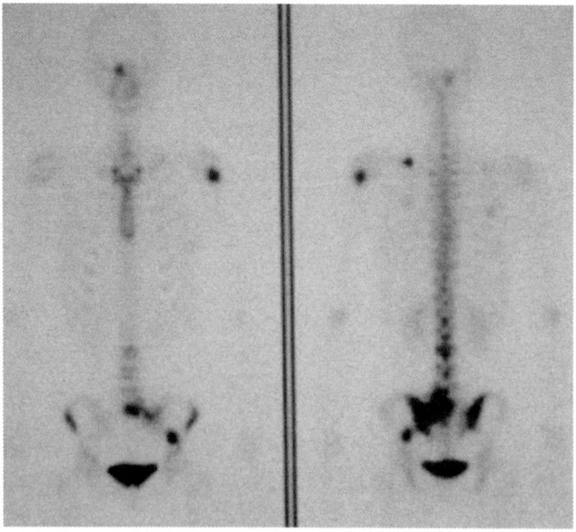

图1　核素全身骨显像（前后位及后前位）：左侧锁骨、肱骨头、L3、L5、骶骨及左侧髂骨多发异常代谢活跃灶。

X线表现 左侧锁骨及肱骨头骨质未见异常（图2）。腰椎骨质未见异常（图3）。骶骨左侧溶骨性破坏，骶孔显示不清，似见软组织影(图4)。

CT表现 骶骨左侧骨质溶骨性破坏，破坏区见软组织影并向外生长，周围软组织及骶管受累（图5、6）。

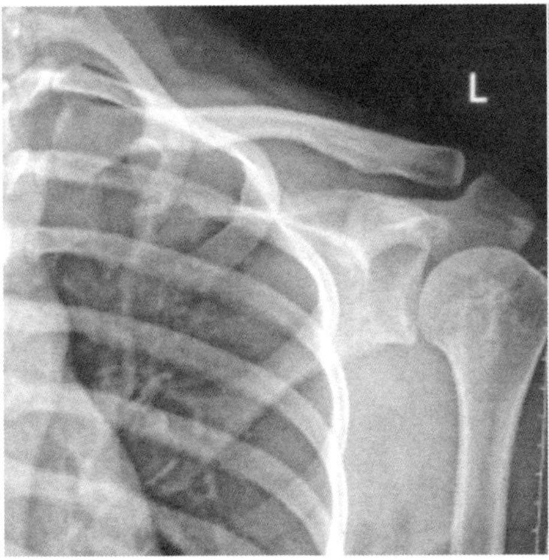

图2 左肩关节X线平片：未见异常征象。

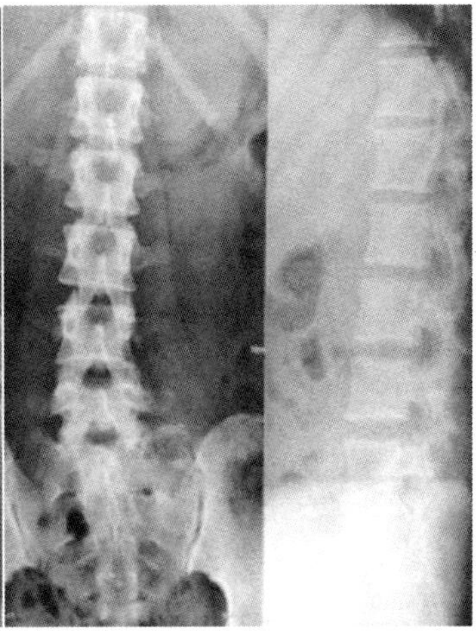

图3 腰椎X线平片：未见异常征象。

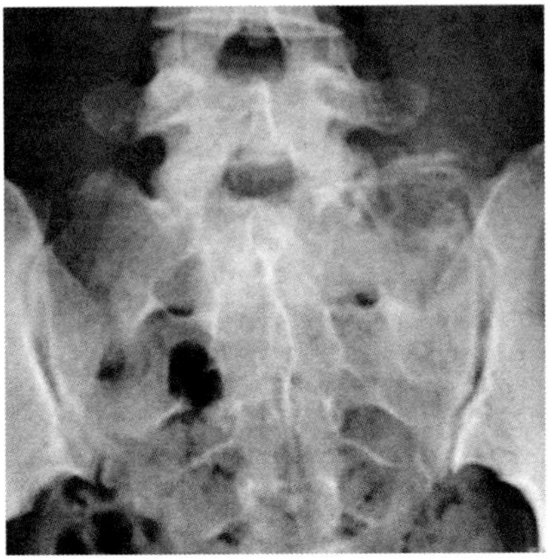

图4 骶骨X线平片：骶骨左侧部见溶骨性破坏，骶孔显示不清，似见软组织影，左侧髂骨骨质未见异常。

MRI表现 骶骨左侧部、左骶髂关节、左髂骨及L3、L5椎体多发骨质破坏，呈不规则长T1长T2信号影，脂肪抑脂T2WI呈高信号，增强扫描病变明显强化，周围软组织及骶管受累（图7~12）。

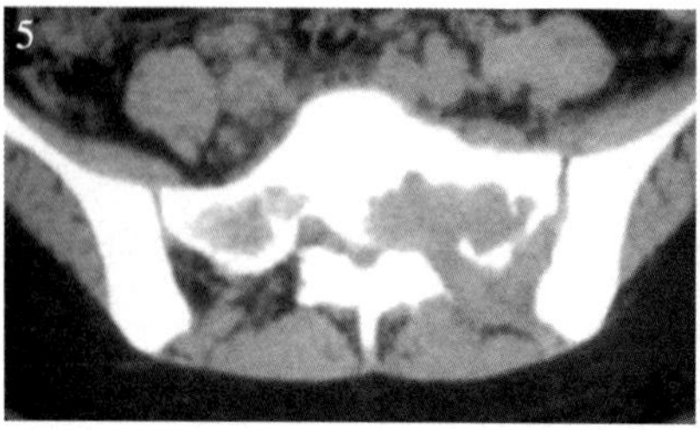

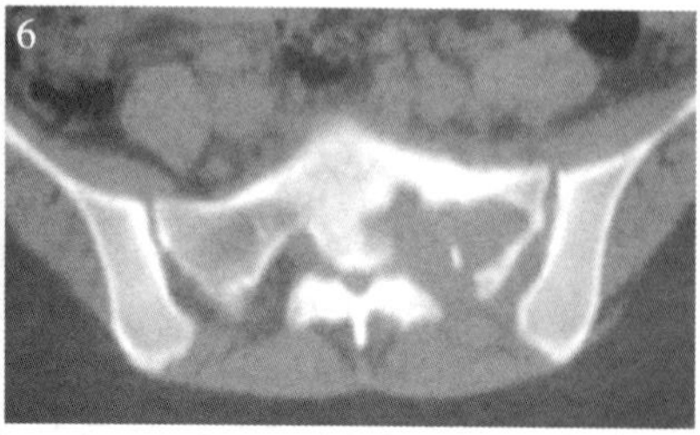

图5～6　骶骨CT（图5为软组织窗、图6为骨窗）：骶骨左侧部骨质溶骨性破坏，破坏区见软组织影充填并向外生长，周围软组织及骶管受累。

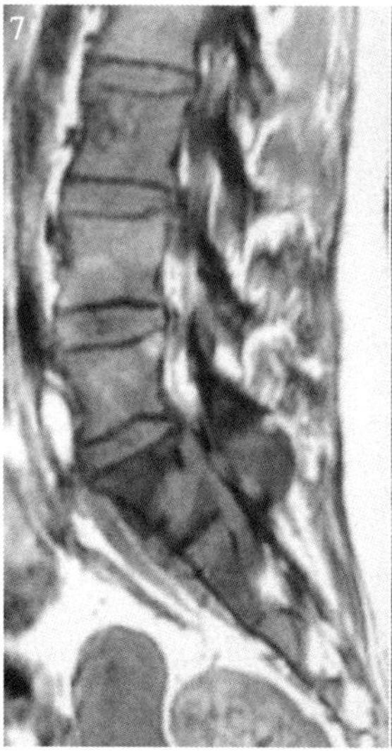

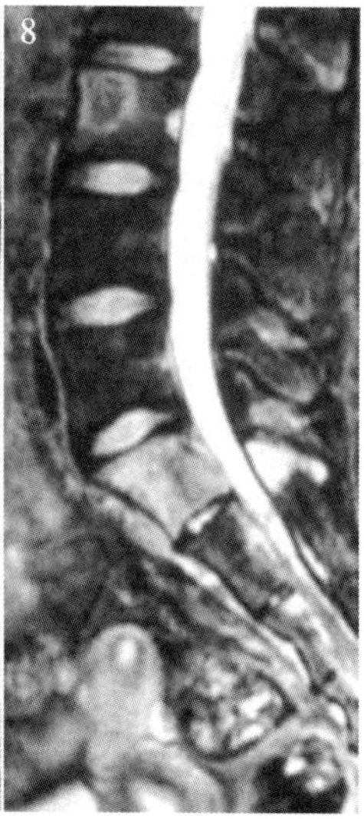

图7～8　骶椎MRI矢状位（图7为T1WI、图8为T2WI抑脂）：骶骨及L3椎体骨质破坏，呈不规则长T1、长T2信号影。

▶ 诊断与鉴别诊断

朗格汉斯组织细胞增生症　本病好发于儿童及青少年。多系统或单系统受累，最好发于骨骼系统。X线和CT检查可见多个椎体溶骨性破坏，软组织肿块生长并向外突出明显，常有病理性骨折，椎体变形，呈楔形、扁平或板状，椎间盘保持正常。MRI呈长T1、长T2信号影，增强扫描病变明显强化。

多发性骨髓瘤　血液化验本周氏蛋白阳性。X线和CT表现为多个椎体斑片状、点状穿凿样骨质破坏，病灶大小多一致，早期椎弓根很

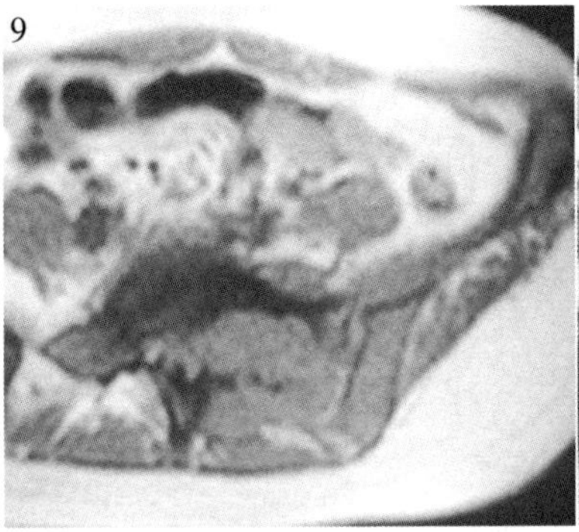

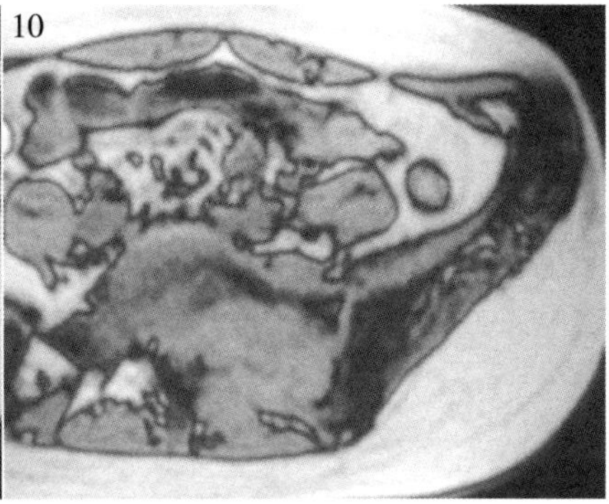

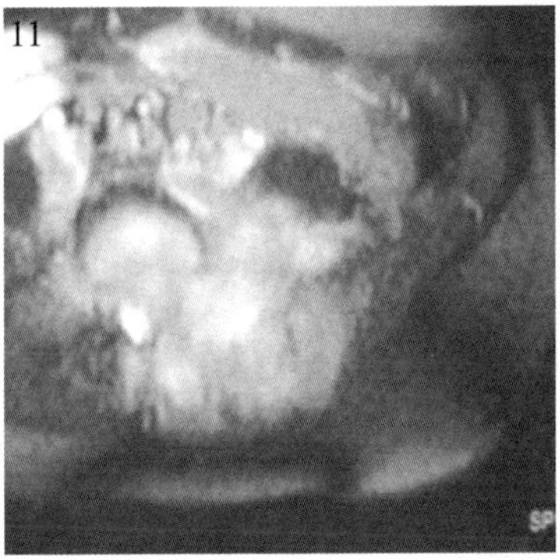

图9～11　骶椎MRI轴位（图9为T1WI、图10为T2WI、图11为T2WI抑脂）：骶骨左侧部、左骶髂关节、左髂骨多发骨质破坏，呈不规则形长T1、长T2信号影，T2WI压脂呈高信号。周围软组织及骶管受累。

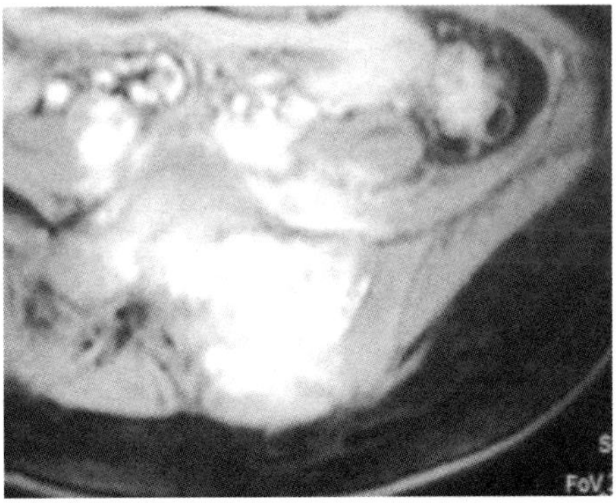

图12　骶椎MRI轴位增强扫描：病变明显强化。

少受累，椎间盘不受累，椎旁软组织肿块相对轻微，伴有明显的骨质疏松，头颅穿凿样骨破坏，或肋骨膨胀性骨破坏。MRI表现为长T1、短等T2混杂信号。

多发骨转移瘤 常有原发肿瘤史。多个椎体呈跳跃样溶骨性或成骨性骨质破坏，可发生病理性骨折，附件常受累，并有椎外软组织侵犯，但椎间盘不受累。MRI呈长T1、长T2信号影。

脊椎结核 椎体前中柱的骨质破坏，破坏区内见沙粒状死骨，椎间盘常破坏，椎弓根少见受累，椎旁或腰大肌脓肿，常伴不同程度的骨质增生硬化。

▶ 最终诊断

免疫组化 CD1a（+），CD68（+），S-100（+）。

病理诊断 （骶后侧）langerhans组织细胞增生症，结合临床，为多骨性累及，也可称韩-雪-柯病。

▶ 概述

朗格汉斯组织细胞增生症（langerhans cell histiocytosis，LCH）以前称为组织细胞增生症X（HX），包括3种综合征：①勒-雪病，亦称急性广泛性HX；以发热、皮疹、肝脾肿大、外耳溢脓为主要表现，血液系统受累。②韩-薛-柯病，亦称慢性广泛性HX或黄脂瘤病；以突眼、尿崩症、骨损害为主。③骨嗜酸性细胞肉芽肿，亦称局限性HX。多以局部肉芽肿就诊，以骨骼受损为主，有时有肺间质侵害。

也可根据病损范围分为二型：(1) 局限型LCH：①单一的皮疹，无其它器官受累。②单一骨损害，伴或不伴有尿崩症（DI）、邻近淋巴结受累或皮疹。③多骨损害，包括多骨或一骨有大于两处损害，伴或不伴有尿崩症、邻近淋巴结受累或皮疹。(2) 广泛型LCH：①内脏器官受累，伴或不伴有尿崩症（DI）、邻近淋巴结受累或皮疹，无肺、肝或造血系统功能障碍。②除上述症状之外，内脏器官受累，有肺、肝或造血系统功能障碍。

LCH诊断需有组织学依据，免疫表型S-100蛋白阳性，超微电镜下见到病灶内浸润的组织细胞中含有病理性的LC和Birbeck颗粒是确诊依据。

发病率 儿童年发病率为3.5~7.0/百万。

年龄、性别分布 LCH56.6%发生在1~15岁的儿童。男性约为女性的2倍。

好发部位 可累及多个系统，以骨骼系统为多，其中以颅骨及脊椎常见。

治疗 手术、放疗、化疗及造血干细胞移植。

预后 勒-雪病好发于婴幼儿，病情进展快，短期内死亡；嗜酸性肉芽肿好发于儿童及青年，病变呈良性经过，预后较好；韩-薛-柯病介于两者之间。年龄愈小预后愈差，可有5%复发。

▶ 参考文献

1. 熊明辉，张挽时，王东，等. 朗格汉斯细胞组织细胞增生症多系统受侵一例.中华放射学杂志，2004，38：892-893.
2. 金惠明，孙莲萍，鲍南，等.颅骨和脊椎朗格汉斯组织细胞增生症.中华小儿外科杂志，2002，23：14-16.
3. 杨士元. 组织细胞增生症470 例分析. 中华儿科杂志，1983，21：265.
4. Burgener FA，Steven P，Tan RK，et al. Differential Diagnosis in Magnetic Resonance Imaging. New York：Thieme，2002.
5. Resnick D，Kransdorf MJ. Bone and joint imaging. 3rd ed. Philadelphia，Pa：Elsevier Saunders，2005.
6. Greespan A，Remagen W：Differential diagnosis of tumors and tumor-like lesions of bones and joints.Philadelphia：Lippincott-Raven，1998.

（北京大学第三医院）

病例82 T8–T10血管脂肪瘤

▶ 病史

男，59岁，双下肢疼痛，行走不稳1年，加重半年。始为腰及左下肢疼痛，渐及右下肢，并觉行走不稳，踩棉感，逐渐加重。近半年来，出现胸腹束带感，蹒跚步态，平路无扶持行走为500米，平卧休息双下肢疼痛症状减轻。近来大小便偶有失禁。查体：脊柱无明显叩压痛。双下肢自腹股沟以下针刺觉过敏。双下肢肌张力略高，直腿抬高试验（–）。右膝腱反射亢进，右侧Rossolimo（+），Babinski征（–）。

▶ 影像学表现

MRI表现 T8–10椎体水平椎管后方见梭形等T1稍长T2异常信号影，长约5cm，相应硬膜囊受压，脊髓受压变薄向右前方移位，髓内未见异常信号（图1~3）。增强扫描病灶呈明显均匀强化（图4~5）。

▶ 诊断与鉴别诊断

血管瘤 圆形或梭形，MRI上T1WI呈等或低信号，T2WI呈高信号，周边可见含铁血黄素沉积所形成的低信号带。并可见流空血管影。增强扫描明显强化，可见迂曲血管影及血管流空更加清晰。

脊膜瘤 圆形或卵圆形，T1WI呈等或稍低信号，T2WI呈低、等或稍高信号，由于脊膜瘤可有钙化，MRI信号可以不均匀，Gd–DTPA增强肿瘤呈明显均一强化，并可见“脊膜尾”征。

血管脂肪瘤 MRI上等或短T1稍长T2的梭形影，常两端削尖。>90%病灶位于硬膜外，较常见低信号的硬膜被推压向脊髓侧移位。增强扫描病灶呈明显均匀强化，其内可见流空血管影。少数浸润型病变可累及硬膜外腔，波及椎体与附件。

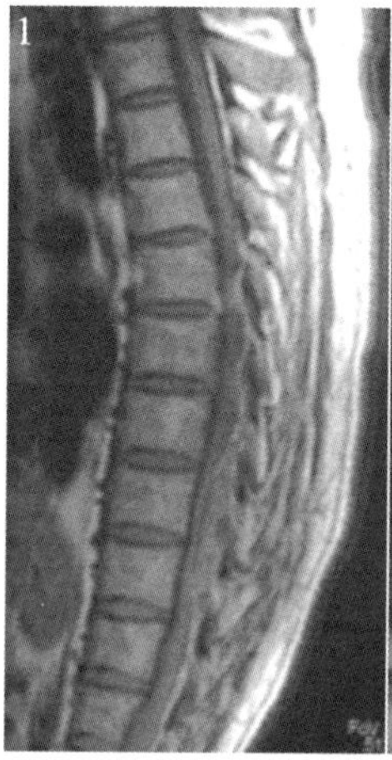

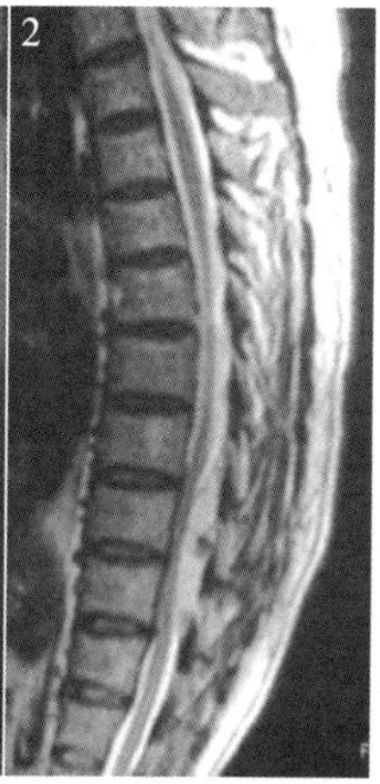

图1　颈椎MRI矢状位T1WI：T8-10水平椎管后部长梭形肿瘤，两端削尖，呈等T1信号，相应硬膜囊受压，脊髓受压变薄向右前方移位。肿瘤前方可见一裂隙状低信号的硬膜囊影，与脊髓隔开。

图2　颈椎MRI矢状位T2WI：肿瘤呈稍长T2信号，其中部可见斑点状低信号，蛛网膜下腔受压明显变窄，脊髓受压前移，髓内未见异常信号。

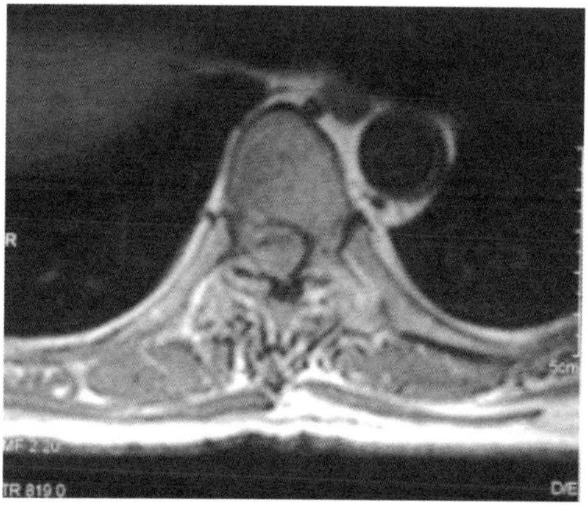

图3　颈椎MRI轴位T1WI：肿瘤呈等T1信号，脊髓受压变薄。

椎管内硬膜下脂肪瘤　肿瘤和脊髓之间无低信号硬膜影，虽T1WI和T2WI均呈高信号，但增强扫描后无强化，且内无流空血管影。

▶ 最终诊断

术中所见　手术咬除T8-T10椎板，椎管内张力高，见肿瘤紫红色，血供丰富，向椎管外膨出，部分肿瘤突入T7及T11，肿瘤与硬膜轻度

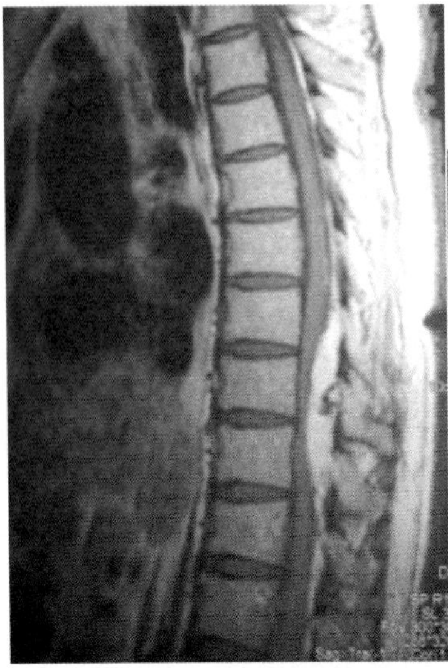

图4 颈椎MRI矢状位T1WI增强扫描：肿瘤呈明显均匀强化。其中后部可见斑片状低信号影，比平扫T1及T2WI显示更为清晰。

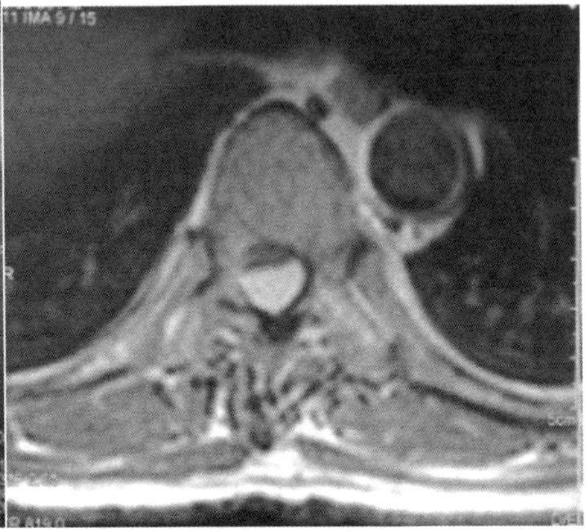

图5 颈椎MRI水平位T1WI增强扫描：肿瘤呈明显均匀强化。

粘连，完整剥离肿瘤，硬膜表面光整。

病理诊断 （T8-T10椎管内）血管脂肪瘤。

▶ 概述

血管脂肪瘤（angiolipoma）是一种富含小血管的脂肪瘤，多认为是脂肪瘤的一个亚型。椎管内血管脂肪瘤的发病机制尚不明了，可能由脂肪组织和血管上皮所共同起源的原始多能间充质细胞畸形发育而来，也可能为一种先天畸形，或是一种真正的错构瘤。椎管内血管脂肪瘤分为浸润型（无包膜型）和非浸润型（有包膜型）两个亚型，均为良性肿瘤，尚未见恶性病例报告。

发病率 到2002年为止，据文献统计，国内外共报道94例。

年龄、性别分布 好发于青年人，椎管内者好发于中年人。文献报道无性别差异或绝经期前后的女性好发。

好发部位 最常发生在躯干和前臂的皮下，也可发生于椎管内，但少见。椎管内者90%以上位于硬膜外。

治疗 手术。

预后 良好。

▶ 要点提示

椎管内血管脂肪瘤在诊断上具有特点，但因少见，故可因不熟悉而造成诊断困难。下列4点可以提示本病。

典型部位：好发于中胸段（范围C6–L4），>90%病例发生在硬膜外。

肿瘤形状：肿瘤沿椎管长轴呈“梭形”生长，常两端削尖，肿瘤与脊髓间可见条状低信号硬膜隔开，并将硬膜推压向脊髓侧。

肿瘤的信号：以脂肪成分为主时，T1WI上呈高信号，以血管成分为主时为低或等信号。T2WI上以高信号为主。上述信号均可不均匀。增强扫描血管成分明显强化。

少数浸润型者，可同时侵犯椎体或附件，偶可沿椎间孔蔓延到椎管外。

▶ 参考文献

1. 孙晓劼，程敬亮，邓军，等.颈胸段椎管硬膜外血管脂肪瘤一例.临床放射学杂志，2005，24：837–838.
2. 宗少晖，王振宇.椎管内血管脂肪瘤的诊断与治疗.中国微侵袭神经外科杂志，2005，10：417–418.
3. Latchaw RE，Kucharczyk J，Moseley ME. Imaging of the nervous system. St. Louis，Mosby，2005.

（北京大学第三医院）

病例83 动脉瘤样骨囊肿

▶ 病史

男，50岁。40天前无明显诱因出现左侧髂部与骶尾部间疼痛不适，伴左大腿牵涉痛。疼痛呈持续性，夜间加重，白天缓解，与体位、劳累无明显关联。保守治疗无效。一般情况可。查体：左髂后、骶尾部局部压痛、叩击痛，压痛点不局限。未见红肿、破溃及色素沉着。肛周皮肤针刺感觉无减退。骨盆分离、挤压试验阴性。全身骨显像未见异常。

▶ 影像学表现

CT表现 左侧髂骨下缘可见类圆形骨质密度减低区，其周见硬化环影，其内可见条形骨嵴。病变未突破相邻髂骨皮质。髂骨周围软组织层次清晰，未见软组织块影（图1~2）。

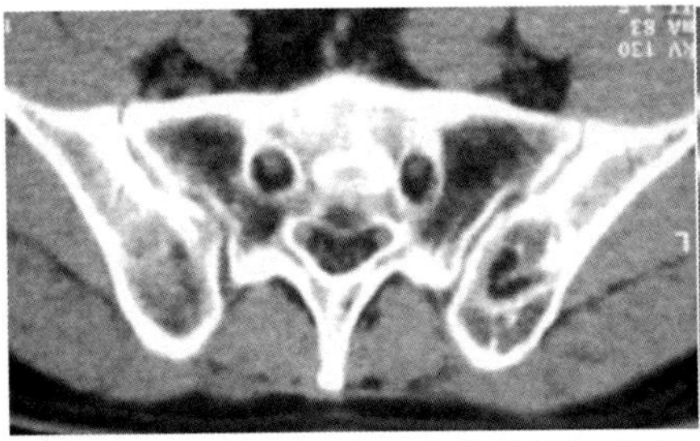

图1 骨盆CT软组织窗：左髂骨周围软组织层次清晰。

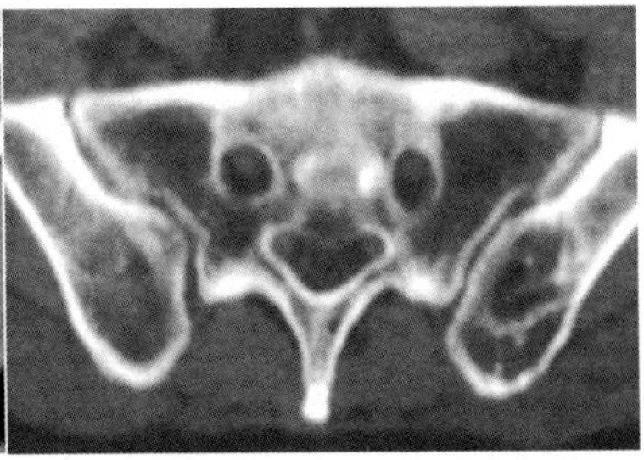

图2 骨盆CT骨窗：左侧髂骨下部可见类圆形骨质密度减低区，见明显骨膨胀，其周见硬化环，其内可见条形骨嵴。

▶ 诊断与鉴别诊断

动脉瘤样骨囊肿 CT表现：病灶（偏心或中心型）呈边界清晰的类圆

形、膨胀性、溶骨性骨质破坏，病变纵径大于横径，内见粗细不等的骨嵴影。病灶内密度不均，较常出现液-液平面征和钙化或骨化。MRI表现：病灶为边界清晰的分叶状肿块，T1WI 、T2WI 均可显示病灶边缘为一薄的低信号边界；病灶内可见多发的囊肿并液-液平面形成，平面以上为高信号，代表含较多蛋白质的血浆成分，平面以下为低信号，代表含有变性的细胞成分（包括含铁血黄素）。

骨巨细胞瘤 多位于骨端关节面下，呈偏心性膨胀性生长，横向发展，破坏区多呈典型的皂泡状外观，瘤体多呈球形，纵横径大致相同；由单核基质细胞和多核巨细胞构成，少见钙化及反应性骨硬化边。

孤立性骨囊肿 多呈中心型，位于骨干或长骨干骺端松质骨内呈椭圆形溶骨性破坏区，常伴膨胀性改变及囊内间隔，周围可有或无致密硬化带。合并病理骨折可见特征性的骨片陷落征。

骨血管瘤 骨小梁粗大，可呈栅栏状或网状排列。

▶ 最终诊断

术中所见 术中暴露髂后嵴及部分骶骨，其形态、外观无明显异常。切开见髂骨内3~4个空腔，内含少量暗红色血性液体，空腔间为骨性分膈，囊腔不规则，约5cm×5cm×6cm。

病理诊断 动脉瘤样骨囊肿。

▶ 概述

动脉瘤样骨囊肿（aneurysmal bone cyst）亦称为骨膜下血肿、骨膜下巨细胞瘤、骨化性骨膜下血肿和良性动脉瘤等，是一种病因尚不明确的骨肿瘤样病变，外伤是ABC 最常见的诱因，多数认为本病是由血流动力学的障碍所致。本病最为明显的病理改变是肿物中出现腔隙，其内面由纤维母细胞、吞噬含铁血黄素的组织细胞及多核巨细胞被覆，囊肿的间隔有许多高度扩张的毛细血管及小静脉。

发病率 本病发病率约为原发肿瘤和肿瘤样病变的1.3%。

年龄、性别分布 本病好发于10~20岁（80%），5岁以下、30岁以上少见。

好发部位 全身骨骼均可发病，但以四肢长骨的干骺端好发。其次为脊柱和骨盆。

治疗 四肢长骨刮除骨植骨，中轴骨以动脉栓塞或栓塞加手术治疗。

预后 复发率较高，约25%左右。

▶ 要点提示

结合本例CT所见，左髂骨下部有类圆形地图样骨质破坏区，伴骨膨胀，其内可见条状骨嵴，其周围有硬化缘，为良性病变。首先应鉴别动脉瘤样骨囊肿及骨巨细胞瘤，后者无硬化缘。故应考虑为Abc。Abc好发于10~30岁。本例为50岁，少数Abc可以发生在60岁左右。

▶ 参考文献

1. 魏龙晓，魏经国，王玮，等. X线平片及MRI 诊断动脉瘤样骨囊肿的价值.实用放射学杂志，2005，21：501-503.
2. 韩月东，葛雅丽，徐长杰，等.骶骨肿瘤CT 与MRI诊断.实用放射学杂志，2002，18：408-410.
3. 许尚文，曾建华，张雪林，等.动脉瘤样骨囊肿的影像学诊断.中国临床医学影像杂志，2004，15：152-154.

（北京大学第三医院）

病例84 胫骨软骨肉瘤

▶ 病史

女，24岁。6个月前自己扪及左小腿前内侧肿物，直径约1cm大小，未处理，以后肿物逐渐增大。长时间活动后有胀痛感，可忍受，休息后可缓解。偶有夜间疼痛。无发热。现肿物直径约3cm，表皮无红肿，隆起之肿物质硬，表面尚光滑，无压痛，基底不清。

骨扫描：左胫骨上段血供丰富、代谢活跃病灶，原发恶性肿瘤可能。余骨未见异常征象。

化验室检查：红细胞、血红蛋白、血细胞比容、平均血小板体积下降。嗜酸性粒细胞百分数升高。

▶ 影像学表现

MRI 左胫骨中上段骨髓腔内可见沿长轴分布分叶状长椭圆形异常信号影，病灶边界清晰，轻度膨胀，范围约8.0cm。其内信号不均，以长T1、长T2信号为主，下方可见少许短T1、长T2信号。脂肪抑制T2WI，病灶大部分为均匀高信号影，下部可见小片状低信号。周围未见软组织肿块（图1~3）。

▶ 诊断与鉴别诊断

内生软骨瘤 该瘤50%发生在短管状骨。另外的病例发生在股骨、胫骨、肱骨及肋骨等。此瘤可恶变。内生软骨瘤在病理上为分叶状透明软骨组织。在T2WI上呈特征性高信号，T1WI上呈低或中信号。本例图2、图3的T2WI上，该病灶主要为高信号，符合透明软骨组织。病灶下部在T1WI和T2WI上均呈高信号，符合出血。其中还有一些小斑块状低信号影，可能为钙化。但本例病灶大于4cm，且胫骨病灶后方皮质呈轻度向后凸出（正常应平直）。以上两点不符合内生软

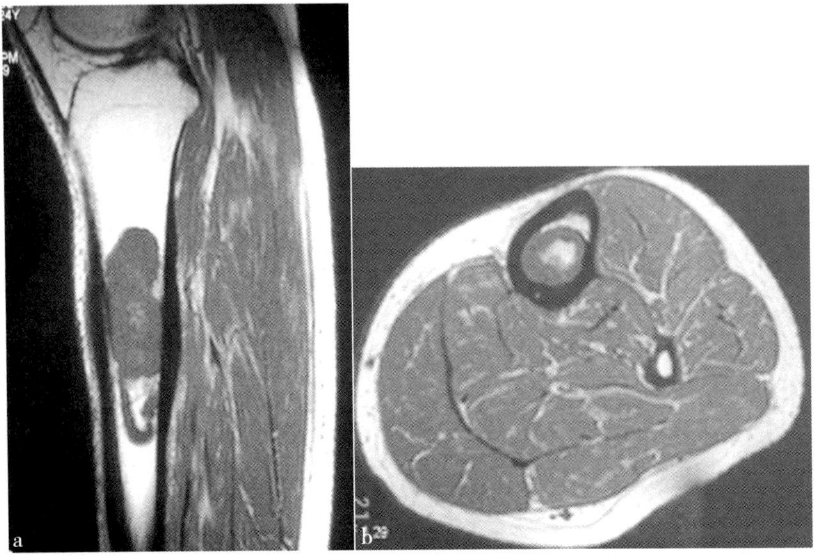

图1　胫骨MR T1WI（依次为矢状位及轴位）：髓腔内低信号梭形病灶，其内散在斑片状高信号影，以下方明显。

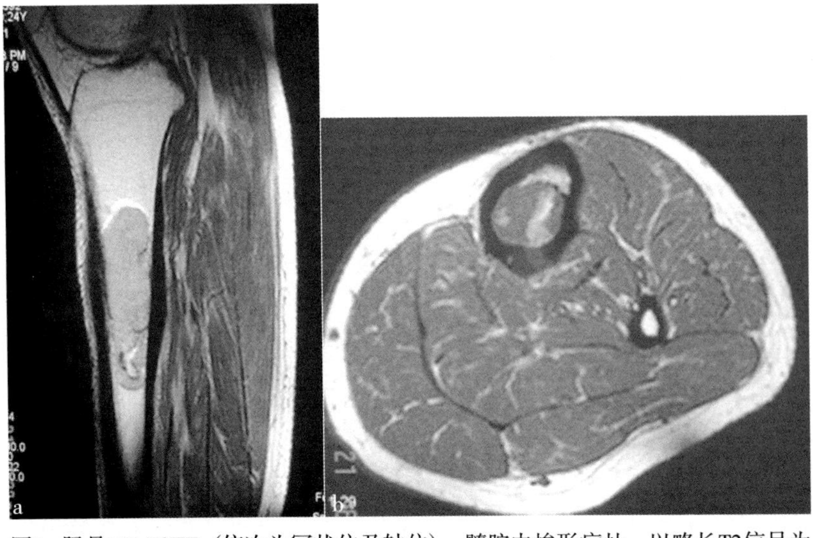

图2　胫骨MR T2WI（依次为冠状位及轴位）：髓腔内梭形病灶，以略长T2信号为主，病灶下方见高信号影。

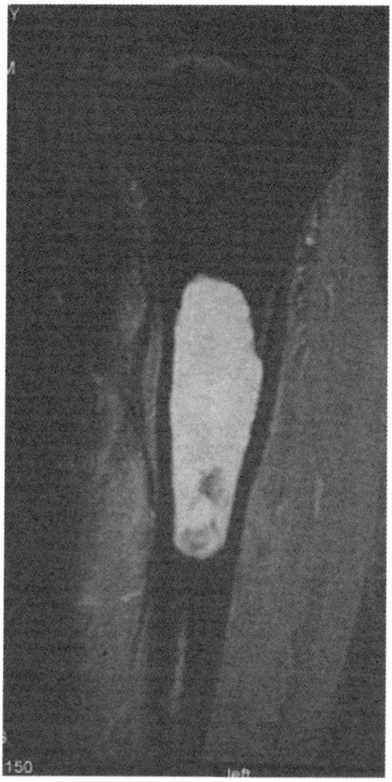

图3 胫骨MR T2WI抑脂冠状位：梭形病灶呈不均高信号。

骨瘤，应该考虑恶变可能。

软骨肉瘤 从其发病部位可分为中央与周围型2种。前者发生于骨髓腔或皮质内部，后者发生于骨膜下皮质和骨膜，X线表现为溶骨性病变伴点状、斑片状或环状钙化，皮质常增厚，轻度膨隆。骨内膜呈扇形腐蚀，偶有骨膜反应。

纤维肉瘤 发病年龄较大，骨破坏广泛，骨硬化不明显，无硬化边缘。软组织肿块较局限，且无钙化或骨化影。本例中无明显的渗透性、虫蚀样骨质破坏，故不符合纤维肉瘤。

纤维异常增殖症 病灶常呈单房状膨胀性可使病骨膨胀而变粗大，但一般膨胀均较轻微，边缘可有骨嵴向内突出，使病灶呈不完全的分房状，其内有时可见不规则片状钙化阴影；本例为胫骨中段病灶，无骨膨胀、皮质变薄、T2WI上信号不均等，因此不符合骨纤维异常增殖症。

骨肉瘤 特别是中央型软骨肉瘤易与骨肉瘤相混，骨肉瘤发病于青少年，以长骨干骺端多见，有溶骨性破坏，有骨膜反应Codman 三角形成，软组织块和软组织肿块中可见瘤骨阴影。本例中无瘤骨、皮质破坏及骨膜反应，故不符合骨肉瘤。

▶ 最终诊断

术中所见 手术中于胫骨上段开窗约1cm×0.7cm大小，用刮匙刮出肿瘤组织，约2.0克，为胶冻样，灰白色，质软。病理为低度恶性软骨肉瘤。

病理诊断 胫骨软骨肉瘤。

▶ 概述

软骨肉瘤（chondrosarcoma）为来源于软骨组织常见的恶性骨肿

瘤，它有软骨的钙化、骨形成及粘液样变，因而亦称骨软骨肉瘤、软骨骨肉瘤、软骨粘液肉瘤及粘液软骨肉瘤等。

发病率 占所有原发性恶性骨肿瘤的15%。

年龄、性别分布 男性多见，男女之比为1.5:1，好发于30~59岁（平均40岁）

好发部位 最常见于长骨（股骨、肱骨和胫骨）的干骺端和扁骨(髂骨、肋骨和肩胛骨)

治疗 软骨肉瘤对放疗及化疗均不敏感，手术治疗为主。

预后 由于软骨肉瘤易局部复发，但远处转移少见，因此对高度恶性、肿瘤巨大、去分化软骨肉瘤仍以根治性手术为宜。对低度恶性或继发性软骨肉瘤，可采用广泛局部肿瘤切除，严密随访，仍能取得良好疗效。

▶ 要点提示

Greenspan (2004) 曾称：内生软骨瘤和低度恶性软骨肉瘤的鉴别最为困难。他认为鉴别点在于：如病灶长度大于4cm，且局部皮质增厚，应考虑低度恶性软骨肉瘤。

▶ 参考文献

1. 姚玉荣，徐佩. 原发性软骨肉瘤的X 线诊断及病理特点 (附5 例报告). 实用放射学杂志，2003，19：570–571.
2. 尹东，李荣祝，白崇恩. 软骨肉瘤11 例报告. 广西医学，1998，20：893–894.
4. 赖照兵. 软骨肉瘤的X线诊断40 例体会. 四川医学，1999，20：189.
5. Greenspan A. Orthopedic Imaging. Philadelphia：Lippincott Williams & Wilkins，2004.

（北京大学第三医院）

病例85 纤维软骨间叶瘤

▶ 病史

男，10岁。因偶然发现双下肢不等长就诊。无双下肢疼痛、肿胀等不适，步态无明显异常。就诊于当地医院行X线检查提示左股骨下段破坏病变，伴左下肢缩短畸形。化验检查未见明确异常。

▶ 影像学表现

X线表现 左侧股骨较对侧缩短，左股骨下段干骺端约5cm一段可见片状低密度溶骨性破坏病变，上界不清，下以骺板为界，其内密度不均。病灶处骨皮质尚完整。周围无骨膜反应（图1）。

CT表现 左股骨下段干骺端可见髓腔内小斑片状密度增高影，呈软组织密度，邻近的骨皮质有虫蚀样破坏。周围未见骨膜反应及软组

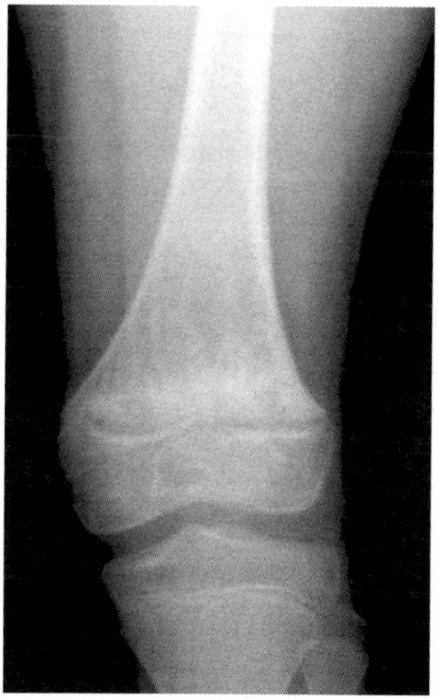

图1 双下肢X线平片：左股骨缩短，左股骨干骺端可见片状低密度区。

织肿块影（图2）。

MR表现 左股骨下段可见长约5cm一段的溶骨性骨质破坏区，呈不规则长T1长T2信号影，压脂序列呈高信号，病灶呈明显不均匀强化，临近骨皮质变薄，伴有虫蚀样破坏，病灶临近骺线。周围未见明确软组织肿块影（图3）。

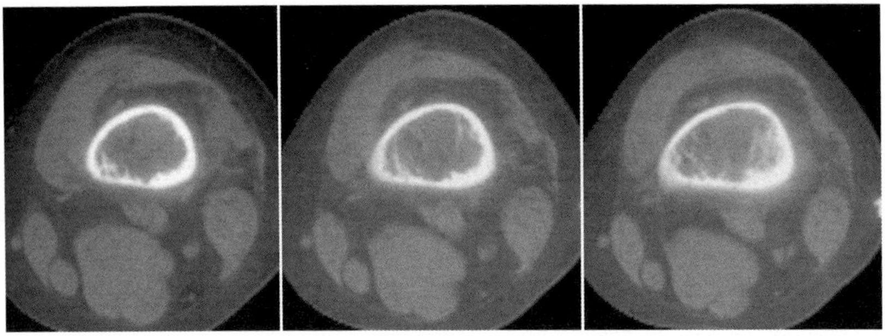

图2 双股骨CT：左股骨干骺端髓腔内密度升高，临近皮质虫蚀样破坏。

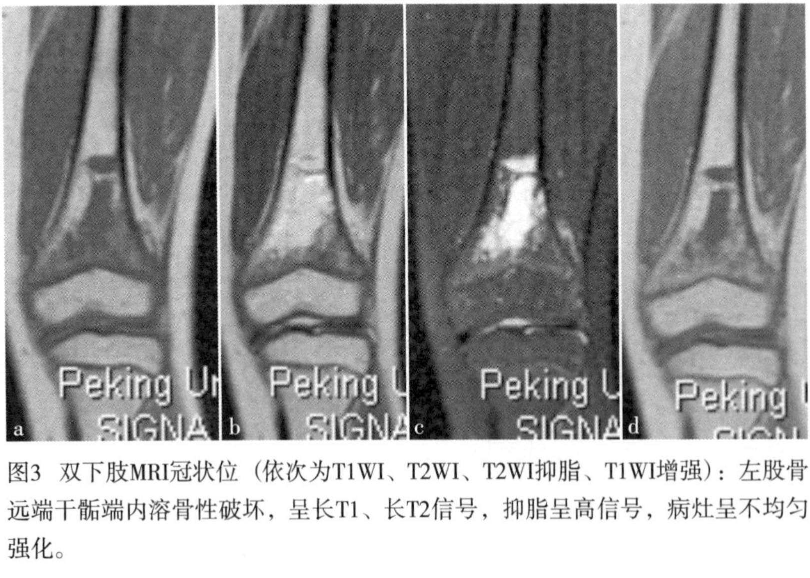

图3 双下肢MRI冠状位（依次为T1WI、T2WI、T2WI抑脂、T1WI增强）：左股骨远端干骺端内溶骨性破坏，呈长T1、长T2信号，抑脂呈高信号，病灶呈不均匀强化。

▶ 诊断与鉴别诊断

纤维软骨间叶性肿瘤 影像学表现为好发于长骨干骺端、邻近生长板。生长板闭合后，可长入骨端的进行性溶骨性骨质破坏性病变，也有报道发生在趾骨、肋骨及掌骨。可有骨膨胀，内可有骨间隔或皂泡状改变，皮质可变薄或呈分叶状，穿破皮质后可形成软组织肿块，但少有骨膜反应。病灶内可见软组织基质钙化。

骨巨细胞瘤 巨细胞瘤内无软骨基质钙化。好发于20~40岁成人，而本病好发于9~23岁（平均年龄13岁）。

尤文肉瘤 病灶内无软骨基质钙化，常有葱皮样、放射状及三角形骨膜反应。

嗜酸肉芽肿 病灶内无软骨钙化，常有骨膜反应。

▶ 最终诊断

术中所见 可见局部骨膜略充血，股骨皮质完整，无软组织包块。标本质脆红褐色、内有软骨样成分。

镜下所见 左股骨下段肿瘤组织中见不规则增生骨梁及纤维血管组织，其内还可见增生的软骨岛。部分软骨具有骺板样结构，符合纤维软骨间叶性肿瘤（图4）。

病理诊断 左股骨纤维软骨间叶瘤。

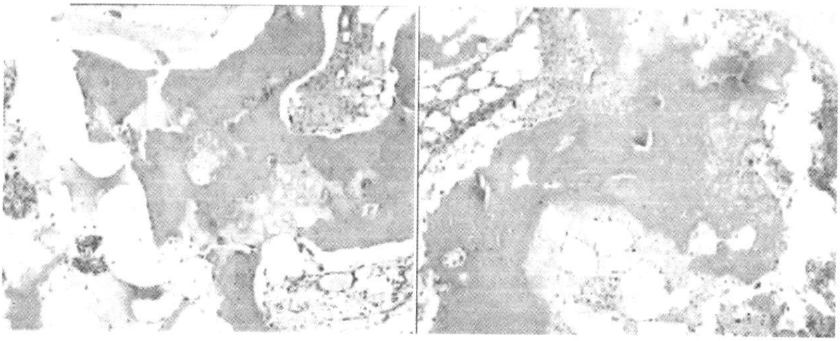

图4 镜下：左股骨下段肿瘤组织中见不规则增生骨梁及纤维血管组织，其内还可见增生的软骨岛。部分软骨具有骺板样结构，符合纤维软骨间叶性肿瘤。

▶ 概述

基本概念 纤维软骨间叶瘤（fibrocartilaginous mesenchymoma）为一低度恶性肿瘤，是由Dahlin（1984）首先报道及命名。直到后来Mayo Clinic报道的一组病例时，也无转移瘤发生，故便删去了“低度恶性”，直呼其名为“纤维软骨间叶瘤”。本瘤有两种组织构成。一种为良性，类似骨骺生长板的软骨组织，另一种为类似于低度恶性纤维肉瘤样组织。本病生长缓慢，可有局部疼痛或可触及肿块。

发病率 很少见，至今尚不到20例报道。

年龄、性别分布 9~23岁（平均13岁），男多于女。2003年国内报道一例为52岁女性。

好发部位 好发于长骨干骺端，也可发生在腓骨近端骨骺、肋骨、第一掌骨。

治疗 手术治疗。

▶ 要点提示

本瘤好发于长骨干骺端或累及骨端的溶骨性骨质破坏性病变。它既可有良性的骨膨胀、骨间隔或皂泡样改变，也可有穿破骨皮质形成软组织肿块的恶性征象。但它还有两点有利于本病的鉴别诊断。即：1）少有骨膜反应，即使有也较稀少，或呈良性骨膜反应。2）可有软骨基质钙化。如具有这两个较为特殊的征象时，应想到本病的可能。

▶ 参考文献

1. 郭其勇，元建洪，朱宝林，等.纤维软骨间叶瘤一例报告.中华骨科杂志，2003，23：462.
2. Dahlin DC，Berton IF，Beabout JW，et al.Fibrocartilaginous mesenchymoma with low-grade malignancy. Skeletal Radiol，1984，12：263-269.
3. Gedikogl UG，Aksoy MC，Ruacan S. Fibrocartilaginous mesenchymoma of the distal femur：case report and literature review. Pathol Int，2001，52：638-642.

4. Greenspan A. Orthopedic Imaging. 4th ed. Philadelphia：lippincott Williams and willians，2004.

（北京大学人民医院）

病例86 透明细胞软骨肉瘤

▶ 病史

女，69岁。十年前无诱因右髋部疼痛伴行走困难，经口服止痛药及休息以后缓解，以后遇劳累及天气变化时右髋部、膝部疼痛、不适，经热疗、休息后缓解。近三月来右髋部疼痛呈进行性、持续性加重，休息后不缓解，门诊口服止痛药数日未见好转，拍片发现“右股骨头有破坏病变”。

▶ 影像学表现

X线表现 右股骨头内可见类圆形密度减低区，约3cm×3.5cm，边缘硬化，其内有数个小的环形或类环形钙化影（图1）。

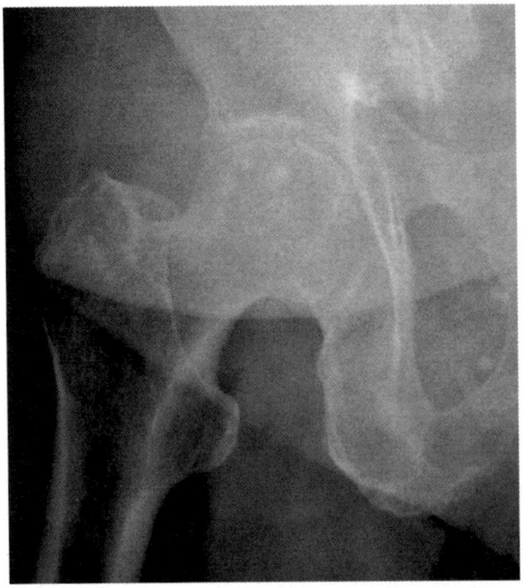

图1 髋关节X线平片：右股骨头内溶骨性改变，边缘硬化，内可见钙化影。

CT表现 右侧股骨头内可见类圆形骨质密度减低区，大小约2.9cm×2.7cm×3.5cm，其内见多个小环状钙化影，连成花瓣样，病变边界清楚达髋关节面，病变周围可见硬化缘，骨皮质完整。关节间隙结构正常。余骨盆组成骨未见异常，软组织内未见异常（图2)。

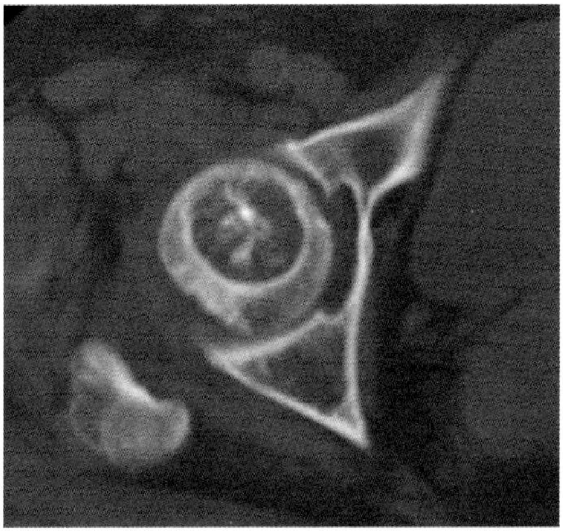

图2 髋关节CT：右股骨头内溶骨性改变，边缘硬化，内可见小环形钙化影。

MRI表现 右侧股骨头内可见类圆形溶骨破坏区，大小约2.0cm×3.8cm，呈以长T1、长T2信号为主伴有点状低信号的混杂信号改变，抑脂序列呈明显的高信号改变，病变边界清楚达关节面，病变周围可见硬化缘，未侵入关节间隙。增强后病灶有明显强化（图3)。

▶ 诊断与鉴别诊断

透明细胞软骨肉瘤多见于20~60岁，好发在长骨骨端，依次是股骨、肱骨及胫骨远端，在平片及CT上呈局限性溶骨性骨密度减低区，其内可有钙化或骨化影，约占1/3。边缘较整齐者多见，且常有硬化缘，偶见分叶状，罕见骨膜反应。病灶在T1WI上主要呈低或中等度信号，增强扫描多有强化，T2WI上主呈高信号。病灶内钙化在所有序列上均呈低信号，硬化缘也呈低信号。

需与本病鉴别的主要有下列数种疾病：

软骨母细胞瘤 好发长骨的骨骺或骨端，如股骨、肱骨等，但有10%发生在手足的距、跟等骨。溶解性骨质破坏病变，也可有钙化或硬化，平片及CT表现，二者可相似，因此难于鉴别，但本病好发于5~25岁，而透明细胞软骨肉瘤好发于20~60岁。MRI扫描软骨母细胞瘤T2WI上的信号常不高，主要呈不等程度中等强度信号（较低信

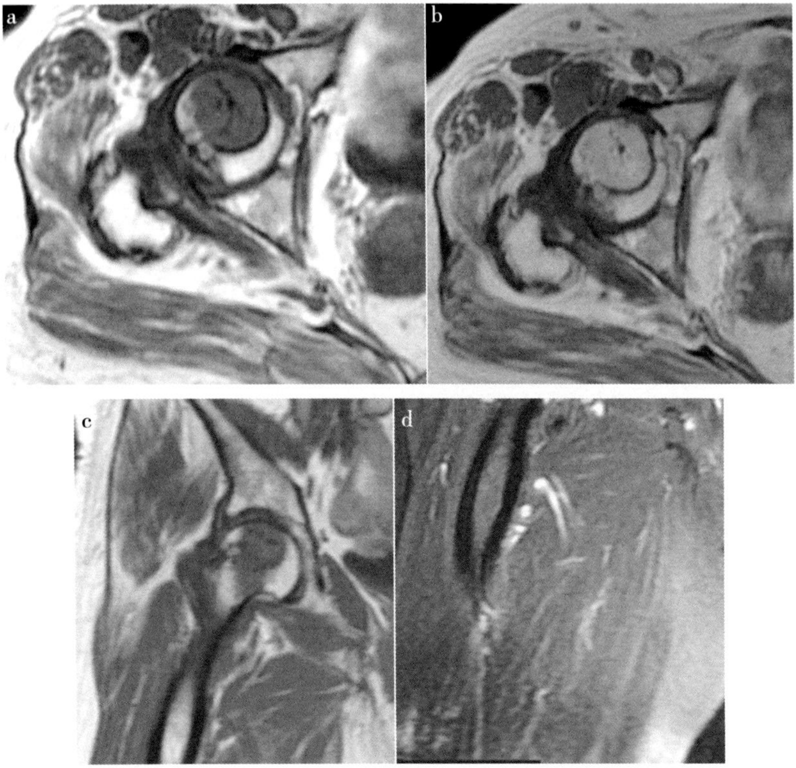

图3 髋关节MRI（依次为T1WI轴位、T1WI增强轴位、T1WI冠状位、T2WI冠状位）：右股骨内病变呈长T1、长T2改变，内见点状低信号，增强扫描病灶呈明显强化。

号或与脂肪等信号），可能与病灶内的细胞间质较多有关，而透明细胞软骨肉瘤在T2WI上则主要呈高信号。

骨巨细胞瘤 虽然也是生长在长骨骨端的溶骨性病变，但病灶内无钙化，也无硬化缘，不难区别。

骨内腱鞘囊肿 虽然也是生长在长骨骨端的溶骨性病变，而且也可有硬化缘，但病灶内无钙化、骨化。在CT及MRI上呈液体信号，有别于透明细胞软骨肉瘤的实性信号病灶。

肱骨头大结节区假肿瘤 该病可呈局限性骨密度减低，是松质骨成分较多所致，非真性骨质破坏，骨密度减低区周围见不到硬化缘，是最好的鉴别证据，其内也不含钙化或骨化。

▶ 最终诊断

病理诊断 透明细胞软骨肉瘤。

▶ 概述

透明细胞软骨肉瘤（clear cell chondrosa）是软骨肉瘤的一种亚型，在组织学上存在透明细胞的低度恶性肿瘤，约10%有转移。

发病率 本病少见，约占所有骨肉瘤的2%。

年龄及性别 好发于20~60岁，男:女=2:1。

临床表现 可有局部疼痛、关节积液、关节活动受限。

诊断提示 如遇长骨骨端，尤其股、肱及胫骨近端的局限性溶骨性破坏病变，其内有钙化、骨化影，有硬化缘；年龄在20~60岁；在MRI上，T1WI要主呈低信号，T2WI上主要呈高信号，病灶内可混合存在钙化及周边硬化缘，后二者的出现应该想到本病的可能性。

▶ 参考文献

1. Fobben ES，Dalinka MK，Schiebler ML，et al：The MRI appearance at 1.5 Tesla of cartilaginous Tumors involving The epiphysis. Skeletal Radiol，1987，16：674-651.

2. Resnick D，Kransdorf MJ. Bone and joint imaging. 3rd ed. Philadelphia，Pa：Elsevier Saunders，2005.

3. Greenspan A，Orthopedic Imaging. 4th ed. Philadelphia：lippincott Williams and willians，2004.

（北京大学人民医院）

病例87 左髂骨良性纤维组织细胞瘤

▶ 病史

男，48岁。主因“间断左髋部隐痛4个月”入院。患者4个月前出现左髋部隐痛，无放射，无发热。双下肢活动正常。疼痛间断发作并逐渐加重。外院X线及CT检查提示左髋骨可见一囊状破坏区。

▶ 影像学表现

X线表现 左侧髂骨翼近骶髂关节处呈一类圆形的地图样骨质破坏区，边缘可见硬化缘，内可见多条分隔（图1）。

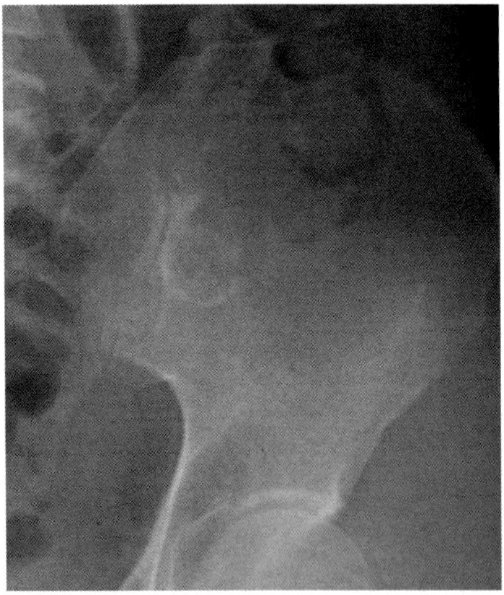

图1 骨盆X线平片：左侧髂骨翼见类圆形骨质破坏区，边缘可见硬化缘。

MRI表现 左侧髂骨内可见22mm×23mm异常信号区，中心呈稍短T1、长T2（与周围肌肉比较）信号，周围在T1WI和T2WI上均呈环状低信号（图2）。

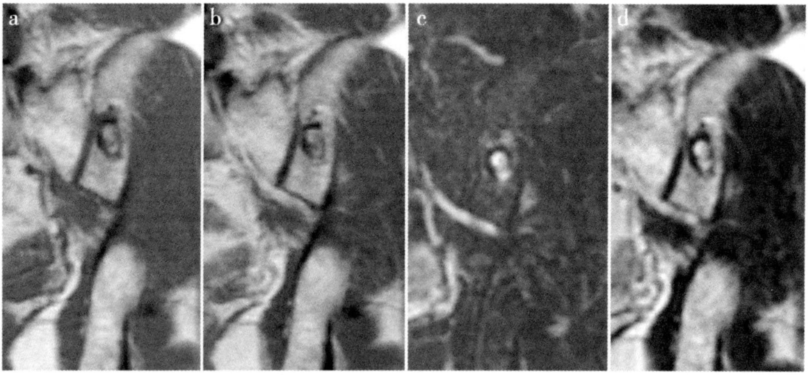

图2 骨盆MRI冠状位（依次为T1WI、T2WI、T2WI抑脂、T1WI增强）：左髂骨翼病变呈稍高T1稍高T2信号，抑脂像呈高信号，增强扫描病灶中心强化。

▶ 诊断与鉴别诊断

良性纤维组织细胞瘤 X线平片上良性纤维组织细胞瘤可见边界清晰的骨质破坏，具有硬化性边缘，可伴轻度骨膨胀，其中也可出现骨分隔。病变可以呈中心型或偏心性生长。MRI上T1WI表现为和周围肌肉相等的信号，但不均匀。T2WI上呈高信号，病灶周围有硬化缘，在T1WI和T2WI上均呈低信号。

非骨化性纤维瘤 在病理上两病相似，影像学上也基本相似。通常认为非骨化性纤维瘤的发病年龄小于20~25岁，而良性纤维组织细胞瘤发病年龄大于20~25岁。非骨化性纤维瘤的发病部位常在长骨干骺端，良性纤维组织细胞瘤也好发生在长骨干骺端，但更好发于骨干、骨端，还可发生在骨盆、肋骨、锁骨、脊柱、颅骨等骨骼。非骨化性纤维瘤无症状，病灶小，可自愈。良性纤维组织细胞瘤症状相对较重，有局部疼痛，切除后可复发等。

骨巨细胞瘤 呈囊状骨质破坏，但极少出现硬化缘。这是与良性纤维组织细胞瘤鉴别要点。

▶ 最终诊断

病理诊断 良性纤维组织细胞瘤（图3）

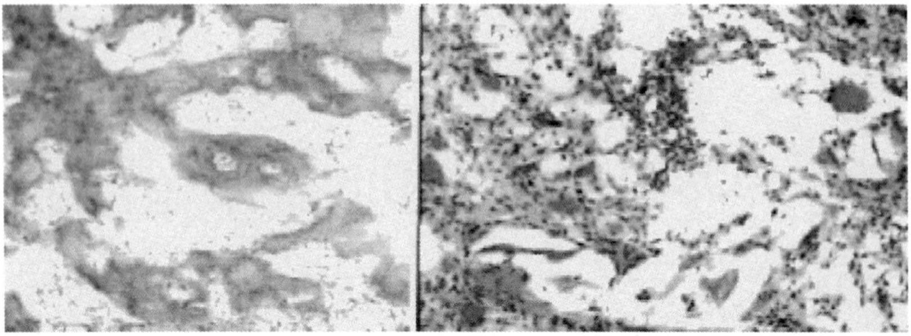

图3　镜下：（左髂骨）骨梁间可见增生纤维组织，呈编织样排列，其间可见多核巨细胞、泡沫细胞及多量含铁血黄素沉着。

▶ 概述

良性纤维组织细胞瘤（benign fibrous histiocytoma of bone）在1993年被WHO独立分类，该肿瘤起源于间充质细胞，可划分为组织细胞和成纤维细胞，构成该肿瘤的主要成分。除上述两种细胞成分外，还具有多核巨细胞、泡沫细胞等，本瘤过去常用的相关诊断名称有纤维黄色瘤等，所谓纤维黄色瘤是指本瘤组织细胞具有吞噬功能，因吞噬脂质而形成黄色瘤组织。

发病率　本瘤发生在软组织中较多，而发生于骨者少见。

年龄、性别分布　好发年龄为15~60岁。

好发部位　好发于骨干或长骨的关节端，也可发生在骨盆和肋骨、偶尔侵犯锁骨、脊柱和头颅。

治疗　手术治疗。

预后　良性病变，但切除后可复发。

▶ 参考文献

1. 甄平，刘兴炎.股骨良性纤维组织细胞瘤1例报告.中国矫形外科杂志，2000，7：830.

2. Resnick D，Kransdorf MJ. Bone and joint imaging. 3rd ed. Philadelphia，Pa：Elsevier Saunders，2005

（北京大学人民医院）

病例88　多源性骨肉瘤

▶ 病史

男，8岁。半年前无诱因出现左股骨下端疼痛，为间歇性钝痛，运动后加重，休息后缓解。近1周疼痛加重，呈持续性，夜间疼痛明显，影响睡眠。并发现左股骨下端前内侧有一包块，皮温升高。骨科查体：左股骨内下端前内侧可触及一5cm×4cm大小圆形肿块，肿块边界不清，表面欠光滑，位置固定，无压痛。局部皮温较高，未见静脉曲张。

▶ 影像学表现

X线表现　左股骨正侧位片：左侧股骨远端可见骨质密度增高，软组织内可见散在棉絮状肿瘤骨，伴有骨膜反应。左侧胫骨内端外侧干骺端可见针状病骨伸入软组织中（图1）。

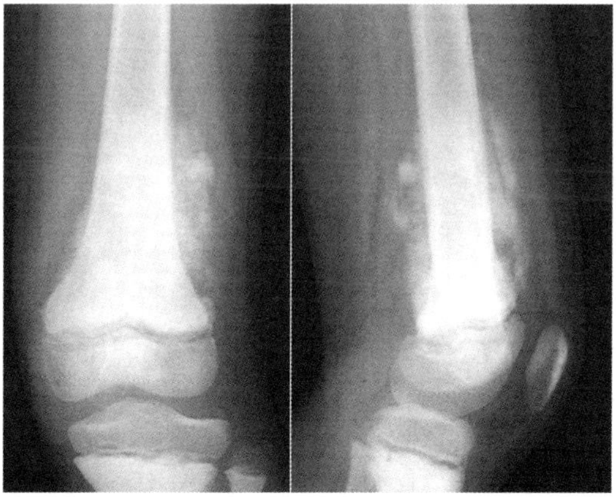

图1　股骨X线平片：左股骨远端干骺端密度增高，周围见絮状、针状瘤骨，伴骨膜反应。

骨盆平片：双侧髋臼缘骨质密度增高稍膨胀，以左侧为著，其内见虫蚀样骨质破坏（图2）。

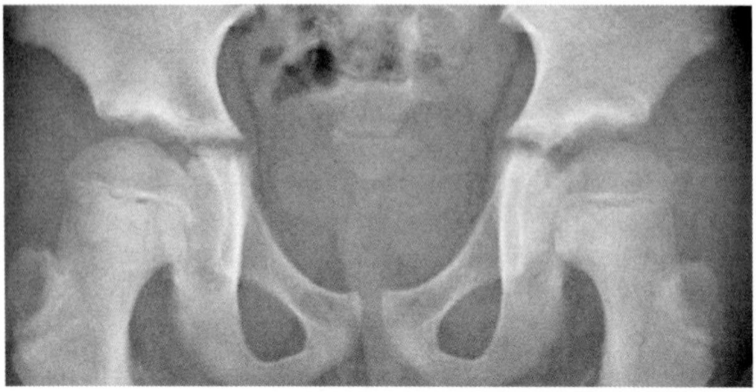

图2　髋关节X线平片：双侧髋臼密度增高，内见骨质破坏。

右膝正侧位片：右股骨远端、右胫骨近段及腓骨近端可见瘤骨形成，其内可见虫蚀样骨质破坏，周围见骨膜反应增生，局部骨皮质缺损，干骺线见高密度影（图3）。

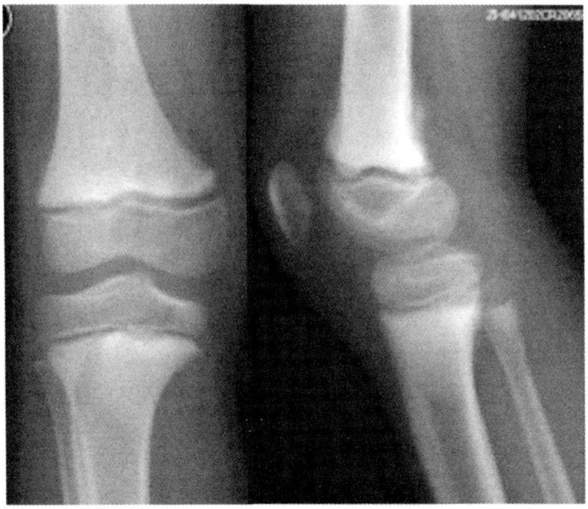

图3　膝关节X线平片：右股骨远端、右胫骨近端干骺端可见骨质破坏、絮状瘤骨及骨膜反应。

双侧胫腓骨干骺端及跗舟骨骨质密度增高，右侧跗舟骨可见骨质破坏，左侧胫骨干骺端旁可见骨膜反应（图4）。

CT表现　左股骨下段CT扫描：双股骨下端及胫腓骨上端见骨质明显破坏，内见针样及棉絮样瘤骨形成。病变突破干骺端骺板软骨侵及骨骺，周围见骨膜反应影，病灶突破骨质周围形成明显软组织肿块，内有瘤骨形成（图5）。

MR表现　双侧股骨中下段及胫腓骨上段可见大片骨质破坏，呈混杂

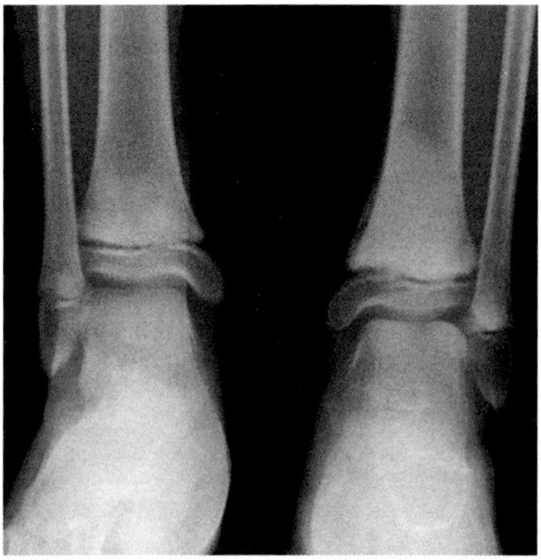

图4　踝关节X线平片：双侧胫腓骨远端干骺端骨质破坏及骨膜反应。

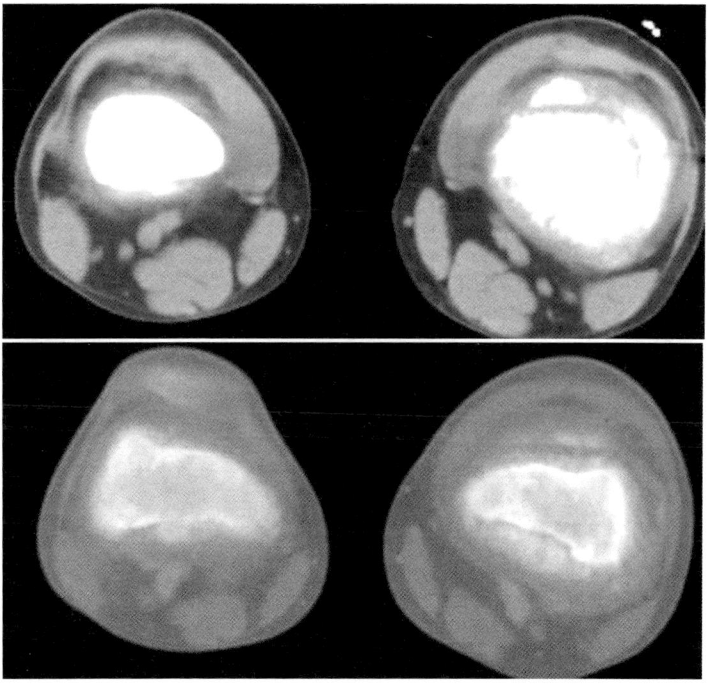

图5　下肢CT：双侧股骨远端干骺端骨质破坏，见针样、絮状瘤骨，周围呈软组织肿块。

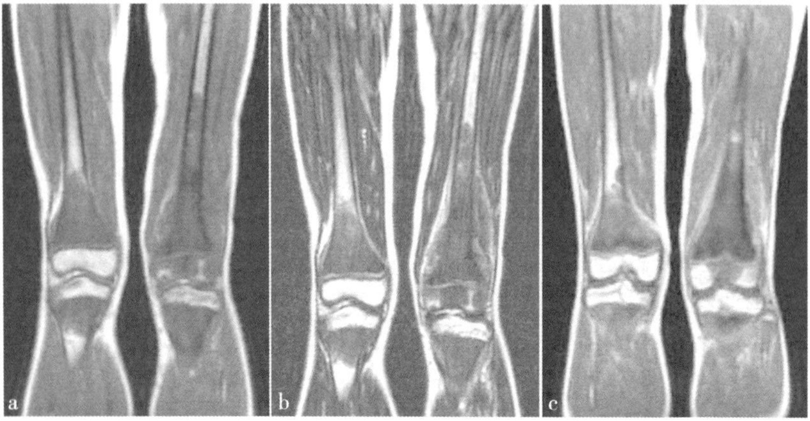

图6 膝关节MRI冠状位（依次为T1WI、T2WI、T1WI增强）双侧股骨中下段及胫腓骨上段可见大片骨质破坏，长T1短T2为主，增强后不均匀强化。

低信号，信号以长T1短T2信号为主，病变下达干骺端，骨骺受侵，周围可见软组织肿块，肿块称不均匀低信号，形态不规则，边界不清楚，病灶明显不均匀强化（图6）。

核医学表现 99m- Tc-MDP全身扫描（04-11-31）：全身骨显影清晰，双侧股骨远端和胫骨近端膨大且放射性明显增浓。左侧颅骨、双侧肱骨上端、踝骨、股骨上端、脊柱、肋骨及骨盆可见多处点片状异常放射性浓聚灶。Imp：全身骨显像示全身骨多发血流代谢增强灶。双肾显影浅淡。99m- Tc-MDP全身扫描（05-1-21）：病灶数量增多，扩大。

▶ 诊断与鉴别诊断

多源性骨肉瘤病 原发多源性骨肉瘤病变累及范围广泛，长骨干骺端及骨骺、短管状骨、腕骨及跗骨、子骨均可发生。成骨型影像学表现与骨肉瘤相同。中位于股骨远端及胫骨近端的主要病变处呈现成骨型和混合型改变，骨干增粗，骨质破坏，肿瘤骨生成，病变侵及骺板及周围的软组织，形成肿块影（图1）。病变区内可见团状及不规则边缘的高密度象牙质骨形成，骨皮质破坏，肿瘤骨占据骨髓腔并侵犯骨皮质及其周围的软组织；破坏区内的肿瘤骨分布不均匀，密度高低不等。边缘可见骨膜反应及Codman三角形成；周围形成软组织肿块影。

成骨型转移瘤 成骨型转移瘤，多见于中老年人，好发于躯干、四肢长管状骨近端，具有向心性的特点，病灶边缘清晰，较少侵犯骨皮质，少有骨膜反应，无软组织肿块。并且多有原发肿瘤病史。

▶ 最终诊断

镜下所见 左股骨下段穿刺活检组织：可见花边样骨样组织，周围见少量异型细胞，结合临床符合骨肉瘤病理改变（图7）。

病理诊断 骨肉瘤。

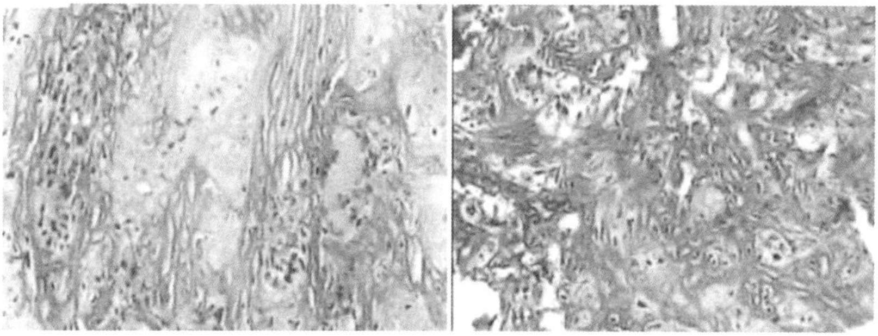

图7 镜下：可见花边样骨样组织，周围见少量异型细胞，结合临床符合骨肉瘤病理改变。

▶ 概述

原发多源性骨肉瘤（multicentric osteorgenic sarcoma）又称多发性骨肉瘤，或骨肉瘤病；是极少见的髓内骨肉瘤。表现为一骨多灶，或多骨受累，sikveman早在1936年即有报道。本病分类较为复杂，说法不一。Mirra提出多发性的病变在6个月内发生的，其可分为儿童少年型和成年型。而病灶在6个月或更长时间非同时发生的，Mahoney等将其分为4类：1）儿童青年期同时发生的干骺端骨肉瘤；2）成人低恶度的同时发生的骨肉瘤；3）早期异时性多发性骨肉瘤（24个月以内）；4）晚期异时性多发性骨肉瘤（24个月以上）。国内目前多分为同时发生性和异时发生性。又把同时发生性多源骨肉瘤分为早发型和晚发型。前者多见于15岁以前。后者多见于30岁左右。异时发生性多源骨肉瘤很难与骨肉瘤的骨转移相鉴别，多无临床价值。从理论上讲，大多数骨肉瘤富含血管和血窦，瘤细胞易侵入其中形成瘤栓，栓子极易脱落随血液而转移。

大多数病例瘤栓随血流转移至肺，少数经肺转移至骨骼。因此，骨肉瘤在多数情况下先出现肺转移，更严重时才出现骨转移，即肺转移往往发现在先。如果多发病灶同时出现，又无其它系统的转移，特别是肺转移时，应考虑为多源性。

发病率 罕见。

年龄、性别分布 临床上分早发型和晚发型，前者多见于15岁以下，后者多见于30岁左右。

好发部位 骨肉瘤病病变分布非常弥散，病变可以很多，有些很小，病变区并不局限于骨肉瘤的好发部位。除可侵犯膝、肩关节，其它骨及骨骺也可受侵。

治疗 放化疗为主。

预后 恶性程度高，预后极差。

▶ 要点提示

多发骨肉瘤，如果同时发生，病灶大小相似，放射及病理学改变也相似，主要发生在儿童，可以称为“骨肉瘤病”，本病例符合上述条件，但也不是所有的病理学家均认同此说法，但一致认为本病预后差。

▶ 参考文献

1. 杨丽萍，刘东风.原发性多源性骨肉瘤的X线、CT及MRI诊断（附2例报告）.中国临床医学影像杂志，2003，14：143-144.
2. 顾翔，屈辉，冯素臣，等.彭晓新骨肉瘤病的影像学诊断.中华放射学杂志，2004，38：1154-1157
3. Resnick D，Kransdorf MJ. Bone and joint imaging. 3rd ed. Philadelphia，Pa：Elsevier Saunders，2005.

（北京大学人民医院）

病例89 恶性神经鞘瘤

▶ 病史

女，84岁。主诉发现左侧大腿肿物1年余，近2个月增大。1年前发现左大腿后外侧肿物，直径1cm大小。近2个月肿物逐渐增大，无明显不适感觉，不影响行走。触诊肿物大小4cm，边界不清，有活动性，无压痛。

▶ 影像学检查

MRI表现 平扫示左股腹侧见一长梭形异常信号影，大小29mm×42mm×98mm，中央可见一实性、结节样病变，大小29mm×22mm，边缘见厚环形低信号影，与周围组织分界不清。增强扫描后病灶周边明显强化，病灶内厚环形低信号影无强化，提示坏死。病灶两端可见削尖的长条形影与母神经相连（图1~4）。

▶ 诊断与鉴别诊断

神经源性肿瘤，典型者呈长梭形，沿神经分布。两端呈锥削的长条形，与母神经相连，如本病所见。诊断并不困难。但从影像诊断难于区别的是神经鞘瘤还是神经纤维瘤。下述两点，有助于对他们进行鉴别。

（1）如能见到瘤灶，偏于母神经的一侧，提示神经鞘瘤，而神经纤维瘤则位于神经的中央。

（2）如病灶内密度或信号不均匀，或有退变所致的囊腔形成，则神经鞘瘤比神经纤维瘤的可能大。

同样，影像诊断也不能可靠的区别神经源性肿瘤是良性或恶性：如出现下述各点可能为恶性（MPNST）：1）瘤灶>5cm；2）瘤灶边缘不规则，提示浸润邻近组织或伴水肿；3）瘤灶密度/信号不均匀，

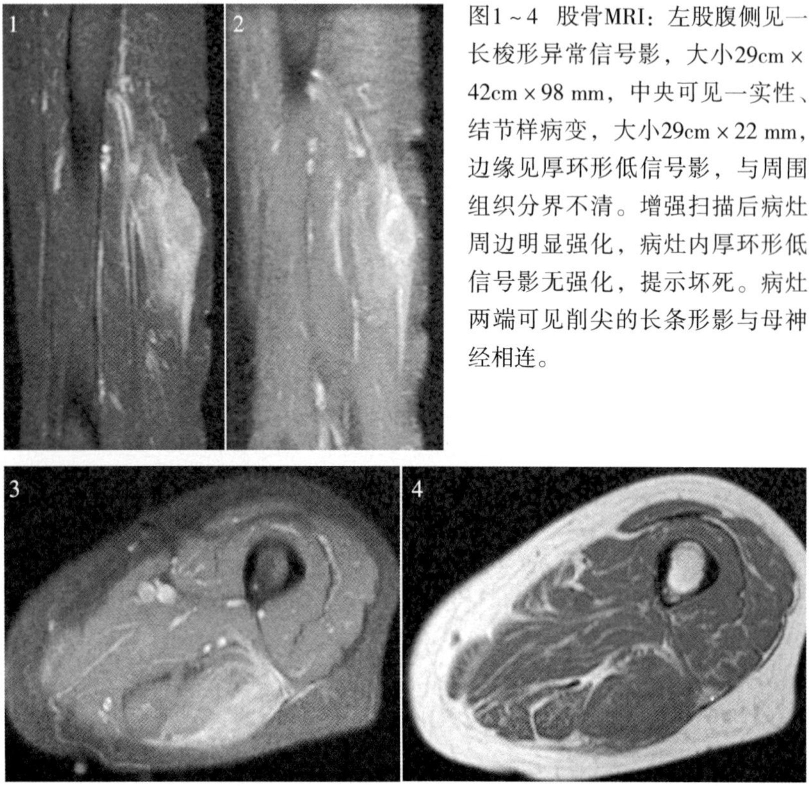

图1～4 股骨MRI：左股腹侧见一长梭形异常信号影，大小29cm×42cm×98 mm，中央可见一实性、结节样病变，大小29cm×22 mm，边缘见厚环形低信号影，与周围组织分界不清。增强扫描后病灶周边明显强化，病灶内厚环形低信号影无强化，提示坏死。病灶两端可见削尖的长条形影与母神经相连。

伴中心坏死（如本例所见，术前可提示有恶性可能。但良性者，也可有退行性变而发生密度/信号不均匀或囊变；4）钙化恶性多见，但年久的良性神经鞘瘤也可有钙化。

▶ 最终诊断

术中所见 在皮下组织及阔筋膜粘连，肿物位于股二头肌中上段，与阔筋膜张肌后外侧粘连，呈长梭形实性肿块，质韧，边界不清。

镜下所见 肿瘤呈现交替排列的少细胞/多细胞区，细胞异形性显著，并可见瘤巨细胞（HE，中倍视野）。病理诊断：外周神经恶性神经鞘瘤，中–高度恶性，侵及周围脂肪及横纹肌组织。

免疫组化 S–100（+/–），NF（+），CD68（–），Actin平（+/–），Vimentin (+/-)，CK-3 (-)，Myoglobin (+)，Ki-67 (10%阳性)，P 53 (++)，PCNA (++)，Actin横 (+/-) Actin广谱 (+/-)。特染：苏丹III (-) .

病理诊断 外周神经恶性神经鞘瘤，中-高度恶性，侵及周围脂肪及横纹肌组织（图5）。

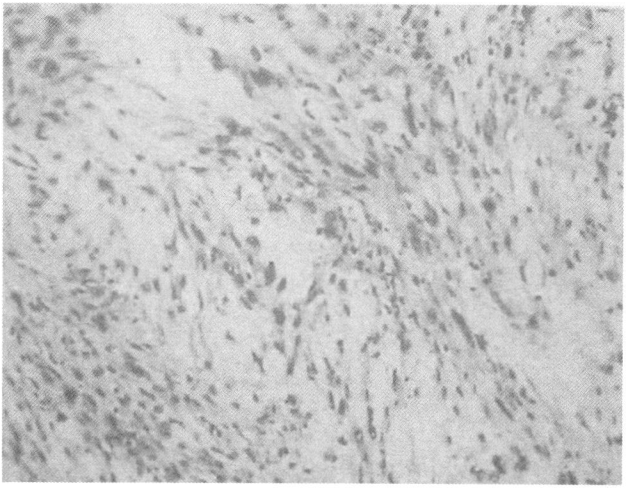

图5 镜下（HE，中倍视野）：肿瘤呈现交替排列的少细胞/多细胞区，细胞异形性显著，并可见瘤巨细胞。

▶ 概述

基本概念 恶性外周神经鞘瘤（malignant peripheral nerve sheath tumor，MPNST）原发于神经鞘，或继发于神经纤维瘤，神经纤维恶变率为2.4%~2.9%，而神经鞘瘤恶变者罕见。通常深部肿瘤较体表肿瘤更易恶变，其恶性主要表现在局部侵犯，也可发生远处淋巴结及血循环转移。肿块为常见症状，多为无痛性，有的表现为疼痛性肿块，或肿块压迫出现远处肢体麻木及放射痛。

X片可见部分肿瘤有钙化，超声与CT检查可观察肿瘤范围与周围组织关系，MRI检查软组织对比性最好，可清楚显示瘤体及与周边组织的关系。影像学检查与其它肉瘤难以鉴别，确诊依靠病理检查。

大体病理可见肿瘤为圆形，分叶状或不规则状，分布在神经干内或神经干旁，沿神经干呈浸润性生长，边界常清楚，可见不完整包膜或无包膜。肿块大小不一，恶性神经鞘瘤的组织形态复杂多变，缺乏特征性所见。瘤细胞呈长梭形，核梭形或卵圆形，核染色质均匀或致密，核仁小或不清楚，核异型性不显著，瘤细胞丰富、密集，排列成束状、漩涡状，可见栅栏状。完善的诊断还应包括免疫组化显示S-100，Leu-7，髓鞘碱性蛋白或超微结构显示肿瘤细胞具有神经鞘细胞分化的特征。

发病率 少见，文献报道恶性外周神经鞘瘤发病率占软组织肉瘤6%。

年龄、性别分布 无明显性别倾向性，年龄以31~50岁多见。

好发部位 可发生在身体任何部位，通常深部肿瘤较体表肿瘤更易恶变。

治疗 手术切除，术后易复发，应术后放疗。

预后 恶性神经鞘瘤易出现复发和远处转移。

▶ 参考文献

1. 刘英虹.胸部恶性神经鞘瘤的CT表现.国外医学临床放射学分册，1994，1：107.
2. 赵宝民，赖大年，许才绂，等.十二指肠球部恶性神经鞘瘤1例.中国肿瘤临床，1995，22：543.
3. Lin J，Martel W. Cross-sectional imaging of peripheral nerve sheath tumors：characteristic signs on CT，MR imaging，and sonography. AJR Am J Roentgenol，2001，176：75-82.

（北京医院）

病例90 左肩嗜酸性肉芽肿

▶ 病史

男，25岁。2000年发现左肩部肿物，外院切除后确诊“左肩嗜酸性肉芽肿”，之后反复发作，曾行多次手术，并在外院放疗。为进一步诊治入我院。手术见肿物位于皮下，质软，沿肌间隙进入至肱骨头下。

▶ 影像学表现

X线表现 左肩胛骨缺如，左肱骨中上段见不规则低密度区，内侧骨皮质不光滑，上段内侧见大小约3cm×0.8cm的骨质破坏区（图1）。

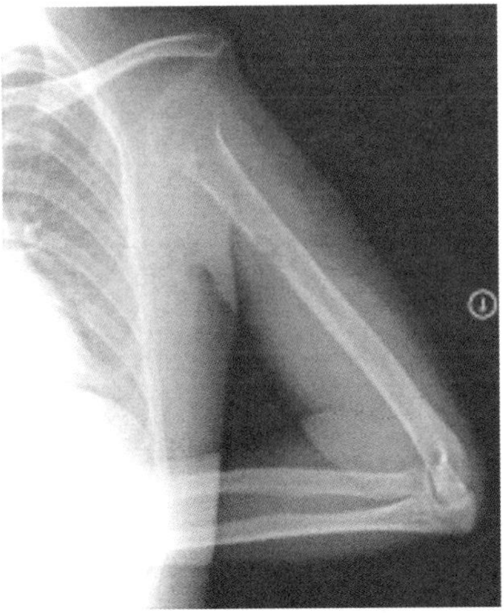

图1 左肩X线平片：左肱骨中上段骨干可见骨质破坏区。

MRI表现 左肩胛骨嗜酸性肉芽肿术后，左侧肩胛骨区、左侧肱骨中上段及其周围肌肉、软组织内可见混杂长T1、长T2信号区，抑脂像上呈高信号，长度约为10.8cm，增强后可见弥漫轻度强化，部分可见环行强化。肱骨内侧骨皮质不规则异常信号（图2）。

CT表现 双肺可见多发弥漫小类圆形气囊影，并见散在小结节影，气管支气管通畅（图3）。

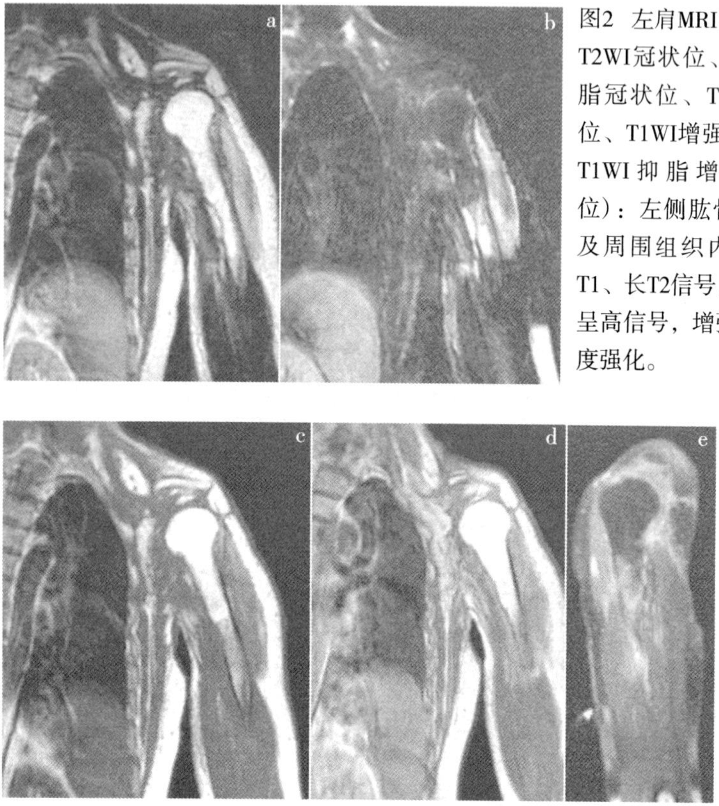

图2 左肩MRI（依次为T2WI冠状位、T2WI抑脂冠状位、T1WI冠状位、T1WI增强冠状位、T1WI抑脂增强矢状位）：左侧肱骨中上段及周围组织内可见长T1、长T2信号，抑脂后呈高信号，增强扫描轻度强化。

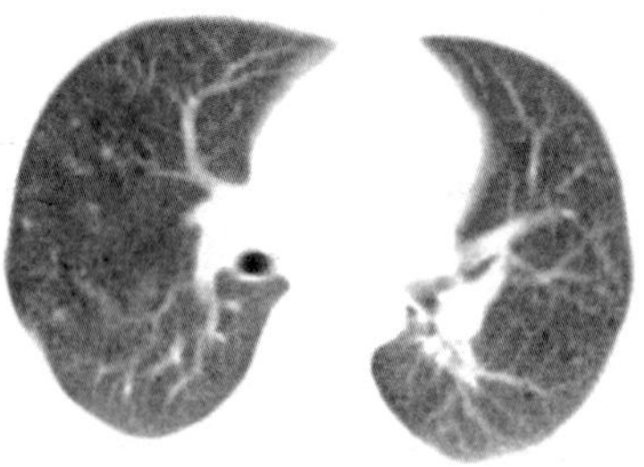

图3 胸部CT：双肺多发小囊性病变伴多发小结节影。

▶ 诊断与鉴别诊断

嗜酸性肉芽肿 影像学表现变化较大。早期或活动期肉芽肿表现为骨内溶骨性破坏，可有膨胀性及软组织肿胀；在病变修复时周边可有不同程度硬化。颅骨病变呈圆形或类圆形骨质破坏，病变从板障向内外板累及，可在颅内外形成软组织肿块，并可跨越颅缝生长。脊椎病变以单发居多，椎间盘一般无破坏，故椎间隙多保持正常，患椎主要表现为单发或多发骨质破坏，有轻度膨胀，边缘硬化，破坏广泛者可使椎体塌陷，可累及椎弓根也可伴椎旁软组织肿胀；晚期，椎体高度压缩变扁呈致密的盘状改变。长骨病变沿纵轴扩展，范围较广泛，呈囊状破坏或溶骨性破坏，髓腔扩大，骨皮质受侵变薄，可有薄层状或葱皮样骨膜反应，且大多超过破坏范围。扁骨病变主要表现为单发或多发溶骨性破坏，可有边缘硬化、骨膜反应及软组织肿胀。

急性骨髓炎 临床表现为发病急，高热和明显中毒症状，患肢活动障碍，局部红肿和压痛，X线表现为发病2 周后干骺端骨松质中出现局限性骨质疏松，继而形成多数分散不规则的骨质破坏区，骨小梁模糊，消失，破坏区边缘模糊，以后骨质破坏向骨干延伸，可达骨干2/3 或全骨干。骨皮质也遭破坏，并有不同程度骨膜增生和死骨。

尤文氏肉瘤 好发年龄10~25岁，病人往往有全身症状，如体温升高，白细胞增多和血沉加速。初为间歇性隐痛，后迅速发展为持续性剧痛。肿块压痛显著，常有皮下静脉怒张，皮肤发红，温度升高等，早期即可广泛转移。本病对放射线极为敏感，局部照射后，症状可显著改善，骨破坏可见修复。X 线表现无特征性，病变好发于长管骨的骨干。常表现为髓腔内不规则形的溶骨性破坏及葱皮样骨膜反应，可出现放射状骨针。

骨纤维异常增殖症 好发于干骺–骨干区，病变范围较广泛，而骨膨胀较轻微，骨密度常不均匀，可见粗大条纹或钙化骨化影或呈磨玻璃密度，常伴骨骼畸形。

▶ 最终诊断

病理诊断　（左肩）嗜酸性肉芽肿（图4~6）。

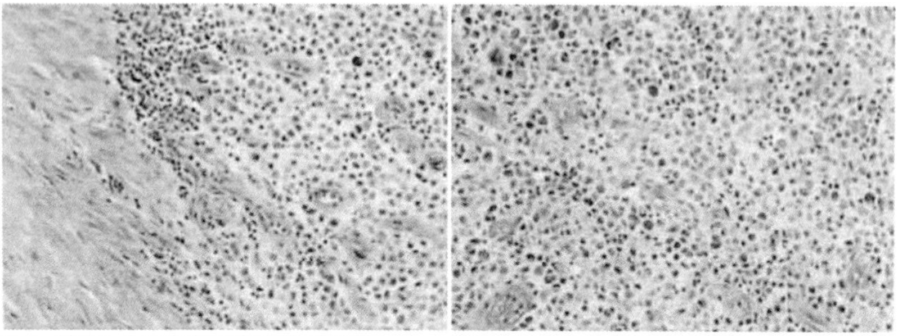

图4　镜下:(左肩部)嗜酸性肉芽肿(8cm×6cm×4cm),肿瘤主要位于皮下组织并侵犯深部肌肉组织。免疫组化染色:S-100(+);CDla(+);Vimentin(+);KPI(+)。

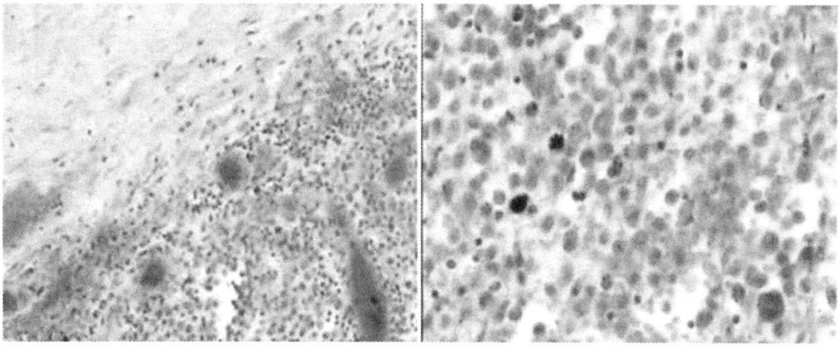

图5　镜下：（左肩胛区）横纹肌及纤维脂肪组织，纤维组织增生伴玻璃样变性，可见残留肿瘤组织，符合嗜酸性肉芽肿，CD1a（+），S-100（+）。

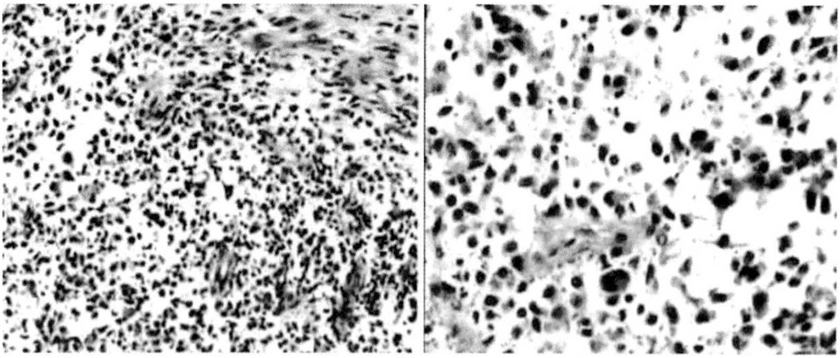

图6　镜下：（左上臂）Langerhans细胞组织细胞增生症。免疫组化染色：CD1a（+），CD68（+），S-100（+）。

▶ 概述

骨嗜酸性肉芽肿 (eosinophilic granuloma of bone) 是朗格汉斯细胞病三型中的局限型，另两型为急性播散型 (勒–雪病，Letter–Siwedisease) 和慢性播散型 (韩–薛–柯病，Hand–Schiller–Christian disease)。骨嗜酸性肉芽肿是三型中发展最慢的一型，全身症状较轻。近年来也有学者认为将朗格汉斯细胞病分为三型并不合理，这三型其实是同一系统疾病的不同发展阶段，骨嗜酸性肉芽肿是朗格汉斯细胞病的开始阶段。

年龄、性别分布　骨嗜酸性肉芽肿好发于20岁以下的青少年及儿童，发展缓慢，病程长，属局限型，可修复自愈。男多于女，且单发者居多。

好发部位　病变可发生于任何骨骼的任何部位，常累及颅骨、脊椎、骨盆、长骨近端，而手足骨罕见。

治疗方法　手术治疗，类固醇局部注射，氨甲蝶呤、长春新碱等化疗可用于多发病变的治疗。本病对放疗敏感。

预后　病变发展缓慢，病程长，属局限型，可修复自愈。

▶ 要点提示

本例原为左肩胛骨嗜酸型肉芽肿 (LCH)，经切除后，曾多次局部复发，后行放疗。3年后，X线平片及MRI检查，左肩部软组织肿胀，左肱骨上中段约5cm×2cm皮质及髓腔内有异常信号，呈不均匀增强，为骨质破坏征象。经局部软组织取材，病理检查为LCH。

该病例双肺CT表现，呈典型的LCH改变：多发囊状伴多发小结节。

此例说明LCH术后也可以复发，肱骨病灶有2种可能1）LCH局部侵犯；2）第2个LCH病灶。

朗格汉斯细胞组织细胞增生症（LCH）为网状内皮系统组织细胞异常增生的一组疾病，其发病原因现在认为可能与免疫缺陷相关。现将这组疾病在骨骼的影像诊断及鉴别诊断要点分述如下：

一、勒雪病：为急性播散型（占LCH的10%），少见。发生于1~

3岁。为多系统病变，肝、脾、淋巴结、皮肤、肺及骨骼损害等。为多发性溶骨性骨质破坏，在颅骨上可呈雨滴状缺损。须与神经母细胞瘤骨转移（尿中儿茶酚胺增高）、急性淋巴细胞白血病（血中可找到幼稚淋巴细胞）及其它，如横纹肌肉瘤、肾母细胞瘤、髓母细胞瘤、视网膜母细胞瘤骨转移等疾病鉴别。预后最差，常在短期内死亡。

二、韩-雪-柯病：为慢性播散型（占LCH的20%），较少见。1~5岁。临床表现为突眼、尿崩症、多发性溶骨性骨质破坏。其中90%发生在颅骨上，呈：1）多发地图状骨质破坏征。2) 颅内、外板破坏不一致，使病灶边缘呈倾斜状。3）纽扣样死骨征。4）下颌骨骨质破坏后，牙齿漂浮征。预后介于勒雪病及嗜酸型肉芽肿之间。

三、嗜酸型肉芽肿：属中间型，最多见（占30%）。5~20岁多见，64%发生在20岁以下。95%在30岁以下。好发于长骨骨干及干骺端，儿童可侵犯骨骺。可发生在颅骨、下颌骨、盆骨、肋骨、胸骨及锁骨等。病变主要为中心性溶骨性地图状破坏，边界可较完整，可伴轻度骨膨胀。可进而破坏骨皮质，形成骨膜反应，常为单或多层状，及软组织肿胀。也可有部分病变呈渗透性或虫蚀状骨破坏。可似尤文肉瘤或淋巴瘤（好发于30~70岁）。病变进入晚期，出现反应性增生，硬化或硬化缘，可将破坏病灶进行分隔。此时，应与慢性骨髓炎及骨纤维异常增殖症相鉴别，也可完全硬化而自行愈合。

脊柱病变早期为椎体内溶骨性骨质破坏，病灶小时，平片阴性。在MRI上呈长T1及长T2信号。增强后强化。皮质破裂后可在椎旁形成局限性软组织肿胀，但不侵犯椎间盘，与结核或感染不同。晚期椎体渐被压缩，倾向于椎体前及后部同时变扁，重者被压缩呈麦饼状，故称为“扁平椎体”。椎体病变可单发或多发，多发者可连续或不连续，后者为“跳跃式”，即两个病变椎体间可存在正常的椎间盘。影像学上可使神经孔扩大或伴哑铃状软组织肿胀，为良性过程，预后良好。

LCH可多骨发生，约占5%~20%，单骨发生者占50%~75%。本例病灶发生在骶骨、髂骨及L3、L5椎体等，属多骨性。常见的鉴别诊断包括：1）多发性转移瘤（好发于40~80岁）。2）多发性骨髓瘤

(好发于40~80岁)。3）多发骨淋巴瘤（好发于30~70岁）的溶骨性病变。4）甲旁亢的棕色瘤，但本例缺少全身骨质稀疏及手指骨骨膜下骨质吸收。5）骨巨细胞瘤（多发生于20~40岁），多发者只占0.04%~1%，况且多发骨巨细胞瘤者常伴有畸形性骨炎或者其中有较多巨细胞瘤发生在手骨上。6）关于尤文肉瘤（好发于5~25岁），患者的盆骨病变，单从形态上与尤文肉瘤相似，但本例尚有L3、L5及左锁骨、肱骨头的多发病变，而尤文肉瘤罕有多发，所以回顾分析，本例为多发LCH可能大。

（北京大学人民医院）

病例91　炎症性肌纤维母细胞瘤

▶ 病史

男，42岁，1个月前偶然发现右腰部一质硬、活动度差的皮下肿物，大小约3cm×3cm，无疼痛等不适。当地超声检查示皮下低回声肿物，无血流。

▶ 影像学表现

MR表现　L3水平右侧竖脊肌、腰方肌及腹外斜肌之间可见一不规则分叶状异常信号影，大小约5.4cm×3.2cm×3.0cm。呈长T1、稍长T2信号，压脂T2序列高于肌肉信号。增强扫描后病灶明显强化，病灶边界欠清晰，并可疑侵犯竖脊肌（图1）。

▶ 诊断与鉴别诊断

炎症性肌纤维母细胞瘤　由于本病很少发生于软组织内，我们无法

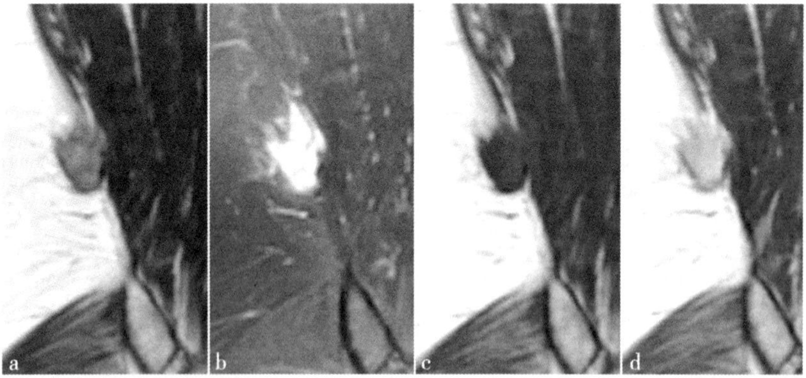

图1　腰骶部MRI冠状位（依次为T2WI、T2WI抑脂、T1WI、T1WI增强）：右侧竖脊肌、腰方肌及腹外斜肌见可见长T1、稍长T2信号影，压脂T2呈高于肌肉信号，增强后明显强化。

在文献中查明其在软组织内的MRI表现。但炎性肌纤维母细胞瘤在肝脏内的表现已有不少报道。其表现为孤立结节，T1WI为低信号，T2WI呈稍高信号，增强后可以均匀或不均匀强化，也可表现为周围强化，与本例MRI表现相符合。

纤维瘤 T1低信号，T2稍高或低信号，增强后亦有强化，很难和上述鉴别。

▶ 最终诊断

术中所见 手术中可见肿瘤位于竖脊肌外侧及腰方肌处，与部分腰方肌一同切除。

大体所见 肿瘤标本见其包膜完整，大小约5cm×5cm，切开肿瘤组织，其内面呈黄白色，质软。

镜下所见 梭形细胞肿瘤，以纤维母细胞为主，灶状淋巴细胞浸润，肿瘤呈浸润性生长。（图2）

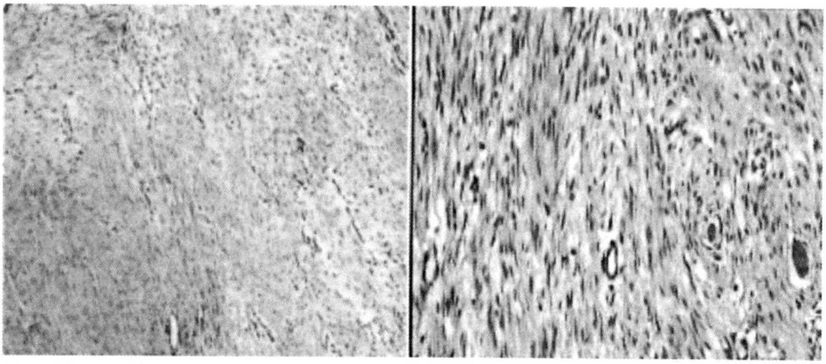

图2 镜下：梭形细胞肿瘤，以纤维母细胞为主，灶状淋巴细胞浸润，肿瘤呈浸润性生长。

免疫组化 SMA（+）、Ki-67（+）、ALK（+/-），符合炎症性肌纤维母细胞瘤。

病理诊断 炎症性肌纤维母细胞瘤。

▶ 概述

炎症性肌纤维母细胞瘤（inflammatory myofibroblastic tumor），又

名炎性假瘤，组织学上为含肌纤维母细胞并有淋巴浆细胞浸润的肿瘤。是一种少见的间叶性肿瘤。最常见于肺内，也有不少报道分布在身体其它部位。如肝脏、乳腺、骨骼、膀胱及心脏等处。本例位于软组织内，甚少见。

发病率 很少见。

年龄、性别分布 多见于儿童和青少年。

治疗 手术切除。

预后 大多治愈，但也有局部复发的病例，偶可发生转移。

▶ 要点提示

介绍一例经病理证实的生长在软组织内的炎症性肌纤维母细胞瘤，并介绍其完整的MRI信号及增强表现。

▶ 参考文献

1. 武春燕.炎性肌纤维母细胞瘤.癌变、畸变、突变，2005，17：82-84。
2. Venkataraman S，Semelka RC，Braga L，et al. Inflammatory myofibroblastic tumor of the hepatobiliary system：report of MRI appearance in four patient. Radiology，2003，227：758-763.
3. Coffin CM，Humphery PA，Dehner LP. Extrapulmonary inflammatory myofibroblastic tumor：a clinical and pathological survey. Semin Diagn Pathol，1998，15：85-101.

(北京大学人民医院)

病例92 胚胎性横纹肌肉瘤

▶ 病史

女，15岁。1个月前发现肛门肿物，约2cm×2cm，疑为痔疮，无疼痛出血，无发热。肿物逐渐长大，近一周出现纳差，乏力，肛门肿物破溃，渗出，伴腹胀。查体：双侧腹股沟可及多发肿大淋巴结，右侧腹股沟皮肤可见2cm×2cm肿物，红色，边界清楚，质硬，无压痛。肛门至阴道可见8cm×5cm肿物，边界欠清，表面糜烂，溃疡，脓性分泌物伴恶臭，有触痛。肛门肿物穿刺病理为小细胞癌。

▶ 影像学表现

CT表现 肛周可见巨大团块状软组织密度影，大小约10cm×9.5cm，密度均匀，边界较清，周围见渗出影。增强扫描明显强化。腹膜后、盆腔及双侧腹股沟区见广泛肿大融合的淋巴结，内部密度欠均匀。左腹股沟皮下可见小类圆形结节影。肝脾周围见液性密度影。

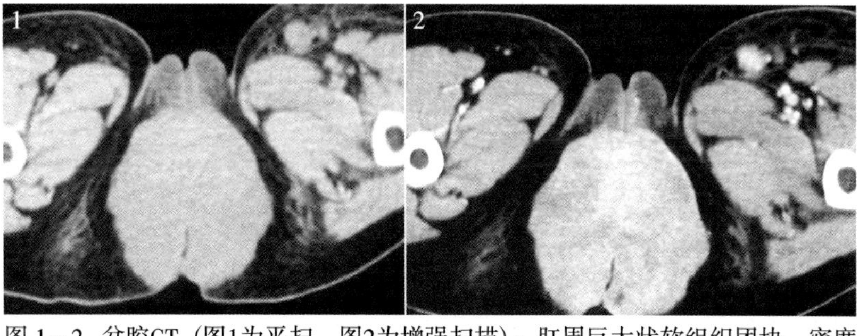

图1～2 盆腔CT（图1为平扫、图2为增强扫描）：肛周巨大状软组织团块，密度均匀，肛管显示不清。增强扫描肿块明显不均匀强化。

▶ 诊断与鉴别诊断

胚胎性横纹肌肉瘤 CT表现为团块状软组织密度影，密度均匀，增

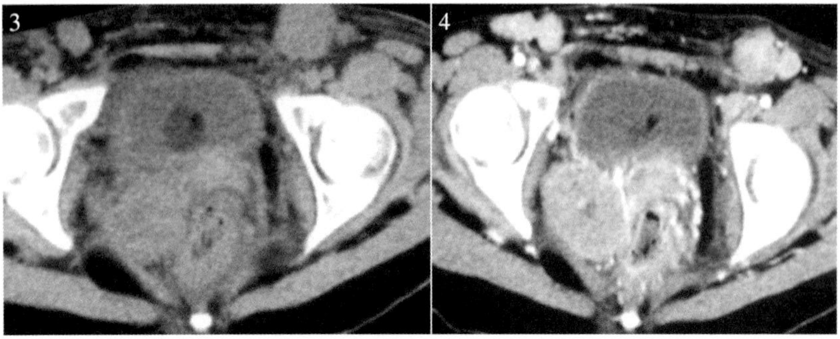

图 3～4　盆腔CT（图3为平扫、图4为增强扫描）：直肠右侧类圆形软组织密度团块，直肠受压左移，直肠周围脂肪间隙欠清。肿块中度强化，其内见点状低密度区。双侧腹股沟区可见肿大淋巴结。

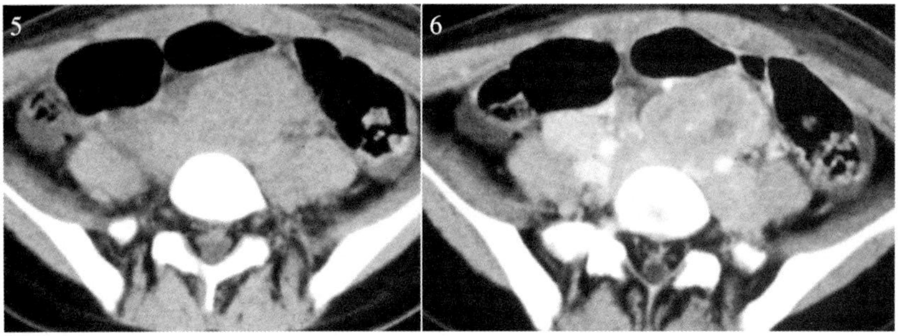

图5～6　盆腔CT（图5为平扫、图6为增强扫描）：椎体前融合肿块，不均匀强化，其内包埋血管。

强扫描中度强化，病灶较大，其内可见不规则坏死。邻近及远处转移多见。

恶性淋巴瘤　临床症状为腹痛、腹部肿块和消瘦，未扪及肿块。肿块起源于直肠下端管壁或肛管，多起于直肠后壁，向腔内生长。CT主要表现为直肠壁增厚与局部肿块。病变累及范围往往较广。

直肠平滑肌肉瘤　多见于中老年人，临床上无特殊症状，常见症状为大便习惯改变，便秘或肛门直肠内疼痛。CT 表现为盆腔内巨大软组织密度肿块伴大片状低密度坏死液化区。

直肠肛管脂肪肉瘤　极为罕见，软组织密度肿块，可伴有少量脂肪成分。

肛管直肠恶性黑色素瘤 多见于50岁以上，女性稍多。便血和肛门肿块脱出是该病主要特征。病理上分为蕈伞型和结节型，肉眼表现为息肉和管壁增厚。CT有其特征性表现。

▶ 最终诊断

免疫组化 CD3 (-)，CD20 (-)，Bcl (-)，CD99 (-)，S-100 (+)，Ki-67 (+)，HMB45 (-)，Desmin (+)，SMA (-)，LCA (-)，CD117 (-)，CD34 (-)，TDT (-)

病理诊断 腰麻下行肿物活检术，病理回报胚胎性横纹肌肉瘤。

▶ 概述

横纹肌肉瘤（rhabdomyosarcoma）：肿瘤组织来源于粘膜下结缔组织内原始间叶细胞，因在肉瘤成分中常可发现胚胎性横纹肌成分，所以有横纹肌肉瘤之称。横纹肌肉瘤有4 种病理类型，分别为胚胎型、小泡型、多泡型、混合型。本例为胚胎型。胚胎性横纹肌肉瘤主要由原始间叶细胞及早期幼稚发育阶段的横纹肌细胞所组成。

发病率 少见。

年龄、性别分布 横纹肌肉瘤有2个发病高峰，即2~6岁和15~19岁。约70%的病例在10岁以前，绝大多数发生于婴幼儿。男性多见。

好发部位 横纹肌肉瘤起源于胚胎间质的任何部位，好发于头颈部的腔道器官，本例发生于肛门实属罕见。

治疗 手术及化疗。手术根治机会很少，发现时病灶多数已经远处转移。

预后 预后很差，早期大多经血道及淋巴道已发生转移。

▶ 要点提示

儿童期胚胎性横纹肌肉瘤，在软组织中多见于头、颈及泌尿生殖道。但也见于躯干、上下肢，后腹膜、臀部、睾丸旁及前列腺。但迄今还罕见于肛门旁。由于本瘤是儿童期最常见的软组织肿瘤，转移率高，以后如遇儿童期类似情况，应想到可能是本瘤的可能。

▶ 参考文献

1. 张惠英，李玉龙，王晓明.前纵隔胚胎性横纹肌肉瘤1 例.罕少疾病杂志，2006，13：43.
2. 刘斌.罕见直肠肛管恶性肿瘤的临床与影像学诊断.医学临床研究. 2005，22：917-919.
3. 桂芹，周平.睾旁横纹肌肉瘤伴脊髓压迫1 例.第三军医大学学报，2005，27：484-485.

（北京大学第三医院）

病例93 神经纤维瘤病

▶ 病史

病例1，男，14岁（图1）。右下肢粗长，跛行十年。体格检查见右下肢较对侧长7厘米，小腿右侧可及多个串珠样质硬肿物，无压痛，右足内翻。全身多处大片状牛奶咖啡斑。行右小腿软组织活检术，病理报告：神经纤维瘤病。

病例2，男，14岁（图2）。右小腿外伤后不能走路五年。体格检查见右小腿中下1/3处向外成角60度，向后50度，右足内翻。全身多

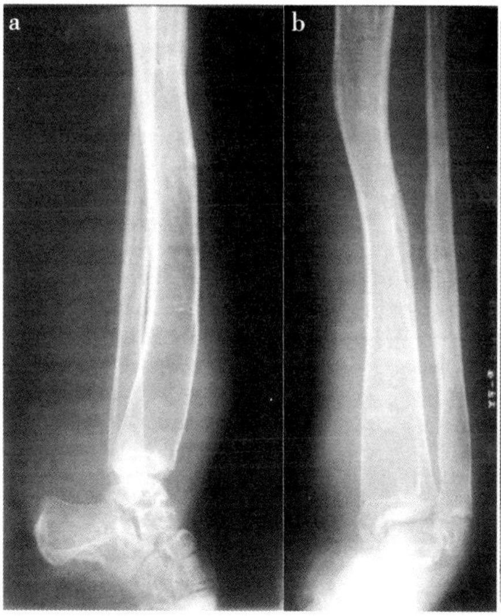

图1 胫腓骨X线平片：a图示右小腿侧位片，见右胫骨骨干增粗，向前弯曲。b图示胫腓骨远段骨质膨大，骨小梁模糊。距骨小，足内翻畸形。并可见小腿软组织明显增厚。

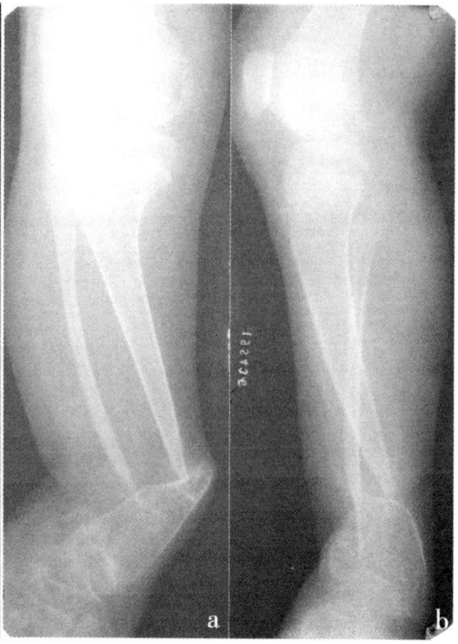

图2 胫腓骨X线平片：胫骨中下段骨干明显变细，削尖，骨质不连，假关节形成，胫骨远段骨质膨大，骨小梁模糊，骨皮质变薄。腓骨远段削尖。右足骨密度明显减低。

处咖啡斑。行右小腿软组织活检术，术后病理报告：多发性神经纤维瘤病。

▶ 影像学表现

X线表现 图1a右小腿侧位片，见右胫骨骨干增粗，向前弯曲。图1b，胫腓骨远段骨质膨大，骨小梁模糊。距骨小，足内翻畸形。并可见小腿软组织明显增厚。图2，胫骨中下段骨干明显变细，削尖，骨质不连，假关节形成，胫骨远段骨质膨大，骨小梁模糊，骨皮质变薄。腓骨远段削尖。右足骨密度明显减低。

▶ 诊断与鉴别诊断

神经纤维瘤病 典型X线表现为形成于胫骨下1/3处的假关节，并胫骨中下段向前弯曲成角畸形，假关节形成处局部骨萎缩变细、硬化。
外伤后骨折不愈合 有明确外伤病史，不并发其它骨质改变。无相应皮肤软组织改变。

▶ 最终诊断

病理诊断 软组织活检示小腿软组织肿块含神经纤维，结合骨骼平片及皮肤改变，符合神经纤维瘤病表现。

▶ 概述

美国国家健康学会于1988年提出了神经纤维瘤病（neurofibromatosis）1型（NF1）的临床诊断标准，具有以下2项或2项以上临床表现即可诊断：（1）6个以上咖啡牛奶斑，成人最大直径不小于15mm，儿童至少5mm；（2）2个以上任何类型神经纤维瘤，或至少1个丛状神经纤维瘤；（3）腋窝或腹股沟部位多发色素斑；（4）视神经胶质瘤；（5）2个或更多Lisch结节（色素沉着性虹膜错构瘤）；（6）特征性骨骼改变，如：蝶骨大翼发育不全、假关节、先天性长骨弯曲、飘带状肋骨等；（7）一级亲属(父母、同胞、子女）患有神经纤维瘤病1型。
发病率 为1/3000~1/3500，其中50%来自基因突变，是突变率最高的遗传性疾病之一。

年龄分布 先天性疾病。

好发部位 本症引起的长骨病变主要发生于胫腓骨，其表现可以多种多样，如多发性纤维囊性病变、纤维性骨皮质缺损，长骨过度生长而增长增粗。相反也有因骨发育不良而致骨骼变细、弯曲及假关节形成。

治疗 皮肤色素斑、皮肤及皮下肿瘤无特殊治疗，当肿瘤生长迅速且有剧痛时应切除以防恶变，对丛状神经纤维瘤和中枢神经纤维瘤应尽早施行手术，蔓状神经纤维瘤病变部位多为小蔓状血管窦样改变，血管极为丰富，因此手术时应注意在病变外正常组织切口，彻底切除肿瘤及其周围组织，术后还可利用激光技术“清扫”，以防复发，癫痫发作者应与抗癫痫治疗。

▶ 要点提示

临床表现及病史对本症的诊断有相当重要的意义。对原因不明的下肢假关节形成，尤其是婴幼儿期首先应想到本病的可能。NF1的骨骼异常改变以脊柱侧凸最常见，其次为胫骨假关节或胫骨弯曲。

▶ 参考文献

1. National Institutes of Health Concensus Development Conference. Neurofibromatosis conference statement. Arch Neurol，1988，45：575–578.
2. 牛艳坤，王刚，陈卫国，等. I型神经纤维瘤病的X线和MRI诊断（附15例报告）.南方医科大学学报，2006，26：849–850.
3. 徐刚，王新玉，马千红. 6例神经纤维瘤病的X线平片与CT诊断.重庆医学，2006，35：550–551.

（北京大学第一医院）

病例94 甲状旁腺功能亢进症

▶ 病史

女，28岁。腰骶部间断疼痛半年，无夜间痛。双下肢乏力1个月。四肢肌力、关节运动正常。甲状旁腺素：29.7ng/dl （正常值为6.5~27ng/ml)。

▶ 影像学表现

X线表现 头颅正侧位片：颅骨多发类圆形骨质缺损，边缘清晰（图1)。双手X线片：左手食指、中指中节，右手中指远节指骨远端指骨桡侧均有明显的局限性骨膜下骨吸收，并向髓腔内呈弧形伸入破坏，为典型的骨膜下骨吸收。左侧尺骨远端可见限局性低密度影，边界清晰，骨皮质未见破坏改变（图2)。

CT表现 锁骨、肩胛骨、肋骨和胸骨多发骨质破坏（图3)。

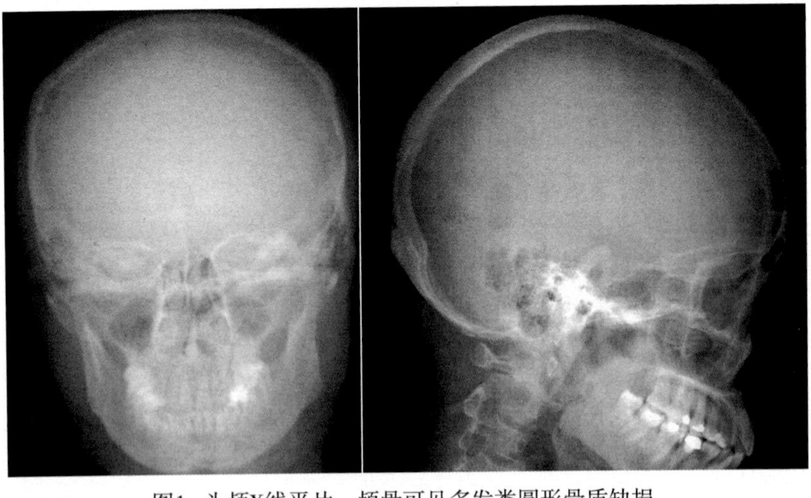

图1 头颅X线平片：颅骨可见多发类圆形骨质缺损。

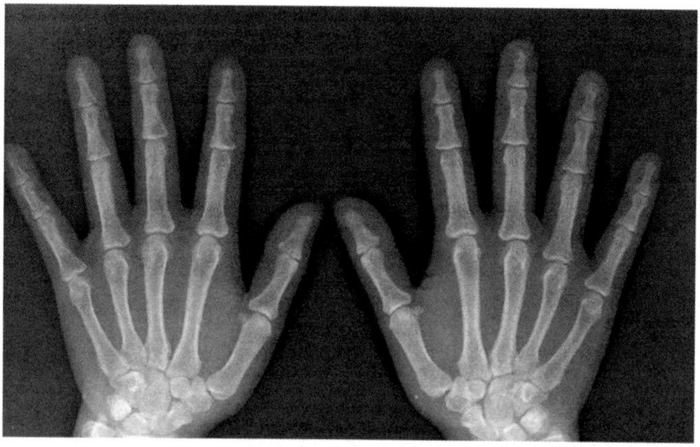

图2　双手X线平片：部分指骨远端桡侧骨膜下骨吸收。左侧尺骨远端可见限局性低密度影。

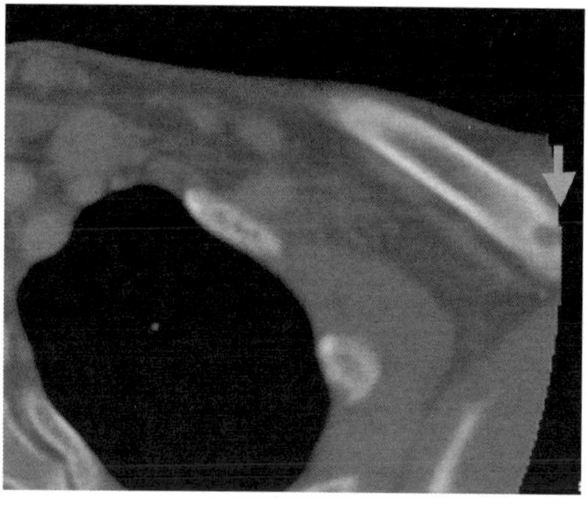

图3　锁骨CT：左锁骨远端可见类圆形骨质缺损。

MRI表现　骨盆MR平扫+增强：右侧骶骨、双侧髂骨、左侧髋臼、双侧坐骨及双侧股骨上段多发大小不等的骨质破坏区，主要为长T1短T2信号，左侧髂骨和左股骨上段病灶内有少许短T2信号，为慢性出血，含铁血黄素沉积。病灶有明显较均匀强化。病灶主要位于骨内，骶骨内病灶为棕色瘤。周围软组织未见明确受累征象（图4）。

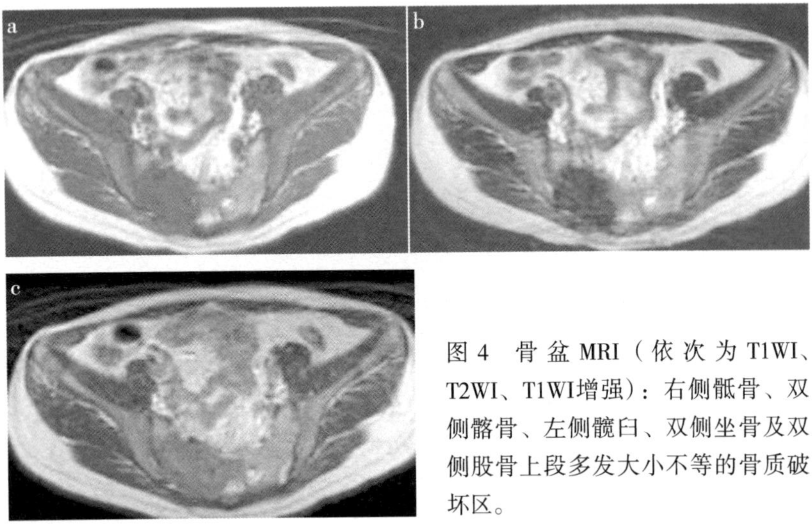

图 4　骨盆 MRI（依次为 T1WI、T2WI、T1WI增强）：右侧骶骨、双侧髂骨、左侧髋臼、双侧坐骨及双侧股骨上段多发大小不等的骨质破坏区。

▶ 诊断与鉴别诊断

甲状旁腺功能亢进症　X线平片表现为普遍骨质疏松、局限性骨吸收及囊性变、骨皮质吸收和由于骨质疏松引起的病理性骨折以及畸形。此外尚可有佝偻病和软骨病样改变。其中，指骨和骨膜下吸收最有诊断意义。

骨嗜酸性肉芽肿　发生在长管状骨者，多位于骨干，病变位于髓腔，骨皮质膨胀，晚期侵犯骨皮质，有葱皮样骨膜反应；发生在椎体者为溶骨性破坏，椎体成扁平椎，椎间盘正常；发生在颅骨者为穿凿样破坏；发生在骨盆、肩胛骨者为斑点状破坏。

动脉瘤样骨囊肿　好发长骨干骺端，单房或多房性溶骨性破坏，呈偏心性、皮质膨胀变薄，无骨膜反应。在脊椎骨一侧附件广泛溶骨，明显膨胀，短管状骨破坏广泛，一侧皮质变薄，有明显膨胀。

▶ 最终诊断

甲状旁腺功能亢进症：患者多发性骨病损，甲状旁腺素偏高。最终手术及病理证实为甲状旁腺瘤（图5）。

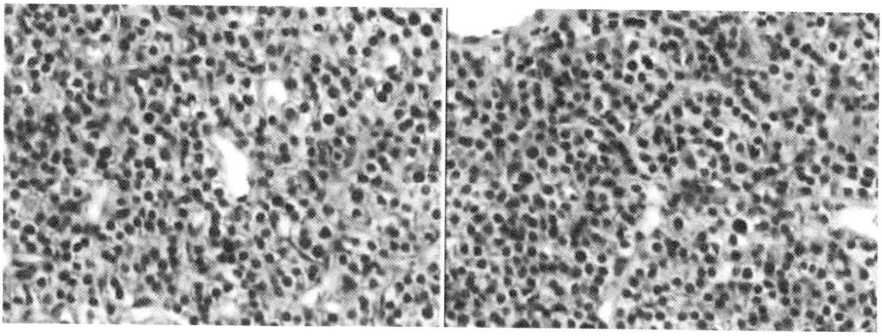

图5 镜下：（甲状腺左下叶）甲状旁腺腺瘤（2.6cm × 1.6cm × 0.9cm）。

▶ 概念

原发性甲状旁腺功能亢进症（hyperparathyroidism），由甲状旁腺腺瘤、增生肥大或腺癌所引起的甲状旁腺激素分泌过多。骨骼主要病变为破骨或成骨细胞增多、骨质吸收，成不同程度的骨质脱钙，结缔组织增生构成纤维性骨炎。严重时引起多房囊肿样病变及“棕色瘤”，易发生病理性骨折及畸形。此外也可发生骨硬化表现。除骨骼病变外，还可出现钙盐的易位沉积引起的症状，钙盐可以沉积于肾脏、胸膜、胃肠粘膜下血管内、皮肤、心脏等处。

由于甲状旁腺激素分泌过多，钙自骨动员至血循环，引起血钙过高，同时肾小管对磷重吸收减少，血磷降低。持续增多的甲状旁腺素引起广泛骨质吸收脱钙等改变，骨基质分解、粘蛋白、羟脯氨酸等代谢产物自尿排泄增多，形成尿路结石或肾钙盐沉积症。

患者表现为骨痛，位于背部、脊椎、髋部、胸肋骨处或四肢，伴有压痛。

发病率 美国每年有100000人发病。

年龄、性别分布 甲旁亢可以发生于各个年龄，但以50~60岁最为常见，儿童少见。好发于女性，男女发病比例为1:2。

好发部位 病变为全身性，病变分布以指骨、颅骨、下颌骨、脊椎及骨盆等处较为明显。

治疗方法 手术治疗为主。

预后 根据甲状旁腺原发疾病性质及骨骼受累程度而异。

▶ 要点提示

甲旁亢影像诊断要点为：1）弥漫性骨量减少。2）骨膜下、软骨下及骨皮质骨质吸收。3）颅骨上呈胡椒面征（多发小点状骨稀疏或骨缺损）。4）大小不等骨内囊性病变，即棕色瘤。骨膜下骨质吸收，特征性地显示在手的中、食指中节指骨桡侧，参见本病例图2，左手食指、中指的中节指骨桡侧均有骨膜下骨吸收，有助于本病诊断。

▶ 参考文献

1. 陈灏珠主编.实用内科学. 11版.北京：人民卫生出版社，2001. 1176-1179.
2. 吴阶平，裘法祖主编.黄家驷外科学. 6版.北京：人民卫生出版社，2000. 2192-2193.
3. Grggspan A. Orthopedic Imaging. Philadelphia：Lippincott Williams & Wilkins，2004.

（北京大学人民医院）

病例95 肩关节神经性关节病

▶ 病史

男，41岁。1个月前无明显诱因出现左上臂肿胀，就诊于当地医院诊断为肌肉拉伤，给予按摩等治疗。按摩后左上肢出现严重肿胀，直至手指。当地医院行穿刺术，穿出血水，引流后肿胀减轻。后又因热敷导致烫伤，局部破溃。行X线检查提示为肱骨上端肿瘤性病变。患者患病以来无上肢疼痛，左手食指及拇指间感觉麻木。

▶ 影像学表现

X线表现 左肩关节盂下前脱位，左肱骨上端外侧有刀削样骨质缺损，肱骨头已失去正常饱满球形。周围可见不规则骨质密度形骨碎片（图1）。

CT表现 左肩关节高度肿胀，关节囊内密度不均，其内可见液性密度影及多数大小不等、边缘不规则的碎骨片影。后外侧被削平的股骨头位于变形的关节盂前方（示肩关节已脱位）（图2）。

MRI表现 T1WI示左肩关节囊肿大，其内主要呈低信号。肱骨头上端已被磨损，已失去饱满的圆球形。T2WI示关节囊球形肿大，约15cm×12cm，其内主要为液性高信号影，其中散布大小不等、边缘不规则的低密度块状影（碎骨片），周围关节囊呈不规则增厚，主呈低信号，肱骨上端已被磨损。T1加强可见关节囊内积液呈低信号，关节滑膜广泛增厚并呈结节状。外侧滑膜结节更厚，其中还包埋着低信号的碎片。其余所见同T1WI（图3）。颈部MR表现：T2WI示C3–T2的脊髓中央管呈长条状扩张，最大横径为6.3mm，呈高信号，示为脊髓空洞症（图4）。

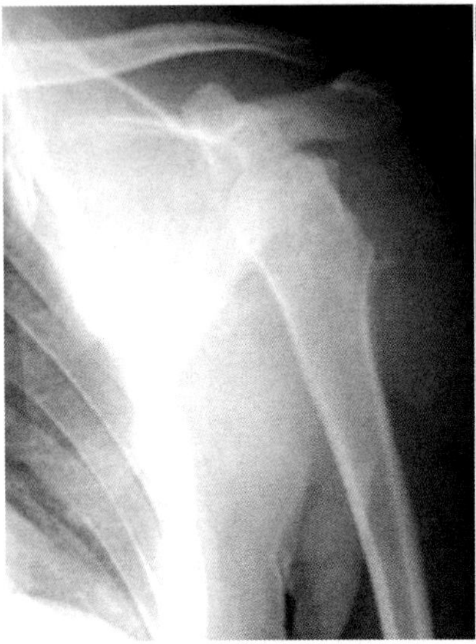

图1 左肩关节X线平片：左肱骨头刀削样骨质缺损，周围可见碎骨片。左肩关节脱位。

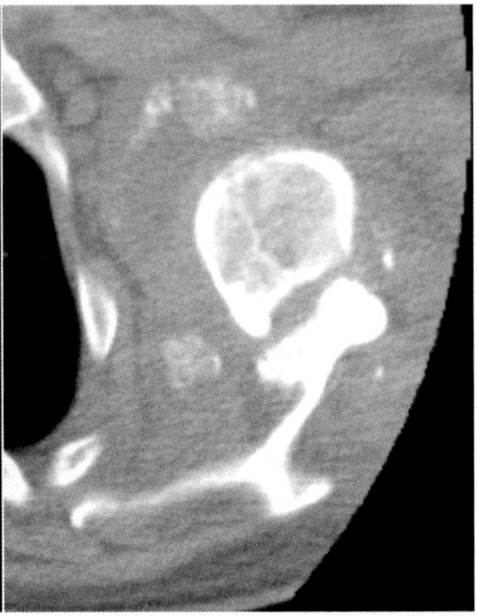

图2 左肩关节CT：左肱骨头骨质缺损，周围可见囊状低密度影及碎骨片。

▶ 诊断与鉴别诊断

本例经平片及CT检查，查得左肱骨头已磨损，伴肱骨外侧骨质缺损，关节盂变形，肩关节前下脱位。关节内有多数碎骨片及关节囊内积液肿胀。自MRI在临床应用以来，可用于检查滑膜内病变情况，例如本例的巨大球形磨屑性滑膜炎（Detritic synovitis）中不仅有大量积液，还有广泛性滑膜增厚及结节形成。并在增强呈高信号的滑膜结节中可见到包埋着低信号为碎骨片，这也有力地支持本病的诊断。

肩关节关节病较多见的还有骨关节病及类风湿性关节炎。即使少见的结核、血友病关节病，均无疼痛缺失的病史，无关节内多发不规则碎骨片征象，也无增厚滑膜结节中碎骨片包埋现象。

▶ 最终诊断

术中所见 手术中可见局部组织大量滑膜增生，周围血管极其丰富。

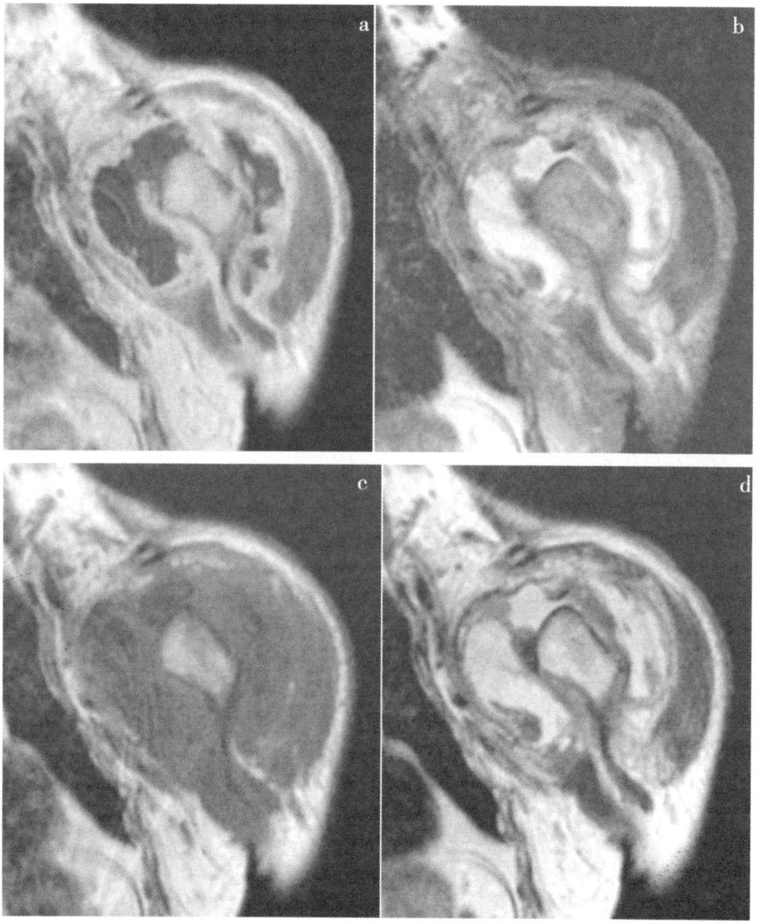

图3 左肩关节MRI冠状位（依次为T2WI、T2WI抑脂、T1WI、T1WI增强）：肩关节囊肿大，内呈长T1、长T2信号，周围关节囊呈不规则增厚并明显强化，左肱骨头磨损。

肿物包裹关节囊，质韧。肿物切开后可见大量清亮及淡血性囊液。囊腔分隔状，囊壁为增生滑膜及变性肌肉组织。肱骨头外侧骨质破坏。

镜下所见 滑膜组织呈乳头状增生，间质纤维肌肉组织增生伴玻璃样变性，可见纤维素样坏死，多量炎细胞浸润，表皮溃疡形成，伴

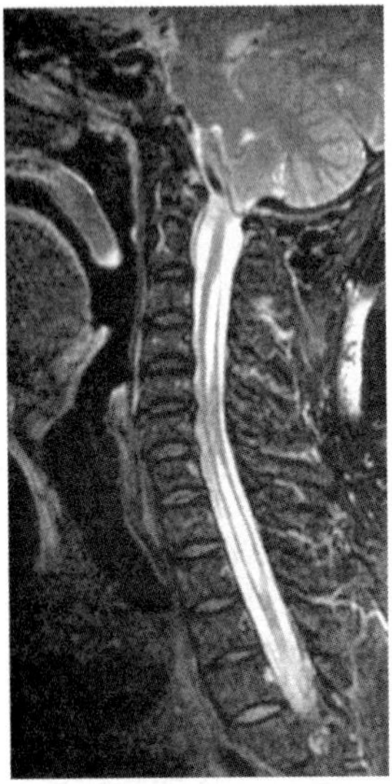

图4　颈部MRI矢状位(T2WI)：颈髓中央管扩张。

死骨植入滑膜。符合神经性关节病（图5）。

病理诊断　神经性关节病。

▶ 概述

神经性关节病（neurogenic arthropathy），也称Charcot关节，是因梅毒、脊髓空洞症及糖尿病等引起的神经病变后，失去保护性痛觉，使关节软骨及骨质遭受反复磨损、骨折、裂解、增生及脱位，滑膜发生磨屑性滑膜炎及关节囊与韧带松弛的关节病。

发病率　为临床少见病。

年龄、性别分布　男性好发，好发年龄为40~60岁。

好发部位　膝、踝、足、髋、肩、肘、脊柱等关节，脊髓空洞症所致者以肩关节最多，而糖尿病以足部关节好发。

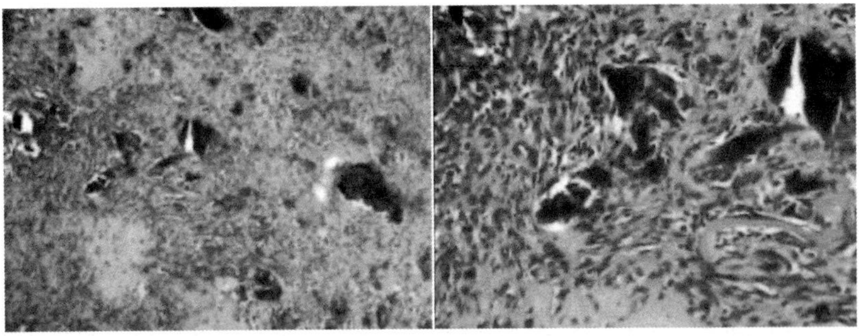

图5　镜下：滑膜组织呈乳头状增生，间质纤维肌肉组织增生伴玻璃样变性，可见纤维素样坏死，多量炎细胞浸润，表皮溃疡形成，伴死骨植入滑膜。

▶ 参考文献

1. 林爱军，刘东风，吴振华，等.神经性关节病的影像诊断.中国临床医学影像杂志，2003，13：136-138.
2. Resnick D，Kransdorf MJ. Bone and joint imaging. 3rd ed. Philadelphia，Pa：El-

sevier Saunders, 2005.

3. Greenspan A, Orthopedic Imaging. 4th ed. Philadelphia: lippincott Williams and willians, 2004.

（北京大学人民医院）

病例96 肱骨下端完全破坏性关节血友病（血友病假肿瘤）

▶ 病史

男，43岁。7天前右肘部外伤，当即疼痛剧烈，活动受限，右肘部肿胀明显。既往血友病史20年，反复多关节出血。

▶ 影像学表现

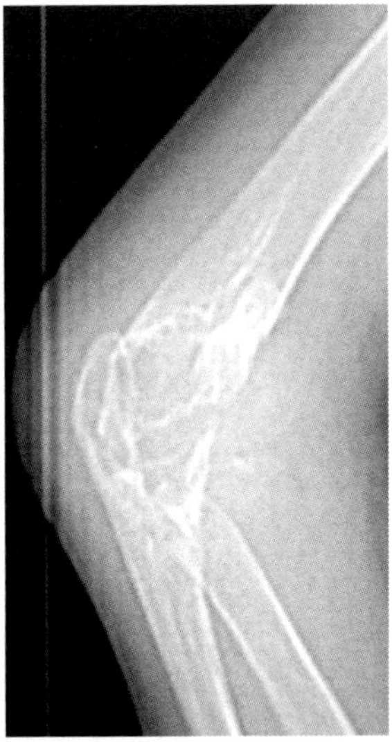

图1 右肘关节X线平片：右肘关节完全破坏，肱、桡、尺骨骨端骨质破坏。

X线表现 右肘关节裂解变形，肱、桡、尺三骨骨端关节面及关节间隙完全破坏，周围可见软组织肿块，类似神经性关节病表现（图1）。

CT表现 右肘关节裂解，肱、桡、尺三骨的骨端关节面及关节间隙已全部破坏，肱骨下端及关节端裂解、破坏，其内有数个小碎骨片。周围有巨大的软组织肿块形成。（图2）CT轴位可见右肱骨骨端呈膨胀性骨质破坏，周围可见不完整的断续骨性包壳。其外还可见一圈低于骨质密度，但高于软组织密度的钙化索状形围绕。背侧还呈局限性鼓凸状。其内有三种不同密度的病变存在：（1）多个小碎骨片；（2）其内主要为比肌肉密度低的液性密度病变（其内含有血性成分）；（3）散在分布的比软组织密度略高的斑片状、点状密度影（符合纤维化或钙化改变）（图3）。

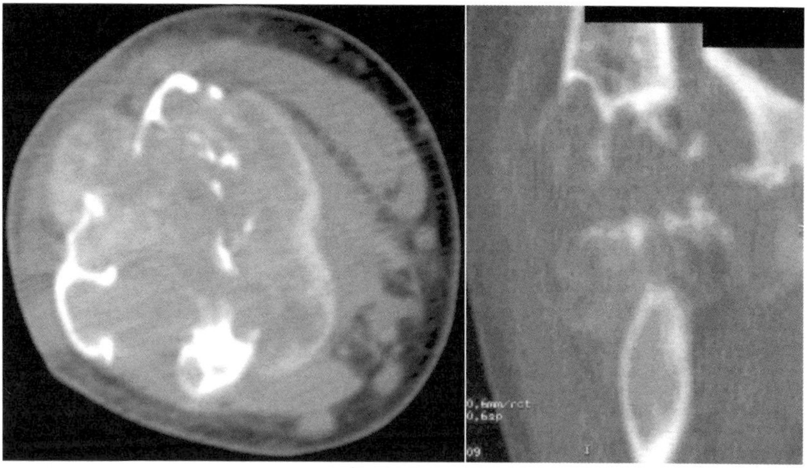

图2　右肘关节CT（a为轴位、b为冠状位重建）：a图示可见右肘关节明显骨质破坏及周围软组织影、钙化包壳、碎骨片。b图示右肱、桡、尺骨骨端破坏，关节完全裂解，周围可见软组织肿块影。

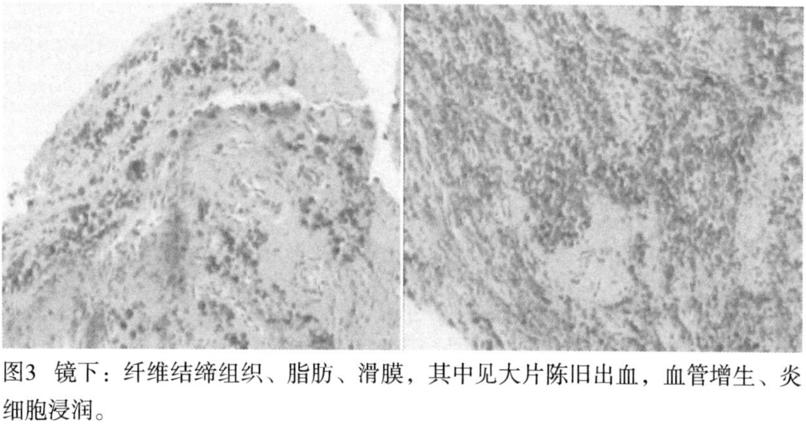

图3　镜下：纤维结缔组织、脂肪、滑膜，其中见大片陈旧出血，血管增生、炎细胞浸润。

▶ 诊断与鉴别诊断

血友病关节病　根据病理及X线表现分为三期。第一期为出血期，呈关节肿胀，密度增高，关节间隙增宽，尚无骨质破坏。第二期为炎症期，呈关节间隙增宽或狭窄。关节面侵蚀、破坏，股骨髁间凹或肱骨鹰嘴窝增宽加深。关节面下囊性变，关节囊肿胀。第三期为退变期，继发骨关节病，骨赘形成或纤维性、骨性强直。也可发生脱位或半脱位。本病例的肘关节已完全裂解变形，肱、桡、尺三骨的骨端关节面及关节间隙已消失，更像神经性关节病的改变。但本例肱骨下端有可见一典型的血友病假肿瘤，强烈支持血友病关节病的诊断。

血友病假肿瘤 为骨内或骨膜下出血形成大小不等的血肿。影像学表现为骨内囊状、膨胀性骨质破坏，皮质变薄或断裂。其内为血肿，有骨质破坏、骨碎片、钙化、纤维化，常有骨膜反应及新骨形成，并在病灶之外形成假包膜。

骨巨细胞瘤 本例肱骨病变应与骨巨细胞瘤鉴别，本病好发于20~40岁，也发生于长骨骨端，并同为膨胀性骨质破坏。但肿瘤内无残留骨碎片，也无家族血友病史。

▶ 最终诊断

术中所见 骨折断端可见大量血块。

镜下所见 标本为纤维结缔组织、脂肪、滑膜，其中见大片陈旧出血，血管增生、炎细胞浸润（图3）。

病理诊断 血友病关节病改变。

▶ 概述

血友病（hemophilia）分为甲型、乙型两型。血友病甲是由于缺乏凝血因子VIII而致病，血友病乙是由于缺乏凝血因子IX而致病。血友病甲的发病率是血友病乙的7倍。本病是性连锁隐性遗传病，遗传基因位于X染色体上。女性遗传，男性发病。本病在骨骼上有两种表现。一种为比较多见的血友病关节病，另一种为少见的血友病假肿瘤。

好发部位 血友病关节病好发于膝、肘、腕关节等其它关节。血友病假肿瘤好发于髂骨、跟骨、四肢长骨（如肱、桡等骨）及其它骨。

▶ 参考文献

1. 戴灼南，司建荣，姜兆候.血友病假肿瘤一例.临床放射学杂志，2006，25:

188–189.

2. 冯平勇，高国栋，李英，等.血友病骨关节病.河北医药，2003，25：511–512.
3. Resnick D，Kransdorf MJ. Bone and joint imaging. 3rd ed. Philadelphia，Pa：Elsevier Saunders，2005
4. Greenspan A，Orthopedic Imaging. 4th ed. Philadelphia：lippincott Williams and willians，2004.

（北京大学人民医院）

病例97 褐 黄 病

▶ 病史

男，45岁。腰背疼。从小尿发黑。体检：矮小，轻度驼背。

▶ 影像学表现

X线平片 椎体边缘广泛增生，椎间盘钙化，真空现象，夹心饼干状(图1~3)。

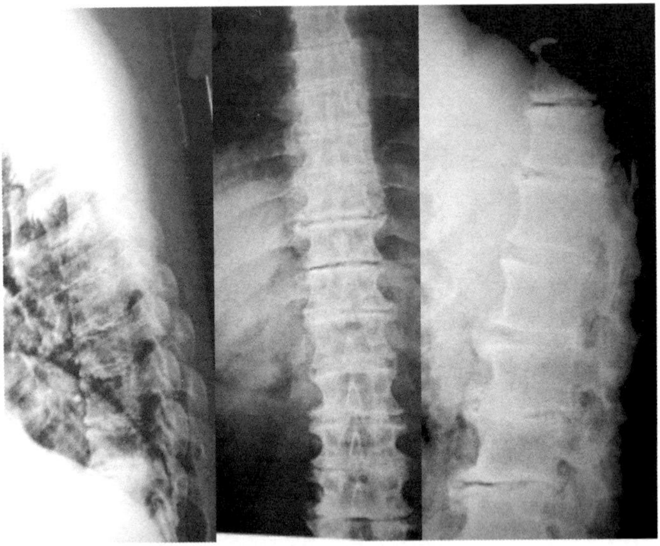

图1～3 胸腰段X线平片：椎体边缘广泛增生，椎间盘钙化，夹心饼干状；部分椎间隙可见真空现象。

MRI表现 后纵韧带及黄韧带广泛骨化脊髓受压（图4~5)。

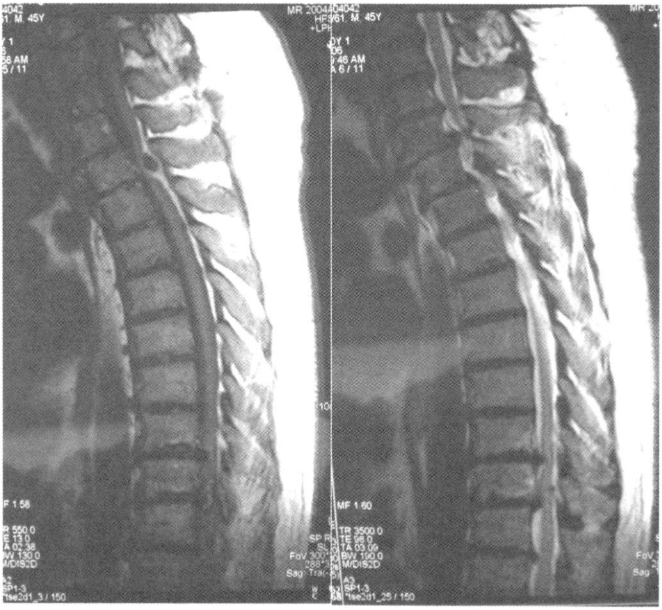

图4～5 胸椎MRI矢状位（图4为TIWI、图5为T2WI）：后纵韧带及黄韧带广泛骨化，脊髓受压，椎间盘退变。

▶ 诊断与鉴别诊断

退行性骨关节病 椎体边缘骨质增生呈唇样改变，韧带骨化，椎间盘退变，突出；可有真空现象，可出现不同程度脊髓受压。

强直性脊柱炎 椎体周围韧带肥厚骨化为竹节样改变，小关节模糊。

褐黄病 在脊椎表现为椎间盘钙化或骨化，夹心饼干状；椎间隙变窄或出现真空现象。椎体边缘广泛增生及骨赘形成。常有骨质稀疏。在脊柱外，常侵犯骶髂关节，耻骨联合或周围大关节。表现为关节间隙变窄，骨质硬化、骨骼碎裂、塌陷或关节内游离体形成。还可见肌腱钙化或骨化，并可出现肌腱断裂。有自幼发病病史，发育受影响。可见眼睛巩膜及耳廓发蓝，尿发黑或发蓝。

▶ 最终诊断

实验室诊断 尿黑酸性关节炎（褐黄病）。

▶ 概述

褐黄病（ochronosis）为染色体隐性遗传性代谢性疾病。患者肝肾内缺乏尿黑酸氧化酶导致尿黑酸代谢障碍，褐黄素形成。由于患者从尿液中排出黑的色素，尿液放在空气中或加入碱后，即呈蓝灰色；有的患者可出现关节改变。并沉积于软骨和软组织中，致使软骨、特别是可见部位的耳、鼻的软骨，呈现蓝灰色因此也称为黑尿病性关节炎；褐黄病系黑尿酸氧化后的产物，呈褐黄色，此种褐黄色色素沉积于纤维软骨、透明软骨、肌腱或纤维组织中成为褐黄病。褐黄病色素沉积于软骨内，可引起软骨变性，其弹性消失而变脆，碎裂后，碎片易脱落于关节囊内，并可与关节滑膜粘连。软骨下骨质硬化，关节面下可发生囊变。关节囊附着点和肌腱，可形成边缘性骨赘。关节软骨破坏后，关节间隙变窄，最终可致关节强直。除上述部位外，这种色素尚可沉积于脂肪组织、大血管内膜下、心脏瓣膜、腱索，以及扁桃体、甲状腺、肺、肾、脑和脊髓硬膜内等处。

发病率 1~5/百万，男性约为女性的2 倍。此病通常在婴幼儿期即可发病，并可持续终生。

▶ 要点提示

主要需要与骨关节病进行鉴别，在脊柱表现为典型的“夹心饼干样”，而在周围关节则难鉴别。褐黄病关节炎可有关节积液及明显的骨质稀疏，且关节周围韧带钙化较骨关节病显著。

▶ 参考文献

1. 徐德永.黑尿病性关节炎和褐黄病.临床放射学杂志，2000，19：252.
2. 解皓，李海涛，吴文娟，等.褐黄病性关节病临床影像学分析.河北医药，2005，27：817.
3. Resnick D，Kransdorf MJ. Bone and joint imaging. 3rd ed. Philadelphia，Pa：Elsevier Saunders，2005.

（北京大学第三医院）

病例98 下肢静脉曲张骨表现

▶ 病史

男，33岁。10余年前出现双下肢肿胀不适，并出现双小腿浅表静脉增粗并迂曲，诊断为双侧大隐静脉曲张。未予正规治疗。近5~6年出现左侧胫骨前面疼痛，为持续性隐痛。

▶ 影像学表现

X线平片、CT、MRI均可显示双侧胫腓骨骨干变粗、皮质呈波浪状增厚，MRI可以直接观察到曲张的大隐静脉，提示骨膜反应及骨皮质增厚为曲张静脉所致的血供障碍引起。下肢静脉曲张的骨质增生硬化还可发展为髓腔密度增高消失及骨硬化。此外，下肢静脉曲张骨表现还可表现为：1）骨质疏松，此为骨表现的最初、最常见的征象。骨质疏松最早发生于外踝，随病变进展可以涉及跗骨、胫腓骨。2）骨膜反应：（临床出现软组织色素沉着、溃疡者多见）。其征象为平行状、波浪状、棘突状、针状及不规则状。3）骨坏死，可见斑点状或不规则状致密影及条状密度减低区。

▶ 诊断与鉴别诊断

下肢静脉曲张骨表现 本患者有10年的下肢静脉曲张病史，X线及MRI显示下肢骨干增粗，皮质增厚，呈波浪状，病因明确，下肢静脉曲张骨表现应作为第一诊断（图1~2）。

皮肤骨膜肥厚症 好发于长管状骨的干骺端和骨骺。以胫骨、腓骨、桡骨、尺骨较多见，少见于腕、跗、掌、跖、趾、指、骨盆、肋骨及锁骨。常呈对称性，平行状的骨皮质增厚，毛糙、不规则，并进行性加重。骨皮质增厚导致骨干增粗。30岁后逐渐趋于稳定。本病特有的颅面部皮肤增厚，额部尤著，可呈“狮面”。常多汗、多脂流

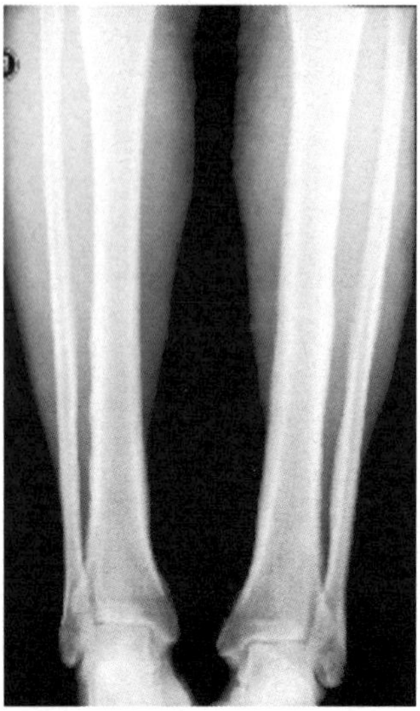

图1 双侧胫腓骨X线平片：双侧胫腓骨骨干变粗，皮质不均匀增厚，呈波浪状。

出，可有杵状指和韧带钙化。

继发性肥大性骨关节病 好发于胫腓骨的骨干和干骺端，少见于股骨、肱骨、掌指和跖骨。常呈对称性，单或多层规则或不规则的皮质增厚。肺内有原发灶(如肺癌、支扩、肺气肿、肺脓肿、囊性纤维化等)，可有杵状指，关节周围骨质稀疏，软组织肿胀。

甲状腺肢端骨病 较长见于掌、跖、指骨骨干，其它管状骨少见。常不对称，也可呈对称性。好发于手的桡侧骨膜。成平行的细羽毛状、实性、针状的骨皮质增厚。临床有甲亢、突眼、杵状指、胫前粘液水肿等。

维生素A过多症 好发于尺骨、跖骨、锁骨、胫骨、腓骨、股骨的骨干。可呈不对称性或对称性。呈层状、波纹状或实性的骨皮质增厚。临床可见骨骺畸形、软组织结节、颅内高压等。

管状骨骨膜及皮质增厚的疾病 除上述5种疾病外，另有4种病变均有明确病史及相应影像表现，不难鉴别，分述如下：

氟骨症 全身轴心骨及长管骨有广泛而明显的密度增高，还有氟斑牙，有利于诊断。

感染性 有明确感染史及骨髓炎表现。

外伤 有明确外伤史及骨损伤表现。

白血病 有明确病史及临床表现。

▶ 最终诊断

临床诊断 病史明确，临床诊断为下肢静脉曲张骨表现。

▶ 概述

下肢静脉曲张骨表现（manifestation of lower limbe with venous

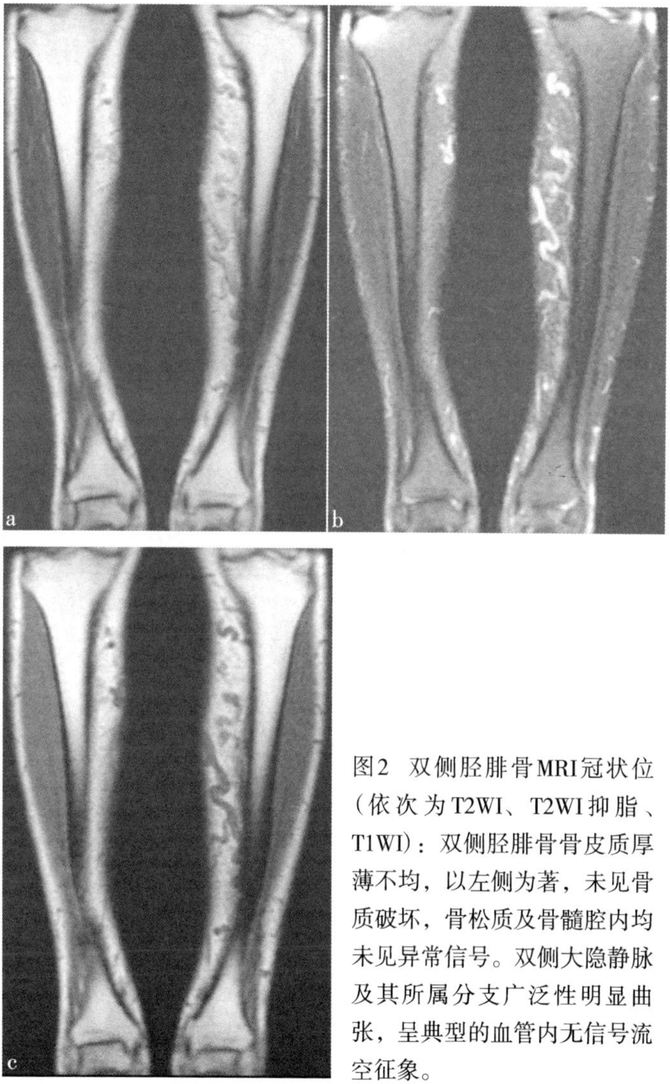

图2 双侧胫腓骨MRI冠状位（依次为T2WI、T2WI抑脂、T1WI）：双侧胫腓骨骨皮质厚薄不均，以左侧为著，未见骨质破坏，骨松质及骨髓腔内均未见异常信号。双侧大隐静脉及其所属分支广泛性明显曲张，呈典型的血管内无信号流空征象。

varicosity）为下肢静脉曲张病情发展导致小腿组织因长时间血供障碍缺氧而发生营养不良。除可引起软组织水肿、色素沉着、溃疡形成、软组织感染外。还可刺激骨膜、骨皮质而出现骨膜反应、骨质增生，最终也可引起骨感染导致骨坏死及骨硬化。

▶ 要点提示

下肢静脉曲张是一种常见病，文献报道其中有60%的患者伴有不同程度的胫腓骨病理改变。但在临床及影像学方面均尚未引起足够重视。

本例的双下肢平片所见为双侧胫腓骨骨干变粗，皮质呈波浪状不规则增厚，平片上不能显示静脉曲张及其与骨骼的关系。通过本例学习提示见到上述继发性征象时，应想到该病的诊断及相关鉴别诊断。

▶ 参考文献

1. 刘布克，徐春福，孙谦，等.下肢静脉曲张骨病理改变的临床及X线探讨.中国医学影像技术，1999，15：432.
2. Resnick D，Kransdorf MJ. Bone and joint imaging. 3rd ed. Philadelphia，Pa：Elsevier Saunders，2005.

（北京大学人民医院）

病例99 脂肪肉瘤

▶ 病史

女，33岁。6个月前，外伤后发现左大腿腹侧出现肿物，无疼痛、麻木、烧灼感，伸膝无异常。6个月来，感到肿物逐渐增大，无其它不适感。查体：左大腿腹侧自腹股沟韧带下5cm至髌骨上5cm处，触及一约10cm×5cm大小肿物，质韧，活动差，表面无明显结节，皮温不高，局部针刺觉、温度觉无明显减退，股四头肌肌力双侧均为Ⅴ级。

▶ 影像学表现

MRI表现 左股骨上段前外方股外侧肌内一大小约8cm×4.5cm×12cm边界清楚的软组织块影，T2WI呈高信号，内可见细线样、网状略低信号（图1、2）；脂肪抑制T2WI呈明显高信号（图3）。T1WI略低信

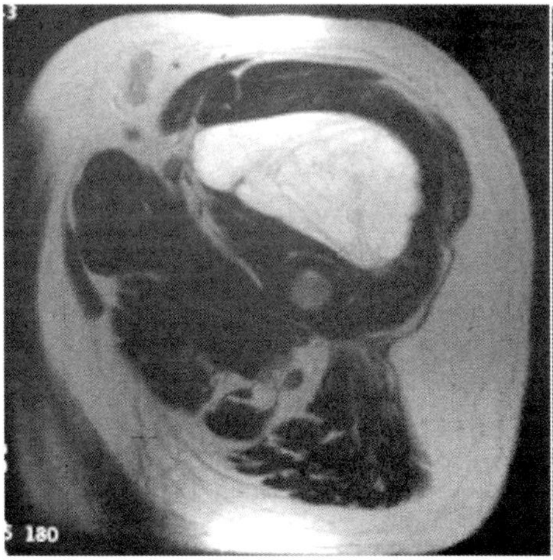

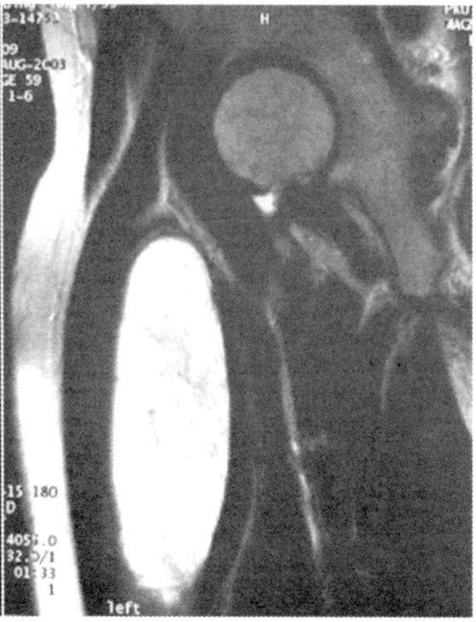

图1～2 股骨MR T2WI（图1为轴位、图2为矢状位）：左股骨股外侧肌内边界清楚的长圆形高信号影，其内可见条形低信号。

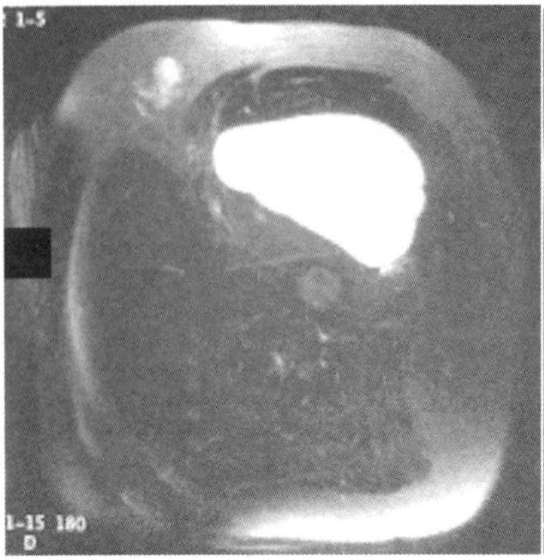

图3　股骨MR T2WI抑脂轴位：软组织块呈明显高信号。

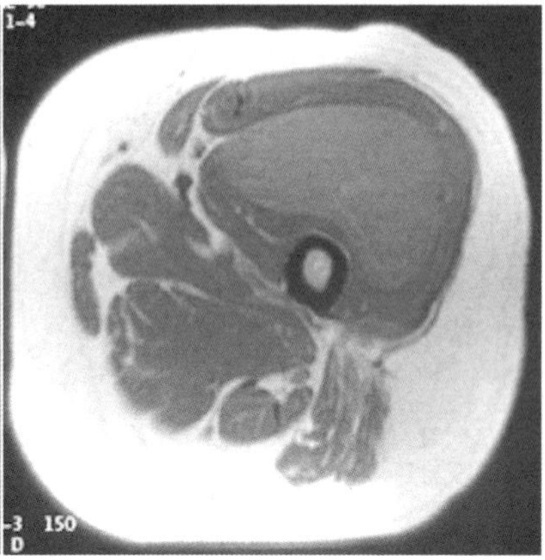

图4　股骨MR T1WI轴位：病变呈略低信号，其内可见条形高信号。

号，内可见细线样略高信号（图4），与股骨界限清楚。

▶ 诊断与鉴别诊断

脂肪肉瘤　一般发生于软组织深部，软组织脂肪瘤及分化好的脂肪肉瘤（15%）在MRI上均有典型脂肪信号，呈长T1、中或长T2信号。且病灶内均可出现线样间隔。脂肪肉瘤的间隔一般较粗厚或不规则，在T1WI上呈低信号，T2WI上可呈高信号。

圆形细胞及多形性脂肪肉瘤约半数不含脂肪，视其是否含有脂肪，在MRI上表现不一，信号常不均匀，边界也不整齐。若不含脂肪，则在鉴别诊断上缺乏特异性。

脂肪瘤　由分化成熟的脂肪组织构成的良性肿瘤，脂肪瘤位置表浅，而脂肪肉瘤深在；脂肪瘤不增强，脂肪肉瘤则有增强。

囊肿　粘液脂肪肉瘤（40%~50%），脂肪含量<10%，虽含脂肪少，但它有另外特点，可以表现为：1）边界完整，清楚。2）信号比较均匀，在T1WI上呈低信号，在T2WI上呈高信号，约20%肿瘤还可呈囊肿的形态及信号。如不熟悉这些特点，易误诊为囊肿。但囊肿无增强，而本肿瘤有增强，可以鉴别。

▶ 最终诊断

术中所见 肿物位于股中间肌后方，质韧偏软，包膜完整，其内侧可见隐神经，外下方见单一滋养血管，予断扎。大体标本见肿物椭圆形，约15cm×7cm×5cm，质韧偏软，包膜完整，色灰白，剖面不十分均匀。

病理诊断 粘液性脂肪肉瘤。

▶ 概述

脂肪肉瘤（liposarcoma）是一种不同分化程度和异型性的脂肪细胞组成的恶性肿瘤。来自原始间叶组织，病理可由三种成分组成：纤维组织、粘液组织和脂肪组织。

脂肪肉瘤病理上分5 种亚型。Ⅰ型：分化好的脂肪肉瘤；Ⅱ型：粘液性脂肪肉瘤（MLS）；Ⅲ型：多形性脂肪肉瘤（PLS）；Ⅳ型：圆细胞性脂肪肉瘤（RCLS）；Ⅴ型：去分化脂肪肉瘤（DDLS）。Ⅰ、Ⅱ型属1~2 级低度恶性肿瘤，后三型属高度恶性肿瘤。组织学上肿瘤由3种成分组成：（1）粘液样基质，无分叶状结构；（2）纤细的丛状毛细血管网；（3）不同分化程度的脂肪母细胞；(4) 由于粘液湖而形成的淋巴管瘤样形态。染色体分析显示：t（12；16）（q13；p11）。本瘤易复发，有时可侵犯周围组织，并出现水肿带。但极少转移。

发病率 脂肪肉瘤占软组织恶性肿瘤16%~21%，为第二位；其中粘液性脂肪肉瘤占40%左右。

年龄、性别分布 多见于成人，年龄相对较轻，男多于女。

好发部位 可发生于全身各处，好发于深部软组织，下肢及腹膜后。

治疗 手术治疗。

▶ 要点提示

本文病例，在股四头肌内，生长一较大的软组织肿块，边界清楚，完整。T1WI上呈较低信号，T2WI上呈高信号。信号比较均匀，且其内还可见到纤细的线样间隔，这些表现符合以上描述的粘液脂肪肉瘤的特点。以后遇到同样病例应该想到有此病的可能。

▶ 参考文献

1. 李达，郑季南，耿庚，等.右大腿巨大粘液性脂肪肉瘤2例报告.临床军医杂志，2005，33：541.
2. 付旷，王景林，卜丽红.粘液型脂肪肉瘤1 例.中国医学影像学杂志，2002，10：314–315.
3. 方志伟，李竞贤，闫辉.脂肪肉瘤的病理类型与临床疗效.临床放射学杂志，2003，35：204–206
4. Jelinek JS，Kransdorf MJ，Shmookler BM，et al. Liposarcoma of the extremities：MR and CT findings in the histologic subtypes. Radiology，1993，186：455–459.
5. Burgener FA，Steven P，Tan RK，et al. Differential Diagnosis in Magnetic Resonance Imaging.New York：Thieme，2002.
6. Resnick D，Kransdorf MJ. Bone and joint imaging. 3rd ed. Philadelphia，Pa：Elsevier Saunders，2005.

（北京大学第三医院）

病例100 右胫骨低度恶性血管球瘤

▶ 病史

男，17岁。1年前无明显诱因自觉右膝疼痛，活动剧烈时加重，未予诊治。近1个月加重并且肿胀。8年前曾行“右内踝血管瘤”切除术。查体：右小腿上段前外侧隆起，局部皮温稍高，轻压痛。

▶ 影像学表现

Rozmaryn（1987）首先报道一例右尺骨近端前内缘的血管球瘤，在X线平片上呈溶骨性骨质破坏区，因无MRI检查，未能显示软组织有否侵犯。但根据其文章中手术所见描述，尺骨皮质下有1.2cm×0.5cm×0.5骨质破坏腔，皮质上有0.3cm破裂口，髓腔内病变经此裂口，进入软组织中形成肿块。

Gonzalez-Llanos（2000）报道一例左股骨远端骨膜的血管球瘤，平片上未显示，经MRI检查在T1WI上见股骨远端外侧骨膜旁，

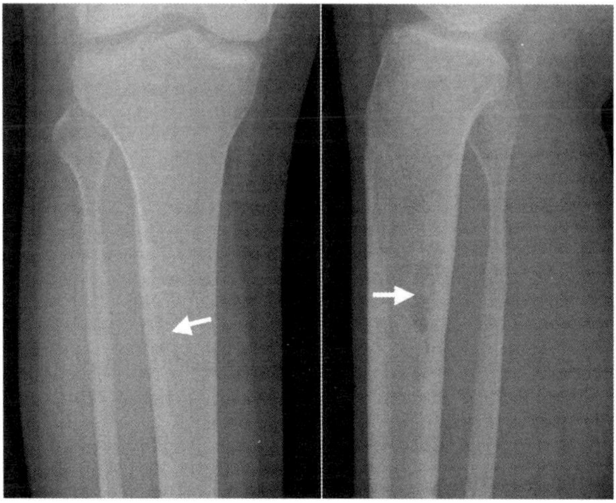

图1 胫骨X线平片：右胫骨中上段后部髓腔内可见3.2cm×0.9cm略呈长圆形溶骨性的低密度区，密度不均，其外侧软组织肿胀（↑）。

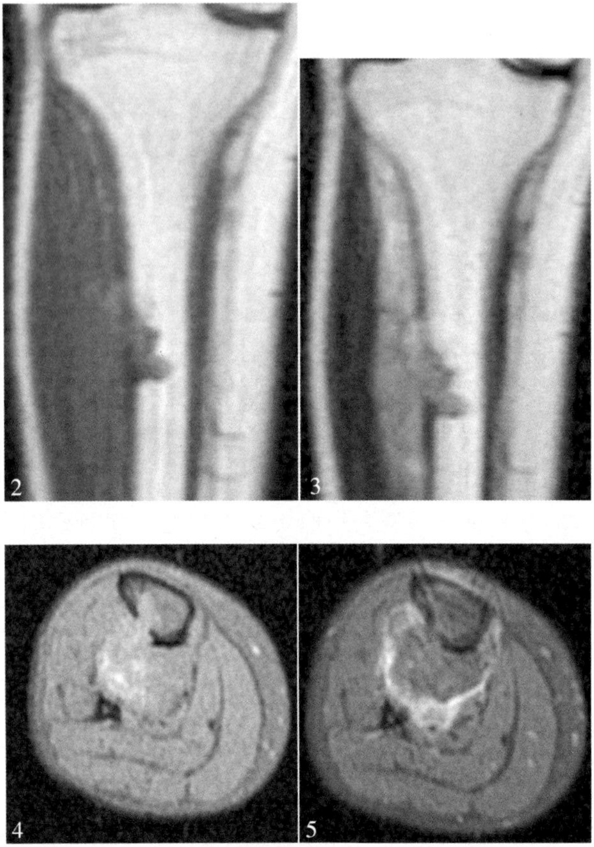

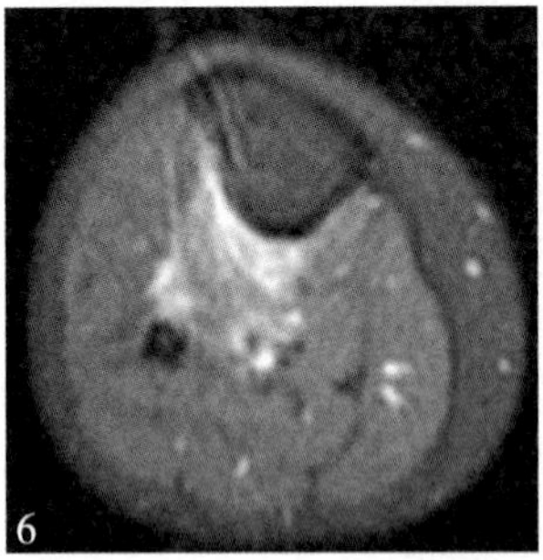

图2~6 股骨MRI（图2为T1WI冠状位、图3为T2WI冠状位、图4为T1WI抑脂轴位、图5~6为T1WI抑脂轴位增强扫描）：平扫（图2~3）见胫骨中上段髓腔内有一略呈不规则三角形的异常信号灶，呈长T1、长T2的不甚均匀信号。病变穿破外侧皮骨质，在其旁软组织中形成肿块。胫骨内侧的软组织内可见多条低信号流空血管影。轴位：在T1WI抑脂像（图4）见胫骨髓腔内有一1.7cm×0.82cm混杂高信号灶（该高信号不被压脂序列所抑制，故为出血），并见其穿破后方骨皮质，破入后方软组织内形成一肿块，约3cm×2cm，呈混杂高信号灶（高信号为出血）。增强后（图5~6）该病变均有明显不均匀增强。病变后部软组织内见多个流空的低信号血管影。

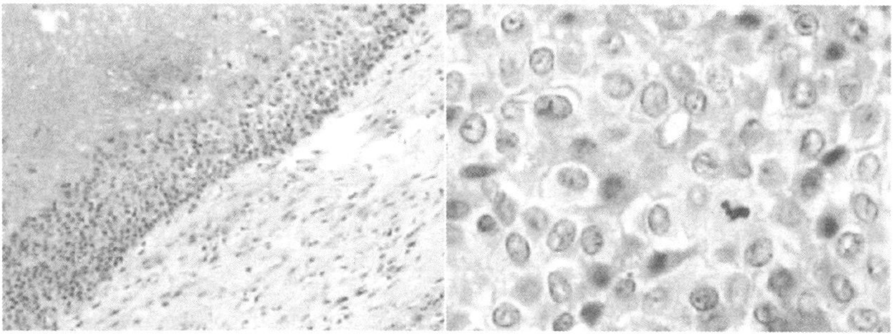

图7 镜下：右胫骨中上段及软组织肿瘤，呈多结节状排列，细胞呈上皮样，形态一致，围绕血管，异型性不明显，中心见肿瘤坏死及出血，形态学符合低度恶性血管球瘤。

有一呈低信号的小软组织肿块（1.2cm×0.5cm），紧贴骨膜，并有明显增强。

2003年及2005年国内各有一例长骨的血管球瘤报道，前者位于左股骨近端，后者位于右桡骨远端，据作者们在各自文章中的文字描述，均为骨质破坏，但均无影像学资料（包括平片）刊登。

▶ 诊断与鉴别诊断

血管球瘤 本病缺乏特征性表现，单凭影像诊断困难。本例位于胫骨中上段，有比较完整的平片及MRI平扫及增强资料，可从多方位观察胫骨髓腔内破坏情况，及其穿破皮质，进入软组织内形成肿块等情况，提示有恶性征象，但这些表现均缺乏特征性，较为特殊的一点是本例在T1WI及T2WI上均见到病灶旁软组织内有多条低信号的流空血管影，为富血管性肿瘤。

长骨骨样骨瘤 同样有明显无诱因的疼痛及压痛症状，但骨样骨瘤病灶的中心为类圆形低密度小病巢，<1cm；周围有明显硬化带。在核素扫描上呈双密度征，即病灶中心浓聚，周围硬化骨中浓聚减低，不难区别。

▶ 最终诊断

手术病理 低度恶性血管球瘤。

▶ 概述

血管球瘤（glomus tumor）源自神经平滑肌动脉球体（有经血流，调节温度之功能）的肿瘤，大多为良性，极少恶性。病理上为富血管、含粘液的、形态一致的圆形或立方形细胞，呈片或巢状排列，或二者围绕毛细血管，细胞间的间质常呈玻璃样或粘液样变，缺少明显核分裂，可含有平滑肌细胞索的肿瘤。

好发部位 血管球瘤最多见于指（趾）端或骶前区，偶见于身体任何部位，如皮下、肌肉、胃、子宫等，但发生在长骨者罕见，近年来仅有数例报道。

5例长骨血管球瘤的发病部位、年龄及性别

发病部位	尺骨近端	股骨骨膜	胫骨中上段	股骨近端	桡骨远端
年龄及性别	25岁，女性	50岁，男性	17岁，男性	65岁，女性	38岁，男性

临床表现 血管球瘤的临床特征是：1）疼痛（无诱因、持续性、针压样）；2）剧烈压痛；3）对温度敏感。此三特征，在以上所提到的5例长骨血管球瘤中均普遍存在。

▶ 要点提示

长骨血管球瘤为溶骨性骨质破坏，有的可破入软组织形成肿块，在影像诊断上缺乏特征性，鉴别困难，但若如本病例那样在MRI上，病灶旁有明显血管流空征，可提示为富血管病变，再结合有明显无诱因的持续性疼痛、压痛等症状，在诊断时，应想到将本病列入鉴别诊断的范围。

▶ 参考文献

1. Resnick D，Kransdorf MJ. Bone and joint imaging. 3rd ed. Philadelphia，Pa：Elsevier Saunders，2005.

2. Rozmaryn LM，Sadler AH，Dorfman HD. Intraosseous glomus tumor in the ulna. A case report. Clin Orthop Relat Res，1987，220：126-129.

3. Gonzalez-Llanos F，Lopez-Barea F，Isla A，et al.Periosteal glomus tumor of the femur：a case report. Clin Orthop Relat Res，2000，380：199-203.
4. 林梅绥.累及长骨的实性血管球瘤1例报道及文献复习.诊断病理学杂志.2005，12：49-51.
5. 吴建伟，效淑莲，李永盛，等.股骨上端血管球瘤1例.中国误诊学杂志，2003，3：156.

（北京大学人民医院）